感染性疾病诊断与治疗进展

主 编 赵正斌 车军勇 苏宏正 孙 焱 陈广梅

GANRANXING JIBING ZHENDUAN YU
ZHILIAO JINZHAN

U0194155

科学技术文献出版社
SCIENTIFIC AND TECHNICAL DOCUMENTATION PRESS
·北 京·

图书在版编目（CIP）数据

感染性疾病诊断与治疗进展/赵正斌等主编. — 北京：科学技术文献出版社，2017.9
ISBN 978-7-5189-3262-7

Ⅰ．①感… Ⅱ．①赵… Ⅲ．①感染—疾病—诊疗 Ⅳ．①R4

中国版本图书馆CIP数据核字(2017)第219233号

感染性疾病诊断与治疗进展

策划编辑：曹沧晔　　　责任编辑：曹沧晔　　　责任校对：赵　瑷　　　责任出版：张志平

出 版 者　科学技术文献出版社
地　　址　北京市复兴路15号　邮编　100038
编 务 部　(010) 58882938，58882087（传真）
发 行 部　(010) 58882868，58882874（传真）
邮 购 部　(010) 58882873
官方网址　www.stdp.com.cn
发 行 者　科学技术文献出版社发行
印 刷 者　北京洛平龙业有限公司
版　　次　2017年9月第1版　2017年9月第1次印刷
开　　本　880×1230　1/16
字　　数　533千
印　　张　17
书　　号　ISBN 978-7-5189-3262-7
定　　价　148.00元

前　言

目前，虽然经典传染病发病率已大幅下降，在我国已不再是引起死亡的首要原因，但感染病的流行形式仍然相当严峻，尤其值得重视的是，一些基本控制的传染病重燃，新发感染病还可随时流入，以及已经存在流行的新感染病尚未被认知等。因此，随着感染病病谱的改变以及医学的发展，感染病学科工作人员不仅要熟练掌握感染性疾病的诊治知识和技能，还要指导各科室抗感染药物的合理应用、参与医院感染的管理和防治等。

本书首先简单地介绍医院感染，然后介绍感染性疾病的实验室检查和抗感染药物，最后用较大的篇幅详细介绍了常见感染性疾病的诊治，涉及呼吸系统感染性疾病、神经系统感染性疾病、胃肠道感染等。内容丰富、科学实用，可为各基层医院的住院医生、主治医生及医学院校本科生、研究生提供参考使用。

在编写过程中，虽力求做到写作方式和文笔风格的一致，但由于作者较多，再加上我们的知识水平有限，因此难免有一些不足之处，望读者不吝赐教。

编　者
2017 年 9 月

目　录

第一章　医院感染管理与监测 …………………………………………………………… 1
　　第一节　医院感染管理组织机构与成员职责 …………………………………………… 1
　　第二节　医院感染管理控制标准 ………………………………………………………… 3
　　第三节　医院感染的监测方法 …………………………………………………………… 4
　　第四节　医院感染病例监测 ……………………………………………………………… 6
　　第五节　医院感染监测与报告 ………………………………………………………… 11
　　第六节　消毒与灭菌 …………………………………………………………………… 13
　　第七节　手卫生 ………………………………………………………………………… 18
　　第八节　医院环境和消毒 ……………………………………………………………… 19
　　第九节　医院隔离与预防 ……………………………………………………………… 20
第二章　门诊与急诊的医院感染管理 ………………………………………………… 24
　　第一节　门诊的医院感染管理 ………………………………………………………… 24
　　第二节　急诊科(室)的医院感染管理 ………………………………………………… 29
　　第三节　门、急诊医院感染管理者的职责 …………………………………………… 31
第三章　感染性疾病的实验室检查 …………………………………………………… 33
　　第一节　感染病的常规检查 …………………………………………………………… 33
　　第二节　感染病的生化检查 …………………………………………………………… 34
　　第三节　感染病的免疫学检查 ………………………………………………………… 36
　　第四节　感染病的病原学检查 ………………………………………………………… 45
第四章　抗感染药物 …………………………………………………………………… 57
　　第一节　抗菌药物使用基本原则与要求 ……………………………………………… 57
　　第二节　医院对临床抗菌药物使用的管理 …………………………………………… 58
　　第三节　抗菌药物的临床应用分级管理原则 ………………………………………… 59
　　第四节　抗菌药物预防性使用原则 …………………………………………………… 60
　　第五节　感染性疾病经验治疗选药方案和联合应用 ………………………………… 61
　　第六节　特殊情况下抗菌药物使用注意事项 ………………………………………… 62
　　第七节　抗真菌药 ……………………………………………………………………… 66
　　第八节　抗病毒药 ……………………………………………………………………… 77
　　第九节　抗结核药 ……………………………………………………………………… 97
第五章　感染性休克 …………………………………………………………………… 107
　　第一节　概述 …………………………………………………………………………… 107
　　第二节　病原学及流行病学 …………………………………………………………… 107
　　第三节　病理和发病机制 ……………………………………………………………… 108
　　第四节　临床表现 ……………………………………………………………………… 111

第五节　实验室及其他检查 ··· 111
第六节　诊断与鉴别诊断 ·· 112
第七节　治疗和预防 ·· 113

第六章　呼吸系统感染性疾病 ·· 117
第一节　流行性感冒 ·· 117
第二节　流行性腮腺炎 ·· 121
第三节　肺结核 ·· 124
第四节　细菌性肺炎 ·· 129
第五节　病毒性肺炎 ·· 132
第六节　支原体肺炎 ·· 135
第七节　衣原体肺炎 ·· 136
第八节　肺部真菌感染 ·· 141
第九节　传染性非典型肺炎 ·· 148
第十节　人感染高致病性禽流感 ·· 153
第十一节　百日咳 ·· 159
第十二节　白喉 ·· 163

第七章　神经系统感染性疾病 ·· 167
第一节　流行性乙型脑炎 ·· 167
第二节　流行性脑脊髓膜炎 ·· 172
第三节　脊髓灰质炎 ·· 177
第四节　狂犬病 ·· 182
第五节　朊粒病 ·· 186

第八章　泌尿系统感染性疾病 ·· 194
第一节　下尿路感染 ·· 194
第二节　急性肾盂肾炎 ·· 199
第三节　慢性肾盂肾炎 ·· 202
第四节　肾结核 ·· 205
第五节　乙型肝炎相关性肾小球肾炎 ··· 210
第六节　丙型肝炎相关性肾小球肾炎 ··· 213
第七节　流行性出血热 ·· 213

第九章　胃肠道感染和食物中毒 ·· 220
第一节　病毒性胃肠炎 ·· 220
第二节　细菌性胃肠炎 ·· 224
第三节　细菌性痢疾 ·· 231
第四节　疟疾 ·· 235
第五节　霍乱 ·· 252
第六节　肠阿米巴病 ·· 259
第七节　细菌性食物中毒 ·· 264

参考文献 ·· 269

第一章

医院感染管理与监测

医院感染管理与监测是医院感染预防与控制的一个重要课题。医院感染管理涉及医院管理的诸多方面，并且与全体医护人员有密切的关系。医院感染监测是预防和控制医院感染的基础，没有监测为依据的控制措施是盲目的，没有控制行动的监测是无意义的监测，因此医院感染监测为医院感染的预防控制和宏观管理提供科学依据。

第一节　医院感染管理组织机构与成员职责

2006 年国家卫生部颁布的《医院感染管理办法》，对我国医院感染管理的组织模式和机构作了明确规定，即"住院床位数在 100 张以上的医院应设医院感染管理委员会和独立的医院感染管理部门，住院床位总数在 100 张以下的医院应指定分管医院感染管理工作的部门，其他医疗机构应当有医院感染管理专（兼）职人员。"目前我国医院感染管理组织系统有：卫生部医院感染预防与控制专家组，省级医院感染预防与控制专家组，医院感染管理委员会，医院感染管理部门，各临床科室医院感染管理小组。

一、医院感染管理组织机构

组织机构是表现组织中各部分的排列顺序、空间位置、罪集状态、联系方式以及各要素之间相互关系的一种模式。它是执行管理任务的组织体制。目前我国医院感染管理组织模式为宏观和微观的三级组织体系。

1. 宏观的医院感染管理三级体系　宏观的医院感染管理三级组机构为：卫生部医院感染预防与控制专家组，省级医院感染预防与控制专家组，以及医院感染管理委员会。卫生部和省级人民政府行政部门成立的医院感染预防与控制专家组成员由医院感染管理、疾病控制、传染病学、临床检验、流行病学、消毒学、临床药学、护理学等专家组成。

2. 微观的医院感染管理三级体系　微观的医院感染管理三级组织机构为：一级机构医院感染管理委员会，是医院感染监控系统的领导机构，由医院感染管理部门、医务部门、护理部门、临床科室、消毒供应室、手术室、临床检验部门、药事管理部门、设备管理部门、后勤管理部门及其他有关部门的主要负责人组成，主任委员由医院院长或主管医疗工作的副院长担任。二级机构是负责具体工作的职能机构即医院感染管理部门（感染管理科），具体负责医院感染预防与控制方面的管理和业务工作。医院应按每 200~250 张实际使用床位，配备 1 名医院感染专职人员，基层医疗机构必须指定专人兼职负责医院感染管理上作。三级机构即各科室的医院感染管理小组，由科室主任、护士长及本科兼职监控医师、监控护士组成。

二、各级组织与成员职责

1. 卫生部医院感染预防与控制专家组的主要职责　①研究起草有关医院感染预防与控制、医院感染诊断的技术型标准和规范。②对全国医院感染预防与控制工作进行业务指导。③对全国医院感染发生状况及危险因素进行调查、分析。④对全国重大医院感染事件进行调查和业务指导。⑤完成卫生部交办的其他工作。

2. 省级医院感染预防与控制专家组职责　负责指导本地区医院感染预防与控制的技术性工作。

3. 医院感染管理委员会职责　①依据政策法规，认真贯彻医院感染管理方面的法律法规及技术规范和标准，制定本医院预防和控制医院感染的规章制度并监督实施。②根据《综合医院建筑标准》相关卫生学标准和预防医院感染的要求，对医院的建筑设计和重点科室建设的基本标准、基本设施和工作流程进行审查并提出建设性意见。③研究并确定医院的医院感染管理工作计划，并对计划的实施进行审定、考核和评价。④研究并确定医院的感染重点部门，重点环节、危险因素以及采取的干预措施，明确各有关部门、人员在预防和控制医院感染工作中的责任。⑤研究并制订医院发生医院感染暴发及出现不明原因传染性疾病或特殊病原体感染病例等事件时的控制预案。⑥建立医院感染会议制度，定期审查、研究、协调和解决有关医院感染管理方面的问题。⑦根据本医院病原体及耐药现状，配合药事管理委员会提出合理使用抗菌药物的指导意见。⑧妥善处理医院感染管理的其他相关事宜，把医院感染降低到最小可能和最低程度。

4. 医院感染管理部门（医院感染管理科）主要职责　①根据国家和本地区卫生行政部门有关医院感染管理的法规、标准，拟定医院感染控制规划、工作计划。②组织制定医院及各科室医院感染管理规章制度，依据不同时期医院感染工作现状，制定新的更为完善的管理制度。③具体组织实施医院感染管理规章制度，对医院感染控制质量进行定时或不定时检查并实施持续改进。④对有关预防和控制医院感染管理规章制度的落实情况进行检查、监督、评价和指导。⑤对医院感染及其相关危险因素进行监测、分析和反馈，针对问题提出控制措施并指导实施。⑥对医院感染发生状况进行调查、统计分析，及时向医院感染管理委员会或者医疗机构负责人上报医院感染控制动态，并向全院通报。⑦定期对医院环境卫生、消毒、灭菌效果、隔离、无菌操作技术、医疗废物管理等工作进行监督、监测，及时汇总、分析监测结果，提供指导，发现问题，制定控制措施，并督导实施。⑧对医院发生的医院感染流行、暴发事件进行报告和调查分析，提出控制措施并协调、组织有关部门进行处理。⑨对传染病的医院感染控制工作提供指导。⑩负责全院各级人员预防和控制医院感染的知识与技能的培训、考核，对医务人员有关医院感染的职业卫生防护工作提供指导。⑪参与药事管理委员会关于抗感染药物临床应用的管理工作，协助拟定合理用药的规章制度，并参与监督实施。⑫对消毒药械和一次性使用医疗器械及器具的相关证明进行审核，对其储存、使用及用后处理进行监督。⑬组织开展医院感染预防与控制方面的科研工作，开展医院感染的专题研究，有条件的省市级医院、医学院校附属医院可建立实验室或研究室。

5. 医务管理部门在医院感染管理工作中应履行的职责　①监督、指导医师和医技人员严格执行无菌技术操作规程、抗感染药物合理应用、一次性医疗用品的管理等有关医院感染的制度。②发生医院感染暴发或流行趋势时，统筹协调感染管理科及相关科室、部门开展感染调查与控制工作，根据需要进行医师人力调配；组织对患者的治疗和善后处理。③协助组织医师和医技部门人员预防、控制医院感染知识的培训。

6. 护理管理部门在医院感染管理工作中应履行的职责　①监督、指导护理人员严格执行无菌技术操作、消毒、灭菌与隔离、一次性使用医疗用品的管理等有关医院感染管理的规章制度。②发生医院感染暴发或流行趋势时，根据需要进行护理人力调配。③协助组织全院护理人员对预防、控制医院感染知识的培训。

7. 总务后勤科在医院感染管理工作中应履行的职责　①监督医院营养室的卫生管理，符合《中华人民共和国食品卫生法》要求。②负责组织污水的处理、排放工作，符合国家"污水排放标准"要求。③负责组织医院废弃物的收集、运送及无害化处理工作。

8. 药剂科在医院感染管理工作中应履行的职责　①及时为临床提供抗感染药物的信息。②督促临床人员严格执行抗感染药物应用的管理制度和应用原则。③负责本院抗感染药物的应用管理，定期总结、分析应用情况。

9. 检验科在医院感染管理工作中应履行的职责　①开展医院感染病原微生物的培养、分离鉴定、药敏试验及特殊病原体的耐药性监测，定期总结、分析，向有关部门反馈，并向全院公布。②负责医院感染常规微生物学监测。③发生医院感染暴发流行时，承担相关检测工作。

10. 科室感染管理小组职责 ①负责本科室医院感染管理的各项工作，根据本科室医院感染的特点，制定管理制度，并组织实施。②对医院感染病例及感染环节进行监测，采取有效措施，降低本科室医院感染发病率。③有医院感染流行趋势时及时报告医院感染管理科，并积极协助调查。④监督本科室人员严格执行无菌操作技术规程、消毒隔离制度。⑤监督检查本科室抗感染药物使用情况。⑥做好对卫生员、配膳员、陪护、探视者的卫生管理。⑦组织本科室预防、控制医院感染知识的培训。

11. 医务人员在医院感染管理中应履行的职责 ①严格执行无菌技术操作规程等医院感染管理的各项规章制度。②掌握抗感染药物临床合理应用原则，做到合理使用。③掌握医院感染诊断标准。④掌握自我防护知识，正确进行各项技术操作，预防锐器刺伤。⑤参加预防、控制医院感染知识的培训。⑥发现医院感染病例，及时送病原学检验及药敏试验，查找感染源、感染途径，控制蔓延，积极治疗患者，如实填表报告。⑦发现有医院感染流行趋势时，及时报告感染管理科，并协助调查。⑧发现法定传染病，应根据《中华人民共和国传染病防治法》的规定填写传染病报告卡并在规定时间内上报。

（赵正斌）

第二节 医院感染管理控制标准

2006 年国家卫生部颁布了《医院感染管理办法》，对医院感染管理控制标准作出明确规定，使医院感染管理控制标准更加规范化。

一、医院感染管理控制标准

1. 医院感染发病率 100 张床位以下医院≤7%；100～500 张床位的医院≤8%；500 张床位以上医院≤10%。

2. 1 类切口手术部位感染率 100 张床位以下医院＜1%；100～500 张床位的医院＜0.5%；500 张床位以上的医院＜15%。

3. 医院感染漏报率 要求≤20%。

4. 抗菌药物使用率 力争控制在 50% 以下。

5. 感染病例标本送检率 力争选到 70%。

6. 污染物品 必须进行无害化处理，并不得检出致病性微生物。

7. 医疗废物 按照《医疗废物管理办法》分类处理。

8. 污水检测 按国家卫生部颁布《医院污水排放标准》执行。

二、消毒灭菌控制标准

1. 常规物品消毒灭菌合格率 力争达到 100%。

2. 使用中消毒剂 细菌数≤100cfu/mL，不得检出致病性微生物。

3. 无菌器械保存液 必须无菌。

4. 血液透析系统监测 透析水细菌总数＜200cfu/mL，不得检出致病菌；透析液细菌总数＜2 000 cfu/mL，不得检出致病菌。

5. 紫外线灯管照射强度 使用中灯管＞70μW/cm²，新购进灯管≥90μW/cm²。

6. 进入人体无菌组织、器官或破损皮肤、黏膜的医疗用品 必须无菌。

7. 接触黏膜的医疗用品 细菌总数≤20cfu/g 或 100cm²，不得检出致病性微生物。

8. 接触皮肤的医疗用品 细菌总数≤200cfu/g 或 100cm²，不得检出致病性微生物。

9. 使用中的消毒物品 不得检出致病性微生物。

10. 各类环境空气、物体表面及医务人员手的细菌学监测 见表 1－1。

表 1-1 各类环境空气、物体表面、医务人员手细菌菌落总数卫生标准

环境类别	范围	空气 cfu/皿	物体表面 cfu/cm²	医护人员的手 cfu/cm²
Ⅰ类	层流洁净手术室，层流洁净病房	≤4（30min）	≤5	≤5
Ⅱ类	非洁净手术室、非洁净骨髓移植病房、产房、婴儿室、早产儿室、器官移植病房室、烧伤病房、重症监护病房、血液病房等	≤4（15min）	≤5	≤5
Ⅲ类	儿科病房、消毒供应中心、血液透析中心、其他普通住院病区等	≤4（5min）	≤10	≤10
Ⅳ类	普通门（急）诊及其检查（妇产科检查室、人流室）治疗（注射、换药等）；输血科、感染性疾病门诊和病区	≤4（15min）	≤10	≤15

注：以上不得检出乙型溶血性链球菌、金黄色葡萄球菌及其他致病性微生物。在可疑污染情况下进行相应在指标的检测。母婴同室、早产儿室、婴儿室、新生儿及儿科病房的物体表面和医护人员手上，不得检出沙门菌。

（赵正斌）

第三节　医院感染的监测方法

自 1986 年以来，全国各级医院陆续开展了全面连续的医院感染监测工作，在降低医院感染率方面，取得了一定的成绩。2006 年国家卫生部颁布的《医院感染管理办法》，对监测工作内容和方法提出了具体要求和标准，使医院感染监测工作更加规范。

一、医院感染监测的定义

医院感染监测是指长期、系统、主动、连续地观察和收集分析医院感染在一定人群中的发生、分布及其影响因素，并将监测结果报送给有关部门和科室，为医院感染的预防控制和管理提供科学依据。

从上述定义中可看出监测是一个长期、系统、连续的工作，因此要有一个长期的监测计划，单次的调查不能算监测，必须系统地收集医院感染及其相关资料，对监测资料定期进行分析总结，并将监测结果及时反馈给有关部门和个人，以便及时采取有效的控制措施。

二、医院感染监测的目的

开展医院感染监测，能够及时发现医院感染存在的问题、医院感染的危险因素、易感人群、医院感染的发展趋势等，为医院感染的预防和控制提供科学依据。

监测的最终目标是减少医院感染及其造成的损失。监测的具体目的有以下几个方面。

1. 提供医院感染的本底率　通过监测可以提供医院感染的本底率，建立可供比较和评价的医院感染发病率基线。由于 90%~95% 的医院感染病例是散发而不是流行，因此监测的主要目的除及时发现医院感染流行或暴发流行的趋势外，就是降低医院感染的散发率。只有通过监测才能确定各家医院的医院感染发病率或现患率基线。这一基线是在一定范围内波动的，是相对平稳的。

2. 及时发现和鉴别医院感染暴发　一旦确定散发基线，可以依据基线来判断暴发流行。5%~10%的医院感染属暴发流行。但局部的暴发流行往往更多的是依靠临床医务人员的报告和微生物室的资料，而不是常规监测。

3. 教育医务人员遵守医院感染控制规范和指南　利用监测资料和数据说话，增强临床医务人员和其他医院工作人员（包括管理者）有关医院感染和细菌耐药的警觉性，可使医务人员理解并易于接受推荐的预防措施，降低医院感染率。

4. 减少医院感染危险因素　充分利用监测过程，并在监测过程中不断改进感染控制工作，减少医院感染的危险因素，取得控制感染的预期效果。

5. 评价感染控制措施的效果 不管采取什么控制措施，只有通过持续的监测，才能判断控制措施的效果。有的措施看起来应该有效，但通过监测发现是无效的，如对插尿管的患者每天进行尿道护理预防尿路感染。评价感染控制措施的效果，应从效果和效益两方面加以考虑。

6. 满足制订感染控制政策的需要 监测可以发现感染控制措施的不足，发现患者诊疗过程中需要改进的地方，并据此调整和修改感染控制措施。

7. 为医院在医院感染方面受到的指控提供辩护依据 有时医院会接到患者在医院感染方面的投诉或法律指控，完整的监测资料能反映医院感染存在与否和医院在医院感染方面的实际工作情况，以及是否违反相关的法律、法规、规范等，为医院提供辩护的依据。

8. 比较医院内部或医院之间的感染率 美国疾病预防与控制中心（Center for Disease Control and Prevention，CDC）研究提示，感染率的比较有利于减少医院感染危险因素，但这种比较需要考虑不同感染、不同部位不同危险因素，按危险因素校正感染率，校正后的感染率可进行比较。

三、医院感染监测内容

从广义角度讲，凡是涉及医院感染的环节和因素都应进行监测。具体应从影响医院感染的主要方面入手，对医院感染发病率、医院感染危险因素、环境卫生学、消毒灭菌效果、抗菌药物应用和病原微生物的变化6个方面进行监测。

1. 医院感染发病率的监测 医院感染发病率是指在一定时期里，处在定危险人群中（通常为住院患者）新发感染病例的频率。是医院感染监测最重要的内容。通过医院感染发病率的监测，可掌握医院整体发病水平，预测医院感染的流行趋势，防止医院感染暴发的出现。在医院感染发病率监测中，感染患者有时会在住院期间发生多次或多部位的感染，使发病率有两种计算和表示方法，即感染病例发病率和感染例次发病率。感染例次发病率常高于感染病例发病率。

2. 医院感染危险因素的监测 医院感染危险因素的监测主要包括手术、全身麻醉、侵入性操作、意识障碍、化疗、放疗、免疫抑制剂、抗菌药物应用等的监测。

3. 消毒灭菌效果监测 消毒灭菌效果监测是控制医院感染的关键性问题，包括的内容主要有：①对消毒灭菌物品定期进行消毒灭菌效果监测。②对使用中消毒剂、灭菌剂定期进行化学和生物监测。③对消毒灭菌设备定期进行工艺、物理、化学和生物监测。④对血液净化系统定期进行微生物学监测。⑤当有医院感染流行或暴发时，对相关环节进行微生物学监测和分子流行病学调查。

4. 环境卫生学监测 医院环境卫生学监测的部门主要有手术室、消毒供应室无菌区、治疗室、ICU、骨髓移植病房、血液病房、血液净化病房等。监测的主要内容有空气、物体表面、医护人员的手、餐饮厨具、食品及医用废物和污水处理程序的检测。在医院感染流行时，对怀疑与医院环境卫生学因素有关的方面进行及时监测。

5. 抗菌药物使用情况监测 抗菌药物使用情况的监测标准，目前尚无具体统一的方案。根据我国各医院已开展的工作，从宏观监测角度，主要有以下内容：①各医院、各科室的抗菌药物使用率。②是否符合抗菌药物应用的适应证。③感染患者病原学检查率及药敏指导抗菌药物使用的比例。④预防用药的比例及合理使用情况。⑤联合用药的配伍及合理使用情况。⑥抗菌药物给药途径和方法是否正确。⑦抗菌药物应用不良反应的监测。⑧各医院使用率最高的前5种抗菌药物。⑨对严重感染患者开展抗菌药物药代动力学监测。⑩合理与不合理应用抗菌药物的比例。

6. 医院感染病原微生物的监测 医院感染病原微生物的监测是控制医院感染必不可少的重要环节。病原微生物监测除了定期分析医院、重点科室（ICU、产房、新生儿病房、儿科、移植病房、血液病房肿瘤病房等）病原微生物的变化情况、临床感染细菌对抗菌药物的耐药情况外，重点要监测容易引起流行、暴发或危害性大、不易控制并具有流行病学价值的特殊病原体和新的病原体。即加强对肝炎病毒、艾滋病病毒、柯萨奇病毒、非典型分枝杆菌及多重耐药的耐甲氧西林金黄色葡萄球菌（MRSA）、耐甲氧西林表皮葡萄球菌（MRSE）、耐万古霉素肠杆菌（VRE）等的监测，尤其要注意对MRSA的监测。

四、医院感染监测类型

医院感染监测按监测的对象和目的不同分为全面综合性监测和目标性监测两个基本类型。

（一）全面综合性监测

全面综合性监测是连续不断地对全院所有单位、工作人员和患者的医院感染及其相关因素进行综合性监测，目的是了解全院医院感染情况。

全面综合性监测常在监测工作的开始阶段采用，主要有发病率调查和现患率调查两种监测方法。

1. 发病率调查　这一方法是对一定时期内医院感染的发生情况进行调查，是一个长期、连续的过程，可采用前瞻性调查和回顾性调查两种方式。

2. 现患率调查　又称现况调查或横断面调查，它利用普查或抽样调查的方法，收集一个特定时间内，即在某一点或短时间内，有关实际处于医院感染状态的病例资料，从而描述医院感染及其影响因素的关系。现患率调查主要计算现患率，依次估计发病率，由于包括新、老病例，所以总是大于发病率。

全面综合性监测具有以下优点：第一，能得到全院感染的全面情况，如各科室、各病房的感染率，各系统疾病的感染率，各种危险因素，介入性操作和易感人群，病原体种类、特点及其耐药性等，各种相关因素如抗菌药物的合理应用，消毒灭菌及隔离工作中的问题与薄弱环节及医护人员不良的习惯性操作方法。第二，能及早发现医院感染聚集性发生和暴发流行的苗头。第三，能收集和分析大量的资料，为开展目标性监测和深入研究打下基础。这种方法的缺点是花费大、耗时、劳动强度大，占去专职人员大部分的精力，使之无暇顾及目标性监测和医院感染的预防控制工作。

（二）目标性监测

目标性监测是对监测事件确定明确的目标，然后开展监测工作以达到既定的目标。该类监测是为了将有限的人力、物力用于解决某些重点问题而设计。目标性监测常要在全面综合性监测的基础上进行，目标的确定以医院感染或相关事件的相对严重程度为依据。目标性监测包括：优先监测、感染部位监测部门监测、轮转监测和暴发监测等。目标性监测的优点在于目标明确，经济效益高；其缺点是得不到未监测部门医院感染或相关事件的基数，所以不能及时发现医院感染的聚集性或暴发流行。

五、医院感染监测方法

1. 主动监测　主动监测是由医院感染专职人员主动去病房发现医院感染病例及相关事件。此种监测方法能及时、及早地发现问题，如医院感染的聚集性发生或暴发流行，调查方法与标准一致，得出的资料可靠，可比性强，意义大；其缺点是需要较多的人力、物力和时间。

2. 被动监测　被动监测是由病房的医护人员而非医院感染专职人员去发现和报告医院感染病例和相关事件。此种监测方法的优点是需要较少的医院感染专职人员，缺点为由于医护人员对医院感染诊断标准掌握不准，常导致大量漏报，所得资料可比性差，且不能及时发现医院感染的聚集性发生或暴发流行。

（赵正斌）

第四节　医院感染病例监测

医院感染病例监测的关键是发现感染病例，然后再围绕感染病例有关因素进行调查。发现感染病例的资料最主要来源是查房、查阅记录和微生物学检验室报告。

一、资料来源与收集

（一）资料来源

1. 查房　通过查房，可以及时发现医院感染新病例。查房时尤其应密切注意那些住院时间长、病情重、免疫力低下、接受介入性操作、体温高和使用抗菌药物的患者。

2. 查阅病历　查阅各种医疗、护理记录时，注意是否有医院感染的指征如发热、白细胞增多、使用抗菌药物治疗等，各种影像学如 X 射线、CT 扫描以及血清学诊断等可作为医院感染的诊断依据。

3. 微生物学检验报告　临床细菌检验能及时检出与医院感染相关的病原菌，并提供该细菌对各种抗菌药物的敏感性及耐药资料，对已发生感染及可疑感染患者都应做临床微生物学检查。要提醒的是单凭微生物学检验结果不能判断是否发生医院感染，因为并非所有感染患者都做微生物学检查，而送检标本也可因为处理不当或条件不足出现假阴性。

（二）资料收集方法

发现感染病例主要是由医院感染专职人员、临床医师、护士来完成的，可通过以下方法收集医院感染监测资料。

1. 医生自报　医生在诊治患者过程中，对患者情况非常了解，能在第一时间发现感染先兆，能及时发现感染患者，熟悉感染的诊断标准，应对临床医务人员进行医院感染相关知识和诊断标准的培训，提高他们对医院感染病例调查与控制工作的认识，提高医生自报感染病例的质量，积极主动配合，认真填写医院感染病例登记表。

2. 横断面调查　医院感染专职人员可根据医院具体情况，对全院或某些重点科室有计划地进行横断面调查。可初步了解医院感染的本底率及其变动情况，同时分析医院感染的危险因素。

3. 回顾性调查　回顾性调查是指患者出院后医院感染专职人员到病案室查看病历，以发现医院感染病例及相关因素，为分析感染原因和感染危险因素提供初步依据，补充和修正医院感染诊断，完善感染监测资料，发现感染漏报病例。

4. 感染监控护士登记　医院每个病房应设名兼职医院感染监控护士，对其病房发生的感染病例进行登记，随时与医院感染管理科联系。

5. 医院感染专职人员前瞻性调查　前瞻性调查即有计划地对某些重点科室或全院进行某时期的医院感染前瞻调查，以发现某时期某病房或全院发生的感染病例，再计算医院感染发病率，并对有差危险因素进行分析。这是对住院患者进行跟踪观察，直到患者出院，也包括出院患者的随访。由医院感染专职人员组织，进行前瞻性调查，可以监测医院感染发病率以及有关危险因素。

以上各种方法都可以用于医院感染的调查，收集医院感染资料，可根据不同需要采用不同的方法。医生和监控护士登记报告感染病例，对感染病例的发现是较好的方法，但由于主、客观原因，往往有许多漏报病例，同时不宜坚持长久。横断面调查虽然工作量较大，但容易做到，同时很快就得出结果。但横断面调查结果只能是大致反映医院感染情况，因为此种调查只是对调查当时存在的感染病例进行登记，对调查前发生的感染病例或已经治愈的以及调查后发生的感染病例都漏掉了，所以调查结果不能完全代表感染病例发生情况。回顾性调查容易产生偏倚，常因原始病历记载不完整，许多感染病例无从发现，漏诊难以避免，所以其调查结果不能真实反映医院感染实际水平。前瞻性调查结果比较真实可靠，但需要一定的人力、物力及较长的时间，有时难以坚持。总之，各种方法各有其优缺点，可根据各医院实际情况决定采取哪一种资料收集方法。

二、医院感染病例判断

医院感染病例的诊断首先要明确医院感染的定义，然后掌握医院感染诊断标准。感染病例的判断主要依靠临床资料、实验室检查结果及各种专业诊断指标和临床医生的综合判断。

实验室检查包括病原体的直接检查、分离培养及抗原抗体的检测；其他还包括 X 射线、CT 扫描、超声波、核磁共振（MRI）、内窥镜、组织活检和针刺抽吸物检查等。

总之，要综合详尽的临床资料，全面而细致的体格检查及其他检查结果，按医院感染的诊断标准判定是否属于医院感染。

三、医院感染发病率调查

发病率调查是指在一定时期内，对特定人群中所有患者进行监测，患者在住院期间其至在出院后（如出院后手术患者的监测）都是被观察和监测的对象。对一定时期内医院感染的发生情况进行调查，是一个长期的连续的过程，可采用前瞻性调查和回顾性调查两种方式，它可提供本底感染率以及所有感染部位和部门的资料。

（一）设计医院感染病例登记表

设计医院感染病例登记表主要根据调查目的、调查方法而定，力求简单明了，便于填写。登记表的基本内容应包括：

1. 管理资料　如医院或科室编号，感染病例编号。
2. 患者的一般情况　如姓名、性别、年龄、病案号等，这些资料提供患者的基本特征，为资料的查询和复核提供方便。
3. 患者的住院资料　如患者的入院和出院日期、科室、病房等，为资料的分类、分析、比较提供信息。
4. 发生医院感染有关的因素　如易感因素、侵入性操作、免疫抑制剂的应用等，用以分析感染发生的原因。
5. 医院感染特征的记录　如感染日期、感染部位、病原体及其耐药性等，用以分析感染发生的特点。
6. 病原学检测情况　包括送检日期、标本名称、检测方法、病原体、药敏菌验结果等。
7. 抗生素使用情况　包括药名、剂量、给药途径、起止时间等。
8. 手术情况　包括手术名称、手术时间、手术者、切口类型、麻醉方式等，可用于外科感染的分析。

根据上述原则和目的确定调查内容，并对调查的项目要有明确的规定和详细的说明。

表1-2为医院感染病例登记表示例。

表1-2　医院感染病例登记表

登记日期_____年_____月_____日　　　　　　　　　　　　　　　　　　主管医师_____

科室_____	床号_____
感染患者编号_____	入院日期_____年_____月_____日
住院号_____	出院日期_____年_____月_____日
姓名_____	住院日数_____日
性别　男　女	诊断　1._____
年龄　岁　月　天	2._____
	3._____
住院费用_____元	预后　治愈　好转　无变化　恶化　死亡
感染日期_____年_____月_____日	感染部位_____
医院感染与原发病预后的关系　无影响　加重病情	促进死亡　直接原因
危险因素	
泌尿道插管　是　否	手术日期_____年_____月_____日
动静脉插管　是　否	手术名称_____
使用呼吸机　是　否	手术持续时间_____min
免疫抑制剂、激素　是　否	切口类型　Ⅰ　Ⅱ　Ⅲ
放射治疗、化学药物治疗　是　否	手术医生_____
麻醉类型　全身麻醉　非全身麻醉	ICU是　否

病原学检查 是 否	送检日期_____年_____月_____日
标本名称_____	检查方法 镜检 培养 血清学
药敏实验 是 否	
病原体_____	敏感药物 耐药药物
抗菌药物应用情况	
药物名称 剂量 给药方式	应用时期 联合用药情况 应用目的

（二）医院感染病例登记表的填写说明

医院感染病例登记表中的项目有些是必填的，如性别、年龄、科室、感染部位、感染日期等。这些因素是感染分类和感染患者的基本特征。有些是选择项，是为更好地开展工作而设立的，可根据医院的实际情况而定。

1. 感染患者编号　感染患者按年代及发生的先后排序编号。其记法是先写年代，随后是排序号。例如，2008 年发生的第一位病例为 2008 - 001，第九位病例为 2008 - 009，以此类推。应用计算机软件处理资料的，每随机输入一个患者的信息，都有一个对应的号码，调查表上的编号应与计算机上编号一致，便于查询。

2. 入院日期　用以计算入院至感染发生的时间，填写时要注意如果患者在一次住院时间患多种感染，在记录时应填同一入院日期。

3. 诊断　指感染患者出院时的主要诊断，一般最多填写 3 个。

4. 感染日期　指出现临床症状或实验室阳性证据的日期。填写时注意以下两点：①当实验室结果作为诊断依据时，感染日期应为收集实验室标本的日期，而不是出结果的日期；②当感染与 ICU 有关但是在出 ICU 以后 24h 内发病时，出 ICU 的日期即为感染日期。

5. 感染部位　按国家卫生部颁发的《医院感染诊断标准》中的分类填写。

6. 手术　手术是指患者进入手术室并至少接受了一次手术操作。

（1）手术时间：是指从切皮到皮肤缝合完毕的时间，不包括麻醉时间。

（2）手术类型：分 3 类。Ⅰ类为清洁切口，切口未进入呼吸道、生殖道、泌尿道或消化道；Ⅱ类为清洁污染切口，指虽通过呼吸道、生殖道、泌尿道或消化道，但在良好控制条件下，没有发生特殊污染的手术切口；Ⅲ类为污染切口，指包括开放性、新鲜的意外事故伤口，也包括在手术过程中无菌技术遭到严重破坏的手术或陈旧性有坏死组织和存在临床感染的外科伤口。

7. 实验室诊断　①镜检。②培养如培养结果为阳性，须填写病原体名称。③血清学诊断：通过检测病原体抗原或抗体得出的诊断。

8. 病原体　最多可填 3 种病原体，但应将最主要的病原体填在第一栏中，如果为继发性感染，则应指出哪个病原体为原发感染的病原体。

9. 感染与死亡的关系　按感染对患者死亡的作用分为：

（1）直接原因：即患者直接因医院感染而死亡。

（2）间接原因：即患者的死亡与医院感染有关，医院感染起一定的作用，但非主要的作用。

（3）无关原因：即患者的死亡与医院感染无关。

（三）调查方法及注意事项

1. 调查方法　可采用前瞻性调查和回顾性调查两种方式。

（1）前瞻性调查：由感染控制专职人员定期、持续地对正在住院的患者或手术后出院患者的医院感染发生情况进行跟踪观察与记录，及时发现医院感染控制中存在的问题，并定期对监测资料进行总结和反馈。

（2）回顾性调查：由感染控制专职人员或病历档案管理人员定期对出院病历进行查阅来发现医院感染病例的一种方法。

2. 病例调查工作程序   临床医生报告→专职人员确认→查阅相关资料→询问患者→查漏报。

3. 注意事项   调查时查看每个患者或检查每份病历是否发生医院感染，除按前面所讲的方法进行资料的收集和感染病例的判断外，着重注意以下几点：①体温记录，体温是否有所升高，若有发热，了解发热原因。②抗菌药物使用情况，如使用抗菌药物，为何原因使用。③入院诊断以及疾病进展情况。④实验室的各项诊断报告。

（四）资料整理

对原始资料进行检查核对后，须进行整理，以便做进一步分析。资料的整理须按统计学要求和调查研究的来进行，并计算相关统计指标如各种率、比、均数、百分数及构成比等。

资料的分析要运用流行病学原理与方法、统计学原理、基础学科和医院感染专业知识来分析、比较综合和归纳医院感染的规律性。分析的内容一般包括：①医院感染总的发病率。②不同科室、不同系统疾病的医院感染率。③不同感染部位的感染率。④医院感染危险因素的分析。⑤医院感染病原学及其耐药特点分析。⑥不同部门、不同人群及医院间医院感染的比较。⑦医院感染的趋势分析。⑧医院感染聚集性发生或暴发流行分析等。但对具体的医院，应根据监测目的、内容和医院的特点来进行。

四、医院感染漏报率调查

漏报是指在医院感染监测过程中医院感染病例的发现及登记数常低于医院感染的实际发生数。由于漏报现象的存在，监测系统应定期地进行精报率调查，以了解医院感染实际发生情况和评价医院感染的监测质量。漏报率调查是完整监测系统的组成部分，属于回顾性调查，其方法步骤如下：

1. 确定调查时间   在漏报率调查时应以月为单位，但选择哪个月或哪几个月应随机确定。国家卫生部颁发的《医院感染管理规范》要求，漏报调查的样本量应不少于年监测病人数的10%。

2. 实施调查   调查月份确定之后，对该月的监测人群的全部出院病历进行检查。按照医院感染的诊断标准，检查每份病历是否发生医院感染。对发生医院感染的病历进行登记然后将登记表上的病例与该月上报的病例校对。凡在该月上报的资料中没有的病例，作为漏报病例。

3. 资料的整理分析   将得到的医院感染调查资料按统计方法汇总，根据资料中实际发生医院感染病例数与漏报病例数计算医院感染漏报率、估计（实际）发病率、估计（实际）发生数。

五、医院感染病例监测主要计算指标

1. 感染病例发病率   是指在一定的时期内，处在一定危险人群中，新发感染病例的百分率。

计算公式为：医院感染发病率（%）＝一定时间内医院感染发病例数/同期的住院病人数×100%

2. 感染例次发病率   是指在一定时期内，处在一定危险人群中的新发生感染例次的百分率。

计算公式为：医院感染例次发病率（%）＝一定时间内医院感染新发例次数/同期的住院患者数×100%

3. 现患率   是指在一定时间里，处在定危险人群中的实际感染病例（新发生和已治愈）的百分率。

计算公式为：现患率（%）＝（同时期内）实际感染病例数/（同时期内）接受调查的住院病例数×100%

现患率可以分为点现患率和阶段现患率，在同一人群中现患率大于发病率。现患率必须在实查率大于90%时才有意义。

4. 实查率   是指某科室或部门住院患者中，实际调查患者的百分率。

计算公式为：实查率（%）＝某科室（病房）实际调查病人数/某科室（病房）住院患者数×100%

5. 漏报率   是指在一定时期内，所发生的感染病例中，漏报病例的百分率。

计算公式为：漏报率（%）＝漏报病例数/（已报病例数＋漏报病例数）×100%

6. 构成比   是指部分绝对数与全体绝对数的比率。构成比的合计必须等于100%。

计算公式为：构成比（%）＝某一组成部分的观察单位数/同一事物各组成部分的观察单位总

数×100%。

7. 罹患率　罹患率是一种特殊的发病率，多用于感染的暴发流行中，以百分率表示。

计算公式为：罹患率（%）观察期间新病例数／观察期间的暴露人数×100%

8. 医院感染死亡率　是指一定时间内住院病例中因医院感染导致死亡的病例的百分率。

计算公式为：医院感染死亡率（%）＝各种医院感染导致的死亡例数／观察期间的住院患者数×100%

9. 医院感染病死率　是指某种医院感染的全部病例中，因该感染死亡例数的百分率。

计算公式为：医院感染病死率（%）＝因该感染而死亡的例数／某种医院感染的病例数×100%

（赵正斌）

第五节　医院感染监测与报告

一、医院感染的监测

医院感染的监测是长期、系统、连续地收集、分析医院感染在一定人群中的发生、分布及其影响因素，并将监测结果报送和反馈给有关部门和科室，为医院感染的预防、控制和管理提供科学依据。

医院感染监测可分为全面综合性监测和目标监测两大类。全面综合性监测（hospital－wide surveillance）是指连续不断地对所有临床科室的全部住院患者和医务人员进行医院感染及其有关危险因素的监测。目标性监测（target surveillance）是针对高危人群、高发感染部位等开展的医院感染及其危险因素的监测，如重症监护病房医院感染监测、新生儿病房医院感染监测、手术部位感染监测、抗菌药物临床应用与细菌耐药性的监测等。

医院感染发生率的监测包括下列各项：①全院医院感染发生率的监测。②医院感染各科室发病率监测。③医院感染部位发病率的监测。④医院感染高危科室、高危人群的监测。⑤医院感染危险因素的监测。⑥漏报率的监测。⑦医院感染暴发流行的监测。⑧其他监测等。

医院应建立有效的医院感染监测和通报制度，及时诊断医院感染病例，分析发生医院感染的危险因素，采取针对性预防与控制措施。医院感染管理科必须每个月对监测资料进行汇总、分析，每季度向院长、医院感染管理委员会书面汇报，向全院医务人员反馈，监测资料应妥善保存。特殊情况及时汇报和反馈。

当出现医院感染散发病例时，经治医师应及时向本科室医院感染监控小组负责人报告，并于24h内填表报告医院感染管理科。科室监控小组负责人应在医院感染管理科的指导下，及时组织经治医师、护士查找感染原因，采取有效控制措施。确诊为传染病的医院感染，按《传染病防治法》的有关规定报告和控制。

二、医院感染资料收集与整理

1. 医院感染资料收集　患者信息的收集包括患者基本资料、医院感染信息、相关危险因素、病原体及病原菌的药物敏感试验结果和抗菌药物的使用情况。查房、病例讨论、查阅医疗和护理记录、实验室与影像学报告和其他部门的信息。病原学的收集包括临床微生物学、病毒学、病理学和血清学检查结果。

凡符合"医院感染诊断标准"的病历均应填写医院感染病例报告卡，按说明逐项填写。已确诊的医院感染病例即可编号建档。

2. 医院感染资料整理　定期对收集到的各种监测资料进行分析、比较、归纳和综合，得出医院感染的发生率，从中找出医院感染的发生规律，为制定针对性预防措施提供依据。医院感染发生率常用的指标及其统计方法如下。

（1）医院感染发生率：医院感染发生率是指在一定时间和一定人群（通常为住院患者）中新发生

的医院感染的频率。其计算公式为：

$$医院感染发生率 = \frac{（同一时期内）新发生医院感染例数}{（同一时期内）处于危险中患者数} \times 100\%$$

$$或 = \frac{同期新发生医院感染例数}{同期住院患者数（或出院患者数）} \times 100\%$$

（2）罹患率：用来统计处于危险人群中新发生医院感染的频率，其分母必须是易感人群数，分子必须是该人群的一部分，常用于表示较短时间和小范围内感染的暴发或流行情况。观察时间的单位可以是日、周或月。其计算公式为：

$$医院感染罹患率 = \frac{同期新发生医院感染例数}{观察期间具感染危险的住院患者数} \times 100\%$$

（3）医院感染部位发生率：用来统计处于特定部位感染危险人群中新发生该部位医院感染的频率。特别要强调的是分母一定是这个部位易感人群（危险人群）数，如术后切口感染发生率，其分母一定是住院患者中接受过手术的患者总体，分子则是手术患者中发生切口感染的病例数。其计算公式为：

$$部位感染发生率 = \frac{同期新发生特定部位感染的例数}{同期处于该部位医院感染危险的人数} \times 100\%$$

（4）医院感染患病率：医院感染患病率又称医院感染现患率，是指一定时间或时期内，在一定的危险人群（住院病例）中实际感染（新、老医院感染）例数所占的百分比。观察的时间可以是一天或一个时间点，称为时点患病率，若是在一段时间内则称为期间患病率。其计算公式为：

$$医院感染患病率 = \frac{（特定时间）存在的医院感染例数}{观察期间处于感染危险中的患者数} \times 100\%$$

医院感染患病率与医院感染发生率不同，主要区别在于分子上，发生率是指在某一期间内住院人群中发生医院感染的例数所占的比率，而患病率是指某一时间在住院人群中存在的医院感染病例所占的比率；只要观察期间仍为未痊愈的医院感染均为统计对象，而不管其发生的时间。患病率通常都高于发生率。进行现患率调查必须强调实查率，只有实查率达到90%~100%，统计分析的材料才有意义和说服力。实查率的计算公式为：

$$实查率 = \frac{实际调查患者数}{调查期间住院患者数} \times 100\%$$

患病调查率又称现况调查或横断面研究，是很有用的方法，可在较短的时间内了解医院感染的基本情况。在缺乏条件开展全面综合性监测的医院里，可定期或不定期地进行患病率调查，即能用较少的时间和人力投入，达到较快地摸清感染主要情况的目的。患病率调查主要应用了解医院感染概况、发展趋势和初步评价监测效果。它的主要缺点是缺乏完整性和精确性。

（5）构成比：用以说明某一事物的各组成所占的比重或分布，常用百分比表示。其特点是各构成比之和必须等于100%，但可因小数点后四舍五入影响，构成比之和会在100%上下略有波动，可通过近似取舍的方法调整。当总体中某部分的构成比减少时，其他部分的构成比必然会相应增加。因此，构成比不同于发生率，要注意避免以比代率的错误概念。

3. 医院感染资料报告　将医院感染资料汇总，统计分析后绘制成图表来表达，内容简明扼要、重点突出，一目了然，便于对照、比较，这要比用文字来说明优越得多。

统计表的上方应写一突出的简明标题，并注明收集的时间、地点等。表中数据采用阿拉伯数字，数位对齐。表的下方应有"备注"栏，用于文字说明。

统计图有圆形图、直方图、直条图、统计地图和线段图等；圆形图常用来表示事物各组成部分的百分比构成；直条图常用于表达比较性质相似而不连续的资料，以直条的长短来表示数值的大小；线段图用于说明连续性资料，表示事物数量在时间上的变动情况或一种现象随另一种现象变动情况；直方图则用来表示连续变量的频数分布情况。

收集到的资料和信息经过整理分析，除绘制成相应的图表外，还应进行总结并写出报告，送交医院感染管理委员会（或组），讨论以期判明医院感染的来源、危险因素、传播途径和易感人群等，从而提出有效的针对性预防措施。监测结果及报告均需按要求上报和分送有关医护人员。通常，在相关的院务和业务会议上，每个月 1 次由感染监控人员报告医院感染监测、调查的结果，以作为进一步开展感染管理工作的基础和依据。

三、医院感染暴发流行

1. 医院感染暴发　医院感染暴发是指在某医院、某科室的住院患者中，短时间内突然发生许多医院感染病例的现象。发生下列情况，医疗机构应于 12h 内报告所在地的县（区）级地方人民政府卫生行政部门，同时向所在地疾病预防控制机构报告：

（1）5 例以上的医院感染暴发。

（2）由于医院感染暴发直接导致患者死亡。

（3）由于医院感染暴发直接导致 3 人以上人身损害后果。

医疗机构发生以下情形时，应按照《国家突发公共卫生事件相关工作规范（试行）》的要求在 2h 内进行报告：

（1）10 例以上的医院感染暴发事件。

（2）发生特殊病原体或新发病原体的医院感染。

（3）可能造成重大公共影响或者严重后果的医院感染。

2. 医院感染暴发的调查　主要根据所得的信息资料做好感染病例三间（空间、人间和时间）分布的描述及暴发因素的分析和判断。

（1）空间分布：亦称地区分布，可按科室、病房甚至病室，外科还可按手术间来分析。观察病例是否集中于某地区，计算并比较不同地区（单位）的罹患率。

（2）人间分布：亦称人群分布，主要是计算和比较有无暴露史的两组患者的罹患率。外科可按不同的手术医生或某一操作，来描述感染病例在不同人群中的分布情况。

（3）时间分布：根据病例的发生情况，计算单位时间内发生感染的人群或罹患率。单位时间可以是小时、日或月。计算结果可绘制成直条图来表示。

（4）暴发因素的分析：根据对三间分布特点的分析和比较，来推测可能的传染源，传播途径和暴发流行因素，并结合实验结果及采取措施的效果作出综合判断。在分析、比较中找出与暴发流行有关的因素，并进行验证，同时可评估所采取措施的意义。

3. 医院感染暴发调查报告的形式　为了总结经验，吸取教训，杜绝事件再发生，可从下述几个方面写感染暴发流行调查报告。

（1）本次暴发流行的性质、病原体、临床表现和罹患率等。

（2）传播方式及有关各因素的判断和推测。

（3）感染来源的形成经过。

（4）采取的措施及效果。

（5）导致暴发流行的起因。

（6）得出的经验及应吸取的教训。

（7）需要改进的预防控制措施等。

（赵正斌）

第六节　消毒与灭菌

消毒是指杀灭或清除外环境中传播媒介物上的病原微生物及有害微生物，使其达到无害化水平。

灭菌是指杀灭外环境的传播媒介物上所有的活的微生物。包括病原微生物及有害微生物，同时也包括细菌繁殖体、芽孢、真菌及真菌孢子。

一、消毒灭菌原则

（1）医务人员必须遵守消毒灭菌原则，进入人体组织或无菌器官的医疗用品必须灭菌；接触皮肤黏膜的器具和用品必须消毒。

（2）用过的医疗器材和物品，应先去污物，彻底清洗干净，再消毒或灭菌；其中感染症患者用过的医疗器材和物品，应先消毒，彻底清洗干净，再消毒或灭菌。所有医疗器械在检修前应先经消毒或灭菌处理。

（3）根据物品的性能采用物理或化学方法进行消毒灭菌：耐热、耐湿物品灭菌首选物理灭菌法；手术器具及物品、各种穿刺针、注射器等首选压力蒸汽灭菌；油、粉、膏等首选干热灭菌。不耐热物品如各种导管、精密仪器、人工移植物等可选用化学灭菌法，如环氧乙烷灭菌等，内镜可选用环氧乙烷灭菌或2%戊二醛浸泡灭菌。消毒首选物理方法，不能用物理方法消毒的方选化学方法。

（4）化学灭菌或消毒，可根据不同情况分别选择灭菌、高效、中效、低效消毒剂。使用化学消毒剂必须了解消毒剂的性能、作用、使用方法、影响灭菌或消毒效果的因素等，配制时注意有效浓度，并按规定定期监测。更换灭菌剂时，必须对用于浸泡灭菌物品的容器进行灭菌处理。

（5）自然挥发熏蒸法的甲醛熏箱不能用于消毒和灭菌，也不可用于无菌物品的保存。甲醛不宜用于空气的消毒。

（6）连续使用的氧气湿化瓶、雾化器、呼吸机的管道、早产儿暖箱的湿化器等器材，必须每日消毒，用毕终末消毒，干燥保存。湿化液应用灭菌水。

二、医用物品的消毒与灭菌

1. 消毒作用水平　根据消毒因子的适当剂量（浓度）或强度和作用时间对微生物的杀菌能力，可将其分为4个作用水平的消毒方法。

（1）灭菌：可杀灭一切微生物（包括细菌芽孢）达到灭菌保证水平的方法。属于此类的方法有：热力灭菌、电离辐射灭菌、微波灭菌、等离子体灭菌等物理灭菌方法，以及甲醛、戊二醛、环氧乙烷、过氧乙酸、过氧化氢等化学灭菌方法。

（2）高水平消毒法：可以杀灭各种微生物，对细菌芽孢杀灭达到消毒效果的方法。这类消毒方法应能杀灭一切细菌繁殖体（包括结核分枝杆菌）、病毒、真菌及其孢子和绝大多数细菌芽孢。属于此类的方法有：热力、电离辐射、微波和紫外线等以及用含氯、二氧化氯、过氧乙酸、过氧化氢、含溴消毒剂、臭氧、二溴海因等甲基乙内酰脲类化合物和一些复配的消毒剂等消毒因子进行消毒的方法。

（3）中水平消毒法：是可以杀灭和去除细菌芽孢以外的各种病原微生物的消毒方法，包括超声波、碘类消毒剂（碘伏、碘酊等）、醇类、醇类和氯己定的复方、醇类和季铵盐（包括双链季铵盐）类化合物的复方、酚类等消毒剂进行消毒的方法。

（4）低水平消毒法：只能杀灭细菌繁殖体（分枝杆菌除外）和亲脂病毒的化学消毒剂和通风换气、冲洗等机械除菌法。如单链季铵盐类消毒剂（苯扎溴铵等）、双胍类消毒剂如氯己定、植物类消毒剂和汞、银、铜等金属离子消毒剂等进行消毒的方法。

2. 医用物品的危险性分类　医用物品对人体的危险性是指物品污染后造成危害的程度。根据其危害程度将其分为3类。

（1）高度危险性物品：这类物品是穿过皮肤或黏膜进入无菌的组织或器官内部的器材，或与破损的组织、皮肤黏膜密切接触的器材和用品，例如，手术器械和用品、穿刺针、腹腔镜、脏器移植物和活体组织检查钳等。

（2）中度危险性物品：这类物品仅和皮肤黏膜相接触，而不进入无菌的组织内。例如，呼吸机管道、胃肠道内镜、气管镜、麻醉机管道、子宫帽、避孕环、压舌板、喉镜、体温表等。

（3）低度危险性物品：虽有微生物污染，但一般情况下无害。只有当受到一定量病原菌污染时才造成危害的物品。这类物品和器材仅直接或间接地和健康无损的皮肤相接触。包括生活卫生用品和患者、医护人员生活和工作环境中的物品。例如毛巾、面盆、痰盂（杯）、地面、便器、餐具、茶具、墙面、桌面、床面、被褥、一般诊断用品（听诊器、听筒、血压计袖带等）等。

3. 选择消毒、灭菌方法的原则

（1）使用经卫生行政部门批准的消毒物品，并按照批准的范围和方法在医疗卫生机构和疫源地等消毒中使用。

（2）根据物品污染后的危害程度，选择消毒、灭菌的方法

1）高度危险性物品，必须选用灭菌方法处理。

2）中度危险性物品，一般情况下达到消毒即可，可选用中水平或高水平消毒法。但中度危险性物品的消毒要求并不相同，有些要求严格，例如内镜、体温表等必须达到高水平消毒，需采用高水平消毒方法消毒。

3）低度危险性物品，一般可用低水平消毒方法，或只做一般的清洁处理即可，仅在特殊情况下，才做特殊消毒要求。例如，当有病原微生物污染时，必须针对污染病原微生物种类选用有效的消毒方法。

（3）根据物品上污染微生物的种类、数量和危害性，选择消毒、灭菌方法：

1）对受到细菌芽孢、真菌孢子、分枝杆菌和经血液传播病原体（乙型肝炎病毒、丙型肝炎病毒、艾滋病病毒等）污染的物品，选用高水平消毒法或灭菌法。

2）对受到真菌、亲水病毒、螺旋体、支原体和病原微生物污染的物品，选用中水平以上的消毒法。

3）对受到一般细菌和亲脂病毒等污染的物品，可选用中水平或低水平消毒法。

4）对存在较多有机物的物品消毒时，应加大消毒剂的使用剂量和（或）延长消毒作用时间。

5）消毒物品上微生物污染特别严重时，应加大消毒剂的使用剂量和（或）延长消毒作用时间。

（4）根据消毒物品的性质，选择消毒方法：选择消毒方法时需考虑，一是要保护消毒物品不受损坏，二是使消毒方法易于发挥作用。

1）耐高温、耐湿度的物品和器材，应首选压力蒸汽灭菌；耐高温的玻璃器材、油剂类和干粉类等可选用干热灭菌。

2）不耐热、不耐湿，以及贵重物品，可选择环氧乙烷或低温蒸汽甲醛气体消毒、灭菌。

3）器械的浸泡灭菌，应选择对金属基本无腐蚀性的消毒剂。

4）选择表面消毒方法，应考虑表面性质，光滑表面可选择紫外线消毒器近距离照射，或液体消毒剂擦拭；多孔材料表面可采用喷雾消毒法。

三、常用的消毒灭菌方法

1. 液体化学消毒剂的使用规范

（1）戊二醛：戊二醛属灭菌剂，具有广谱、高效的杀菌作用。具有对金属腐蚀性小，受有机物影响小等特点。常用灭菌浓度为 2%。也可使用卫生行政机构批准使用的浓度。适用于不耐热的医疗器械和精密仪器等消毒与灭菌。使用方法包括：①灭菌处理：常用浸泡法。将清洗、晾干待灭菌处理的医疗器械及物品浸没于装有 2% 戊二醛的容器中，加盖，浸泡 10h 后，无菌操作取出，用无菌水冲洗干净，并无菌擦干后使用。②消毒用浸泡法，将清洗、晾干的待消毒处理医疗器械及物品浸没于装有 2% 戊二醛或 1% 增效戊二醛的容器中，加盖，一般 10~20min，取出后用灭菌水冲洗干净并擦干。

使用戊二醛应注意：①戊二醛对手术刀片等碳钢制品有腐蚀性，使用前应先加入 0.5% 亚硝酸钠防锈。②使用过程中应加强戊二醛浓度监测。③戊二醛对皮肤黏膜有刺激性，接触戊二醛溶液时应戴橡胶手套，防止溅入眼内或吸入体内。④盛装戊二醛消毒液的容器应加盖，放于通风良好处。

（2）过氧乙酸：过氧乙酸属灭菌剂，具有广谱、高效、低毒、对金属及织物有腐蚀性，受有机物影响大，稳定性差等特点。其浓度为 16%~20%（g/mL）。适用于耐腐蚀物品、环境及皮肤等的消毒与灭菌。

常用消毒方法有浸泡、擦拭、喷洒等。①浸泡法：凡能够浸泡的物品均可用过氧乙酸浸泡消毒。消毒时，将待消毒的物品放入装有过氧乙酸的容器中，加盖。对一般污染物品的消毒，用 0.05%（500mg/L）过氧乙酸溶液浸泡；对细菌芽孢污染物品的消毒用 1%（10 000mg/L）过氧乙酸浸泡 5min，灭菌时，浸泡 30min。然后，诊疗器材用无菌蒸馏水冲洗干净并擦干后使用。②擦拭法：对大件物品或其他不能用浸泡法消毒的物品用擦拭法消毒。消毒所有药物浓度和作用时间参见浸泡法。③喷洒法：对一般污染表面的消毒用0.2%～0.4%（2 000～4 000mg/L）过氧乙酸喷洒作用 30～60min。

使用中注意：①过氧乙酸不稳定，应储存于通风阴凉处，用前应测定有效含量，原液浓度低于12%时禁止使用。②稀释液临用前配制。③配制溶液时，忌与碱或有机物相混合。④过氧乙酸对金属有腐蚀性，对织物有漂白作用。金属制品与织物经浸泡消毒后，即时用清水冲洗干净。⑤使用浓溶液时，谨防溅入眼内或皮肤黏膜上，一旦溅上，及时用清水冲洗。

（3）过氧化氢：过氧化氢属高效消毒剂，具有广谱、高效、速效、无毒、对金属及织物有腐蚀性、受有机物影响大，纯品稳定性好，稀释液不稳定等特点。适用于丙烯酸树脂制成的外科埋植物、隐形眼镜、不耐热的塑料制品、餐具、服装、饮水等消毒和口腔含漱、外科伤口清洗。

常用消毒方法有浸泡、擦拭等。①浸泡法：将清洗、晾干的待消毒物品浸没于装有 3%过氧化氢溶液的容器中，加盖，浸泡 30min。②擦拭法：对大件物品或其他不能用浸泡法消毒的物品用擦拭法消毒，所有药物浓度和作用时间参见浸泡法。③其他方法：用 1%～1.5%过氧化氢溶液漱口；用 3%过氧化氢冲洗伤口。

使用中应注意：①过氧化氢应储存于通风阴凉处，用前应测定有效含量。②稀释液不稳定，临用前配制。③配制溶液时，忌与还原剂、碱、碘化物、高锰酸钾等强氧化剂相混合。④过氧化氢对金属有腐蚀性，对织物有漂白作用。⑤使用浓溶液时，谨防溅入眼内或皮肤黏膜上，一旦溅上，即时用清水冲洗。⑥消毒被血液、脓液等污染的物品时，需适当延长作用时间。

（4）含氯消毒剂：含氯消毒剂属高效消毒剂，具有广谱、速效、低毒或无毒、对金属有腐蚀性、对织物有漂白作用，受有机物影响大，粉剂稳定而水剂不稳定等特点。适用于餐（茶）具、环境、水、疫源地等消毒。

常用的消毒方法有浸泡、擦拭、喷洒与干粉消毒等方法。①浸泡方法：将待消毒的物品放入装有含氯消毒剂溶液的容器中，加盖。对细菌繁殖体污染的物品的消毒，用含有效氯 200mg/L 的消毒液浸泡 10min 以上；对经血液传播病原体、分枝杆菌和细菌芽孢污染物品的消毒，用含有效氯 2 000～5 000mg/L 消毒液浸泡 30min 以上。②擦拭法：对大件物品或其他不能用浸泡法消毒的物品用擦拭法消毒。消毒所用药物浓度和作用时间参见浸泡法。③喷洒法：对一般污染的物品表面，用 1 000mg/L 的消毒液均匀喷洒（墙面：200mL/m^2；水泥地面，350mL/m^2，土质地面，1 000mL/m^2），作用 30min 以上；对经血液传播病原体、结核杆菌等污染的表面的消毒，用含有效氯 2 000mg/L 的消毒液均匀喷洒（喷洒量同前），作用 60min 以上。④干粉消毒法：对排泄物的消毒，用含氯消毒剂干粉加入排泄物中，使含有效氯 10 000mg/L，略加搅拌后，作用 2～6h，对医院污水的消毒，用干粉按有效氯 50mg/L 用量加入污水中，并搅拌均匀，作用 2h 后排放。

使用过程中应注意：①粉剂应于阴凉处避光、防潮、密封保存；水剂应于阴凉处避光、密闭保存。所需溶液应现配现用。②配制漂白粉等粉剂溶液时，应戴口罩，橡胶手套。③未加防锈剂的含氯消毒剂对金属有腐蚀性，不应用于金属器械的消毒；加防锈剂的含氯消毒剂对金属器械消毒后，应用无菌蒸馏水冲洗干净，并擦干后使用。④对织物有腐蚀和漂白作用，不应用于有色织物的消毒。⑤用于消毒餐具，应即时用清水冲洗。⑥消毒时，若存在大量有机物时，应提高使用浓度或延长作用时间。⑦用于污水消毒时，应根据污水中还原性物质含量适当增加浓度。

（5）乙醇：乙醇属中效消毒剂，具有中效、速效、无毒、对皮肤黏膜有刺激性、对金属无腐蚀性、受有机物影响很大，易挥发、不稳定等特点。其含量为 95%（mL/mL）。适用于皮肤、环境表面及医疗器械的消毒等。

常用消毒方法有浸泡法和擦拭法。①浸泡法：将待消毒的物品放入装有乙醇溶液的容器中，加盖。

对细菌繁殖体污染医疗器械等物品的消毒，用75%的乙醇溶液浸泡10min以上。②擦拭法：对皮肤的消毒。用75%乙醇棉球擦拭。注意必须使用医用乙醇，严禁使用工业乙醇消毒和作为原材料配制消毒剂。

（6）碘伏：碘伏属中效消毒剂，具有中效、速效、低毒、对皮肤黏膜无刺激并无黄染、对铜、铝、碳钢等二价金属有腐蚀性、受有机物影响很大，稳定性好等特点。适用于皮肤、黏膜等的消毒。

常用消毒方法有浸泡、擦拭、冲洗等方法。①浸泡法：将清洗、晾干的待消毒物品浸没于装有碘仿溶液的容器中，加盖。对细菌繁殖体污染物品的消毒，用含有效碘250mg/L的消毒液浸泡30min。②擦拭法：对皮肤、黏膜用擦拭法消毒。消毒时，用浸有碘仿消毒液的无菌棉球或其他替代物品擦拭被消毒部位。对外科洗手用含有效碘2 500～5 000mg/L的消毒液擦拭作用3min。对于手术部位及注射部位的皮肤消毒，用含有效碘2 500～5 000mg/L的消毒液局部擦拭，作用2min；对口腔黏膜及创口黏膜创面消毒，用含有效碘500～1 000mg/L的消毒液擦拭，作用3～5min。注射部位消毒也可用市售碘仿棉签（含有效碘2 000mg/L）擦拭，作用2～3min。③冲洗法：对阴道黏膜及伤口黏膜创面的消毒，用含有效碘250mL/L的消毒液冲洗3～5min。

使用时应注意：①碘伏应于阴凉处避光、防潮、密封保存。②碘伏对二价金属制品有腐蚀性，不应用于相应金属制品的消毒。③消毒时，若存在有机物，应提高药物浓度或延长消毒时间。④避免与拮抗药物同用。

（7）氯己定：包括醋酸氯己定和葡萄糖酸氯己定。均属低效消毒剂，具有低效、速效、对皮肤黏膜无刺激性、对金属和织物无腐蚀性、受有机物影响轻微，稳定性好等特点。适用于外科洗手消毒、手术部位皮肤消毒、黏膜消毒等。

常用消毒方法有浸泡、擦拭和冲洗等方法：①擦拭法：手术部位及注射部位皮肤消毒。用5 000mg/L醋酸氯己定-乙醇（75%）溶液局部擦拭2遍，作用2min；对伤口创面消毒，用5 000mg/L醋酸氯己定水溶液擦拭创面2～3遍，作用2min。外科洗手可用相同浓度和作用时间。②冲洗法：对阴道、膀胱或伤口黏膜创面的消毒，用500～1 000mg/L醋酸氯己定水溶液冲洗，至冲洗液变清为止。

使用中应注意：①勿与肥皂、洗衣粉等阴性离子表面活性剂混合使用或前后使用。②冲洗消毒时，若创面脓液过多，应延长冲洗时间。

（8）季铵盐类消毒剂：本类消毒剂包括单链季铵盐和双长链季铵盐两类，前者只能杀灭某些细菌繁殖体和亲脂病毒，属低效消毒剂，例如苯扎溴铵（新洁尔灭）；后者可杀灭多种微生物，包括细菌繁殖体，某些真菌和病毒。季铵盐类可与乙醇或异丙醇配成复方制剂，其杀菌效果明显增加。季铵盐类消毒剂的特点是对皮肤黏膜无刺激，毒性小，稳定性好，对消毒物品无损害等。

使用方法包括：①皮肤消毒：单链季铵盐消毒剂500～1 000mg/L，皮肤擦拭或浸泡消毒，作用时间3～5min，或用双链季铵盐500mg/L，擦拭或浸泡消毒，作用2～5min。②黏膜消毒：用500mg/L单链季铵盐作用3～5min，或用双链季铵盐100～500mg/L，作用1～3min。③环境表面消毒：根据污染微生物的种类选择用双链还是用单链季铵盐消毒剂，一般用1 000～2 000mg/L，浸泡、擦拭或喷洒消毒，作用时间30min。

使用中应注意：①阴离子表面活性剂，例如肥皂、洗衣粉等对其消毒效果有影响，不宜合用。②有机物对其消毒效果有影响，严重污染时应加大使用剂量或延长作用时间。③近年来的研究发现，有些微生物对季铵盐类化合物有耐药作用，对有耐药性微生物消毒时，应加大剂量。

2. 压力蒸汽灭菌　适用于耐高温、高湿的医用器械和物品的灭菌。不能用于凡士林等油类和粉剂的灭菌。压力蒸汽灭菌器根据排放冷空气的方式和程度不同，分为下排气式压力蒸汽灭菌器和预真空压力蒸汽灭菌器两大类。下排气式压力蒸汽灭菌器，其灭菌原理是利用重力置换原理，使热蒸汽在灭菌器中从上而下，将冷空气由下排气孔排出：排出的冷空气由饱和蒸汽取代，利用蒸汽释放的潜伏热使物品达到灭菌。预真空压力蒸汽灭菌器，其灭菌原理是利用机械抽真空的方法，使灭菌柜室内形成负压，蒸汽得以迅速穿透到物品内部进行灭菌。蒸汽压力达205.8kPa（2.1kg/cm²），温度达132℃或以上，达到灭菌时间后，抽真空使灭菌物品迅速干燥。应用压力蒸汽灭菌必须注意尽量排除灭菌器中的冷空气，以免影响蒸汽向待灭菌物品内穿透；严格按照要求进行灭菌物品的包装、注意物品在灭菌器中的装量和摆放；合理计算灭菌时间和温度等，并按要求进行监测。

3. 干热灭菌 适用于高温下不损坏、不变质、不蒸发物品的灭菌，用于不耐湿热的金属器械的灭菌，用于蒸汽或气体不能穿透物品的灭菌。如油脂、粉剂和金属、玻璃等制品的消毒灭菌。干热灭菌方法包括：烧灼、干烤。

四、消毒灭菌效果监测

医院必须对消毒、灭菌效果定期进行监测。灭菌合格率必须达到100%，不合格物品不得进入临床使用部门。

1. 化学消毒剂 使用中的消毒剂、灭菌剂应进行生物和化学监测。

（1）生物监测：①消毒剂每季度1次，其细菌含量必须＜100cfu/mL，不得检出致病性微生物。②灭菌剂每个月监测1次，不得检出任何微生物。

（2）化学监测：①应根据消毒、灭菌剂的性能定期监测，如含氯消毒剂、过氧乙酸等应每日监测，对戊二醛的监测应每周不少于1次。②应同时对消毒、灭菌物品进行消毒、灭菌效果监测，消毒物品不得检出致病性微生物，灭菌物品不得检出任何微生物。

2. 压力蒸汽灭菌效果监测 压力蒸汽灭菌必须进行工艺监测、化学监测和生物监测。

（1）工艺监测：应每锅进行，并详细记录。

（2）化学监测：①应每包进行，手术包尚需进行中心部位的化学监测。②预真空压力蒸汽灭菌器每天灭菌前进行B－D试验。

（3）生物监测：①应每周进行，新灭菌器使用前必须先进行生物监测，合格后才能使用。②对拟采用的新包装容器、摆放方式、排气方式及特殊灭菌工艺也必须先进行生物监测，合格后才能采用。

3. 紫外线消毒效果监测 应进行日常监测，紫外灯管照射强度监测和生物监测。日常监测包括灯管开关时间、累计照射时间和使用人签名，对新的和使用中的紫外灯管应进行照射强度监测。

（1）新灯管的照射强度不得低于 $90 \sim 100 \mu W/cm^2$。

（2）使用中灯管不得低于 $70 \mu W/cm^2$。

（3）照射强度监测应每6个月1次。

（4）生物监测必要时进行，经消毒后的物品或空气中的自然菌减少90.00%以上，人工染菌杀灭率应达到99.00%。

（车军勇）

第七节 手卫生

手卫生包括洗手、卫生手消毒和外科手消毒。洗手是指用肥皂（皂液）和流动水洗手，去除手部皮肤污垢、碎屑和部分致病菌的过程。卫生手消毒是指用速干手消毒剂揉搓双手，以减少手部暂驻菌的过程。外科手消毒是指外科手术前医务人员用肥皂（皂液）和流动水洗手，再用手消毒剂清除或杀灭手部暂驻菌和减少常驻菌的过程。

一、手部微生物

手部皮肤的细菌分为暂驻菌和常驻菌。暂驻菌主要是寄居在皮肤表面，常规洗手容易被清除的微生物；常驻菌通常是指皮肤上定植的正常菌群。

二、洗手和卫生手消毒

1. 洗手和对卫生手消毒的指征

（1）直接接触每一个患者前后，从同一患者身体的污染部位移动到清洁部位时。

（2）接触患者黏膜、破损皮肤或伤口前后，接触患者的血液、体液、分泌物、排泄物、伤口敷料等之后。

（3）穿脱隔离衣前后，摘手套后。

（4）进行无菌操作，接触清洁、无菌物品之前。

（5）接触患者周围环境及物品后。

（6）处理药物或配餐前。

2. 洗手设施

（1）手术室、产房、导管室、层流洁净病房、骨髓移植病房、器官移植病房、重症监护病房、新生儿室、母婴室、血液透析病房、烧伤病房、感染疾病科、口腔科、消毒供应中心等重点部门应配备非手触式水龙头。有条件的医疗机构在诊疗区域均宜配备非手触式水龙头。

（2）肥皂应保持清洁和干燥；有条件的医院可用皂液，当皂液出现浑浊或变色时及时更换，盛换皂液的容器宜为一次性使用，重复使用的容器应每周清洁消毒。

（3）应配备干手物品或设施：可选用纸巾、风干机、擦手毛巾等擦干双手。擦手毛巾应保持清洁、干燥，每日消毒。

三、外科手消毒

外科手消毒要求先洗手、后消毒。不同患者手术之间、手套破损或手被污染时，应重新进行外科手消毒。

1. 冲洗手消毒方法　取适量的手消毒剂涂抹至双手的每个部位、前臂和上臂下 1/3，并认真揉搓 2～6min，用流动水冲净双手、前臂和上臂下 1/3，无菌巾彻底擦干。流动水应达到 GB5749 的规定。特殊情况水质达不到要求时，手术医师在戴手套前，应用醇类手消毒剂再消毒双手后戴手套。手消毒剂的取液量、揉搓时间及使用方法遵循产品的使用说明。

2. 免冲洗手消毒方法　取适量的免冲洗手消毒剂涂抹至双手的每个部位、前臂和上臂下 1/3，并认真揉搓直至消毒剂干燥。手消毒剂的取液量、揉搓时间及使用方法遵循产品的使用说明。

（车军勇）

第八节　医院环境和消毒

一、医院环境分类和空气卫生学标准

医院环境分为 4 类区域，Ⅰ类环境包括层流洁净手术室和层流洁净病房。Ⅱ类环境包括普通手术室、产房、婴儿室、早产儿室、普通保护性隔离室、供应室无菌区、烧伤病房、重症监护病房。Ⅲ类环境的空气消毒：这类环境包括儿科病房，妇产科检查室，注射室、换药室、治疗室、供应室清洁区、急诊室、化验室、各类普通病室和房间，Ⅳ类指传染科和病房。各区域的空气卫生学标准如下。

Ⅰ类区域：细菌总数 ≤10cfu/m³（或 0.2cfu 平板），未检出金黄色葡萄球菌、溶血性链球菌为消毒合格；

Ⅱ类区域：细菌总数 ≤200cfu/m³（或 4cfu 平板），未检出金黄色葡萄球菌、溶血性链球菌为消毒合格；

Ⅲ类区域：细菌总数 ≤500cfu/m³（或 10cfu 平板），未检出金黄色葡萄球菌、溶血性链球菌为消毒合格。

二、不同区域的空气消毒方法

根据 GB15982—1995 中规定 Ⅰ、Ⅱ、Ⅲ、Ⅳ类环境室内空气的消毒。

1. Ⅰ类环境的空气消毒　这类环境要求空气中的细菌总数 ≤10cfu/m³，只能采用层流通风，才能使空气中的微生物减到此标准以下。

2. Ⅱ类环境的空气消毒

（1）循环风紫外线空气消毒器：这种消毒器由高强度紫外线灯和过滤系统组成，可以有效地滤除空气中的尘埃，并可将进入消毒器的空气中的微生物杀死。按产品说明书安装消毒器，开机器 30min 后即可达到消毒要求，以后每过 15min 开机 1 次，消毒 15min，一直反复开机、关机循环至预定时间。本机采用低臭氧紫外线灯制备，消毒环境中臭氧浓度低于 0.2mg/m³，对人安全，故可在有人的房间内进行消毒。

（2）静电吸附式空气消毒器：这类消毒器采用静电吸附原理，加以过滤系统，不仅可过滤和吸附空气中带菌的尘埃，也可吸附微生物。在一个 20～30m² 的房间内，使用一台大型静电式空气消毒器，消毒 30min 后，可达到国家卫生标准。可用于有人在房间内空气的消毒。

（3）注意事项

1）所用消毒器的循环风量（m³/h）必须是房间体积的 8 倍以上。

2）有些小型的上述消毒器，经试验证明不能达到上述消毒效果，则不宜用于Ⅱ类环境空气消毒。用户可查验其检测报告和经卫生行政部门发证时批准的使用说明书。

3）Ⅱ类环境均为有人房间，必须采用对人无毒无害，且可连续消毒的方法。

3. Ⅲ类环境的空气消毒　这类环境要求空气中的细菌总数 ≤500cfu/m³。可采用下述方法。

（1）消毒Ⅱ类环境使用的方法均可采用。

（2）臭氧消毒：市售的管式、板式和沿面放电式臭氧发生器均可选用。要求达到臭氧浓度 ≥20cfu/m³，在 RH≥70% 条件下，消毒时间 ≥30min。消毒时人必须离开房间。消毒后待房间内闻不到臭氧气味时才可进入（大约在关机后 30min）。

（3）紫外线消毒：可选用产生臭氧的紫外线灯，以利用紫外线和臭氧的协同作用。一般按每立方米空间装紫外线灯瓦数 ≥1.5W，计算出装灯数。考虑到紫外线兼有表面消毒和空气消毒的双重作用，可安装在桌面上方 1m 处。不考虑表面消毒的房间。可吸顶安装。也可采用活动式紫外线灯照射。上述各种方式使用的紫外线灯，照射时间一般均应超过 30min。使用紫外线灯直接照射消毒，人不得在室内。

（车军勇）

第九节　医院隔离与预防

一、隔离预防的基本原理和技术

1. 隔离预防的基本原理

（1）隔离的定义：将处于传染期内的患者，可疑传染患者和病原携带者同其他患者分开，或将感染者置于不能传染给他人的条件下，即称之为隔离（isolation）。

（2）隔离的目的：是切断感染链中的传播途径，保护易感者，最终控制或消灭感染源。因此，它是防止感染性疾病传播的重要措施。从医疗角度讲"隔离"的目标是防止感染扩散并最终消灭或控制感染源。即防止和限制感染患者的传染因子直接或间接地传染给易感者，或传染给可能将这种因子再传给他人者，同时，使感染患者在控制下得到及时治疗并尽早恢复健康。

（3）隔离的对象

1）一般隔离：针对疑似或确诊具有传染性的患者。

2）保护性隔离：针对免疫功能低下的易感宿主。

3）混合性隔离：疑似或确诊具有传染性的患者，但因其他问题存在免疫功能低下的患者，为防其造成传染或造成机会性感染。

（4）感染链及控制方法：感染源、传播途径、易感宿主是感染链的三要素。因此控制感染主要手段是利用各种医疗措施阻止感染链的形成。最简单、直接、有效的手段亦是利用各种隔离技术切断传播途径。

（5）隔离与预防的措施：包括隔离室的设置、洗手的制度和实施、口罩、隔离衣、手套、头罩、眼罩、护目镜等的使用与处置。

2. 隔离预防的技术

（1）隔离室的设置：设置隔离室的目的是将感染源与易感宿主从空间上分开，且提醒医务人员离开隔离间时应洗手。

适用的情况：①具有高度传染性疾病的人。②患者个人卫生状态差。③多重耐药菌感染的患者。

设施：除一般病房应有的设施外，还必须有：①缓冲房间或有隔离车，用以放置口罩、隔离衣、帽子、手套等用物。②单独的沐浴设备、洗手设施。③独立空调，感染患者的房间应为负压，保护性隔离患者为正压，其空气交换应每小时6次以上。④空气在排除室外或流向其他区域之前应经过高效过滤。⑤如无单独房间，同一类传染病患者可住同一房间，但床距应保持1m以上。

（2）口罩的使用：医务人员在接近距离接触飞沫传播疾病的患者时，需戴口罩。使用口罩应充分覆盖口、鼻，且应使用一次性口罩。

（3）手套：应参照标准预防的建议，当可能接触患者血液、体液、分泌物、排泄物、污染的敷料、引流物时应戴手套。手套使用为一次性，不可重复使用；出现破损时应立即更换。

（4）隔离衣：衣服有可能被传染性的分泌物、渗出物污染时才使用隔离衣。

（5）物品处理

1）可重复使用的物品受到传染性病原体污染时，使用后应以黄色包装袋包装隔离，经灭菌方可使用。如医疗仪器、器械、衣服和床单等。

2）体温计专人使用，用后须经高水平消毒才能用于其他患者。

3）血压计、听诊器应与其他患者分开，同病原菌感染者可共同使用。

4）不可重复使用的物品，使用后应丢弃在黄色垃圾袋中，按照感染性废物处理。

5）病历：不要接触感染物或污染物品，不带进隔离室。否则应灭菌后再使用。

6）检验标本：标本应放在有盖的容器内，防止漏出。运送时必须在盒外再用一个袋子套好，并做好标记。标本应经灭菌处理后再丢弃。

（6）探视人员的管理：隔离室一般不接待探视，必需时，应先通报护士并经指导，按照规定进行隔离防护，采取隔离措施后，方可探视。

（7）隔离室的终末消毒：患者解除隔离或已不再排出感染物或死亡后的病室环境消毒。消毒的对象是那些与患者接触过的设施、物品及患者血液、体液、分泌物污染的地方。必须医用有效的消毒液进行终末消毒。

二、隔离的种类和措施

《医院内隔离预防指南》提出了两个隔离预防系统，即A系统和B系统。A系统按类隔离预防，B系统按病隔离预防，目的是控制传染源、防止疾病的传播。

1. A系统隔离预防　共包括7类隔离。

（1）严格隔离：是为了预防高传染性及高致病性的感染，以防止经空气和接触传播。

（2）接触隔离：是预防高传染性及有重要流行病学意义的感染。

（3）呼吸道隔离：防止病原体经空气中的气溶胶及短距离的飞沫传播。

（4）结核病隔离：针对痰涂片结核菌阳性或X线胸片检查，证实为活动性肺结核患者采取的隔离。

（5）肠道隔离：针对直接或间接接触患者粪便而传播疾病的隔离。

（6）脓汁/分泌物隔离：防止直接和间接接触感染部位的脓、引流物和分泌物而引起的感染。

（7）血液/体液隔离：防止直接或间接接触传染性的血液和体液而发生的感染。

2. B系统隔离预防　是按疾病隔离预防，是根据每一种疾病的传播特性而单独考虑的隔离措施。

（1）严格隔离：用于传播途径广泛、对人类健康危害极大的烈性传染病，如鼠疫、狂犬病、炭疽、SARS 及甲型 HINI 等。①分室隔离；相同菌种可同居一室。②对患者分泌物、排泄物严格消毒。③工作人员严格防护。④废弃物及医用垃圾严格无害化处理。⑤接触者尽可能注射疫苗或其他防护措施。

（2）呼吸道隔离：用于病原微生物随飞沫及分泌物排出而传播的呼吸道传染病，如：病毒类，包括疱疹病毒－水痘、带状疱疹、流感、麻疹、埃博拉出血热、SARS（飞沫吸入）；细菌类，包括猩红热、流脑、白喉、百日咳、布氏杆菌病、结核病、军团病、炭疽，以及其他如肺炎衣原体病等。①同病种可收同室：分泌物及痰液焚烧处理。②注意室内通风、每日进行空气消毒。

（3）消化道隔离：适用于粪－口传播途径，如伤寒、痢疾、病毒性肝炎等。①同病种、同病原体感染者可收同一病室。②诊疗、护理患者需按病种分别穿隔离。③处理污物时要戴手套。④甲类传染病排泄物及呕吐物需消毒后再倒入厕所。⑤便器固定使用定期消毒。⑥凡患者接触过的物品应视为污染物。⑦餐具应固定使用并定期消毒或使用一次性餐具；⑧病室保持无蚊蝇、无蟑螂。

（4）虫媒隔离：适用于疟疾、流行性出血热、流行性乙型脑炎等。病室应有完善有效的防蚊蝇设施。

（5）接触隔离：适用于皮肤炭疽、狂犬病、破伤风、性病等。①密切接触患者需穿隔离衣，皮肤有破损戴手套。②被分泌物、皮屑所污染的物品必须严格消毒。③患者用过的衣物、被单要先消毒再清洗；④患者换下的伤口敷料要焚烧处理。

（6）保护性隔离：保护免疫功能极度低下的患者，减少感染发生的机会。①要求单间洁净室。②房间应有层流净化设备。③患者住院前 3d 要进行肠道消毒。④入院日要沐浴，换无菌衣、无菌鞋。⑤工作人员诊治护理操作时，应穿无菌隔离衣、戴无菌口罩，必要时戴无菌手套，要重视洗手。

三、标准预防的原则和措施

标准预防的原则是：无论是否确定患者有传染性，均采取防护措施。即把血液、体液、分泌物、排泄物（不含汗液，除非被血污染），均当成具有传染性进行隔离预防，以降低医务人员和患者、患者和患者间的微生物传播的危险性。同时针对疾病的传播途径，采取空气传播防护措施或飞沫及接触传播的防护措施。具体措施如下。

1. 洗手　①当可能接触患者的血液、体液、分泌物、排泄物、污染的器械后，应立即洗手。即使操作时戴着手套，脱去手套后也应及时洗手。在两个患者之间，当手可能传播微生物污染环境时应洗手；同一个患者，接触身体的不同部位时应洗手。②日常工作卫生洗手，使用普通肥皂，快速洗手。③为控制暴发使用抗菌药或手消毒剂。

2. 手套　当接触血液、体液、排泄物、分泌物及破损的皮肤黏膜时应戴手套；手套可以防止医务人员把自身手上的菌群转移给患者的可能性；手套可以预防医务人员变成传染微生物的媒介，即防止医务人员将从患者或环境中污染的病原在人群中传播。在两个患者之间一定要换手套，手套也不能代替洗手。

3. 面罩、护目镜和口罩　戴口罩及护目镜也可以减少患者的体液、血液、分泌物等液体的传染性物质飞溅到医护人员眼睛、口腔及鼻腔黏膜。

4. 隔离衣　穿隔离衣为防止被传染性的血液、分泌物、渗出物、飞溅的水和大量的传染性材料污染时使用。脱去隔离衣后应立即洗手，以避免污染其他患者和环境。

5. 可重复使用的设备　用过的可重复使用的设备被血液、体液、分泌物、排泄物污染，为防止皮肤黏膜暴露危险和污染衣服或将微生物在患者和环境中传播，应确保在下一个患者使用之前清洁干净和适当地消毒灭菌，一次性使用的部件应弃去。

6. 环境控制　保证医院有适当的日常清洁标准和卫生处理程序，在彻底地清洁基础上，适当的清毒床单位、设备和环境的表面（床栏杆、床侧设备、轮椅、洗脸池、门把手），并保证该程序的落实。

7. 被服　触摸、传送被血液、体液、分泌物、排泄物污染的被服时，在某种意义上为防止皮肤黏膜暴露和污染衣服，应避免扰动，以防微生物污染其他患者和环境。

8. 职业健康安全　①为防止被使用后的污染利器（针、刀、其他利器）刺伤，小心处理用过的尖锐物品（针及手术刀等）和设备，如使用后针头不复帽且不复用，不用手去除针头，若要人为去除针头时，应使用任何其他技术和可用器械设备除针头。用后的针头及尖锐物品应弃于耐刺之硬壳防水容器内。②在需要使用口对口呼吸的区域内，应备有可代替口对口复苏的设备，并应将复苏的设备装袋备用。

（车军勇）

第二章

门诊与急诊的医院感染管理

第一节　门诊的医院感染管理

医院门诊是医院的窗口和缩影，是医院工作的重要组成部分，直接承担着来院就医者的诊断、治疗、预防和保健任务。在医疗工作中，除一小部分病情较重或复杂者需住院治疗外，绝大多数患者均在门诊进行诊治，因此与住院患者相比，门诊医疗具有患者流量大、随机性强、层次不一、病情各异、病种复杂的特点，各类急慢性感染性疾病，流行病甚至烈性传染患者均在一般患者中间，同时候诊就医，所以患者之间、患者与健康人员之间的交叉感染机会始终存在。因此加强医院感染的预防控制是医院门诊管理工作的一项重要任务。

一、门诊就诊流程及人员流动特点

门诊患者就诊一般要经过一个共同的流程，即分诊挂号、候诊、就诊、划价、收费和取药，并排相应次数队伍。如患者需要作有关的医技科室检查或治疗，则排队次数更多。其中挂号手续比较简单，但在时间和人流方面都比较集中；候诊和就诊一般多采用分科设置，分散到各科室；而划价收费取药则等候时间较长，人员流动也较集中，尤其二三级综合医院实行中西药房分开设置，即中西药分开划价，从而又增加了患者的排队次数和等候时间。因此从患者就诊而言分开取药划价、收费和取药是门诊人流组织上的重点。

来医院门诊就医的人员结构也比较复杂，除老、弱、残、儿外，就诊者所患的基础病不同，体质不同，年龄不同，就诊目的不同，有的患感染性疾患，有的患传染性疾病，有的是预防接种的，有的是询医问药的，也有的是健康查体的。由于在医院这个特殊的社会环境中，病原体相对集中，如何组织好就诊者的流动，缩短在医院停留时间，减少交叉感染的环节是十分重要的。

二、门诊医院感染的预防及对策

（一）门诊的布局合理

1. 门诊的类型　按医疗分工的级别划分，可分为一级医院门诊、二级医院门诊、三级医院门诊；按医院科室设置划分，可分为综合医院门诊和专科医院门诊；按就诊人的情况划分，可分为一般门诊、急诊和保健门诊。

2. 门诊的规模及组成　门诊的规模一般以日门诊人次为指标，同时参考医院的病床设置数量，一级医院的门诊一般设置内科、外科、妇产科、儿科和五官科并配有化验室、胸透室、药房；二、三级综合医院往往依据学科建设分系统设置亚科门诊，如心内科、呼吸内科、泌尿外科等。同时也相应配置影像医学科、检验科、理疗科、药剂科等。

3. 门诊的布局原则　门诊各科诊室的布局应从便于患者诊治，便于患者的疏散，尽量缩短就诊流程，减少往返途中感染机会的原则出发。

门诊大厅的挂号、取药、划价、收费、咨询等窗口的位置一定要适宜。候诊与主要干线要分清，避免出入交通与等候人流集散混杂相互干扰。厅内光线及通风要达到医疗及卫生学要求。

各科室布局最好为尽端形式，防止患者在各科室间穿行，减少交叉感染机会，内、外、妇、产科等门诊量较大的科室不宜靠得太近，避免患者过于集中。对有特殊要求的儿科、产科、外科、急诊等科室，应尽量布置在低层。

针对儿童抵抗力差的特点，儿科应设在门诊的盲端，除了单独预诊、候诊、取药、注射、化验外，还应单独设立出入口，以减少与成年人相互感染的机会。

产科诊室也应与妇科分开，因为产科门诊主要对健康产妇进行产前、产后的检查或人流手术，所以应尽量减少孕妇与其他患者聚集的机会，分开候诊和就诊是减少交叉感染的重要措施之一。

在内科就诊区，消化科、呼吸科的患者应在相对独立的区域内就诊，尽可能与其他内科患者分开，因为消化科常有各型肝炎患者，呼吸科常有结核患者，采取分开候诊和就诊的措施，对控制医院感染是非常必要的。

医技科室的布局以方便患者，有利于为患者服务的原则，避免交通上的干扰，减少患者与患者、患者与医务人员之间的交叉感染。

（二）加强门诊人员流动的组织

根据门诊医疗人流量大、运输频繁，洁污交互出入的特点。因此在建筑设计和医疗活动组织上，一切从方便患者，方便医疗出发，使患者能够在最短时间，最短距离，最快速度顺利地到达就诊或治疗科室，避免往返迁回。有资料显示：在大型综合医院的患者看病时间为16分钟左右，而因在挂号、咨询、候诊、划价、交费、化验、取药的时间远远大于就诊时间。在这个过程中人流密度高，空气中的微粒、灰尘、气溶胶、人表皮细胞等可通过谈话、咳嗽、喷嚏、皮屑脱落向周围空气大量散发，因此门诊人流的组织在控制医院感染中有特别重要的意义。

1. 合理安排出入口位置 二、三级综合医院应设一般出入口；急诊出入口；儿科出入口；产科出入口；肠道、肝炎等传染病出入口，避免各类人员混杂在一起，增加感染机会而且对于肠道、肝炎等传染性疾病，除要单独设科外，还要单独设挂号、化验、收费、取药和厕所等设施，避免长途送检和人流穿行造成流动感染。一级医院可只设一个出入口或设急诊出入口、儿科出入口，便于管理。

2. 简化就诊流程 开展计算机信息管理，实行处方内部传递，划价、收费、取药一次性办理，最大限度地减少患者在院内的流动和等候时间。日本学者三藤宽以每名门诊患者初诊占用诊疗时间为15min，复诊超过7min，编制门诊诊疗时间表，并提出每名患者的等候时间应限制在30min之内。

3. 分散人流 开展预约挂号，有计划地分散来院就诊人流；实行分科就诊，防止患者在各临床科室间穿行，以减少交叉感染机会。

4. 建立预诊室或预诊台 预诊制度的建立可使传染患者控制在挂号前或候诊、就诊前。儿科门诊要设立预诊室和隔离室，其他临床科室应设立预诊台。患者就诊时首先有分诊护士接诊，并根据患者病情分诊至不同诊室。如发现传染病要及时与医师联系并立即转诊或指定地点隔离治疗，杜绝与其他患者接触。凡疑诊或确诊为传染病的诊室及患者所用过的物品均要做终末消毒；对确诊传染病的患者要做好登记并及时填写传染病卡片，报区卫生防疫站及卫生行政管理部门。

预诊台应定期擦拭消毒，并设有消毒盆和泡手的消毒液及消毒毛巾，预诊护士接触患者的物品或化验单等，应及时进行手部消毒以避免病原菌的传播。

（三）加强重点科室的管理

1. 门诊采血室、注射室 门诊采血室、注射室是患者诊断、治疗疾病的前沿，采血室是待诊患者集中的地方，注射室多是感染性患者集中的地方。同时这部分患者在此停留过程中均要接受介入性操作，因此门诊取血室、注射室预防和控制医院感染是非常重要的。

（1）采血室和注射室的设置，要有足够的空间和面积。避免高峰期人员密集导致空气品质超标，影响操作质量。

（2）保持门诊采血室、注射室的整洁，每日工作前半小时，除进行开窗通风或进行常规空气消毒外，还应进行室内地面、桌面的清洁工作。

（3）工作人员一律穿工作服，戴好口罩、帽子和手套，操作护士禁止戴戒指。

（4）操作前各项物品应按一人、一布、一带、一针、一消毒预先备齐，并放在固定位置上，将浸泡注射器、止血带的消毒液按有效浓度配制好备用。一次性注射器、输液器的小包装应随用随开，严禁预先开包，取血后及时将针筒、针栓分开浸泡于准备好的消毒液中，给前一患者操作完，应及时用消毒毛巾擦拭双手后再进行下一次操作。

对于止血带的处理，罗书萍做过调查，高压灭菌后与清洁干燥后的细菌污染率均为零，且止血带为低度危险物品，只接触正常皮肤，目前尚无使用止血带引起医院感染的报道，因此可以认为止血带一般使用需清洁、干燥，感染患者用后应消毒处理。这样不仅减少浪费，还可延长止血带的使用寿命。

（5）护士在操作中一定要思想集中，严格执行无菌技术规范和各项操作规程。

（6）工作完毕后要及时清理工作台，分别处理初步消毒后的注射器、输血器、止血带及其他医疗废弃物。采血室的操作台应用高效消毒剂擦拭，开窗通风半小时或用紫外线照射一小时。

2. 门诊化验室　主要负责门诊患者的血、尿、便三大常规，在每日就诊患者中约有15%的患者需要陆续集中在门诊化验室取耳血、指血或等候尿便常规化验，因此加强门诊化验室的管理也是预防医院感染的重要环节。

（1）室内除了保持干燥整洁外，每日工作前要常规进行空气消毒，工作台面应按常规用高效消毒剂擦拭。

（2）门诊化验室的工作人员，工作服、帽子、口罩必须穿、戴整齐。为了防止血、尿、便标本污染自身，还应配带塑胶套袖和一次性胶皮手套。

（3）必须使用有卫生许可证的一次性采血针，采血针的外包装必须随用随打，用后的采血针应浸泡在高效消毒剂中进行无害化的初步处理，或放入防刺、防漏单项入口的容器内，最后统一焚烧。

（4）化验后的血、尿、便标本，一律应放入对乙型肝炎病毒有效的高效消毒剂中进行无害化处理。

（5）化验单也应尽可能地进行消毒，如使用紫外线票证消毒器、臭氧消毒器或甲醛熏蒸，以避免病原菌污染化验单，再经工作人员及患者的手造成疾病的传播。

3. 门诊手术室　目前二、三级综合医院均开展不同范围门诊手术，既方便了部分患者就医（尤其是小儿患者），同时又降低了医疗费用。门诊手术是指在局部麻醉下完成的手术，术后患者即可回家。在美国，50%手术在门诊进行，除开展一些在局部麻醉或阻滞麻醉下完成的小手术外，像一些腹腔镜下胆囊摘除术、白内障手术、关节镜手术、结肠镜手术等一些新技术的开展也在门诊进行。据国外统计，现在门诊手术例数每年以5%的比例递增，预计到2000年，门诊手术的比例将达到80%。我国现每年门诊手术例数也在增加，但手术范围主要在眼科、耳鼻喉科、口腔科、妇产科、手和足部位以及包皮环切、淋巴结活检等方面。随着门诊手术的增加，术后感染控制问题变得尤为重要，尤其是切口部位的感染。虽有因术后细菌污染切口引起，但多数感染还是因术中细菌进入伤口所致。Mayhall 指出，有许多高危因素导致切口感染。现在住院患者的手术感染率为2%～5%，改为门诊手术，感染率也应该近似。因此，门诊手术室医院感染控制工作同样重要。

（1）门诊手术室的环境管理：门诊手术室的无菌环境要求不亚于住院手术室，因此医院感染控制人员必须保证门诊手术室的无菌条件和安全使用。

1）手术室应严格区分洁净区、清洁区和污染区，凡进入手术室的人和物不允许直接从污染区未经净化就进入洁净区。流程要合理，避免人、物逆流造成交叉感染。

2）门诊手术室的设置至少两间，即清洁手术间和污染手术间，清洁手术间只安排无菌手术。对于有菌手术、感染性手术均应安排在污染手术间进行，术中用过的各种敷料，各种废弃物必须进行无害化后装入塑料袋内封闭送至指定地点焚烧。

3）凡参加手术的医务人员必须更换手术室专用的鞋、帽、口罩、衣服等，严格遵守更衣制度。手术人员还应严格遵守外科刷手及其他无菌制度。

4）手术患者应嘱其术前沐浴，进入手术室前必须更换清洁的鞋、帽及衣裤。

5）定期进行室内空气和物体表面的清洁卫生和消毒。

（2）工作人员的健康管理　医护人员在照顾患者时，面临自身健康受到威胁，美国每年有 8 700 名医护人员在进行医护工作时患上乙型肝炎，200 人因乙肝死亡。医护人员患病后又可以传染给患者，因此维护医护人员的健康是十分重要的。新来的医护人员进行体检；对长期工作的医护人员进行查体和注射乙肝疫苗；对于患有各类传染性疾病、呼吸道感染或患有外伤的医护人员，应暂时调离手术室；在工作中避免医护人员被带病毒的患者血液污染。

（3）医院感染发病情况的报告：医院感染控制人员应定期监测门诊手术患者的医院感染和传染病的发病情况，及时向上级有关部门报告。为各基层医院提供高质量的监测资料。感染控制人员还应报告个别的或一批可能危及公共健康的病例。

（4）手术伤口的观察：门诊手术的感染控制中最困难的问题可能是伤口感染资料的收集。1992 年，Holtz 和 Wenzel 分析有关术后伤口感染的 12 篇文章，其术后伤口感染率差别很大，最低为 2.5%，高的达 22.3%。他们认为如果不把出院后的感染数计算在内，统计出的感染率比实际的低 50%。尽管分析门诊手术的感染率困难重重，但不能因此而放弃这一努力。

4. 口腔科　门诊口腔科具有每日就诊人多，使用器械复杂，各种操作均在口腔中进行的特点，在口腔科诊治的患者中，除了口腔疾病外，同时有可能患有其他传染性疾病，或口腔疾患是某些传染性疾病在口腔的表现，如艾滋病和血液病等。此外在口腔科的诊疗过程中，患者的口腔分泌物、血液和病原微生物等可直接污染使用的医疗器械、敷料和工作人员的手，尤其是牙钻，在使用过程中可使口腔的液体、固体物质形成微小飞沫和气溶胶溅出，污染空气和外环境。所以口腔科是受污染最严重的场所，是造成医院感染的高危区域，因此必须加强口腔科消毒隔离及无菌技术操作的管理，以保障患者和工作人员的安全。

（1）室内环境与卫生：保持室内清洁，每日工作前后各通风半小时或用紫外线照射一小时，保持室内空气新鲜。

窗台、桌面、地面、操作台工作前用清水擦拭；工作后用消毒剂擦拭，保持漱口池清洁，每治疗一患者后均要水枪进行冲洗，每日结束工作前，用消毒剂处理。

（2）工作人员的卫生与防护：工作人员上班时穿工作服，戴工作帽，操作时戴口罩、手套、防护镜，必要时戴面罩。

每治疗一名患者前后必须用肥皂和流动水认真洗手后用消毒毛巾擦干。戴手套者以同样的方法清洗双手。

如果怀疑双手被感染性或传染性病原微生物污染，应用对乙型肝炎病毒有效的含氯消毒剂（有效氯 1 000ppm）浸泡。

（3）口腔科器械的消毒：所有口腔科的器械属于中度危险的医疗器械，但因口腔科的特殊性，凡接触过患者的器械均应视为有感染性。器械处理均应经双消法后达到灭菌。

患者用的口杯、治疗盘应一人一份，口腔科的其他诊疗器械能高压灭菌处理原则上均应高压灭菌处理，无条件的医院可采用一次性的，但用后必须毁形。由指定人员统一回收。

牙钻消毒建议采用高速手机消毒锅，如无此设备可用"二步擦拭法"用两个饱和对乙肝病毒有效的消毒剂的棉球，分别连续擦拭机头 30 秒，作用 2.5 分钟后用高压水冲洗约 30 秒后即可使用（如综合治疗台不具备高压水枪，也可用 75% 酒精棉球或 0.9% 生理盐水棉球一个，代替水枪擦拭）。

5. 内窥镜室　应用内窥镜技术开展诊断治疗，是近年来医学发展的一项重要成果，然而内窥镜技术是一种介入性操作，它损害人体的正常防御功能，增加了医院感染的潜在危险性，因此内窥镜室的感染控制措施是十分重要的。

（1）室内环境与卫生：室内保持空气清洁干燥，每日工作前后均应开窗通风半小时或用紫外线照射一小时，桌面，窗台，操作台面及地面每天用清水擦拭干净，每月定期做空气培养。

（2）工作人员的卫生与防护：工作人员应定期做体检。工作人员应穿专用工作服，操作前后应认真洗手，工作前戴口罩、帽子、一次性胶皮手套。有条件的医院可配备塑胶围裙和套袖以防止患者的体内液体污染工作服。

（3）内窥镜及其他器械的消毒：每例内窥镜检查者均需做肝功及 HBsAg 检查。肝炎患者及患其他消化道传染病的患者使用专镜。内窥镜每次使用后可做如下步骤消毒：①先用对乙肝病毒有效的消毒液浸泡 3 分钟。②用流动水冲洗并用 40% 肥皂水刷洗，同时刷洗活检孔去除黏液及消化液共一分钟。③将洗净的内窥镜、活检钳、活检孔置于事先配好的对乙肝病毒有效的消毒液内，并吸药液于活检孔内浸泡 3 分钟。④放清水，将消毒后的内窥镜、活检孔刷放入第三流动水中冲洗并吸引到活检孔，冲净药液备用。⑤每日检查完毕后按上述步骤进行消毒洗刷后吹干，垂直悬挂干柜内存放。⑥吸引器内放对病毒有效的消毒液，对吸出的液体进行消毒后倒弃。

牙垫、开口器、插管、弯盘等必须一人、一用、一消毒，用对乙型肝炎有效的含氯消毒剂处理。

6. 导管室 导管室的环境卫生与工作人员的要求与手术室一样，具体措施参照手术室管理执行。

凡接受导管诊疗的患者均需做肝功及 HBsAg 的检查。肝炎患者必须使用一次性的导管。其他患者用后的导管，应先用对乙肝有效的含氯消毒剂浸泡半小时后用清水充分冲洗，洗刷干净，用 2 层塑料封装再用环氧乙烷灭菌，标明消毒日期待用。无环氧乙烷的医院可将洗净的导管放入甲醛熏箱内熏蒸 12~24 小时后标明消毒日期与时间待用。

其他医疗器械按常规消毒方法处理。

（四）常用诊疗器械的消毒

门诊常用的诊疗器械如听诊器、血压计袖套、诊锤等具有使用频繁、持续使用的特点，但其消毒往往不能引起应有的重视，这些诊疗器械使用后如果消毒不彻底，对患者和医务人员都是一个造成感染的潜在危险因素。

对于门诊常用的诊疗器械的消毒处理程序应根据所能造成感染的危险性加以分类，即高度危险性的物品（与破损的皮肤或黏膜密切接触，或插入体内无菌部位的物品），中度危险性物品（与健康皮肤或黏膜密切接触的器械）和低度危险性的物品（与患者接触不密切的物品）。

高度危险的物品包括所有的外科器械、针头、注射器、动静脉和尿道插管，也包括进入体内无菌组织的各种窥镜如关节镜、腹腔镜、膀胱镜等。这些物品均应灭菌处理，首选压力蒸汽灭菌，如果物品不耐高压、高温，可用环氧乙烷或甲醛熏蒸。

中度危险的物品包括：①直接或间接与健康黏膜接触的物品（呼吸器、麻醉机、胃镜、支气管纤维镜、压舌板和口腔科器械等）；这类物品因消毒不规范，或患者自身免疫能力低下，所引起的感染现象正在引起重视；②直接或间接接触正常皮肤的物品（体温计、血压计袖带、听诊器等），这类物品与前类物品相比造成感染的机会相对少些，但美国 Sternlicht 就听诊器袖套上的细菌污染情况曾做过调查。从不同医院的 ICU、手术室、麻醉后监护室的 80 名患者使用的血压计袖套表面取样，其结果表明菌落阳性率为 98%，其中整形医院取样 17 例，100% 有细菌生长，致病菌占 71%；肿瘤医院取样 23 例，100% 有细菌生长，致病菌占 80%；对于反复交叉使用的套袖取样，92% 有致病菌，由于常用诊疗器械在控制医院感染上是值得重视的一个传染源。不同患者反复使用同一诊疗器械，可明显地引起细菌的移植，给血压计袖套喷洒有效的消毒剂，可使细菌数明显减少，一般血压计袖套应保持清洁干燥即可，如果感染患者用后需要消毒处理。

低度危险性物品是一些与患者不直接接触的物品，工作台地板、墙壁、家具等，危险性很低。因此，只按常规清洁即可。

（五）门诊医疗废弃物

医疗废弃物的定义和对象广泛，作为医疗业务范围的废弃物总称为医疗废弃物；其中有感染危险性的废弃物称为感染性废弃物。

随着医学科学的发展，高科技诊疗仪器的临床应用及一次性医疗用品的普及，医疗废弃物不断增加，医疗废弃物所引起的医院感染也相继出现。1989 年，日本的三重县医院职工及清洁工人发生被患者污染过的针头刺伤而感染乙型肝炎的事故。1991 年，日本发生肝炎的患者中，医务人员占 10% ~ 30% ，均是在拔针头时被刺伤所致。门诊患者的有关化验检查结果一般需数日后才能出来，因而凡附有患者血液、体液等物品均视为有感染危险性，应按感染性医疗废弃物处理。门诊感染性废弃物主要来源于：注射室的一次性注射器、棉棒；化验室的采血针、试管、培养皿、尿杯、脱脂棉球；治疗室的纱布、胶布、脱脂棉、手套以及被患者血液、体液所污染的敷料；传染科及肠道门诊患者用过的物品。

（1）对于有固定回收渠道的一次性医疗用品，如一次性注射器、输液器、导尿管等，应先在治疗单元内进行无害化，用对乙型肝炎病毒有效的高效消毒剂处理后由专人统一回收。

（2）对无固定回收渠道的一次性医疗用品，如一次性口腔治疗盒、一次性内窥器等，先无害化后，一定要毁形处理。

（3）对可焚烧的医疗废弃物，如棉棒、采血针、各种标本、脏敷料等，一定要单独包装，送到指定地点焚烧。

（4）一旦发生被感染性废弃物刺伤时要立即用流水充分冲洗，其次检查污染源（被检查的患者），HBsAg 阳性时，被刺伤者应立即注射乙肝免疫球蛋白及干扰素，以后每半年复查一次血液。

（六）加强家庭医疗的管理

半个世纪前，由公共卫生的护士首先开展家庭护理工作，其工作之一是控制感染，即通过疾病的检查来限制疾病的蔓延，目前的家庭护理已发展到对急、慢性患者提供各种服务的家庭医疗。随着医学模式的转变，家庭医疗已成为门诊医疗的一部分。家庭医疗主要包括生命体征的检查、疾病情况的一般检查、简单的医嘱、静脉补液、肌内注射、更换敷料、各种伤口的护理等。尤其静脉补液、静脉输注抗生素、止痛、抗癌化疗等药物，随着医疗操作的大量开展，感染并发症不断出现。其原因：①家庭医疗的卫生学要求不够严格；②家庭医疗的工作均由医务人员和患者家属共同完成，一些医疗操作不够规范；③医疗废弃物处理不当。针对感染造成的原因，加强感染控制方面的宣传教育是十分重要的，只有让患者、家属及社区保健医师都充分认识到感染的危险，他们才能将感染控制的措施贯穿于家庭医疗始终。但有关患者在家中进行治疗发生感染的资料很少，Barbara 等对加利福尼亚地区的家庭治疗患者进行调查，发现 20% 患者发生感染，因此他认为由于家庭医疗存在着感染的可能，还必须进行监控并建立相关法规进行管理。

（七）加强肠道门诊的管理

根据卫生部的规定，城市综合医院都需设立肠道门诊，以便及时控制痢疾、霍乱、伤寒等肠道传染病。尤其夏季霍乱病。一旦发现要严格控制以防蔓延。由于肠道病的季节性较强，所以肠道门诊设立的时间为每年的 5 ~ 11 月份。肠道门诊要有单独的挂号、诊室、观察室、抢救室、化验室、收费、取药、治疗室、污洗室、厕所、医师更浴室等设施，患者就诊后直接离院，避免到其他科室串行。

（八）开展医院感染知识宣教

各医院的医院感染管理委员会除定期或不定期的举办医师、护士、技术员、医学生、后勤人员和卫生员参加的有关医院感染知识培训外，还要通过录像、录音、宣传手册、宣传板报等多种形式向门诊患者及家属开展医院感染知识的宣教活动，使更多的人了解医院感染的预防和控制，增加患者的防病意识，以便更好地配合医院所开展的各项预防和控制医院感染的措施。

（赵正斌）

第二节　急诊科（室）的医院感染管理

医院急诊科是全院急诊医疗体系的一个重要组成部分。凡是急性病（无论是传染病或非传染病）、慢性病急性发作、急性外伤、急性中毒等都首先到急诊科就医。急诊科每日接诊的患者轻如一般的上呼吸道感染、胃肠炎、鼻出血、皮肤擦伤，重至急性心力衰竭、急性心肌梗死、各类休克、昏迷乃至心脏骤停等，所有患者都需在急诊室内紧急抢救及治疗。有资料报道，某大型综合性教学医院的急诊内科，在1995年3月至6月中全部留观的198名患者中，病程记录完整、留观时间为3日以上的患者有63名，其中医院感染发病率为14.2%，比该院同期内科医院感染发病率高6.2%。也有人报道某医科大学附属医院，从急诊科收入病房的患者医院感染发病率高达35.28%。这说明，急诊科是全院患者病情最为危重，医疗救治任务最重、诊疗环境相对较差的科室，存在各种发生医院感染的隐患，是预防和控制医院感染的重点科室。

一、急诊科的布局要求

急诊科的位置应出入方便，出入路线短捷，标志明显。二、三级医院的急诊科应为独立的临床科室，其位置应与检验科、放射科、B超检查以及药房等联系方便。急诊诊察室和抢救室应靠入口的门厅处，便于急诊患者就诊和危重患者的抢救。此外还应有观察室、治疗室、手术室、化验室以及挂号、收费、取药等设施。一级医院一般是在门诊内设一间急诊室，遇危重、急症及疑难患者立即进行抢救或办理转院手续。儿科急诊需单独设立出入口，不能与成人混合收治。

二、急诊患者就诊流程

成人急诊的就诊流程因病情而异，一般程序如下（表2-1）。

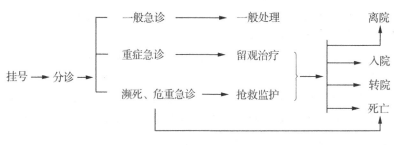

表2-1 急诊患者的就诊流程

三、急诊医院感染的预防

（一）急诊患者的人流组织

医疗体制的改革，人们生活水平及就医需求的不断提高，致使患者流向城市二、三级综合医院，尤其急诊科，人满为患。为确保医疗质量，满足不同患者的抢救及治疗需求，保证就医环境，减少医院交叉感染的发生，正确疏导来诊的急诊人流尤为重要。二、三级综合医院的急诊科要根据来诊患者的日均诊量、疾病构成，设置相应的科室及诊室数，并配备相应数量的医护人员。对于急诊内科患者，应按一般急诊、重症急诊、危重和濒死，将患者分别安置至一般内科诊室、重症内科诊室和抢救室救治，避免一般急诊与重症和危重患者在同一诊室就诊，以提高医疗质量，降低患者间的交叉感染机会。

（二）急诊科的感染控制措施

（1）所有上岗人员应衣、帽、裤整齐，不戴饰物，常规执行上班后和下班前及接触患者前后认真洗手的原则。抢救室、观察室、缝合室、治疗室应常规置消毒洗手盆，便于随时消毒用。

（2）急诊科的工作人员应定期进行感染控制基础知识培训，在抢救中除了能掌握各种急救技能和仪器的操作，还要求能熟练掌握各种医疗器械的消毒保养方法、隔离措施和无菌操作技术。

（3）急诊科要保持室内空气清洁，定期进行室内空气和物体表面的清洁、消毒。地面有污染物，应随时清理。

（4）患者之间不能交叉使用医疗仪器，凡患者使用过的医疗器械，均应先用对乙肝病毒有效的消毒液浸泡，无害化后再清洗，消毒灭菌。

（5）所有医疗废弃物应分类装袋封口，送指定地点处理，一次性医疗用品用后，须及时消毒处理后，统一回收。

（三）急诊重症监护室（ICU）

ICU 是危重患者集中监护和治疗的场所。其环境的特点是：①医务人员多、监护仪器与医疗装备多、操作多、人员走动多；②患者的病情危重，患者多有不同程度的器官功能衰竭，免疫力低下，各种并发症，且多需接受介入性操作，如心肺功能监测、置鼻胃管、气管插管等。③ICU 的患者多接受各种监测护理，患者与医护人员接触多，医护人员皮肤及口咽部的菌株移植机会多；④急诊科 ICU 的空气净化和通气不足，杂菌所致的空气污染十分严重。因此医院感染已成为 ICU 患者常见的并发症之一。加强 ICU 的消毒管理，改善 ICU 的内外环境，严格执行无菌操作技术，最大限度地降低医院感染率，提高医疗质量，已引起各级卫生行政部门及医院感染管理人员的高度重视。

1. 环境要求　ICU 应设于清洁、远离人流的区域，进入 ICU 前应有缓冲间，并备有更衣、更鞋柜、洗手设备和擦手设备。医护人员办公室门口最好有风淋设施，以去除衣物上部分附着的污染物。但目前急诊科的 ICU 多是在原有设施基础上改建而成，缺乏必要的设施，因而空气污染始终存在。所以 ICU 内病床以单人间为宜，一室内最多不超过 3 人，而且床间距需在 1 米以上，以降低尘埃粒子和飞沫感染的机会。

需配备良好的通风设施，ICU 应安装层流净化装置，使 ICU 的空气经过（十万级）的过滤器，以保证室内空气得到净化。为保证过滤器的效能，需定期检查清理过滤口，每半年需清洗或更换一次过滤网，每月做空气微生物监测，过滤口需每周清洗一次。

需配备相应的洗手设备，所有进入 ICU 病室的人员都必须严格遵守入室前和接触患者前后的洗手制度。洗手设备要足够、方便。水龙头需采用肘、脚或膝式开关。室内备消毒盆，便于随时消毒双手。

2. 室内消毒　除用层流空调净化外，每日还需用紫外线照射 60 分钟；物体表面每日用消毒剂擦拭；定期进行终末大消毒，遇有感染患者或疑似传染患者转出后应立即进行终末消毒。

3. 人员管理　严格限制人员出入；进入 ICU 工作的人员必须经过感染控制知识的培训，能熟练掌握无菌操作技能和隔离原则；谢绝患有感染性疾病的工作人员和家属进入；探视者不准带入任何物品，在室内停留时间不超过 15 分钟。

4. 消毒灭菌质量管理　ICU 诊疗设备繁多而复杂，消毒灭菌的难度大。①任何仪器设备在接触患者前都必须经过消毒或灭菌处理。②消毒或灭菌后的物品要求贴上消毒日期标签，并妥善贮存于清洁间内，过期物品必须重新消毒或灭菌。③急救复苏器材、呼吸设备、辅助循环设备的各种管道系统，用完后应撤卸，彻底消毒清洗，能耐高温高压的器械采用压力蒸汽灭菌。

（孙　焱）

第三节　门、急诊医院感染管理者的职责

根据门、急诊的工作特点，其感染管理者必须由有相关专业技能、责任心强、肯于吃苦、有一定的组织能力和管理能力的医师或护师担任。通过管理者实施管理职能，达到门、急诊的各医疗环节，医疗程序安全运转，保障医患健康的目的。

（1）负责制定检查门、急诊预防和控制医院感染的各项规章制度，并在门急诊成立医院感染控制小组，指导他们开展工作。

（2）监督检查门、急诊各医疗程序和环节有关控制医院感染的规章制度落实的情况，特别是无菌操作、消毒方法和必要的隔离等制度的执行情况。医院感染管理者有权提醒和纠正临床医师、护士违反操作程序的行为，有权对屡不改正者报请有关部门进行处罚。有权对医院感染可疑病例和可能存在的感染环节进行监控，并采取有效措施。特别要加强门、急诊的注射室、换药室、门诊手术室、急诊抢救室、急诊 ICU 等重点科室的监督和管理。

（3）及时发现门、急诊中特别是急诊 ICU 的医院感染的散发病例，并按要求上报，对爆发流行病

例立即上报，对法定传染病按《传染病防治法》上报。

（4）对门、急诊所使用的一次性医疗用品和卫生用品，以及消毒药械进行定期监督监测，使用中的消毒效果和一次性医疗卫生用品的用后处理的各项指标必须符合国家有关标准。

（5）对门、急诊的各级各类人员开展预防医院感染知识的培训和教育，使他们充分认识到医院感染的危害性，并将预防医院感染变成自己的自觉行动。

（孙　焱）

第三章

感染性疾病的实验室检查

第一节 感染病的常规检查

常规检查包括临床血液一般检查、血液寄生虫检查、尿液、粪便及体液检查等。感染病除可通过病原学检查明确诊断外，常规检查亦可协助诊断感染病。

一、血液一般检查

外周血细胞计数和分类目前多采用血细胞自动分析仪和血涂片染色显微镜检查两种方法。前者有 3 分类和 5 分类仪器，不同的仪器利用不同的检测原理对外周血细胞进行自动计数和分类。后者通过制备血涂片进行瑞氏或瑞氏－姬姆萨染色，显微镜人工观察进行细胞分类。

在病毒感染、伤寒、副伤寒、疟疾时，白细胞计数减少。嗜酸性粒细胞增加见于寄生虫病、猩红热等；淋巴细胞增加见于百日咳、麻疹、腮腺炎、结核等；单核细胞增加见于伤寒、结核、疟疾等。罹患伤寒、副伤寒、疟疾、流感等可引起中性粒细胞减少；伤寒、副伤寒可引起嗜酸性粒细胞减少；传染病急性期可引起淋巴细胞减少。

血液寄生虫检查可用于诊断一些由寄生虫所引起的感染病。如疟疾、回归热螺旋体病、黑热病、弓形虫病等，通过薄血片和（或）厚血片法可显微镜观察到寄生虫。血液寄生虫的采集时间会影响寄生虫的检测阳性率，如间日疟和三日疟宜在发病后数小时至 10 小时左右采血，恶性疟在发病后 20 小时左右采血。

二、尿液常规检查

尿液常规检查包括一般性状检查、渗量测定、化学检查、沉渣检查。尿液检查应留取新鲜尿，以清晨第 1 次尿为宜，应及时送检。在某些感染病通过尿液检查可帮助确诊。丝虫病因丝虫或其他原因导致淋巴管阻塞，尿路淋巴管破裂而形成乳糜尿，在乳糜尿中可见大量淋巴细胞和红细胞，并可找到微丝蚴。尿液颜色为浓茶色提示为胆红素尿，多见于肝实质性和阻塞性黄疸。

三、粪便常规检查

粪便常规检查包括一般性状检查、显微镜检查和隐血试验，前两者是寄生虫感染的主要病原学检测方法。

某些感染病具有特征性的粪便性状，酱色黏液便见于阿米巴痢疾，大量稀释样便见于隐孢子虫感染，米泔水样便并有大量肠黏膜脱落见于霍乱、副霍乱，黏液稀便见于急性血吸虫病。

粪便中寄生虫可通过肉眼和显微镜进行观察。用于检查虫卵的粪便标本必须新鲜，不宜超过 24 小时。检查原虫滋养体的粪便应立即送检，或保存在 35～37℃待检。某些寄生虫如蛔虫、蛲虫、绦虫等由于虫体较大，肉眼可直接分辨。寄生虫显微镜检查有：①虫卵及原虫直接检查法。其中直接涂片法适用于蠕虫卵、原虫的包囊和滋养体；厚涂片法为 WHO 推荐方法，适用于各种蠕虫卵的检查。②虫卵及包囊浓聚法。其中沉淀法适用于蠕虫卵；浮聚法适用于原虫包囊、球虫卵囊、钩虫卵、线虫卵和微小膜壳绦虫卵等。③寄生虫幼虫孵育法，适用于血吸虫检查。④隐孢子虫卵囊染色检查法。现有最佳的方法为金胺 - 酚改良抗酸染色。

除可观察虫卵外，通过显微镜检查粪便中的其他有形成分如细胞、结晶和细菌等也可提示感染病。在阿米巴感染的粪便中可存在无色或浅黄色两端尖而透明有折光性的菱形夏科 - 雷登结晶，红细胞成堆存在并有破碎现象。

四、体液常规检查

具有感染病诊断价值的体液常规检查主要是脑脊液和浆膜腔积液检查。

1. 脑脊液常规检查　脑脊液检查应在脑脊液采样后立即送检，一般不超过 1 小时。可通过一般性状检查、蛋白定性试验（潘氏试验）、有形成分检查和细菌/真菌检查等。

一般性状检查主要是观察颜色和透明度，米汤样脑脊液多见于由于白细胞增多所致的化脓性（细菌）脑膜炎，绿色可见于铜绿假单胞菌、肺炎链球菌、甲型链球菌引起的脑膜炎。

正常脑脊液的蛋白定性试验为阴性，但在化脓性脑脊髓膜炎、结核性脑脊髓膜炎、梅毒性中枢神经系统疾病、流行性脑炎等情况时，蛋白试验为阳性。

脑脊液的细胞计数和分类可帮助鉴别诊断不同的中枢神经系统感染。中枢神经系统病毒感染、结核性或真菌性脑脊髓膜炎时，细胞数可中度增加，以淋巴细胞为主。化脓性脑脊髓膜炎时，细胞数明显增加，以中性粒细胞为主。脑寄生虫感染时，可见较多的嗜酸性粒细胞。

脑脊液直接涂片检查，可帮助临床诊断中枢神经系统感染。细菌性脑脊髓膜炎在治疗前脑脊液革兰染色阳性率可达 60% ~ 80%。脑脊液抗酸染色可帮助诊断结核性脑脊髓膜炎，单张涂片染色镜检的阳性率较低，多张涂片染色镜检可提高阳性率。新型隐球菌感染可通过墨汁染色显微镜观察有荚膜、出芽的球形孢子进行诊断，约有 50% 的阳性诊断率。

2. 浆膜腔积液常规检查　浆膜腔积液常规检查中的浆膜黏蛋白定性试验（Rivalta 反应）和显微镜检查常用于帮助诊断感染病。

浆膜黏蛋白定性试验可鉴别诊断渗出液和漏出液，渗出液中含较多的浆膜黏蛋白，Rivalta 反应呈阳性，漏出液呈阴性。

渗出液和漏出液的细胞计数存在差异，漏出液中有核细胞数一般 $< 3 \times 10^6/L$，而渗出液中有核细胞数通常 $> 5 \times 10^6/L$。浆膜腔积液中以多形核白细胞为主，提示为化脓性炎症或早期结核性积液。在结核性渗出液中以淋巴细胞增多为主，结核性渗出液吸收期时以嗜酸性粒细胞增多为主。

（车军勇）

第二节　感染病的生化检查

生化检查是临床诊断重要的实验室手段之一，主要包括蛋白质、糖类、酶活性、无机离子、肝功能、肾功能、脂类、血气 - 酸碱等检查。随着检验技术的不断发展，目前自动生化分析仪已普遍运用于临床实验室，不同仪器所采用的检测原理不尽相同，但基本均能体现出检测结果的准确性、及时性和省时省力的优势。在感染病诊断方面，针对不同疾病采集合适的标本，某些生化检查可以作为临床诊断的重要依据。

一、蛋白质测定

1. 血清总蛋白及清蛋白测定　目前已建立起许多特异性的方法来测定人各种体液中的总蛋白，常用的方法有双缩脲法、紫外分光光度法、染料结合法、凯氏定氮法等。清蛋白测定主要采用染料结合法，即溴甲酚绿或溴甲酚紫法。

清蛋白在肝脏中合成，因此在急、慢性肝炎肝脏功能严重损害时，发生合成障碍，可引起血清中总蛋白浓度降低，其中白蛋白降低显著。

血清球蛋白可通过血清总蛋白浓度减去清蛋白浓度而获得。球蛋白浓度增高以 γ - 球蛋白增高多见，结核、疟疾、黑热病、血吸虫等感染病可见血清球蛋白浓度增高。

2. 血清黏蛋白测定　黏蛋白是黏多糖与蛋白质分子以不牢固的极性键结合的复合蛋白质，其氨基己糖量 >4% ，具有多种复杂功能。

在感染病中血清黏蛋白增高常见于结核，血清黏蛋白减少常见于急性肝炎、门脉性肝硬化。

3. 血清前白蛋白测定　血清前白蛋白在肝脏中合成。常用检测方法有免疫单扩散法、散射比浊法和透射比浊法。在各种肝炎、肝硬化时由于肝脏功能受损，合成减少，导致血清前白蛋白浓度降低，因此是肝功能障碍的一个敏感指标，对肝病的早期诊断具有一定的价值。

4. 脑脊液蛋白测定　脑脊液总蛋白测定是用于检查血 - 脑屏障对血浆蛋白质通透性或鞘内分泌免疫球蛋白增加。健康成年人脑脊液总蛋白为 150～450mg/L。细菌性脑膜炎时脑脊液蛋白显著升高。少量或中度升高见于结核性脑膜炎、脑炎、神经梅毒等感染病。

二、葡萄糖测定

脑脊液葡萄糖测定在中枢神经系统感染中具有一定的临床诊断价值，常用于细菌性与病毒性脑膜炎的鉴别诊断。脑脊液标本在采集后应立即送检，若要保存较长时间，应将标本采集于血糖抗凝管。

化脓性或结核性脑膜炎时由于细菌分解葡萄糖而导致脑脊液葡萄糖浓度降低；病毒性感染脑膜炎时，脑脊液葡萄糖含量正常。在某些脑炎情况下，脑脊液葡萄糖可见增高。

三、无机离子测定

人体液内主要的无机离子是 K^+、Na^+、Cl^- 和 HCO_3^- 4 种电解质，其不仅维持水分布和渗透压，还对维持 pH、调节心脏和肌肉功能等起着重要的作用。

在感染病的实验诊断中，脑脊液氯化物测定具有一定的临床诊断意义。氯化物为细胞外液中的阴离子，测定方法有离子选择电极法、分光光度法和滴定法等。重症结核性脑膜炎时，脑脊液中氯化物含量显著降低；化脓性脑膜炎时偶见降低；脊髓灰质炎和病毒性脑炎时氯化物水平正常；重型中枢神经系统感染时，抗利尿激素增加，导致水潴留而引起脑脊液氯化物降低。

四、酶活性测定

1. 血清氨基转移酶　血清氨基转移酶是催化 α - 氨基酸和 α - 酮酸之间氨基转换反应的，其中血清丙氨酸氨基转移酶（ALT）和门冬氨酸氨基转移酶（AST）是临床使用最广泛和最具临床意义的检测指标之一。转移酶广泛存在于各种脏器组织（如肝脏、心肌、骨骼、肾等）和血细胞中，组织损伤或坏死时，酶从组织细胞中释放出来，使血清中转移酶活性升高。

目前测定酶活性的方法主要有速率法和比色法。酶活性测定宜用血清标本测定，严重脂血、黄疸和溶血标本会影响酶活性的结果，应避免这些干扰因素。在急性肝炎时，血清 ALT 和 AST 活性增高，多在 500IU/L 以上；在其他组织器官受累时，酶活性亦会增高。因此，血清 ALT 和 AST 活性测定的诊断特异性较低。

2. 碱性磷酸酶　碱性磷酸酶（ALP）存在于许多组织中，包括肝、骨骼、肾、肠道和胎盘等。在普通患者的血清中 ALP 主要由肝和骨骼 ALP 所组成。骨骼来源的 ALP 同工酶是热不稳定型，可与其他来源类型的 ALP 进行区分。肝脏中 ALP 的半衰期约 3 天，存在于肝细胞中。目前碱性磷酸酶活性的测定方法有速率法和比色法。碱性磷酸酶活性常作为肝胆疾病和骨骼疾病的辅助诊断指标，活性增高可见于阻塞性黄疸、急性或慢性黄疸型肝炎等。

3. γ - 谷氨酰基转移酶　γ - 谷氨酰基转移酶（GGT）是催化 γ - 谷氨酰基转移的一种酶，其存在于肾、前列腺、胰、肝等组织中，肾脏中含量最高。半衰期约 10 天，但在酗酒情况下其半衰期可延长至 28 天。GGT 活性的测定方法有速率法和比色法。

GGT 可用于区别 ALP 活性升高的缘由，若 ALP 和 GGT 均升高，提示 ALP 升高可能来源于胆管。GGT 活性升高见于急、慢性肝炎，阻塞性黄疸等。

4. 胆碱酯酶　胆碱酯酶（ChE）有胆碱酯酶Ⅰ和胆碱酯酶Ⅱ两种，前者主要分布于红细胞、肺、脾、神经末梢和大脑灰质等，后者分布于肝、胰、心等组织。目前胆碱酯酶活性测定的方法采用速率法和比色法。肝细胞受损时，肝脏合成胆碱酯酶Ⅱ能力降低，致使血清胆碱酯酶活性降低，具有临床诊断价值。

5. 腺苷脱氨酶　腺苷脱氨酶（ADA）是一种腺苷分解酶，催化腺苷水解产生次黄嘌呤和氨，在 T 淋巴细胞内含量最多，与淋巴细胞的数量、增殖和分化有关。主要的测定方法为速率法和比色法。

血清 ADA 活性升高可见于肝炎、肝硬化和结核等。浆膜腔积液 ADA 测定对鉴别良恶性渗出液具有重要的价值，其特异性和灵敏度显著高于活检和细菌学检查。结核性胸腹水 ADA 活性显著升高，癌性胸腹水不增高，两者在血清 ADA 无明显差别。脑脊液 ADA 测定可作为中枢神经系统疾病诊断和鉴别诊断的重要指标，结核性脑膜炎显著增高，病毒性脑膜炎不增高。

五、肝功能检验

1. 胆红素测定　血清中胆红素包括结合胆红素、未结合胆红素和 δ - 胆红素。血清中与重氮试剂直接迅速反应的胆红素部分称为直接胆红素，包括结合胆红素和 δ - 胆红素；需加速剂使之迅速反应的胆红素部分称为间接胆红素。目前常用的胆红素测定方法包括改良 J - G 法、钒酸盐氧化法、胆红素氧化酶法、干化学法等。

血清胆红素测定可用于鉴别诊断不同类型的黄疸。在病毒性肝炎等引起的肝细胞性黄疸时，血清总胆红素明显增高，未结合和结合胆红素均增加；在溶血性黄疸时，血清总胆红素增加，未结合胆红素高度增加，结合胆红素正常；在梗阻性黄疸时，血清总胆红素增加，未结合胆红素增加，结合胆红素高度增加。

2. 胆汁酸测定　肝脏与胆汁酸的生物合成、分泌、摄取、加工转化有密切的关系。胆汁酸按照体内来源不同分为初级胆汁酸和次级胆汁酸，在肝细胞内以胆固醇为原料合成的称为初级胆汁酸，包括胆酸（CA）和鹅脱氧胆酸（CDCA）；在肠道内经肠菌中的酶作用形成的称为次级胆汁酸，包括脱氧胆酸（DCA）、石胆酸（LCA）和熊脱氧胆酸（UDCA）。

血清总胆汁酸（TBA）测定有层析法、免疫法和酶法等。肝胆疾病时肝细胞有轻微受损，血清总胆汁酸水平明显增高，比其他检查指标更为灵敏。在急性肝炎早期和阻塞性黄疸时，血清胆汁酸水平可比正常值高 100 倍以上。肝细胞损伤时，CA/CDCA < 1；在胆管阻塞时，CA/CDCA > 1。因此，CA/CDCA 比值可作为肝细胞性疾病和阻塞性疾病的鉴别指标。

3. 血氨测定　血浆氨浓度的测定有扩散法、离子交换法、氨离子选择电极法和酶法，目前最常用的方法为酶法，优点是特异性较高且缩短分析时间。血浆氨浓度的测定容易产生假性增高，因此标本采集应选用合适的抗凝剂（草酸钾、EDTA 或肝素），采集后必须立即置于冰浴中，尽快送检分离出血浆，从采血至开始测定不宜超过 15 分钟，否则会引起血氨浓度升高。

氨代谢与肝性脑病有密切的关系。严重肝脏疾病时，无法从循环将氨清除，引起血氨浓度增高。高血氨具有神经毒作用，引起肝性脑病。因此，血浆氨测定主要用于监测肝性脑病。

（车军勇）

第三节　感染病的免疫学检查

感染性疾病的免疫学检验有许多指标，初步可以分为两部分：特异性免疫学指标和非特异性免疫学指标。临床上经常检测病原体抗原或宿主血清抗体，这些都属于特异性免疫学指标。如果结果呈阳性，则表明有该病原体存在，或机体已被诱导产生相应的特异性抗体，如 IgM 抗体或 IgG 抗体。诊断感染性疾病主要依靠特异性免疫学指标。

白介素、CD 分子、免疫球蛋白等免疫学指标，虽然在机体感染病原体后可发生明显增高或降低，但不能表明是何种病原体，属于非特异性免疫学指标，可作为临床诊断重要参考指标。

一、非特异性免疫学指标

（一）免疫细胞

根据各类免疫细胞（T 细胞、B 细胞和 NK 细胞等）膜表面所表达的独特标志及其特殊功能，经过分离、纯化、鉴定，测定各类细胞及其亚群的数量和功能，从而了解机体的细胞免疫水平，有助于疾病的诊断、疗效观察及预后判断。例如，HIV 患者检测外周血 $CD4^+$ 细胞数量，能帮助医师：①了解机体的免疫状态以进行疾病分期；②有助于了解患者病情发展，制订正确的治疗方案，并观察对治疗的反应；③帮助确定抗人免疫缺陷病毒（HIV）药物治疗及预防机会性感染治疗的适应证；④用来评估一些新的、针对 HIV 治疗方法和治疗药物的疗效。

1. T 淋巴细胞

（1）$CD3^+$：成熟 T 淋巴细胞。

（2）$CD4^+$：T 辅助/诱导细胞亚群。

（3）$CD8^+$：T 抑制/细胞毒 T 细胞亚群。

（4）CD4/CD8 比值：是免疫状态标志的检测指标。病毒感染、急性感染、免疫缺陷、多器官衰竭等，比值降低，与病程相关。

（5）$CD8^+/CD28^+$：细胞毒 T 细胞（CTL）亚群，能直接杀伤靶细胞，分泌干扰素 - γ（IFN - γ）。

（6）$CD8^+/CD28^-$：抑制性 T 细胞亚群，抑制靶细胞，分泌肿瘤坏死因子（TNF）。

（7）$CD4^+/CD29^+$：辅助性 T 细胞诱导亚群，辅助 T、B 细胞巨噬细胞的免疫应答，分泌细胞因子。

（8）$CD4^+/CD45RA^+$：抑制性 T 细胞诱导亚群，分泌 TNF、IFN。

2. B 淋巴细胞

（1）$CD19^+$：总的 B 淋巴细胞特异抗原，是体液免疫能力的代表。应用免疫制剂、自身免疫病时，可增高。

（2）$CD3^-/HLADR^+$：活化 B 细胞。

（3）$CD3^-/HLA - DR^-$：静止 B 细胞。

3. 自然杀伤（NK）细胞 $CD3^-/CD$ （16 + 56^+）：NK 细胞是机体防御体系第一道屏障。病原体入侵后，能迅速分泌大量细胞因子［IFN - γ、TNF - α、粒细胞、巨噬细胞集落刺激因子（GM - CSF）、白介素 - 3（IL - 3）、巨噬细胞集落刺激因子（M - CSF）］，调节吞噬细胞（巨噬细胞、单核细胞、中性粒细胞、树突细胞和朗格罕斯细胞等），并且在数小时到一天内达到高峰。

方法评估：用流式细胞术检测免疫细胞及其亚群是目前的"金标准"，但仪器、试剂昂贵，需专人操作。在国内尚缺标准品和质控品。

（二）免疫分子

对各种免疫分子的含量与功能进行检测，可作为疾病诊断、疗效考核和预后判断的常用指标。例如，在慢性肝病中，免疫球蛋白分子 IgG 升高多见于自身免疫性肝病；IgM 升高多见于原发性胆汁性肝硬化；IgA 升高多见于酒精性肝炎。

1. 细胞因子 细胞因子（cytokine，CK）是指由免疫细胞（如单核/巨噬细胞、T 细胞、B 细胞、NK 细胞等）和非免疫细胞（如血管内皮细胞、表皮细胞等）经刺激而合成、分泌的一类生物活性物质，主要介导和调节免疫应答与炎症反应等。在天然免疫应答中，主要是促进更多的吞噬细胞和效应分子集中至感染部位，以增强和加速对病原体的杀灭。IFN - γ、IL - 2、IL - 6、IL - 8、TNF - α 等在机体的抗病毒中起重要作用。

（1）细胞因子的检测方法

1）生物学检测：根据细胞因子特定的生物学活性，采用相应的指示系统，通过与标准品对比，判断样品中细胞因子活性水平。该方法灵敏，但干扰因素多。

2）免疫学检测：运用 ELISA 的双抗体夹心或竞争法、放免放射免疫测定（RIA）、免疫印迹等。该方法特异性强，能检测单一的细胞因子水平（免疫原性），但不一定与其生物学活性一致。

3）分子生物学检查：应用细胞因子 cDNA 探针或根据已知核苷酸序列人工合成的寡核苷酸探针，经同位素或生物素等标记，与提取的细胞因子 mRNA 或 DNA 进行 DNA – DNA（Southern 印迹法）杂交或 RNA – DNA 杂交（Northern 印迹法），了解细胞因子的基因表达情况。该法特异性高，但不能定量。

4）单细胞内染色检测细胞因子——Th1/Th2 亚型分析：Th 细胞（T 辅助细胞）含有细胞亚型 Th1和 Th2。Th1 以分泌 IFN – γ、IL – 2、IL – 12 为主，介导细胞免疫；Th2 以分泌 IL – 4、IL – 5、IL – 10为主，辅助 B 细胞产生抗体。通过诱导剂对外周血单个核细胞（PBMC）诱导之后，用荧光标记抗 CD4单抗（检测 Th）、抗 IFN – γ 单抗（检测 Th1）和抗 IL – 4 单抗（检测 Th2），双染色被诱导的细胞，用流式细胞仪（fluorescence activated cell sorter，FACS）检测，计算出 Th1 和 Th2 能够分泌细胞因子的细胞在 Th 中的百分率，可了解机体 Th1 和 Th2 的平衡状况，反映细胞分泌细胞因子的能力和数量；但不能了解这些细胞因子的功能。

（2）方法学评估：各方法都有优、缺点。最好能使用多种方法检测，综合分析实验结果。

2. 免疫球蛋白

（1）自身抗体：自身抗体虽然是自身免疫应答和自身免疫性疾病的标志，但在正常人群中也可检出。某些自身抗体效价低，不足以引起自身组织的破坏，称为生理性自身抗体；某些自身抗体可直接导致疾病的发生，称为病理性自身抗体。

病毒性肝炎患者也有自身抗体，但大多是低滴度。而自身免疫性肝炎（AIH）多见高滴度自身抗体。对于病原学指标阴性、γ 球蛋白偏高、自身抗体阳性（高滴度）、肝功能异常的中年女性，要注意自身免疫性肝病的鉴别诊断。自身免疫性肝病包括 AIH、原发性胆汁性肝硬化（PBC）及原发性硬化性胆管炎（CPSC）。

AIH 可分成 3 个亚型：Ⅰ型——抗核抗体（ANA）或（和）抗平滑肌抗体（SMA）阳性，特别是肌动蛋白型的 SIA；Ⅱ型——抗肝肾微粒体 1 型抗体阳性；Ⅲ型——抗可溶性肝抗原/肝 – 胰抗原（SLA – LP）阳性。PBC 患者大多见高滴度抗线粒体抗体（AMA），且 AMA – M2 亚型阳性。抗中性粒细胞抗体（ANCA）阳性可支持 PSC 的诊断。

自身抗体检测方法：①间接免疫荧光法：作初筛实验，能发现已知或未知的抗体，但不知靶抗原。②Western 印迹法和 ELISA 法：作确认实验，能知道靶抗原，但往往不能发现新抗体。

（2）补体：补体是存在于人和脊椎动物正常新鲜血清及组织液中的一组具有酶样活性的球蛋白。检测血清的补体活性与含量，了解机体内补体系统的激活状况、合成功能与代谢平衡等，有助于对疾病的发病机制研究。

补体活性和成分的检测：①总补体活性测定：以溶血素致敏的绵羊红细胞（SRBC）激活待检血清中的 C1，进而引起补体活化的连锁反应，导致 SRBC 溶解。溶血程度与补体量呈正相关，一般以 50%溶血为终点。肝炎患者可减低。②免疫化学法测补体成分（C3、C4、C1q）：运用抗体、抗抗体的特异性反应，以免疫散射比浊法进行定量分析。

（3）血浆特定蛋白：如 IgG、IgA、IgM、Trf、CRP、β_2 – M 等。目前多以免疫散射比浊法进行定量分析。

（三）免疫相关基因

应用分子生物学技术研究免疫相关基因、遗传多态性及细胞基因重排等，对某些疾病的临床诊断、发病机制等有重要意义。例如，采用（序列特异性寡核苷酸探针）（PCR – SSOP）技术检测血标本HLA – DR3、DR4，对于诊断自身免疫性肝炎有重要参考价值。

二、特异性免疫学指标

机体在感染病原体后，能产生针对病原体多种抗原成分的各类特异性抗体。例如，人体自然感染或人工免疫乙型肝炎病毒以后，针对病毒包膜抗原乙肝表面抗原（HBsAg）的多个抗原表位，均能产生相应的特异性抗体。在体外，用已知抗原检测相应抗体，常作为各种临床诊断的重要参考指标。如抗HCV抗体、抗HIV抗体等。目前，多用酶标记技术、免疫金标记技术、发光免疫技术等检测抗体或抗原。以下介绍一些常见细菌和病毒感染的免疫学检验项目，同时，也介绍一些其他微生物感染的免疫学检测方法。

（一）细菌感染

1. 链球菌感染　检测链球菌溶血素"O"（ASO）；肺炎链球菌感染，可用ELISA法检测 M_6 蛋白抗体。

2. 伤寒沙门菌感染　肥达反应检测伤寒沙门菌的菌体（O）抗原、鞭毛（H）抗原和表面（Vi）抗原。用ELISA法，以伤寒沙门菌脂多糖为抗原，检测患者特异性IgM抗体，有助于早期诊断；以伤寒沙门菌Vi为抗原，检测抗Vi抗体，有助于检出伤寒带菌者与慢性带菌者。

3. 结核分枝杆菌感染

（1）结核菌素试验（tuberculin test）：阳性结果表明潜伏感染、曾经感染（已治愈、自愈），不能说明发病。机体感染环境中非结核分枝杆菌，也可使结果阳性。HIV和TB混合感染者、少部分重症结核患者，因免疫调节异常，本试验结果可呈阴性。因此，本法特异性不高，临床诊断价值有限。不过，对小孩TB诊断还是作为比较重要的依据。

（2）ELISPOT法检测干扰素：将结核分枝杆菌的纯蛋白衍生物（purified protein derivative，PPD）与阳性对照抗原加入患者全血共同孵育，致敏的淋巴细胞可分泌干扰素（IFN-γ），通过检测IFN-γ含量来鉴定菌种。本试验与结核菌素试验相当，受BCG接种史影响小，能与非结核分枝杆菌区分。结果判断客观；灵敏度高、特异性好。

4. 布鲁氏杆菌感染　由布鲁氏杆菌引起的布鲁氏菌病，是重要的人畜共患病，俗称波浪热。用免疫学方法可测抗体，如试管凝集试验（SAT）、补体结合试验、ELISA、金标记免疫渗滤法（DIGFA）。耶尔森菌与布鲁杆菌有交叉反应，判断阳性结果应慎重。

（二）病毒感染

1. HIV病毒感染　HIV抗体检测是HIV感染的金标准。小于18月龄的婴幼儿体内有来自母体的抗HIV抗体，因此首选应用HIV DNA PCR法检测，2次检测阳性可早期诊断HIV感染。如果不具备条件，也可用HIV RNA PCR法来代替，2次检测阳性也可诊断HIV感染。18月龄以后再经抗体检测确认。

HIV抗体检测分为筛查试验（包括初筛和复检）和确认试验。实验必须由接受过专门技术培训并获得证书的技术人员在当地卫生行政部门审批合格的实验室内进行，整个过程应有严格的质量管理体系。

HIV抗体筛查试验：

（1）酶联免疫试验（ELISA）：目前国内外主要使用第3代（双抗原夹心法）试剂。国际上有些国家和地区已使用第4代ELISA试剂，它可同时检测P24抗原和抗HIV-1/2抗体。与第3代抗HIV-1/2试剂相比，检出时间提前了4~9.1天。其优点在于能同时检测抗原抗体，降低血源筛查的残余危险度。

（2）快速检测：在尚未建立艾滋病筛查实验室的偏远地区或大医院急诊手术前可由经过培训的技术人员在规定的场所用快速试剂进行血液筛选。

1）明胶颗粒凝集试验（PA）：PA是HIV血清抗体检测的一种简便方法，是将HIV抗原致敏明胶颗粒作为载体，与待检样品作用，混匀后保温（一般为室温）。当待检样品含有HIV抗体时，经抗原致敏的明胶颗粒与抗体发生抗原-抗体反应，根据明胶颗粒在孔中的凝集情况判读结果。PA试剂有两种，HIV-1和HIV-2抗原共同致敏的PA试剂（AFD HIV-172 PA），已经我国食品药品监督管理局（SF-DA）注册批准；HIV-1、HIV-2抗原分别致敏的PA试剂（SERODIA-HIV-1/2）可初步区分HIV-1型和HIV-2型，目前我国尚未引进。

2）斑点EIA或称斑点ELISA（dot-EIA）：以硝酸纤维膜为载体，将HIV抗原滴在膜上成点状，即为固相抗原。加血清样品作用，以后步骤同 ELISA。阳性结果在膜上抗原部位显示出有色斑点。反应时间在 10 分钟以内，使用抗原量少。

3）斑点免疫胶体金（或胶体硒）快速试验：与斑点 EIA 相似，也是以硝酸纤维膜为载体。区别在于不用酶标记抗体，而代之以红色的胶体金（或胶体硒）A 蛋白，用渗滤法作为洗涤方法。试剂稳定，可室温长期保存。试验时不需任何设备，迅速、简便、特异性较好，敏感性约相当于中度敏感的 ELISA，适用于应急检测、门诊急诊个体检测。目前已有在国内被 SFDA 批准注册的国外进口试剂和国内产品。一般可在 10~30 分钟判读结果。

（3）尿液 HIV 抗体检测：1996 年，美国 FDA 首次批准 HIV‐1 尿液 ELISA 试剂，我国也正在研制尿液 HIV 抗体检测试剂。主要适用于静脉注射毒品（IDU）人群和其他高危人群的大面积流行病学调查、监测。筛查阳性者仍需采血做确认试验才能确定。

1）HIV 抗体结果报告：对呈阴性反应的样品，可由实施检测的实验室出具可出具"HIV 抗体阴性"报告；对呈阳性反应的样品，须进行复检，不能出阳性报告。可出具"HIV 抗体待复查"报告。

2）复检试验：对初筛呈阳性反应的样品用原有试剂和另外一种不同原理或不同厂家的筛查试剂重复检测。如两种试剂复测均呈阴性反应，则报告 HIV 抗体阴性；如均呈阳性反应，或一阴一阳，需送艾滋病确认实验室进行确认。

HIV 抗体筛查试剂敏感性高，但存在非特异反应，有假阳性可能，必须做确认试验。

（4）HIV 抗体确认试验：国际上有 3 种确认试验方法，包括免疫印迹试验、条带免疫试验及免疫荧光试验，目前以免疫印迹试验最为常用。

确认试剂必须经国家药监局注册批准。免疫印迹试剂有 HIV‐1/2 混合型和单一型，一般先用 HIV‐1/2 混合型试剂进行检测，无 HIV 抗体特异带出现的报告 HIV 抗体阴性；出现 HIV 抗体特异带，符合 HIV‐1 抗体阳性判定标准，则报告 HIV‐1 抗体阳性。如出现 HIV‐2 型的特异性条带，需用 HIV‐2 型免疫印迹试剂再做单一的 HIV‐2 型抗体确认试验，呈阴性反应，报告 HIV‐2 抗体阴性；呈阳性反应的则报告 HIV‐2 抗体血清学阳性，如需鉴别应进行核酸序列分析。如果出现 HIV 抗体特异带，但带型不足以判定为阳性，则判为 HIV 抗体不确定。对 HIV 抗体不确定者应进行随访，必要时可做 HIV‐1 P24 抗原或核酸测定，但检测结果只能作为辅助诊断依据，确认报告要依据血清学随访结果。

2. 肝炎病毒感染　常规用 ELISA 法，目前已广泛采用自动发光免疫分析系统，对检测指标进行定量检测，有助于动态疗效观察。例如，HBsAg、抗 HBsAb。若结果单位以 IU/mL 或 ng/mL 表示，则为全定量检测，直接报告检测物绝对浓度。若结果单位以 OD、S/N 或 S/CO 等表示，则为半定量检测，报告检测物相对浓度。通常，来自不同分析系统的半定量检验结果无法直接比较。

在样本量较少、仪器条件或人员条件有限的实验室或诊所，可以采用快速检测方法，如斑点金免疫渗滤试验，该法操作简便，一般在 15~20 分钟可出结果；试剂稳定，便于携带和储藏。实验结果为定性或半定量；尽管检测灵敏度、特异性不及 ELISA 法和化学发光法，但是，对正常体液中不存在的物质，或含量极低而在特殊情况下异常升高的物质，还是能够正确检出。

目前，国家对国内市场销售的国产和进口的肝炎诊断试剂的敏感性、特异性、批间差异和适用性进行综合质量评估，及时发现和解决试剂质量问题，为实验室正确选择试剂提供依据。检测项目有甲肝、乙肝、丙肝和戊肝的免疫标志物，尚缺乏对丁肝试剂的评价。

（1）甲型肝炎病毒（HAV）

1）抗 HAV‐IgM：在发病后 1~4 周内出现抗 HAV‐IgM，且滴度很快升至高峰。3 个月后滴度下降，6 个月后不易检出。是急性 HAV 感染或者复发的可靠指标。

2）抗 HAV‐IgG：一般于感染后 4 周出现，24 周达峰值，可维持多年，甚至终生，是获得免疫力的标志，主要用于流行病学调查。

（2）乙型肝炎病毒（HBV）

1）HBsAg：主要在感染 HBV 后 1~2 个月在血清中出现，可维持数周、数月至数年，也可能长期存在。HBsAg 阳性是 HBV 感染金标准，如果 HBV 的 S 基因发生突变，而试剂盒对 HBsAg 突变株的测定能力有限，则可能会造成"假阴性"结果。因此，HBsAg 阴性，不能排除乙肝。如果同时出现 HBsAg 和抗 HBs，可能是不同亚型重复感染。虽然 HBsAg 本身不具传染性，但因其常与 HBV 同时存在，常被用来作为传染性的标志之一。HBsAg 阳性见于：①乙型肝炎潜伏期和急性期；②慢性迁延性肝炎，慢性活动性肝炎，肝硬化，肝癌；③慢性 HBsAg 携带者。HBsAg 也可从许多乙肝患者体液和分泌物中测出，如唾液、精液、乳汁、阴道分泌物等。

2）抗 – HBs：是机体针对 HBsAg 产生的中和抗体，它是一种保护性抗体，表明机体具有一定的免疫力。抗 – HBs 一般在 HBsAg 转阴后出现，是疾病恢复的开始，抗体可持续多年，其滴度与特异性保护作用相平行。抗 – HBs 阳性：①表示既往曾感染过 HBV，现已恢复，而且对 HBV 有一定的免疫力；②接种乙肝疫苗后（一般只出现抗 – HBs 单项阳性）；③被动性获得抗 – HBs 抗体，如接受免疫球蛋白或输血治疗的患者。

3）HBeAg：位于 Dane 颗粒的核心部分，为一种可溶性抗原，实际上只是 HBcAg 肽链的一部分，HBeAg 由感染的肝细胞分泌入血，在血液中可游离存在。HBeAg 阳性：①表明患有乙型肝炎，常在 HBsAg 阳性的血清中检出，在这种血液中含有较多的 Dane 颗粒，是病毒复制活跃、传染性强的指标；②HBeAg 持续阳性的乙型肝炎，易转变为慢性肝炎；③HBeAg 和 HBsAg 阳性的孕妇可将乙肝病毒垂直传播给新生儿，其感染的阳性率为70% ~ 90% 。

4）抗 Hbe：是 HBeAg 的对应抗体，但它不是中和抗体，出现于急性感染的恢复期，持续时间较长，抗 – HBe 和 HBeAg 一般不会同时阳性，抗 – HBe 阳转，HBeAg 即消失。抗 – HBe 阳性：①多见于 HBeAg 转阴的患者，意味着 HBV 部分被清除或抑制，复制减少，传染性降低；②部分慢性乙型肝炎、肝硬化、肝癌患者可检出抗 – HBe。

5）HBcAg：是 Dane 颗粒的核心部分，主要存在于受感染的肝细胞核内，很少游离于血清中。HBcAg 是一种强有力的免疫学攻击的靶抗原（有效的免疫原），几乎所有 HBV 感染者可产生抗 HBc。HBcAg 易与相应抗体形成免疫复合物，检测比较麻烦，临床上不作常规检查。

6）抗 HBc：是抗 HBcAg 的对应抗体，它不是中和抗体，而是反映肝细胞受到 HBV 侵害的一种指标，主要包括 IgM、IgG 和 IgA 等 3 型，目前常用的方法是检测总抗 – HBc。是感染 HBV 后血清中最早出现的标志性抗体。持续时间长，甚至可终身存在。

"乙肝五项"检测指标的结果模式及可能解释，详见表 3 – 1。

表 3 – 1　"乙肝五项"检测指标的结果模式及可能解释

指标	1	2	3	4	5	6	7	8	9	10	11	12	13	14	15	16	17	18	19	20
HBsAg	+	+	+	+	−	−	−	−	+	+	−	+	+	+	+	+	−	−	−	−
HBsAb	−	−	−	−	−	−	−	−	−	+	+	+	+	+	+	+	−	−	−	−
HBeAg	+	−	−	−	−	−	+	−	+	−	−	+	−	−	−	−	+	+	+	+
HBeAb	−	+	−	+	−	+	−	+	−	+	−	−	+	−	+	−	−	+	+	+
HBcAb	+	+	−	+	−	+	+	+	+	+	+	+	+	+	+	−	+	+	+	−

注：可能解释：

1）感染 HBV，病毒不断复制，有强传染性，简称"大三阳"；

2）病毒复制，有传染性；如由"大三阳"转变而来，提示病毒复制趋于停止，传染性小；

3）有4种可能：①乙肝急性感染早期；②HBV 携带者；③由"大三阳"转变而来，提示 HBV 复制趋于停止，传染性小；④病毒核心部分与人体肝细胞核心部分整合为一体，无传染性；

4）病毒复制停止，或有一定程度复制，无传染性或传染性相对较小；

5）感染 HBV 后，病毒已清除，无传染性，且有免疫力；注射乙肝疫苗后已获得免疫力；

6）~8）感染 HBV 后，病毒已清除，无复制与传染性，且具有免疫力；

9）HBV 感染早期，传染性强；

10）乙肝恢复期或慢性携带者，血清标志易转阴；

11）病毒感染趋于恢复；慢性携带者；

12）不同亚型的 HBV 二次感染；不典型 HBV 感染早期；

13）~15）HBV 感染早期；

16）不典型急性感染（提示其他型肝炎）；

17）、18）不典型感染；

19）乙肝急性感染中期。

20）感染恢复期。

7）抗 HBc IgM：机体感染 HBV 后在血液中最早出现的特异性抗体，在肝炎的急性期滴度高，对急性乙肝诊断很有意义，尤其是 HBsAg 阴性者。当抗 HBc IgM 滴度逐渐下降时，提示预后良好；反之，有转变为慢性肝炎的可能。抗 – HBcIgM 阳性、HBsAg 阴性，可能有助于急性重型肝炎的早期诊断，因为肝细胞大量坏死，会影响 HBsAg 的生成。

抗 HBcAb – IgG 不是保护性抗体，有流行病学调查价值。

（3）丙型肝炎病毒（HCV）

1）抗 HCV：大部分感染丙型肝炎病毒的患者，体内都出现抗 HCV。但是，由于抗 HCV 出现较慢，一般在发病后 2~6 个月阳转，有的在 12 个月才出现阳性，所以不能发现早期患者。因此，一次阴性并不能否定 HCV 的诊断。抗 HCV 为一种非保护性抗体，结果阳性提示感染过 HCV。因此，抗 HCV 是诊断 HCV 感染的重要指标。抗 HCV 常伴有 HCV RNA 存在。

2）HCV 抗原：用夹心 ELISA 法可测 HCV 核心抗原，可缩短 HCV 感染的窗口期约 1 个月，达到早期诊断目的。急性期患者血清 HCV 核心抗原阳性。

（4）丁型肝炎病毒（HDV）：HDV 是一种缺陷病毒，复制时必须有嗜肝病毒如 HBV 参与。通常 HDV 感染都可检出 HBsAg，但是，也可见 HBsAg 阴性的 HDV 感染，可能与 HDV 抑制 HBV 复制和表达有关。

1）抗 HDV：在发病后 3~8 周出现，非保护性抗体。急性感染时，滴度较低。持续感染时，滴度较高。

2）HDV – Ag：有两种形式：一种相对分子质量为 29 000，在急性感染期多见；另一种相对分子质量为 27 000，在慢性感染期可检出。

3）抗 HDV – IgM：在 HDV 急性感染时，可升高；但是，在慢性感染时；也呈高水平，常与抗 HDV 同时存在。抗 HDV – IgM 阳性提示病毒复制，可能与 HDV – Ag 持续表达、刺激免疫系统有关。抗 HDV – IgM 阳性是诊断 HDV 感染的指标。

4）抗 HDV – IgG：出现在抗 HDV – IgM 下降之际，在慢性 HDV 感染时，保持高滴度，即使 HDV 感染终止后，仍可存在数年。

（5）戊型肝炎病毒（HEV）：抗 HEV – IgM 抗体出现和消失均早，持续 2~3 个月，是诊断 HEV 急性感染的诊断指标。急性戊型肝炎的临床症状与甲型肝炎相似，但淤胆症状较常见，病情较严重，尤其是妊娠后期并发戊型肝炎者，容易发展为重型肝炎，死亡率可达 20%。HBV 感染者重叠感染 HEV 时也容易发展为重型肝炎。

抗 HEV – IgG 抗体恢复期患者血清中可检出，持续约 1 年；经常与抗 HEV – IgM 同时出现，在临床上具有较高的检出率和抗体效价，可以作为 HEV 急性感染的一项辅助指标。

3. 流行性感冒病毒感染　流行性感冒病毒，简称流感病毒，是引起人类死亡的主要原因之一，目前人们无法有效控制，原因一：病毒容易突变，给疫苗制备和机体免疫力造成压力。原因二：自然界存在病毒储存库，如哺乳动物、禽类。病毒可以安全隐藏，在某时间复苏，造成大流行。根据蛋白抗原性不同，可分为甲（A）、乙（B）、丙（C）3 型。同型病毒又因病毒表面结构蛋白血凝素（HA）和神经氨酸酶（NA）的抗原性不同，再分为若干亚型。免疫学检测流感病毒主要针对病毒的抗原及相应的特异性抗体。

（1）病毒抗原检测：常用免疫荧光法，以抗病毒抗原的特异性抗体作标记，利用抗原抗体特异性结合特点，检测鼻咽分泌物中流感病毒抗原。该法速度快、灵敏度高；即使样本中的病毒已不完整，也能送检。病毒抗原阳性是早期感染的指标，但阴性结果不能排除感染。该法缺点：病毒抗原是已知的；检验者具备一定经验，能判断不同荧光模式。

（2）病毒抗体检测：用血凝抑制试验或补体结合试验，检测患者急性期和恢复期双份血清，如果总抗体效价有 4 倍以上升高，则表明感染，有助于回顾性诊断和流行病学调查。用 ELISA 法或琼脂免疫扩散试验，可以检测 IgG 和 IgM 抗体。

4. 轮状病毒（HRV）感染 ①RV 抗原检测：用 ELISA 法或免疫酶斑点检测粪标本中 RV 抗原，阳性结果可作诊断。②特异性抗体检测：感染 RV 5 天后，可检出抗 HRV – IgM，是早期诊断指标。在疾病早期与恢复期，检测患者抗 HRV – IgG，若有 4 倍增高，则有诊断价值。

5. SARS 病毒感染 常规采用免疫荧光法、ELISA 法检测抗 SARS 病毒特异性 IgM 和 IgG 抗体。大约疾病开始后 10 天，用免疫荧光法可测得血清中 IgM 抗体；而 ELISA 法需要在疾病开始后约 21 天，可测到阳性结果。抗体检测阳性表示有 SARS 病毒感染。急性期到恢复期抗体阳转或滴度有 4 倍增加，提示近期感染。

6. 流行性乙型脑炎病毒感染

（1）抗原检测：采用金标记免疫检测技术，阳性结果有助于早期诊断。

（2）抗体检测：间接免疫荧光法、捕获 ELISA 法，IgM 抗体于发病后第 4 天可出现，2～3 周至高峰，单份血清阳性即可诊断。IgG 抗体，出现较迟，需双份血清，效价 4 倍升高或以上才可作为回顾性诊断或流行病调查。

7. 流行性出血热病毒（EHFV）感染

（1）抗原检测：直接免疫荧光法、免疫组化、ELISA、反相被动血凝抑制试验。

（2）抗体检测：间接免疫荧光法、ELISA，IgM 抗体早期阳性率高达 97.7%，单份血清阳性即可诊断。IgG 抗体则需双份血清，效价 4 倍升高或以上才具临床意义。

8. 腮腺炎病毒感染

（1）抗原检测：用直接荧光法检测唾液标本中病毒的可溶性抗原（S 抗原）和血凝抗原（V 抗原）。

（2）抗体检测：用补体结合试验可测 S 抗体和 V 抗体，S 抗体出现早、消失快，提示近期感染。V 抗体出现晚、消失慢，提示既往感染。以间接免疫荧光法或 ELISA 法可测特异性的 IgM 抗体，阳性结果可作早期诊断。

三、其他常见微生物感染

（一）衣原体感染

衣原体是一大群与革兰阴性菌有密切关系的专性真核内寄生的原核微生物；可分为 3 种：沙眼衣原体、鹦鹉热衣原体和肺炎衣原体。沙眼衣原体种可引起人类失明，也可引起泌尿生殖道感染；鹦鹉热衣原体主要使动物感染，人偶然感染可引起呼吸道症状，即鹦鹉热。肺炎衣原体感染多为无症状感染或轻微症状感染，成人中 10% 的肺炎、约 5% 的支气管炎及鼻窦炎由肺炎衣原体引起。

采用细胞培养法分离衣原体是实验诊断的金标准，使用 ELISA 法、直接免疫荧光法和乳胶免疫扩散试验，可检测结膜刮片、尿道或宫颈拭子内的衣原体抗原，这些方法特异性好，但灵敏度不高，可引起假阴性结果。运用（微量免疫荧光检测法）（MIF）、间接免疫荧光技术和 ELISA 法可检测样本中特异性抗体；抗体结果阳性，应结合临床表现和其他结果进行综合判断。

（二）支原体感染

支原体种类繁多，分布广泛，对人类致病的主要有肺炎支原体、泌尿生殖道支原体、人型支原体和解脲脲原体。诊断支原体感染的"金标准"是细胞培养法。

1. 肺炎支原体抗体检测 用 ELISA 法可检测血清内 IgM、IgG 或 IgA 抗体。在感染并出现症状后第 7 天能检出 IgM 抗体，至第 10～30 天以后，IgM 抗体浓度可达最高峰，12～26 周以后，IgM 抗体水平逐渐下降直至无法检出。老年人可能因为重复感染，IgM 抗体浓度会很低或检测不到。初次感染肺炎支原体，IgA 抗体于出现症状后第 3 周能检出并达到高峰，于症状后第 5 周开始下降。IgG 抗体出现最迟，其峰值在症状出现后第 5 周。少数情况下，急性肺炎支原体感染不出现 IgM 和 IgA 抗体，临床诊断只能依靠不断上升的 IgG 水平。

2. 解脲脲原体抗体　采用生物芯片技术，即将解脲脲原体（Uu）1 群和 2 群型特异的蛋白固定于膜上，使血清样本与之反应。若 Uu1 群和 Uu2 群均阴性，则无感染；若均阳性，则提示 Uu 感染，并为复合感染；若 Uu1 群阳性/Uu2 群阴性，或 Uu1 群阴性/Uu2 群阳性，则表示 Uu1 群感染或 Uu2 群感染。

3. 泌尿生殖道支原体

（1）抗体检测：用 ELISA 可检测特异性的 IgG 或 IgM 抗体，但不能区分型别，且无症状人群中存在低滴度抗体。

（2）MB 抗原检测：是解脲脲原体的主要外膜抗原，具有型特异性，常用于研究。

（三）立克次体感染

立克次体大多为细胞内寄生菌，很大部分不使人致病，对人类有致病作用的约有 20 余种。立克次体的自然宿主是嗜血节肢动物，人类罹患疾病多因为节肢动物叮咬。临床上多采用外 – 斐氏反应（Weil – Felix – reaction）进行血清血诊断。变型杆菌菌株 OX2、OX19 和 OXK 与立克次体的脂多糖有交叉抗原，把它与患者血清进行非特异性凝集反应，通常，发病后 2 ~ 3 周，可观察到阳性结果，临床意义可参考表 3 – 2。

另外，也可用 ELISA 或放免法，检测人体特异性 IgM 抗体，窗口期可提早为 7 ~ 10 天。

表 3 – 2　外 – 斐氏反应结果与立克次体病名称

疾病名称	外 – 斐氏反应结果		
菌体抗原	OX$_2$	OX$_{19}$	OX$_K$
落基山斑点热	+ + +	+ ~ + + +	－
流行性斑疹伤寒	+ + +	+	－
地方性斑疹伤寒	+ + +	+	－
立克次体痘	－	－	－
Q 热	－	－	－
恙虫病	－	－	+ + +

（四）螺旋体感染

螺旋体是一群细长而柔软、波状、运动活泼的单细胞微生物，使人致病的主要有苍白密螺旋体（又称梅毒螺旋体）、钩端螺旋体（钩端螺旋病）和伯氏疏钩端螺旋体（莱姆病）。

1. 梅毒免疫学检验

（1）直接免疫荧光法：把标本与荧光抗体结合，置于显微镜下观察梅毒螺旋体，本试验的敏感性和特异性均高于暗视野检查。

（2）梅毒螺旋体血清试验：方法有荧光梅毒螺旋体吸收试验（FTA – ABS）、免疫印迹技术（WB）、梅毒螺旋体血凝试验（TPHA）、梅毒螺旋体明胶凝集试验（TPPA）、双抗原夹心 ELISA 法、金标记免疫层析及螺旋体 IgM 检测。本组试验为诊断梅毒的确证试验，但不用于疗效观察；对潜伏期梅毒和晚期梅毒敏感性更高；螺旋体 IgM 检查可用于诊断活动性神经梅毒和先天性梅毒。

（3）非梅毒螺旋体血清试验：主要有性病研究实验室试验（VDRL）、不加热血清反应素试验（USR）、快速血浆反应素试验（RPR）、甲苯胺红不加热血清试验（TRUST）。本组试验的抗原从牛心肌中提取，结果易产生假阳性，仅作为梅毒的筛查试验。但是，本试验敏感性高，操作简便，可用于疗效观察；脑脊液 VDRL 检查有助于神经梅毒诊断。

2. 钩端螺旋体病血清学检验

（1）显微镜凝集试验（MAT），或称溶试验：钩端螺旋体和相应的特异性抗体会产生凝集现象，在暗视野显微镜下能明显看见。本法特异性和敏感性较高，但是需要不同血清型的活钩端螺旋体作为抗原来进行试验。

（2）间接凝集试验：把特异性抗原致敏的乳胶颗粒或活性炭颗粒与患者血清混合，若有凝集现象，则为阳性反应。如果取患者急性期、恢复期的双份血清做试验，第 2 份标本呈 4 倍或以上增长，那么临床诊断价值更大。

3. 莱姆病免疫学检验　以表面免疫荧光测定（SIFA）、ELISA 和免疫印迹技术检测血清标本中特异性抗体。ELISA 法敏感性高于 SIFA 法，但是特异性低于免疫印迹技术。

（五）真菌感染

临床上将真菌分为浅部真菌与深部真菌。深部真菌主要是念球菌、隐球菌和曲霉。其中，白念球菌、新型隐球菌最常见。免疫学检查与常规真菌培养和镜检相比，具有简便、快速、敏感性与特异性较高的优点。

1. 念球菌抗原检测　胶乳凝集试验、ELISA、RIA 检测甘露聚糖（细胞壁成分）。

2. 念球菌抗体检测　血清凝集试，一般高滴度或有滴度升高趋势提示感染。一次阳性结果不能建立诊断。

3. 新型隐球菌抗原检测　胶乳凝集试验检测脑脊液或血清标本中荚膜抗原，阳性率可达 90% 以上。若抗原效价持续升高，表示体内有新型隐球菌繁殖；抗原效价下降，表示预后良好。

4. 新型隐球菌抗体检测　用间接 ELISA 在疾病早期或感染局限时常可以查到抗体。

5. 耶氏肺孢菌抗原检测　ELISA 检测虫体抗原，健康人群中有 1% ~ 10% 阳性率；4 岁以下儿童有 75% 阳性率，对阳性结果需要进行临床综合评估。

（六）寄生虫感染

1. 丝虫　ELISA 法检测血清内特异性抗体，阳性结果可作诊断，阴性结果不能排除丝虫感染。

2. 血吸虫　确诊血吸虫感染应依靠病原学诊断，但敏感性有限。免疫学检验可起辅助作用。检测抗血吸虫抗体方法有：①环卵沉淀反应：患者阳性率为 97.3%，但与肺吸虫和华支睾吸虫感染者有交叉反应，占 1% ~6%。本试验可作为疗效观测指标。②ELISA 法：敏感性高，患者阳性率可达 100%，但有 1% ~2% 假阳性。③其他试验，均测特异性抗体：乳胶凝集试验、间接红细胞凝集试验、免疫印迹技术。

3. 疟原虫　确诊疟疾应依赖镜下查到疟原虫，但是免疫学诊断可起参考作用。抗原检测：放免法或 ELISA 法。抗体检测：间接免疫荧光法、间接红细胞凝集试验和 ELISA 法。

4. 隐孢子虫　检测抗原可采用免疫荧光法；检测特异性抗体可用 ELISA 法。

（陈广梅）

第四节　感染病的病原学检查

一、病原学检查的原则

（一）重视样品的采集和送检

一旦怀疑为感染病，若病情较重，或诊断不明应及时规范地采集标本进行病原学检查，以尽早获得病原学诊断和抗菌药敏资料，对感染病的治疗具有极其重要意义。标本采集尽量在用药前进行，应严格执行无菌操作，减少或避免机体正常菌群及其他杂菌污染。应根据可疑病原菌和不同的实验方法选择合适的采集时期，正确采集临床标本，广泛采用保护性拭子、合格容器及运送培养基，以免标本中微生物死亡，提高检出率。送检标本应注明来源和检验目的，使实验室能正确选用相应的培养基和适宜的培养环境，必要时应注明选用何种抗菌药物检测药敏。微生物标本采集和运送必须符合生物安全防护要求，确保对人员和环境的保护。

（二）全面了解机体正常菌群

了解人体的正常菌群是病原学检查的必要知识，需注意正常菌群的分布和种类，条件致病菌与内源性感染、菌群失调症与二重感染的关系，既不要将标本分离出来的正常菌群当成致病菌，也不要将正常寄居菌所导致的内源性感染轻易漏掉。

（三）感染性病原体的分离鉴定

分离鉴定要做到定性、定量和定位（三定）分析，并结合病情（一结合）。根据临床表现和标本类型，确定检验程序，选择培养基及合适的鉴定试验，根据检测结果首先定性和定量，推断分离细菌是致病菌、条件致病菌、还是非致病菌。有菌部位分离的细菌，其意义大小要参考微生物的定性和定量分析作出判断；在人体无菌部位分离出的细菌，无论是何种微生物和数量多少，均具有重要意义。在进行"三定"分析时，一定要结合病情，观察是否符合患者的临床症状。

（四）提供快速、准确的病原学诊断

尽管临床微生物检验是以分离培养为核心，微生物的分离鉴定及确证实验作为病原学检测的金标准，但传统的细菌学鉴定方法太慢，不能适应临床的需要，故有条件的临床微生物实验室必须尽可能把目标集中在快速诊断方面，以标本的直接检查为基础，如形态、染色、抗原检测及核酸检测，尤其侧重于分子或蛋白检测，并将各种鉴定结果与计算机技术及其他高新技术结合，发展高通量、快速灵敏的检测技术。

（五）指导临床合理使用抗生素

除完成病原学诊断外，还应当掌握抗微生物药物的最新进展，用标本直接进行或用分离的细菌进行药物敏感性试验，提供药敏结果参与对患者治疗方案的制订，提出进一步合理用药的建议。

二、血流感染的病原学检查

血流感染（blood infection）为最严重的临床感染，致病的微生物包括细菌、真菌、病毒及寄生虫等。对身体所有器官，如心脏瓣膜、关节等造成威胁，严重者导致患者休克、多器官衰竭、弥散性血管内凝血（DIC），甚至死亡。微生物在血液中可呈一过性、间歇性或持续性存在。每年约有200 000例血流感染，死亡率为20% ~ 50%，是最严重的感染性疾病。常见的病原菌主要有金黄色葡萄球菌、链球菌（A、B群，肺炎链球菌）、肠球菌、产单核李斯特菌、脑膜炎奈瑟菌、大肠埃希菌、沙门菌、铜绿假单胞菌、厌氧菌及深部真菌等。快速、正确的血培养结果对血流感染的诊断和治疗是极其重要的。

（一）标本采集

1. 标本采集指征　出现下述一项（或一项以上同时发生的）症状：发热 > 38℃；体温过低 < 36℃；白细胞计数过高（ > 10×10^9/L），并且有大量幼稚白细胞出现；血液病患者出现粒细胞过少（中性粒细胞 < $1\,000 \times 10^6$/L）。

2. 采集时期　血标本一般应尽可能在寒战和发热初期采集，且应选择在抗菌药物应用之前，对已用药物因病情不允许停药的患者；也应在下次用药前采集，应使用含有抗生素吸附（中和）剂之培养基，或弃血清留取血凝块摇碎培养。对怀疑菌血症的成人患者，推荐不同部位同时采集2 ~ 3套（一套为需氧、厌氧各一瓶）血培养标本。婴幼儿患者，推荐不同部位同时采集2次需氧血培养标本。研究证明，单一的血培养检出率不高，而且结果很难做出临床解释。血培养只做1套的检出率为65%，做2套和3套检出率的检出率分别为80%和90%。一般来说，菌血症（真菌血症）患者可通过临床表现来判断疗效，无须复查血培养。但有两个例外：细菌性心内膜炎和金黄色葡萄球菌菌血症。

3. 采血部位及抽血量　以无菌方法从患者肘静脉或股动脉采血。采血量以培养基的1/10为宜，成年患者推荐的采血量为每套不少于10mL，每瓶不少于5mL。婴幼儿患者推荐的采血量，每瓶不少于

2mL。抽取的血液立即以无菌要求注入血培养瓶中，迅速送检，不可置于冰箱存放。

（二）标本直接检查

1. 显微镜检查 以无菌接种环挑取标本直接涂片，革兰染色后镜检。需要时可再选用抗酸染色、姬姆萨染色、荧光染色和银染色等方法，镜检观察其染色性、形态特征等，以初步鉴定细菌种类并及时与临床医师联系。

2. 抗原检测 常用免疫荧光法（IF）、酶联免疫吸附检测（ELISA）、间接血凝试验、胶乳凝集试验等快速诊断方法，检测细菌特异性抗原成分。

3. 抗体检测 常用ELISA、间接免疫荧光技术（IFA）、胶乳凝集试验等方法测定特异性抗体，常在发病2周后抗体效价上升。应在病程早期和晚期分别测双份血清，抗体效价呈4倍以上增长具有诊断价值。

4. 核酸检测 常用核酸杂交、PCR等检测病原微生物DNA的特异序列或16SrRNA序列等。

（三）分离培养与鉴定

为提高血标本的阳性率，通常先做增菌培养，将血标本分需氧和厌氧培养。置35℃孵箱，每日观察生长情况，或将血培养瓶置于全自动血培养仪中培养。根据培养瓶中出现不同变化，可提示有某种细菌生长，或全自动培养仪发出阳性警报的血培养瓶应及时分别作如下检验：①涂片作革兰染色等镜检，其结果及时与临床联系；②分离培养，培养瓶疑有细菌生长时，及时接种血琼脂平板、麦康凯（或EMB、中国蓝）及巧克力琼脂等，置需氧、厌氧及二氧化碳环境分离培养，待获得纯菌后分别进行血清学和生化鉴定；③应同时做直接药物敏感试验，结果及时报告临床医师作为诊断治疗的参考。

（四）骨髓标本的微生物学检验

正常人的骨髓是无菌的，若从患者的骨髓中检出细菌（排除污染），提示细菌性骨髓炎或菌血症。

1. 标本采集 一般用髂骨穿刺针从骨髓采集骨髓标本，应在用药前、发热初期或高热期采集。在严格无菌操作下，标本采集后应立即放入血培养瓶中送检。

2. 检验方法 同血培养。

（五）临床意义

由于临床上广谱与超广谱抗生素的广泛使用，使耐药菌、条件致病菌和非致病菌在血流感染中的发病率显著增多，对该类血培养阳性结果的解释也越加困难。一方面，污染会导致不必要的抗菌药物治疗、附加试验及住院时间的延长；另一方面，自身正常菌群引起的血流感染的漏诊和不恰当治疗会导致严重后果。血培养常见污染和可能病原菌鉴别方法见表3-3。

表3-3 血培养常见污染菌和可能病原菌鉴别

常见污染菌	可能病原菌
棒状杆菌属、芽孢杆菌属（除外炭疽芽孢杆菌），或多次培养中仅单次分离出凝固酶阴性葡萄球菌	不同时间或不同部位分离的同一病原菌
多次血培养中单次分离出多种细菌	特定疾病的特定病原，如心内膜炎患者分离的肠球菌，内毒素血症患者分离的革兰阴性杆菌
血培养阳性但无败血症临床表现和（或）病程	肠杆菌科细菌、肺炎链球菌、化脓性链球菌及革兰阴性厌氧菌等临床常见血源感染致病菌
引起原发部位感染的病原微生物与血培养分离微生物不同	免疫低下或携带植入装置的患者怀疑菌血症时分离出正常菌群细菌

1. 葡萄球菌菌血症 由耐甲氧西林金黄色葡萄球菌（methicillin-resistant S. aureus，MRSA）及凝固酶阴性葡萄球菌（coagulase negative staphylococcus，CNS）引起的菌血症和脓毒血症逐年增多，占菌血症的10%~15%，临床表现明显，发病急，中毒症状重。并常引起迁延性损害，并发心内膜炎等。常原发于皮肤感染、烧伤及呼吸道感染。若疑为凝固酶阴性葡萄球菌菌血症，须两次检出同一菌株方可

认为感染。

2. 肠球菌菌血症　此菌可对多种抗生素耐药，引起菌血症患者逐年增多，占菌血症的 10%。而且病情较重，易并发心内膜炎。常原发于泌尿生殖道、消化道和腹腔感染。

3. 革兰阴性杆菌菌血症　如大肠埃希菌、铜绿假单胞菌、克雷伯菌、肠杆菌、沙雷菌和变形杆菌等，主要犯及机体免疫功能低下的患者，引起菌血症或脓毒血症，感染严重者可引起感染性休克和弥散性血管内凝血（DIC），甚至出现多脏器功能衰竭。常原发于泌尿生殖道、胃肠道、胆管及呼吸道感染，也可见于大面积烧伤及严重创伤患者。

4. 真菌血症　常由条件致病性真菌引起，有念珠菌、曲霉菌和毛霉菌等，以白假丝酵母菌最多见。真菌血症可播散累及肝、肺和心内膜等，主要见于发生菌群失调的患者，常伴有细菌感染。

其他引起菌血症的病原还有厌氧菌、分枝杆菌、布鲁氏菌、螺旋体、人型支原体和巴尔通体等。

三、尿路感染的病原学检查

尿路感染（urinary tract infection）是指微生物在尿路中生长繁殖而引起的尿路炎症。可分为上尿路感染（主要有肾盂肾炎）和下尿路感染（主要有膀胱炎和尿道炎）。尿路感染是最常见的感染性疾病，发病率约占人口的 2%，多见于成年女性。

（一）标本采集和保存

1. 中段尿采集法

（1）女性：成年女性外阴部先以皂液清洗，再以无菌水清洗，以无菌纱布或纸擦拭，以中、示指将阴唇分开排尿，弃去前段尿，留取中段尿 5~7mL 于无菌容器内。

（2）男性：翻转包皮，用皂液清洗尿道口，用无菌水冲洗，留取中段尿。

2. 导尿或膀胱穿刺采集法　导尿与膀胱穿刺必须在严格无菌操作下进行，而且是在必要的情况下才选用，如儿童、不能自动排尿者或者要检测厌氧菌时才用膀胱穿刺法。

3. 由于尿液是细菌生长的营养基质　采集的尿液应立即送检，须 2 小时内接种，不能及时接种时应 4℃保存，不超过 24 小时。

（二）标本直接检查

1. 直接显微镜检查　用新鲜清洁中段尿 1 滴涂片作革兰染色，用油镜观察细菌。如平均每个视野≥1 个细菌有临床意义，其敏感率达 90% 以上，是一种快速诊断有意义菌尿的方法。该方法适用于急性、侵袭性尿路感染。

2. 离心镜检　取尿液 10mL，置无菌离心沉淀管内，以 3 000r/min 离心沉淀 15 分钟，倾去上清液，可取尿沉渣涂片、染色、镜检。可检验革兰阴性双球菌、念珠菌和分枝杆菌等。

（三）分离培养与鉴定

1. 一般细菌培养　取中段尿，离心沉淀后，取沉淀物接种血琼脂和麦康凯（或 EMB、中国蓝）琼脂平板上，35℃培养 18~24 小时，观察有无菌落生长。根据菌落特征和涂片染色结果，选择相应的方法进一步鉴定。如培养 2 天无细菌生长，即可弃去。

2. 定量培养　标准接种环法：用定量接种环（1μl）取尿液，均匀画线接种于血琼脂平板上，置 35℃培养 18~24 小时，计数菌落数，×1 000 即为 1mL 尿中细菌数。若整个平板上的菌落数 > 100 个，则不必计算，也报告为菌落数 >10^5/mL。

（四）临床意义

80% 的尿路感染为革兰阴性杆菌所致，其中以大肠埃希菌最为常见，其次为变形杆菌、铜绿假单胞菌、克雷伯菌、肠杆菌、沙雷菌、产气杆菌、沙门菌等；20% 为革兰阳性菌，其中以肠球菌为多见，其次为葡萄球菌、结核分枝杆菌，少数为厌氧菌等；另外支原体、衣原体、真菌所致的尿路感染呈上升趋势。

不同类型尿路感染的病原学检查指标见表 3-4。

表 3 - 4　尿路感染的临床症状分类标准

分类	临床表现	实验室指标
女性急性、单纯性尿路感染	尿频、尿急、尿痛、排尿困难 发病前 4 周内无尿道症状 无发热、腰腹痛	$WBC \geqslant 0.01 \times 10^3/L$ 中段尿培养病原菌 $\geqslant 10^3 CFU/mL$
急性、单纯性肾盂肾炎	发热、寒战 检查时腰腹痛 排除其他诊断 一般无尿道畸形	$WBC \geqslant 0.01 \times 10^3/L$ 中段尿培养病原菌 $\geqslant 10^4 CFU/mL$
复杂性尿路感染	上述任何一种症状 一种以上复杂性尿路感染相关因素	$WBC \geqslant 0.01 \times 10^3/L$ 中段尿培养病原菌 $\geqslant 10^5 CFU/mL$
无症状菌尿	无膀胱刺激征	$WBC > 0.01 \times 10^3/L$ 间隔 24 小时的两次中段尿培养病原菌 $\geqslant 10^5 CFU/mL$

四、胃肠道感染的病原学检查

成人胃肠道有丰富多样的正常菌群。虽然胃酸可抑制细菌繁殖，但许多种类的细菌可通过胃在下消化道寄居。通常小肠上段定居少量链球菌、乳酸杆菌和酵母菌，回肠远端则有大量细菌定植，以肠杆菌科和类杆菌属细菌为主。胃肠道感染见于肠道传染病（菌痢、霍乱等），细菌性食物中毒、细菌和病毒性胃肠炎等。由于引起胃肠道感染的病原体种类多，致病作用各不相同。粪便中常见的病原体见表 3 - 5。

表 3 - 5　粪便中常见的病原体

肠毒素为主的病原菌	侵袭性为主的病原菌	病毒	真菌和寄生虫
霍乱弧菌、志贺菌（志贺、福氏、部分宋内）、大肠埃希菌（ETEC、EHEC、EAggEC）、金黄色葡萄球菌、艰难梭菌、产气荚膜梭菌	沙门菌、大肠埃希菌（EPEC、EIEC）、志贺菌、弯曲菌、副溶血弧菌、小肠结肠炎耶尔森菌、结核分枝杆菌、白假丝酵母菌	轮状病毒、埃可病毒、Norwolk病毒、甲型肝炎病毒、戊型肝炎病毒、腺病毒	隐孢子菌 兰伯贾第虫 溶组织阿米巴

（一）标本采集

（1）腹泻者采集大便脓血、黏液部分 2～3g；液体粪便取絮状物 2～3mL，盛于灭菌容器内，或置于保存液（运送培养基）、增菌培养基中送检。如不易获得粪便时可用直肠拭子采取，将蘸取粪便的拭子插入卡 - 布（Cary - Blair）运送培养基内或无菌试管内送检。

（2）食物中毒者采集可疑食物、呕吐物、胃液、粪便、血清等。

（3）消化道溃疡、幽门螺杆菌标本可取胃窦和胃体等部位各一块胃黏膜活检组织块，至少取 2 块，一块作快速诊断，一块作细菌学检查。活检组织置入无菌生理盐水或运送培养基中，于 4℃保存，24 小时内送检。

（二）标本直接检查

1. 涂片检查　因粪便中各种正常菌群含量甚多，仅以染色性和形态学检查无法分辨是否是病原菌，因此，一般不做涂片镜检。只有怀疑到一些特殊病原菌感染，如霍乱弧菌、副溶血弧菌、葡萄球菌、结核分枝杆菌、艰难梭菌、弯曲弧菌和真菌等感染时，才做直接涂片检查。

2. 抗原检测和核酸检测　常用免疫荧光（IF）和 ELISA 法检测粪便或增菌培养物中的细菌抗原。PCR 法可检测细菌 DNA 及其毒素的编码基因。

（三）分离培养与鉴定

1. 沙门菌和志贺菌

（1）取脓血、黏液样粪便或肛拭子直接画线接种于强选择培养基（SS 或 HE、木糖赖氨酸去氧胆酸钠琼脂）和弱选择培养基（MAC、EMB、中国蓝琼脂平板）各一个，35℃培养 18～24 小时。

（2）用接种针挑取 SS 和 MAC 平板上不发酵乳糖的无色、透明或半透明、中心黑色的菌落 2 个以上，分别接种于三糖铁（TSI）和尿素 – 动力 – 靛基质（UMI）培养基上，再进行培养。

（3）如 TSI 和 UMI 上生化反应符合沙门菌特征，则用沙门菌 A～F 多价"O"血清和因子血清进行鉴定；如符合志贺菌属特征，用志贺多价及 5 种志贺因子血清进行鉴定，一般可做初步诊断，最终鉴定仍需进一步作生化反应证实。

2. 致病性大肠埃希菌　致病性大肠埃希菌有 5 种类型，即肠产毒性大肠埃希菌（enterotoxigenic E coli，ETEC）、肠侵袭性大肠埃希菌（enterolvasive E coli，EIEC）、肠致病性大肠埃希菌（enteropathogenic E coli，EPEC）、肠出血性大肠埃希菌（enterohemorrhagic E coli，EHEC）和肠凝聚性大肠埃希菌（enteroag – gregative E. coli EAggEC）。取标本接种于 MAC 或 EMB、中国蓝及血琼脂平板，35℃培养 18～24 小时，挑取可疑菌落 5 个接种于 TSI 和 UMI 上，35℃过夜后，符合大肠埃希菌的生化反应者，继续进行生化试验、肠毒素及血清学试验，对上述 5 型进行分型鉴定。

3. 霍乱弧菌与副溶血弧菌　取米泔水样便或黏冻状、血性或液状粪便，接种于碱性蛋白胨水中，35℃增菌 6 小时，取表面生长物或菌膜画线接种于碱性琼脂平板、庆大霉素平板或硫代硫酸钠、枸橼酸盐、胆盐和蔗糖（TCBS）琼脂平板，35℃培养 18～24 小时，观察菌落特征。前者在 TCBS 上可形成较大、黄色、微凸起菌落，后者形成直径 1.0～2.5mm、绿色、隆起、湿润的菌落。疑及为霍乱弧菌者，挑取 5～10 个菌落与霍乱弧菌多价"O"诊断血清做玻片凝集，对玻片凝集或不凝集的菌株，均应进一步做生化反应和种型鉴定。对疑及副溶血弧菌的，取菌落移种于 TSI 和 UMI 琼脂，以及无盐和高盐培养基上进行鉴定。

4. 小肠结肠炎耶尔森菌　将粪便接种于耶氏菌选择培养基（NYE），分别置 22～25℃及 35℃培养。患者的粪便或肛拭子可在 0.067mol/L PBS（Ph7.4～7.8）中增菌（4℃）于 7.14 及 21 天分别取 0.1mL 增菌液移种于选择培养基上，35℃培养 48 小时后，小肠结肠炎耶尔森菌在 NYE 及 MAC 琼脂平板上呈乳糖不发酵菌落，较小、扁平、无色、稍隆起、透明或半透明。取此菌落移种于 TSI 和 UMI 等培养基，并作生化反应和血清学鉴定。

5. 空肠弯曲菌与幽门螺杆菌　前者取液状和带血粪便或在 Cary – Blair 运送培养基中的标本立即接种于弯曲菌选择培养基，或先接种于增菌液经 42℃微需氧（85% N_2、10% CO_2、5% O_2）环境中培养 48 小时后再画线接种于上述平板，在 42℃微需氧下继续培养 48 小时，观察生长情况。后者取胃黏膜活检标本接种幽门螺杆菌选择性培养基，于 35℃微需氧环境中培养 4 天，观察菌落特征。弯曲菌属的鉴定要点为氧化酶阳性，革兰阴性，菌体弯曲呈 S 形；幽门螺杆菌的鉴定要点为脲酶强阳性，37℃生长、42℃不生长。

6. 艰难梭菌　取液状粪便用生理盐水作 10^{-2}～10^{-6} 稀释后定量，画线接种于环丝氨酸头孢西丁果糖琼脂（CCFA）平板上，35℃厌氧培养 48 小时后，选择粗糙型黄色菌落，移种于葡萄糖疱肉培养基备毒素的测定。同时制备涂片，革兰染色镜检，见到卵圆形芽孢位于菌体次极端革兰阳性杆菌，悬滴法镜检可观察其动力。并进一步作生化鉴定和血清学鉴定。

7. 葡萄球菌　取糊状带蓝绿色稀便画线接种于甘露醇高盐琼脂平板上，35℃培养 18～24 小时，挑取黄色菌落涂片染色、镜检，如见到革兰阳性葡萄串状排列的球菌，作凝固酶、厌氧甘露醇、耐热核酸酶等试验加以鉴定。

8. 真菌　常见的真菌腹泻多见于念珠菌和毛霉菌等，而且又多继发于抗生素治疗之后，引起菌群失调所致。将稀便接种于含氯霉素的沙氏琼脂和血琼脂平板上，分别置 25～30℃和 35℃培养 24～48 小时，根据菌落特征、染色特点、化学反应等进一步观察。

（四）临床意义

1. **感染性腹泻** 为常见胃肠炎的一种症状，可由多种病原体感染所致。病原菌种类多，在病原治疗上有差别，对严重病例需力求确定病原体。常见的细菌有沙门菌属、致病性大肠埃希菌、结肠炎耶尔森菌、副溶血弧菌、葡萄球菌、弯曲菌等。真菌性腹泻多见于白假丝酵母菌，病毒性胃肠炎常见于轮状病毒，A组致婴幼儿腹泻，B组为成人腹泻，腺病毒也可引起儿童和成人的腹泻；病毒引起学龄儿童和成人腹泻；埃可病毒也常引起婴幼儿腹泻。而且近年来病毒性胃肠炎的发生率呈上升趋势。

2. **肠道传染病** 包括霍乱与细菌性痢疾等，均为法定传染病。霍乱是由古典生物型和ELTor生物型及O139型等霍乱弧菌引起的烈性传染病，腹泻严重时，每小时患者的失水量可达1L，排出物为米泔水样，很快出现脱水、电解质紊乱、酸中毒、休克等，患者死亡率达60%。菌痢主要由志贺菌属引起，临床常有里急后重和脓血便，中毒性痢疾常见于小儿。病原学诊断对治疗和阻止疫情蔓延具有重要价值。

3. **细菌性食物中毒** 因食入污染菌产生的肠毒素而引起的临床病症。常见于致病性大肠埃希菌、葡萄球菌、肉毒梭菌、蜡样芽孢杆菌、副溶血弧菌、沙门菌等，多发生于夏秋季，以暴发和集体发病为特征，是一种严重的、可危及生命的病症，及时正确地确定致病菌可正确制订治疗方案。

4. **艰难梭菌相关性腹泻（CDAD）** 引起抗生素相关性假膜性结肠炎，严重病例中毒症状明显可致死。需结合艰难梭菌培养、毒素A和毒素B检测以及临床症状来及时诊断。

5. **消化性溃疡** 幽门螺杆菌（HP）是引起胃及十二指肠球部炎症与溃疡的病原菌，而且还可能参与胃癌的形成，因此需根治。大量临床验证显示经规范的抗感染联合用药治疗可取得好的疗效。

五、呼吸道感染的病原学检查

上呼吸道分泌物中有多种正常寄生菌，而下呼吸道的痰及支气管镜下采集的痰和洗液应是无菌的。经口腔咳出的痰会被污染而带有上呼吸道的正常寄生菌，在评估培养结果时应予考虑。如从患者痰标本中或支气管镜下采集的痰或分泌物中查到致病菌或条件致病菌，仅提示有呼吸道细菌感染。呼吸道感染常见病原菌及条件致病菌见表3-6。

表3-6 呼吸道感染的常见病原菌及条件致病菌

种类	常见病原菌	条件致病菌
细菌	白喉与类白喉棒状杆菌、结核分枝杆菌、百日咳博得菌、军团菌、奴卡菌	金黄色葡萄球菌、脑膜炎奈瑟菌、卡他莫拉菌、化脓性链球菌、肺炎链球菌、肠杆菌科细菌、类杆菌、消化链球菌、流感嗜血杆菌、副流感嗜血杆菌、非发酵菌、放线菌
真菌	耶氏肺孢子菌、组织胞质菌、新生隐球菌、粗球孢子菌、皮炎芽生菌	丝状真菌、白假丝酵母、隐球菌
病毒	呼吸道合胞病毒、人类偏肺病毒、腺病毒、肠病毒、汉坦病毒、流感病毒和副流感病毒、鼻病毒、SARS	单纯疱疹病毒
其他	肺炎支原体、肺炎衣原体	龈内阿米巴、口腔毛滴虫

（一）标本采集

上呼吸道常采用鼻咽拭子，置运输培养基中送检。在扁桃体部位、咽后壁及口腔内炎症、溃疡或渗出部位采样时，应先清洁漱口后，再采集标本。

下呼吸道常采用自然咳痰法、支气管镜下采集法、气管穿刺法。

（二）标本直接检查

痰涂片镜检的目的有二。其一是为判定是否为下呼吸道痰，合格的痰也提示适合做培养，否则应另留标本。一般认为合格的痰标本应是含白细胞、脓细胞和支气管柱状上皮细胞较多，而受污染的痰标本则是来自颊黏膜的扁平鳞状上皮细胞较多。在低倍镜下（100×），每视野鳞状上皮细胞＜10个为合格标本。另一目的是初步判定是否有病原菌存在。

1. 一般细菌涂片　取脓性或血性痰液制成薄而均匀的涂片，染色后镜检。根据染色性和形态特征判定。

2. 结核分枝杆菌涂片　取干酪样或脓性痰制成厚膜涂片，进行齐－尼染色和"O"荧光染色后镜检，油镜检查抗酸杆菌呈红色；用荧光显微镜应查遍整个涂片，可见到黄绿色荧光者为阳性。根据所见结果报告"找到（或未查到）抗酸杆菌"。

3. 真菌涂片　于高倍镜和油镜下观察酵母样单细胞真菌或菌丝、孢子等多细胞真菌的典型形态，也可染色后观察，常用革兰染色、苏木紫－依红染色（HE）、乳酚棉蓝染色、过碘酸－希夫染色（PAS）、嗜银染色（GMS）等，如疑及隐球菌感染，可选用墨汁负染色镜检。真菌的形态学检查对其病原鉴定具有重要价值。

4. 放线菌及诺卡菌涂片　用生理盐水洗涤可疑痰液数次，然后挑取痰液中黄色"硫黄"颗粒或不透明的着色斑块，置载玻片上，覆以盖玻片，轻轻挤压，置高倍镜下观察其结构，颗粒呈菊花状，见中央为交织的菌丝，周围呈放线状排列，菌丝末端有胶质样物质组成鞘包围，且膨大成棒状。取掉盖玻片，干燥后做革兰及姜－尼染色镜检。如查见中心的菌丝为革兰阳性，周围放线姜－尼染色为非抗酸性菌，可报告为"找到放线菌"；如查见革兰染色结果与放线菌相同，但姜－尼染色为抗酸性，可报告为"找到诺卡菌"。

（三）分离培养与鉴定

1. 细菌培养　痰接种于血琼脂平板、巧克力琼脂平板MAC（或EMB、中国蓝）琼脂平板，置于5%～10% CO_2 中，35℃培养18～24小时，观察菌落生长情况，选不同菌落作涂片、染色镜检，根据菌落和细菌的染色性和形态作出初步判断，然后按各类细菌的特征做生化鉴定和药敏试验。

甲型溶血性（草绿色）链球菌为口腔和鼻咽部的正常菌群，如从血液中分离出此菌则具有临床意义，可系拔牙等操作造成局部损伤使该菌进入血流，引起亚急性细菌性心内膜炎等感染。

2. 真菌培养

（1）培养基：常用沙氏（Sabouraud）培养基、改良沙氏琼脂、玉米琼脂或米粉培养基、察氏和马铃薯葡萄糖培养基（PDA）等，对其进行菌种鉴定时也可选用各种鉴别培养基。

（2）接种方法：根据标本性状不同，如有形固体状标本可直接与培养基表面点状接触，液体状标本用接种环直接画线分离。

（3）培养方法：培养真菌最适宜的酸碱度是pH4.0～6.0，培养方法有平皿培养、大试管培养和玻片培养等，大多数真菌培养的温度为29℃，但深部感染真菌为37℃，故分离培养或生化试验的培养均应分别置两种温度下培养。

（4）鉴定：观察菌落生长情况是鉴别真菌的主要方法之一，如菌落性质是酵母型还是真菌，以及菌落大小、颜色，经涂片染色镜检，观察形态特征，必要时作生化鉴定和真菌毒素的检测。

3. 病毒感染的检查　①病毒感染的快速诊断：急性呼吸道感染症，主要依赖于快速实验室诊断技术，如用ELISA法检测病毒抗原，或用核酸杂交、PCR等检测病毒核酸，用电镜观察典型病毒颗粒的形态特征。②分离培养与鉴定：必要时使用鸡胚或传代细胞分离病毒，用中和试验、血凝与血凝抑制等血清学试验鉴定。

（四）临床意义

（1）呼吸道感染由于菌群复杂，正常菌群与过路菌种类繁多，从标本中分离出来的细菌不一定都与疾病相关，但鼻、咽拭子的分离鉴定有助于对猩红热、风湿热、肾小球肾炎的临床诊断，同时对检出化脓型链球菌、脑膜炎奈瑟菌、白喉棒状杆菌、百日咳杆菌、奋森螺旋体、口腔念珠菌的感染均有协助诊断的意义；当采集痰液标本时一定要注意采集来自下呼吸道的合格痰液，而且实验室的检查结果必须结合临床进行分析和判断。

（2）细菌性肺炎为下呼吸道感染最常见的类型，如肺炎链球菌引起的大叶性肺炎。但近年来由流感嗜血杆菌、金黄色葡萄球菌（MRSA）和革兰阴性杆菌所致的肺炎比例明显上升，军团菌肺炎也引起临床的关注。

（3）支原体肺炎近年来发生率上升，占肺炎的10%～20%，而且临床上约80%的慢性支气管炎患者并发有支原体感染。

（4）真菌性肺炎由致病性真菌或条件致病性真菌引起，目前后者呈上升趋势，以白假丝酵母菌为主，曲霉菌与隐球菌也常见，常发生于使用过量抗生素后而引起与耐药性细菌的双重感染，病情往往严重，给治疗带来很大困难。

（5）冬季急性呼吸道感染绝大多数（90%）由病毒所致，引起上呼吸道感染，常见副黏病毒中的副流感病毒、呼吸道合胞病毒、麻疹病毒及正黏病毒的流感病毒、腺病毒等。普通感冒多由鼻病毒、冠状病毒、呼肠病毒引起。这些上呼吸道感染也可发展为下呼吸道感染、引起支气管炎、细支气管炎和支气管肺炎、哮喘、胸膜炎等。病毒性感染常因错误地使用抗生素，而将耐药菌株选择出来，结果成为病毒与耐药性细菌的并发感染，加重病情的发展。

六、中枢神经系统感染的病原学检查

正常人体的脑脊髓液是无菌的。当病原体通过血－脑屏障感染中枢神经系统，可在脑脊液中查见病原体，常见细菌、真菌和病毒感染（表3－7）。

表3－7　脑脊液感染常见病原体

革兰阳性菌	革兰阴性菌	病毒	真菌及其他
肺炎链球菌	脑膜炎奈瑟菌	乙型脑炎病毒	新生隐球菌
葡萄球菌奴卡菌	大肠埃希菌	柯萨奇病毒A	假丝酵母菌
A群/B群链球菌	铜绿假单胞菌	柯萨奇病毒B	钩端螺旋体
消化链球菌	卡他莫拉菌	脊髓灰质炎病毒	弓形虫
结核分枝杆菌	脑膜脓毒黄杆菌	新肠道病毒68～71	其他真菌
单核细胞增生李斯特菌 诺卡菌	不动杆菌	狂犬病毒	朊粒
炭疽芽孢杆菌 放线菌	肺炎克雷伯菌 流感嗜血杆菌		

（一）标本采集

怀疑中枢神经系统感染者应尽量在使用抗菌药物前留取脑脊液。以无菌技术行腰椎穿刺，抽取脑脊液2～5mL盛于无菌试管内送检。脑膜炎奈瑟菌易产生自溶酶迅速自溶，肺炎链球菌和流感嗜血杆菌也易死亡，因此脑脊液采集后必须立即送检。但检测病毒的脑脊液标本应放置冰块，于4℃、15分钟内送到实验室，病毒标本可在4℃保存72小时。

（二）直接检查

1. 一般细菌涂片　脑脊液可直接涂片、革兰染色后镜检。无论病原菌存活还是死亡，阳性结果均具有诊断价值，可作为脑脊液培养的补充项目。无色透明的脑脊液，应离心取沉淀物涂片、染色镜检。根据细菌的染色性及形态特征，常可初步提示感染细菌的种类，如革兰阴性、肾形双球菌，可能是脑膜炎奈瑟菌；革兰阳性链状排列的可能是链球菌，革兰阴性呈球杆状或长丝状等多形态性的可能是流感嗜血杆菌。流行性脑脊髓膜炎患者还可取脑脊液和皮肤瘀斑联合涂片检查，其总阳性率可达90%以上。

2. 结核分枝杆菌涂片检查　取脑脊液离心（3 000r/min，30分钟）的沉淀物涂片，抗酸染色后镜检。如有纤维团可直接取纤维团涂片。镜检必须非常仔细，因为往往在一张涂片上可能找到1～2个结核杆菌。

3. **真菌涂片**　检测新生隐球菌可进行墨汁负染色，可在黑色背景下用高倍镜看到菌体出芽及肥厚荚膜等。白假丝酵母菌检查可直接取脑脊液涂片，革兰染色镜检，见到革兰阳性酵母样菌体。

4. **病毒检查**　用电镜或免疫电镜直接检查临床标本的病毒颗粒，或检测细胞培养分离的病毒颗粒。光学显微镜可检测细胞培养中的细胞病变或病变组织及脱落细胞中的病毒包涵体。

5. **抗原检测**　用双抗体夹心法 ELISA 检测脑脊液中脑膜炎奈瑟菌，检出抗原最低浓度为 0.63ng/mL，灵敏度高。新生隐球菌抗原胶乳凝集实验可快速检测脑脊液中特异抗原。

6. **核酸检测**　对婴幼儿不能采用腰穿抽取脑脊液时，可用外周血标本经 PCR 扩增，检测细菌核酸，对脑膜炎奈瑟菌感染者的阳性率为 100%，且不受抗生素药物治疗的影响。对结核性脑膜炎用 PCR 法检测脑脊液中结核分枝杆菌 DNA，其方法快速、灵敏和特异，检出率远远超过涂片镜检和分离培养。感染神经系统的病毒多为 RNA 病毒，可用 RT - PCR 扩增法和核酸探针杂交技术，检测多种病毒特异性核酸序列，做到早期诊断。

（三）分离培养与鉴定

1. **一般细菌培养**　主要适用于脑膜炎奈瑟菌、链球菌、葡萄球菌、大肠埃希菌、流感嗜血杆菌等，用无菌接种环挑取混浊脑脊液或经离心沉淀后的沉淀物，分别接种于血液琼脂平板及巧克力琼脂平板上，置二氧化碳环境中 35℃ 24 小时培养，观察细菌生长情况。根据菌落特征、细菌形态及染色的特点可作初步判定细菌种类，再进一步作生化反应、血清学检查加以鉴定。

2. **结核分枝杆菌**　可取脑脊液的离心沉淀物接种到固体和（或）液体培养基上培养，观察菌落生长情况加以判定，如 6～8 周仍无菌落生长，发阴性报告，如有菌落生长则进一步鉴定。

3. **真菌培养**　可将脑脊液离心沉淀后接种于含抗生素的沙氏培养基及血琼脂培养基上，分别于 22℃ 和 35℃ 下孵育 2～3 天，即可出现菌落，少数需孵育 2～4 周，进一步鉴定可做生化反应或动物试验。

4. **病毒分离与鉴定**

（1）分离培养：用猴肾细胞、乳兔肾细胞、鸡胚成纤维细胞，WI - 38 二倍体细胞株，HeLa、Hep - 2、Vero 等细胞均可用于病毒分离。对乙型脑炎病毒和狂犬病毒等可用小白鼠脑内接种；柯萨奇病毒可接种腹腔或脑内；对黏病毒或副黏病毒可用接种鸡胚接种，常用部位为羊膜腔、尿囊腔、卵黄囊等。

（2）病毒鉴定：动物接种和细胞培养阳性时，以血凝与血凝抑制试验、中和试验、补体结合试验及 ELISA、IF 等方法作鉴定。PCR 或核酸杂交用于快速鉴定。

（3）抗体检测

1）特异性 IgM 抗体测定：IgM 抗体在病后 4 天即可出现，2 周可达高峰，常用于早期诊断。用 ELISA、间接免疫荧光法等检测。

2）中和试验：主要检测中和性抗体 IgG，此抗体持续时间长，需检测疾病初期和恢复期双份血清，抗体效价有 4 倍或 4 倍以上的增高才有诊断意义。

另外用补体结合试验检测补体结合抗体，用血凝试验和血凝抑制试验及免疫印迹（WB）均可检测抗体用于诊断。

（四）临床意义

1. **细菌性脑膜炎**　是中枢神经系统感染的常见类型，其中以流行性脑脊髓膜炎为常见，有的呈暴发型，病情严重，病死率较高；多发年龄在 5～29 岁，冬春季多发，可用磺胺类药物与抗生素治疗。近年来，肺炎链球菌脑膜炎、链球菌脑膜炎仍常见，流感嗜血杆菌脑膜炎以及其他革兰阴性杆菌性脑膜炎等均有增多趋势。结核性脑膜炎也常见，而且近几年呈回升趋势。

2. **真菌性脑膜炎**　以新生儿隐球菌脑膜炎最常见，其他如白假丝酵母菌、球孢子性脑膜炎日渐增多，特别是免疫功能低下和恶性疾病患者易并发，如 AIDS、恶性肿瘤，严重糖尿病、系统性红斑狼疮（SLE）等患者易发生。真菌性脑膜炎常并发其他病原菌的感染，诊断及治疗带来较大困难。

3. 流行性乙型脑炎和登革热 是一种人兽共患的感染症，通过蚊虫等昆虫传播，又称虫媒病毒，人群对这些病毒普遍易感，感染后多数人为亚临床感染并可获得持久免疫力，再次发病者极少见。但少数患者病情严重，病死率高，可留有严重后遗症。

4. 肠道病毒 经粪口传播，但其靶器官却选择中枢神经系统，除脊髓灰质炎病毒引起脊髓灰质炎俗称"小儿麻痹"外，柯萨奇病毒和埃可病毒等可引起轻型脊髓灰质炎与无菌性脑膜炎。

（五）朊粒感染的检查

朊粒（prion）是引起传染性海绵状脑病（transmissible spongiform encephalopathies，TSE）的病原体，临床可见人的 TSE 有克-雅病（CJD）、克-雅病新变种（nvCJD）及库鲁（kuru）病等，出现痴呆、共济失调和震颤等症状。朊粒的存在形式为朊粒蛋白（Prion Protein，PrP）是一种蛋白酶抗性蛋白（proteinase resistant protein，PrPRES），包括羊瘙痒病（scrapie）和克-雅病（CJD）的朊粒蛋白（如 PrPSC 和 PrPCJD 等）对人的 TSE 诊断，以检测患者脑脊液或脑组织中 PrPRES 的为诊断标志。

1. 标本直接检查

（1）神经病理检查：是目前诊断朊粒感染的主要依据，脑组织病理出现海绵状病变（海绵状空泡，淀粉样斑块），神经元消失，星状细胞增生等。

（2）电镜检测：观察羊瘙痒病相关纤维（scrapie associated fibrils，SAF），是由 PrPSC 或 PrPCJD 等组成，为朊粒诊断的标志之一。

（3）抗原检测：用简易快速的免疫学方法检测 PrPSC 或 PrPCJD。

（4）PrP 基因检测：此基因在 20 号染色体短臂上检测是否有突变位点。

2. 朊粒的分离 可用转（PrP）基因的小鼠进行分离，但其特征是类似慢发病毒的感染，呈慢速度，约需 200 天以上，故一般不用于诊断。

七、创伤和外科感染的病原学检查

创伤是指人体受到各种机械性因子的作用所造成的各种损伤破坏以及续后带来的功能障碍，在损伤的基础上易发生感染；而外科感染是指需要以外科手段进行治疗的感染，包括创伤、手术、烧伤等并发的感染。

创伤和外科感染的病原菌种类很多，感染源是炎症局部周围器官中的正常菌群，由于损伤等原因使这些常居菌移位至损伤部位，此种感染为内源性感染；由于机体损伤使外界微生物通过体表进入人体所造成的感染为外源性感染。创伤与外科感染的常见病原菌见表 3-8。

表 3-8 创伤和外科感染的常见病原菌

细菌种类	革兰阳性	革兰阴性
球菌	金黄色葡萄球菌、凝固酶阴性葡萄球菌、化脓链球菌、肠球菌、消化链球菌、四联球菌	脑膜炎奈瑟菌、淋病奈瑟菌、卡他莫拉菌
杆菌	结核分枝杆菌、非结核分枝杆菌、放线菌、诺卡菌、破伤风杆菌、产气荚膜梭菌、炭疽芽孢杆菌	大肠埃希菌、铜绿假单胞菌、流感嗜血杆菌、拟杆菌、梭杆菌，肺炎克雷伯菌、变形杆菌及其他肠杆菌科细菌
真菌	假丝酵母菌	

（一）标本采集

1. 开放性感染的脓液与分泌物 脓液中的活菌少，因此应先以无菌生理盐水冲洗溃疡表面，用 2 支无菌棉拭取脓腔壁组织液及分泌物插入运送培养基内送检，1 支为涂片检查用，1 支为培养用。

2. 大面积烧伤的创面分泌物 用无菌棉拭取多个部位创面的脓液和分泌物，置无菌试管内送检。

3. 封闭性脓肿常局部消毒后采样 用注射器抽取脓液于无菌试管内送检。脓液中的活菌少，因此必要时应以消毒刮匙刮取脓腔壁组织送镜检和培养，其阳性率高。疑为厌氧菌感染时，应作床边接种或置厌氧运送培养基内送检。

4. 放线菌标本　常用无菌棉拭子挤压瘘管，选取流出脓液中的"硫黄样颗粒"放置于无菌试管内送检；也可用无菌纱布条塞入瘘管，次日拔出置无菌容器内送检。

5. 穿刺液标本　严格无菌操作，用穿刺针头的注射器抽取可疑感染部位的液体（胸腔积液、腹腔积液、心包液、关节液及鞘膜液等），注入无菌试管内送检。如疑及厌氧菌感染，应做床边接种。

（二）直接检查

1. 显微镜检查　脓性标本直接涂片，浆液性标本先离心（3 000r/min 离心 15 分钟），取沉淀物涂片 2 张，一张作革兰染色，观察其染色性及形态特征；另一张则作姜-尼氏染色，观察有无抗酸菌。

衣氏放线菌和诺卡菌涂片染色，染色相同，首先要检出标本中的硫黄颗粒，取硫黄颗粒置于载玻片上，盖上盖玻片轻压后，经革兰染色和抗酸染色后在低倍镜下或高倍镜下观察。

2. 抗原检测　见本节血流感染。

3. 核酸检测　结核分枝杆菌等细菌 DNA 经 PCR 法扩增，通过核酸电泳和核酸杂交，方法快捷、敏感特异，用于早期诊断。

（三）分离培养与鉴定

1. 普通细菌培养　取标本接种于血琼脂平板（或 EMB、MAC、中国蓝琼脂平板），35℃培养 18～24 小时后，观察菌落特征和细菌形态染色，作出初步判断，然后进一步鉴定细菌种属，即可报告。

2. 厌氧菌的培养　取标本接种于厌氧血琼脂平板或其他厌氧选择性培养基上，置厌氧环境中，35℃、24～28 小时，根据生长情况及涂片染色结果，按厌氧菌生物学特性进行鉴定。

3. 嗜血杆菌及奈瑟菌培养　取标本接种于巧克力琼脂平板，置 5%～10% 二氧化碳孵箱，35℃培养 24～28 小时，根据菌落及染色性、形态特征等作出初步判断。

4. 结核分枝杆菌培养　一般将约 0.1mL 脓汁直接接种或将浆液性分泌物离心取沉淀物接种于罗氏培养基，35℃下培养 3～4 周，观察有无可疑菌落生长。

5. 真菌培养　一般可将标本接种于沙氏培养基，分别于 22℃ 和 35℃ 培养，根据生长情况及真菌形态结构初步判断。

（四）临床意义

（1）创伤感染以化脓性炎症为主，细菌造成伤口感染，一般认为需每克组织内细菌数达到 10^5～10^6 个以上。常见感染菌为葡萄球菌、链球菌，放线菌、大肠埃希菌、铜绿假单胞菌等，结核分枝杆菌也常见。近年，耐甲氧西林金黄色葡萄球菌（MRSA）引起的皮肤和创伤感染日益增多，给治疗带来困难。深部创伤极易引发生破伤风杆菌和产气荚膜梭菌厌氧菌感染，且易发生混合感染。

（2）烧伤的创面感染常由革兰阴性杆菌所致，如铜绿假单胞菌、大肠埃希菌等，其次由革兰阳性的化脓性球菌引起，也可见混合感染者。

（3）急性化脓性骨关节炎常由化脓性球菌所致，慢性者和慢性骨髓炎等除由化脓性球菌所致，急性炎症发展而来以外，常由结核分枝杆菌和某些厌氧菌感染所致。

（4）放线菌感染可发生于免疫功能下降时或由于拔牙、口腔黏膜损伤时引起的慢性肉芽肿或化脓性瘘管和窦道。引起内源性感染时的皮下软组织化脓性炎症，称放线菌病。

（苏宏正）

第四章

抗感染药物

第一节　抗菌药物使用基本原则与要求

（1）抗菌药物是指具有杀菌或抑菌活性，主要供全身应用（个别也可局部应用）的各种抗生素以及喹诺酮类、磺胺类、硝基咪唑类、硝基呋喃类及其他化学合成抗菌药物。抗菌药物用于细菌、衣原体、支原体、立克次体、螺旋体以及真菌等所致的感染性疾病，非上述感染原则上不用抗菌药物。

（2）力争在使用抗菌药物治疗前，正确采集标本，及时送病原学检查及药敏试验，以期获得用药的科学依据。未获结果前或病情不允许耽误的情况下，可根据临床诊断针对最可能的病原菌，进行经验治疗。一旦获得感染病原培养结果，则应根据该病原菌的固有耐药性与获得性耐药特点以及药敏试验结果、临床用药效果等调整用药方案，进行目标治疗。

（3）感染性疾病的经验治疗直接关系到患者的治疗效果与预后，因此十分重要，需认真对待。在经验治疗前应尽快判断感染性质，对轻型的社区获得性感染，或初治患者可选用一般抗菌药物。对医院感染或严重感染、难治性感染应根据临床表现及感染部位，推断可能的病原菌及其耐药状况，选用覆盖面广、抗菌活性强及安全性好的杀菌剂，可以联合用药。对导致脏器功能不全、危及生命的感染所应用的抗菌药物应覆盖可能的致病菌。

（4）培养与药敏试验结果必须结合临床表现评价其意义：根据临床用药效果，尽快确定致病菌及其耐药状况，以便有针对性地选用作用强的敏感抗菌药。无感染表现的阳性培养结果一般无临床意义，应排除污染菌、正常菌群和寄殖菌的可能。

（5）临床医生在使用抗菌药物时，应严格掌握抗菌药物的适应证、毒副反应和给药剂量、用法，制订个体化的给药方案。限制无指征的抗菌药物使用，非感染性疾病和病毒性感染者原则上不得使用抗菌药物。选用药物应以同疗效药物中的窄谱、价廉的药物为先。力求选用对病原菌作用强，在感染部位浓度高的品种，此外要综合考虑以下因素。

1）患者的疾病状况：疾病、病情严重程度、机体生理、病理、免疫功能状态等。

2）药物的有效性：包括抗菌药物的抗菌谱，抗菌活性、药代动力学特点（吸收、分布、代谢与排泄，如半衰期、血药浓度、组织浓度、细胞内浓度等），药效学特点及不良反应等。

3）本地区、医疗机构、病区细菌耐药状况：选用病原菌敏感的抗菌药物。

4）给药途径：应根据感染的严重程度及药代动力学特点决定给药途径，轻症感染尽量选用生物利用度高的口服制剂。

5）有多种药物可供选用时，应以窄谱、不良反应少、价廉者优先。

6）其他：药物的相互作用、供应等。

（6）抗菌药物的更换：一般感染患者用药72h（重症感染48h）后，可根据临床反应或临床微生物检查结果，决定是否需要更换所用抗菌药物。

（7）疗程：一般感染待症状、体征及实验室检查明显好转或恢复正常后再继续用药2～3d，特殊感染按特定疗程执行。

（8）抗菌药物治疗的同时不可忽视必要的综合治疗，不过分依赖抗菌药物。有局部病灶者需同时进行局部引流等治疗。

（9）尽量避免皮肤黏膜局部用药，以防对临床常用药物耐药的菌株产生。若局部感染较轻，或感染较重但全身用药在局部感染灶难以达到有效浓度时，可考虑局部选用如下外用制剂：呋喃西林、新霉素、杆菌肽、磺胺嘧啶银、莫匹罗星、磺胺醋酰钠等。不允许擅自将全身用制剂在局部使用，包括抗菌药物的呼吸道吸入给药。

（10）加强对抗菌药物使用中不良反应的监测，及时发现不良反应并妥善处置，认真执行药品不良反应报告制度。疗程中对已知或发生率高的不良反应进行临床监测，并采取必要的防治措施。必须使用某些不良反应明显的抗菌药物时，尤其是老年、婴幼儿及肾功能减退等患者，应进行治疗药物浓度监测，提高用药的安全性和疗效。对较长时间使用抗菌药物的患者，要严密监测菌群失调、二重感染，特别是深部真菌感染。

（11）对病情复杂的难治性感染病例，应组织有关专业人员进行会诊，制订给药方案，提高治疗效果。制订抗菌药物治疗方案时应注重药物的成本一效果比。

（何　峰）

第二节　医院对临床抗菌药物使用的管理

（1）各医疗机构应将临床抗菌药物应用的管理纳入医院医疗质量管理和综合目标考核中，要有具体的管理办法并有保证实施的监督措施。

（2）各级医疗机构应在医疗质量管理委员会内成立"合理使用抗菌药物专家咨询小组"，由主管业务院长、医院感染管理科、医务科、临床抗感染专家、临床微生物医师及临床药师组成。该小组的职责和任务为：

1）根据医院内抗菌药物管理的目标、任务和要求，制订具体工作计划并组织实施与监督。

2）根据医院等级及本院院内感染病原微生物药敏谱等情况，以本指导方案为基础制订本院抗菌药物使用管理实施细则。

3）会同药师和临床微生物医师定期下病房检查，调查和分析全院抗菌药物使用的合理性，督促临床人员严格执行抗感染药物应用的管理制度和应用原则，对存在问题及时提出改进措施。

4）定期统计分析全院及各科室的抗菌药物使用率、用量等，随时掌握任何异常使用情况。

5）对于三级以上医院要会同医院感染管理科和微生物科（室）定期公布全院及某些重点科室（如ICU、血液科、呼吸科等）的常见病原菌分部及耐药情况，提出临床经验用药方案。

6）定期组织医务人员进行临床微生物学、抗菌药物合理使用、抗菌药物滥用与医院感染的相关性等知识的宣教，提高全院抗菌药物合理使用水平。

7）组织评价各类抗菌药物的不良反应，淘汰疗效较差和不良反应严重的抗菌药物。

（3）实行抗菌药物分级使用，并有计划地对同代药物轮换使用。

（4）对广谱抗菌药物及（去甲）万古霉素等的使用应实施严格审批制度，对某些价格昂贵、毒性大或较易导致严重耐药性的品种，须高级职称医生或科室主任开具医嘱。万古霉素应用指征：①多重耐药菌 MRSA、MRCNS、肠球菌等革兰阳性球菌感染；②其他药物治疗无效的耐药革兰阳性球菌感染；③分泌物涂片葡萄球菌阳性的重症感染的初始用药；④口服给药用于甲硝唑治疗失败的或严重的艰难梭菌感染（伪膜性肠炎）；⑤可能有高耐药性的 MRSA、MRCNS 感染的外科移植及人工植入物手术的预防性使用。

（5）预防用药仅适用于外科围手术期及符合预防用药指征的非手术患者。如不属于外科围手术期用药，主管医生应填写"外科非围术期抗菌药物使用申请表"，由主任医生或科主任审批后使用，特殊情况时须报请医院"合理使用抗菌药物专家咨询小组"审批后方可使用。审批表留作病历档案，"合理使用抗菌药物专家咨询小组"须定期抽查复核。

（6）门诊处方抗菌药以单用为主，原则上不超过 3d 量，最多不超过 7d（抗结核药物除外）。严格控制多药联用，对多药联用应制订相应的管理措施。

（7）对使用、更改、停用抗菌药物均要求在病历上有详细的分析记录，并纳入病历质量考核。

（8）二级医院以上医疗机构必须建立相应的微生物培养、鉴定与药敏试验系统。细菌的分离、鉴定及药敏试验按卫生部临检要求进行质量控制。三级医院应开展重要耐药菌如耐甲氧西林葡萄球菌（MRS）、耐万古霉素金黄色葡萄球菌（VISA 及 VRSA）。耐万古霉素肠球菌（VRE）的监测。有条件时应开展革兰阴性杆菌超广谱 β - 内酰胺酶（ESBLs）等检测。

（9）提倡使用或更改抗菌药物前采集标本作病原学检查，力求做到有样必采，住院患者有样可采送检率力争达到 60% 以上。对有样不采者应制订相应处罚措施。

（10）医院药房应建立各类抗菌药物的出入及消耗登记制度，对某些价格昂贵和不良反应较大的抗菌药物实行限制性应用，发现有明显药商违规行为的品种，上报"合理使用抗菌药物专家咨询小组"进行查处，必要时予以停用。

（11）医院应实行奖罚制度，与科室、个人挂钩，奖惩分明。医务科、感染管理科、药剂科等参与考核管理。住院患者抗菌药物使用率控制在 60% 以下，门诊按处方比例控制在 20% 以下，急诊按处方比例不超过 40%。

（何　峰）

第三节　抗菌药物的临床应用分级管理原则

一、抗菌药物分级原则

根据安全性、疗效、细菌耐药性、价格等因素，将抗菌药物分成三级。

1. 一线药物（非限制使用）　长期临床应用证明安全性、有效性确切；对细菌耐药性低；药价较低。

2. 二线药物（限制使用）　与非限制使用抗菌药比，安全性较差、不良反应较多、较重；疗效不如非限制使用类抗菌药确切；相对较易耐药。

3. 三线药物（特殊使用）　需倍加保护品种；不良反应明显、严重品种；新上市品种，不优于现用品种；安全性或疗效资料较少；价格昂贵。

二、抗菌药物分级使用管理

（1）根据患者病情需要，按临床治疗用药方案需要二线药物治疗时，有药敏结果证实；若无，应由高级职称医师签名，无高级职称医师的科室须由科室主任签名或有感染专科医生会诊记录。

（2）根据患者病情需要，按临床治疗用药方案需要三线药物治疗时，应由具有高级职称的科主任签名或有感染专科医生会诊记录，或有全院疑难病例讨论意见，或报"合理使用抗菌药物专家咨询小组"批准。

（3）下列情况可直接使用一线以上药物进行治疗，但若培养及药敏证实第一线药物有效时应尽可能改为第一线药物。

1）感染病情严重者如：①败血症、脓毒血症（Sepsis）等血行感染或有休克、呼吸衰竭、DIC 等并发症；②中枢神经系统感染；③脏器穿孔引起的急性腹膜炎、急性盆腔炎等；④感染性心内膜炎、化脓性心包炎等；⑤严重的肺炎、骨关节感染、肝胆系统感染、蜂窝组织炎等；⑥重度烧伤、严重复合伤、多发伤及并发重症感染者；⑦有混合感染可能的患者。

2）免疫功能低下患者发生感染时，包括：①接受免疫抑制剂治疗；②接受抗肿瘤化学疗法；③接受大剂量肾上腺皮质激素治疗者；④血 WBC $< 1 \times 10^9$/L（白细胞计数）或中性粒细胞 $< 0.5 \times 10^9$/L；⑤脾切除后不明原因的发热者；⑥艾滋病；⑦先天性免疫功能缺陷者；⑧老年患者。

3）病原菌只对二线或三线抗菌药物敏感的感染。

（何　峰）

第四节　抗菌药物预防性使用原则

抗菌药物的预防性应用，包括内科系统非手术预防用药和外科围手术期预防应用抗菌药物，需充分考虑感染发生的可能性、预防用药的效果、耐药菌的产生、二重感染的发生、药物不良反应、药物价格，以及患者的易感性等多种因素，再决定是否应用。要规范用药品种与给药方案，不应随意选用广谱抗菌药或某些新品种以及耐药后果严重的药物作为预防用药。

一、非手术感染的预防用药

（1）是指尚未感染的非手术患者预防使用抗菌药物；应有相当或一定效果，如果不用药发生感染后果严重者。

（2）抗菌药物不能长期预防一切可能发生的感染，只能在特定的应激状态或针对某些专门的病原菌进行短期有效的预防。

（3）已明确为病毒感染者不应预防性使用抗菌药物。

（4）通常针对一种或两种可能细菌的感染进行预防用药，不能盲目地选用广谱抗菌药，或多种药物联用预防多种细菌多部位感染。

（5）一旦疑有感染存在，应送有关标本作病原学检查，并应尽快开始经验性治疗，病原学诊断明确后则应根据该病原菌的耐药特点和药敏试验结果调整用药方案，进行目标治疗。

二、外科围术期预防应用抗菌药物

（一）适应证

应用抗菌药物预防外科防手术部位感染（SSI）作用是肯定的，但并非所有手术都需要。一般的 I 类即清洁切口，应注意严格的无菌技术及细致的手术操作，大多无须使用抗生素。

预防应用抗菌药物的具体适应证有：

（1）Ⅱ类（清洁－污染）切口及部分Ⅲ类（污染）切口手术，主要是进入消化道（从口咽部开始）、呼吸道、女性生殖道等的手术。

（2）使用人工材料或人工装置的手术，如心脏人工瓣膜置换术、人工血管移植术、人工关节置换术等。

（3）清洁大手术，手术时间长、创伤较大，或一旦发生感染后果严重者，如开颅手术、心脏和大血管手术、门体静脉分流术或断流术、脾切除术等。

（4）患者有感染高危因素，如高龄、糖尿病、免疫功能低下、营养不良等。

此外，经检测认定在病区内某种病原菌所致 SSI 发病率异常增高时，除追究原因外应针对性预防用药。已有严重污染的多数Ⅲ类（污染）切口及Ⅳ类（污秽－感染）切口手术（如开放创伤、消化道穿孔等），应在手术前即开始治疗性应用抗菌药物，术中及术后继续应用，不列为预防性应用。

（二）围术期预防用药方法

围手术期用药必须根据各类手术术中污染程度、手术创伤程度、最易引起手术部位感染（SSI）的病原菌、手术持续时间等因素，合理使用抗菌药物。

（1）给药方法：术前半小时（通常在麻醉诱导期）使用抗菌药物 1 次，静脉推注或快速滴注（20～30min 滴完），以保证在发生污染前血清和组织中的抗生素达到有效药物浓度（＞MIC_{90}），如手术超过4h，术中追加 1 次（长半衰期抗生素头孢曲松不需追加剂量）。术后可不再使用或仅使用 24～72h，原则上最多不超过 72h，延长用药并不能进一步降低 SSI 发生率。

（2）预防用抗生素的选择：根据各种手术发生 SSI 的常见病原菌、手术切口类别、患者有无易感因素等综合考虑。原则上应选择相对广谱、杀菌、价廉、安全性高的药物，尽可能避免多药联合使用。通常选择头孢菌素，以第一、第二代头孢菌素为主，个别情况下可选用头孢曲松等第三代头孢菌素，避免选用超广谱抗菌药物及喹诺酮类药物。

（三）围术期抗菌药物预防性应用的注意事项

（1）必须重视无菌技术，不能期望以预防使用抗菌药物替代严格的无菌操作。应加强手术室建设与管理，尤其是无菌概念。

（2）预防用药目：主要明确，选用要合理；预防术后切口感染，应针对金葡菌选药；术后部位或全身感染，应依据具体手术而定，结肠、直肠术首选大肠埃希菌和脆弱拟杆菌有效抗菌药。术前肠道准备应选择口服吸收少、肠道内药物浓度高、受肠内容物影响小、对致病菌及易移位的革兰阳性菌、革兰阴性菌、真菌等有较强杀菌作用，同时对肠道微生态影响较小的药物，如新霉素、红霉素和制霉菌素等。

有高危因素洁净切口应给予预防用药；使用时间一般不超过 24h，少数 48h。

（苏宏正）

第五节　感染性疾病经验治疗选药方案和联合应用

一、经验治疗选药原则

（1）临床医生须熟悉和掌握常用抗菌药物的抗菌谱、抗菌活性、药物动力学特性、不良反应等，了解本地区、本单位重要病原菌对抗菌药物的耐药水平，进行个性化给药。

（2）经验治疗不能忽视病原学诊断：在开始抗菌药物治疗前应力争采集标本送病原学检查，以提高检出率，为经验用药提供科学依据。一旦获得病原学检查结果，应及时有针对性地调整用药方案。

（3）确定感染性质：轻型的社区获得性感染或初治患者可选用一般抗菌药物，而医院耐药菌株或严重感染、难治性感染，应评价感染病原菌的耐药性及其治疗效果，选用针对性强、抗菌活性高的抗菌药物。有局部病灶者需做局部引流或病灶清除。

在临床有抗感染治疗的适应证时，尽可能根据病原检查与药敏试验的结果选择抗生素，对于具体病例而言，还应结合其病情轻重、病变部位、个体差异及用药安全性作相应调整。另外，在一些有非感染性基础疾病的患者使用抗生素时，还应根据可能出现的与非抗生素间的药物相互作用进行相关药物用法或用量上的调整。

二、抗菌药物的联合用药原则

（1）严格掌握联合用药的原则和指征，以期达到提高疗效、减少患者不良反应、减少细菌耐药性产生。

（2）联合应用一般为两种或两种以上的抗菌药物联合应用，特殊情况下要加抗真菌药。常采用繁殖期杀菌剂（β-内酰胺类、磷霉素、万古霉素等）与静止期杀菌剂（氨基糖苷类等）联合或β内酰胺类与β-内酰胺酶抑制剂联合，以获协同抗菌作用。联合用药适用于下列情况：

1）病原体不明的严重感染。

2）单一药物不能有效控制的混合感染。

3）单一药物不能有效控制的严重感染。

4）单一药物不能有效控制的耐药菌株感染，特别是医院感染。

5）联合用药的协同作用可使单一抗菌药物剂量减小，因而减少不良反应。

6）需长期用药并防止细菌产生耐药性，如结核病，强化期治疗时应采用四联、三联，巩固期以二联为宜。

（苏宏正）

第六节　特殊情况下抗菌药物使用注意事项

一、肾功能不全患者选择抗菌药物时的注意事项

肾功能不全患者选择抗菌药物时除考虑抗感染治疗的一般原则外，还应考虑抗菌药物对肾脏毒性的大小、患者肾功能损害程度、肾功能减退对抗菌药物药代动力学的影响、血液透析及腹膜透析对药物清除的影响等。

（一）基本原则

许多抗菌药物在人体内主要经肾排出，而某些抗菌药物具有肾毒性，肾功能减退的感染患者应用抗菌药物的原则如下：

（1）尽量避免使用肾毒性抗菌药物，确有应用指征时，必须调整给药方案。

（2）根据感染的严重程度、病原菌种类及药敏试验结果等，选用无肾毒性或肾毒性低的抗菌药物。

（3）根据患者肾功能减退程度以及抗菌药物在人体内排出途径，调整给药剂量及方法。

（二）抗菌药物的选用及给药方案调整

根据抗菌药物体内过程特点及其肾毒性，肾功能减退时抗菌药物的选用有以下几种情况（参见表4-1）。

（1）主要由肝胆系统排泄或由肝脏代谢，或经肾脏和肝胆系统同时排出的抗菌药物用于肾功能减退者，维持原治疗量或剂量略减。

（2）主要经肾排泄，药物本身并无肾毒性，或仅有轻度肾毒性的抗菌药物，肾功能减退者可应用，但剂量需适当调整。

（3）肾毒性抗菌药物避免用于肾功能减退者，如确有指征使用该类药物时，需进行血药浓度监测，据以调整给药方案，达到个体化给药；也可按照肾功能减退程度（以内生肌酐清除率为准）减量给药，疗程中需严密监测患者肾功能。肾功能不全患者抗菌药物品种选择见表4-1。

表4-1　肾功能减退患者抗菌药物应用

可使用正常剂量或剂量略减者	青霉素G、氨苄西林、阿莫西林、哌拉西林、美洛西林、苯唑西林、头孢哌酮、头孢噻肟、头孢曲松、氯霉素、大环内酯类、克林霉素、多西环素、异烟肼、利福平、乙胺丁醇、甲硝唑、环丙沙星
可选用，剂量需中等程度减少或适当减少剂量者	氨苄西林、阿洛西林、头孢氨苄、头孢唑啉、头孢拉定、头孢西丁；头孢呋辛、头孢他啶、头孢唑肟、氨曲南、头孢吡肟、阿莫西林/克拉维酸、头孢哌酮/舒巴坦钠、哌拉西林/他唑巴坦、拉氧头孢、亚胺培南、美罗培南、林可霉素、SMZco、氧氟沙星、左氧氟沙星、加替沙星、两性霉素B脂质体、氟康唑、拉米夫定、替考拉宁
避免使用或慎用，必须严格调整剂量者（有条件可做TDM）	氨基糖苷类、（去甲）万古霉素、氟胞嘧啶、两性霉素B、更昔洛韦、泛昔洛韦、AZT
不宜选用者	四环素、呋喃类、米诺环素

二、肝功能不全患者选用抗菌药物时的注意事项

肝功能不全患者选用抗菌药物时除应考虑抗感染治疗的一般原则外，还应考虑肝功能不全患者使用此类抗菌药物发生毒性反应的可能性、肝功能减退对该类药物药代动力学的影响等。但目前还难以根据肝功能试验的结果对抗菌药物的给药剂量与方案做出较为准确的调整。肝功能不全患者抗菌药物品种选择见表4-2。

1. 基本原则　肝功能减退时抗菌药物的选用及剂量调整需要考虑肝功能减退对该类药物体内过程

的影响程度，以及肝功能减退时该类药物及其代谢物发生毒性反应的可能性。由于药物在肝脏代谢过程复杂，不少药物的体内代谢过程尚未完全阐明，根据现有资料，肝功能减退时抗菌药物的应用有以下几种情况。

（1）主要由肝脏清除的药物，肝功能减退时清除明显减少，但并无明显毒性反应发生，肝病时仍可正常应用，但需谨慎，必要时减量给药，治疗过程中需严密监测肝功能。红霉素等大环内酯类（不包括酯化物）、林可霉素、克林霉素属此类。

（2）药物主要经肝脏或有相当量经肝脏清除或代谢，肝功能减退时清除减少，并可导致毒性反应的发生，肝功能减退患者应避免使用此类药物，氯霉素、利福平、红霉素酯化物等属此类。

（3）药物经肝、肾两途径清除，肝功能减退者药物清除减少，血药浓度升高，同时有肾功能减退的患者血药浓度升高尤为明显，但药物本身的毒性不大。严重肝病患者，尤其肝、肾功能同时减退的患者在使用此类药物时需减量应用。经肾、肝两途径排出的青霉素类、头孢菌素类均属此种情况。

（4）药物主要由肾排泄，肝功能减退者不需调整剂量。氨基糖苷类抗生素属此类。

2. 抗菌药物选用　表4-2。

表4-2　肝功能不全患者抗菌药物应用

可使用正常剂量的抗菌药	青霉素G、头孢唑啉、头孢他啶、氨基糖苷类、环丙沙星、万古霉素、（去甲）万古霉素、亚胺培南、美洛培南
慎用或需减量使用的抗菌药	苯唑西林、哌拉西林、美洛西林、阿洛西林、头孢噻肟、头孢哌酮、头孢曲松、林可霉素、克林霉素、大环内酯类（除酯化物）、氧氟沙星、培氟沙星、氟罗沙星、氟胞嘧啶、氨曲南、诺氟沙星、左氧氟沙星、加替沙星、氟康唑、伊曲康唑、甲硝唑、替卡西林/克拉维酸、异烟肼、磺胺药
避免选用的抗菌药	氨苄西林酯化物、大环内酯类酯化物、利福平、氯霉素、酮康唑、咪康唑、两性霉素B、四环素类

三、新生儿患者选用抗菌药物时的注意事项

新生儿患者选用抗菌药物时除应考虑抗感染治疗的一般原则外，还应考虑新生儿迅速变化的病理生理状态，新生儿抗菌药物药代动力学特点。新生儿不宜肌内注射。新生儿患者应避免使用或慎用的抗菌药物见表4-3。

表4-3　新生儿避免使用或慎用药物

抗菌药物	药物相关不良反应	发生机制
氯霉素	灰婴综合征	肝酶不足和肾功能发育不全，影响氯霉素的降解与排泄，使游离氯霉素浓度增高
磺胺药	脑性核黄疸	磺胺替代胆红素与蛋白的结合位置
氟喹诺酮类	软骨损害	不明
四环素类	齿及骨骼发育不良、牙齿黄染	药物与钙络合沉积在牙齿和骨骼中
氨基糖苷类	耳、肾毒性	肾清除能力差，药物浓度个体差异大，易致血药浓度升高；内耳淋巴液中药物浓度高
（去甲）万古霉素	耳、肾毒性	同氨基糖苷类
磺胺与呋喃类	溶血性黄疸	新生儿红细胞中缺乏葡萄糖-6-磷酸脱氢酶

新生儿期一些重要器官尚未完全发育成熟，使用抗菌药物时需注意以下事项：

（1）新生儿期肝、肾均未发育成熟，肝酶的分泌不足或缺乏，肾清除功能较差，因此新生儿感染时应避免应用毒性大的抗菌药物，包括主要经肾排泄的氨基糖苷类、万古霉素、去甲万古霉素等，以及主要经肝代谢的氯霉素。确有应用指征时，必须进行血药浓度监测，据此调整给药方案，个体化给药，以确保治疗安全有效。不能进行血药浓度监测者，不可选用上述药物。

（2）新生儿期避免应用或禁用可能发生严重不良反应的抗菌药物。可影响新生儿生长发育的四环素类、喹诺酮类禁用，可导致脑性核黄疸及溶血性贫血的磺胺类药和呋喃类药避免应用。

（3）新生儿期由于肾功能尚不完善，主要经肾排出的青霉素类、头孢菌素类等β-内酰胺类药物需减量应用，以防止药物在体内蓄积导致严重中枢神经系统毒性反应的发生。

（4）新生儿的体重和组织器官日益成熟，抗菌药物在新生儿的药代动力学亦随日龄增长而变化，因此使用抗菌药物时应按日龄调整给药方案。

四、小儿患者抗菌药物的应用

小儿患者在应用下列抗菌药物时应注意：

1. 氨基糖苷类抗生素　该类药物有明显耳、肾毒性，小儿患者应尽量避免应用。临床有明确应用指征且又无其他毒性低的抗菌药物可供选用时，方可选用该类药物，并在治疗过程中严密观察不良反应。有条件者应进行血药浓度监测，个体化给药。

2. 万古霉素和去甲万古霉素　该类药也有一定肾、耳毒性，小儿患者仅在有明确指征时方可选用。在治疗过程中应严密观察不良反应，进行血药浓度监测，个体化给药。

3. 四环素类抗生素　可导致牙齿黄染及牙釉质发育不良，不可用于8岁以下小儿。

4. 喹诺酮类抗菌药　对骨骼发育可能产生不良影响，该类药物避免用于18岁以下未成年人。

五、妊娠期使用抗菌药物的注意事项

妊娠期选择抗菌药物时除应考虑抗感染治疗的一般原则外，还应考虑药物对胎儿的影响、妊娠期妇女药代动力学变化等因素。妊娠期使用抗菌药物应注意：避免不必要的用药，选择其风险/效果之比最小的药物。在必须用药时，要告知患者对继续妊娠可能引起的风险。

（1）胎儿有致畸或明显毒性作用者，如四环素类、喹诺酮类等，妊娠期避免应用。

（2）对母体和胎儿均有毒性作用者，如氨基糖苷类、万古霉素、去甲万古霉素等，妊娠期避免应用；确有应用指征时，须在血药浓度监测下使用，以保证用药安全有效。

（3）药物毒性低，对胎儿及母体均无明显影响，也无致畸作用者，确有使用抗菌药指征时，妊娠期可选用。可选用药物有：青霉素类、头孢菌素类等、β-内酰胺类和磷霉素等。

常用抗菌药物对妊娠的影响分类见表4-4。妊娠期抗菌药物选用见表4-5。

表4-4　常用抗菌药物对妊娠影响的分类

A 类	B 类	C 类	D 类	X 类
	青霉素类、头孢菌素类、两性霉素B、阿奇霉素、克林霉素、克霉唑、红霉素、美罗培南、甲硝唑、呋喃妥因（分娩时禁用）、制霉菌素、乙胺丁醇、磷霉素、特比萘芬	氯霉素、环丙沙星、克拉霉素、氨苯砜、醋氨苯酚、呋喃妥因、灰黄霉素、亚胺培南、氟康唑、伊曲康唑、酮康唑、咪康唑、甲氧苄啶、（去甲）万古霉素、氟胞嘧啶、磺胺、利福平、异烟肼、吡嗪酰胺、金刚烷胺、更昔洛韦、干扰素、拉米夫定、阿昔洛韦、喹诺酮类、乙硫乙酰胺、膦甲酸钠、利福喷汀	氨基糖苷类、四环素类	奎宁、利巴韦林

附：美国FDA划分的药物对妊娠的影响（按其危险性分为5类）

A类：孕妇的对照试验未发现对妊娠头3个月的胎儿有危害，也没有发现对妊娠其他阶段的胎儿有不良影响，估计药物对胎儿的危险性极小。

B类：动物试验未发现药物对胎儿产生危害，但目前尚无孕妇对照试验来证实药物对胎儿的安全性，但或者在动物试验中发现药物对胎儿会产生危害（降低母体生育能力除外），但在孕妇的对照试验中未发现药物对胎儿产生危害，包括妊娠头3个月和以后的妊娠阶段。

C类：动物研究发现对胎儿有不良作用（致畸、杀胚或其他作用），但未在孕妇中做对照研究；或者孕妇或动物试验的结果不可靠。本类药物只能在其可能带来的益处胜过对胎儿的危险时才能使用。

D 类：有明确证据表明对人类胎儿有危害，但尽管如此，若用药对孕妇的益处大于损害仍然可以使用，例如存在危及生命的或严重的疾病时，没有更安全的药物可供使用，或虽有安全药物但使用无效。

X 类：动物或人类的研究均发现药物导致的胎儿异常，或根据人类和动物用药经验，有危及胎儿的证据，孕妇使用此类药物的风险明显大于可能获得的任何效益。故妊娠或可能受孕的妇女禁用此类药物。

表 4-5　妊娠期抗菌药物选用参考

妊娠早期避免应用	妊娠后期避免应用	妊娠全过程避免应用	权衡利弊后谨慎应用	妊娠全过程可予应用
TMP 甲硝唑 乙胺嘧啶 利福平 金刚烷胺	磺胺药 氯霉素	四环素类、红霉素酯化物、氨基糖苷类、喹诺酮类、异烟肼、磺胺药 + TMP、碘苷、阿糖腺苷	氨基糖苷类、异烟肼、氟胞嘧啶、氟康唑、（去甲）万古霉素	青霉素类、头孢菌素类、其他 β-内酰胺类、磷霉素、林可霉素类、大环内酯类（除酯化物）

六、哺乳期妇女抗菌药物的使用

哺乳期患者接受抗菌药物后，药物可自乳汁分泌，通常母乳中药物含量不高，不超过哺乳期患者每日用药量的 1%；少数药物乳汁中分泌量较高，如氟喹诺酮类、四环素类、大环内酯类、氯霉素、磺胺甲噁唑、甲氧苄啶、甲硝唑等。青霉素类、头孢菌素类等 β-内酰胺类和氨基糖苷类等在乳汁中含量低。然而无论乳汁中药物浓度如何，均存在对乳儿潜在的影响，并可能出现不良反应，如氨基糖苷类抗生素可导致乳儿听力减退，氯霉素可致乳儿骨髓抑制，磺胺甲噁唑等可致核黄疸、溶血性贫血，四环素类可致乳齿黄染，青霉素类可致过敏反应等。因此治疗哺乳期患者时应避免选用氨基糖苷类、喹诺酮类、四环素类、氯霉素、磺胺药等。哺乳期患者应用任何抗菌药物时，均宜暂停哺乳。因此，必须使用抗菌药物时，须使用最安全的药物，并调整用药与哺乳时间，如哺乳结束后立即用药，或在婴儿较长睡眠前用药，可使婴儿可能接触药物的量降至最低。

七、老年人使用抗菌药物时的注意事项

老年人的生理病理状态与青壮年人不同，如组织器官萎缩、生理功能减退、重要脏器功能储备降低、往往患有多种原发疾病等，自身生理调节能力下降，对疾病及药物的耐受能力降低。老年人易患感染性疾病，尤其是严重的细菌性感染，且临床表现往往不典型，病情变化较快，并发症较多，易引起多器官功能衰竭，药物疗效较年轻人差，病死率高。抗菌药物在老年人体内的吸收、分布、代谢和排泄等药代动力学过程均可发生变化，其中以药物排泄过程的影响最大。

由于老年人组织器官呈生理性退行性变，免疫功能减退，在应用抗菌药物时需注意以下事项。

（1）老年人肾功能呈生理性减退，主要经肾排出的抗菌药物按常用量给药时，易导致药物在体内积蓄，血药浓度增高，出现药物不良反应。老年患者尤其是高龄患者接受主要自肾排出的抗菌药物时，应按轻度肾功能减退情况减量给药，可用正常治疗量的 2/3～1/2。青霉素类、头孢菌素类和其他 β-内酰胺类的大多数品种，即属此类情况。

（2）老年患者宜选用毒性低并具杀菌作用的抗菌药物，青霉素类、头孢菌素类等；β-内酰胺类为常用药物；毒性大的氨基糖苷类、万古霉素、去甲万古霉素等药物应尽可能避免应用，有明确应用指征时在严密观察下慎用，同时应进行血药浓度监测，据此调整剂量，使给药方案个体化，以达到用药安全、有效的目的。

（苏宏正）

第七节　抗真菌药

本节主要介绍治疗系统性真菌感染的药物，有多烯类（两性霉素 B 及其衍生物）、三唑类（如氟康唑、伊曲康唑、伏立康唑等）、嘧啶类（如氟胞嘧啶）、棘白菌素类（如卡泊芬净、米卡芬净）等。

（1）多烯类：是临床上应用最早的抗真菌药物，主要是两性霉素 B 及类似物。其机制为通过与敏感真菌细胞膜上的固醇相结合，损伤细胞膜的通透性，导致细胞内重要物质如钾离子、核苷酸和氨基酸等外漏，破坏细胞的正常代谢从而抑制其生长。该类药物的优点为抗真菌谱广、抗菌活性强，缺点为副反应大，包括肾毒性、肝毒性及输液相关毒性等。剂型改造后脂质体包埋的两性霉素 B 通过肝脏摄取，缓慢释放入血液，避免了直接造成器官损害。目前临床上应用的两性霉素 B 脂质复合体（ABLC，abelcet）、两性霉素 B 胆固醇复合体（ABCD，amphotec，amphocil）和两性霉素 B 脂质体（AmBi2some，L2AmB）。因分子大小、包埋颗粒等的不同，药物的药代动力学与生物活性有所不同。其中 L2AmB 的直径小，药代动力学参数好，肝肾毒性小。

（2）吡咯类：包括咪唑类和三唑类。本类药物作用机制为影响麦角甾醇合成，使真菌细胞膜合成受阻，影响真菌细胞膜的稳定性，导致真菌细胞破裂而死亡。其抗菌谱和抗菌活性差异较大，部分有抗曲霉菌活性。咪唑类包括酮康唑、克霉唑、咪康唑和益康唑等，因毒性较大，目前多为浅表真菌感染或皮肤黏膜念珠菌感染的局部用药。三唑类包括氟康唑、伊曲康唑和伏立康唑，均可用于治疗深部真菌感染。该类药物对肝肾功能有一定影响，部分患者可能会有视觉改变，表现为视敏度、视力范围或色觉异常。另外，该类药物通过肝脏 P450 酶系统代谢，可能影响其他药物（如抗排异药物）的代谢，用于移植患者时应注意监测抗排异药物的血药浓度。另一方面，其血药浓度也容易受到其他药物的影响。

（3）5 - 氟胞嘧啶（5 - FC）：是目前临床比较常用的作用于核酸合成的抗真菌药物。其作用机制涉及干扰嘧啶的代谢、RNA 和 DNA 的合成以及蛋白质的合成等。临床上很少单独使用 5 - FC，多与氟康唑和两性霉素 B 等合并使用。真菌对 5 - FC 的天然耐药多是由于胞嘧啶脱氨酶或鸟苷磷酸核糖基转移酶的缺失引起。对 5 - FC 耐药株曲霉菌属最常见，其次为新型隐球菌和念珠菌。

（4）棘白菌素类：是较新的一类抗真菌药，系 1，3 - β - D - 葡聚糖合成酶的非竞争性抑制剂。通过抑制 1，3 - β - D - 葡聚糖的合成，从而破坏真菌细胞壁的完整性，导致真菌细胞壁的通透性改变、渗透压消失，最终使真菌细胞溶解。这种独特的干扰真菌细胞壁合成的作用机制，决定了该类药物对很多耐唑类药物的真菌具有良好的抗菌活性，对高等生物无影响，而且具有低毒高效的临床效果。另外，该类药物与唑类无交叉耐药，并同其他抗真菌药有协同作用和增效作用。

对抗真菌药物进行比较，就抗菌谱而言，两性霉素 B 及其脂质体的抗菌谱最广。氟康唑对近平滑念珠菌、光滑念珠菌以及克柔念珠菌疗效差，对曲霉和接合菌无抗菌活性。伊曲康唑和伏立康唑对念珠菌的抗菌活性优于氟康唑，对氟康唑耐药的念珠菌也有较强的抗菌活性，二者均有抗曲霉活性，但对接合菌感染均无效。而卡泊芬净对隐球菌、镰刀霉菌等疗效较差外，对其他临床常见真菌均有较好的抗菌作用。就安全性而言，卡泊芬净、伏立康唑、伊曲康唑与两性霉素 B 比较，毒性降低，尤以卡泊芬净最为明显。从药物之间的相互作用看，两性霉素 B 和卡泊芬净的代谢与细胞色素 P450 酶无关，对其他药物的代谢影响不大。而唑类药物则相反，对其他药物的代谢有影响。就耐药性来说，多烯类药物和棘白菌素 B 衍生物产生耐药菌较少见，而真菌对唑类药物的耐药，特别是对氟康唑的耐药，最常出现于HIV 患者口腔黏膜白色念珠菌感染长时间使用氟康唑的治疗后。近年来由于氟康唑的选择性压力，其他种类的念珠菌如光滑念珠菌和克柔念珠菌及新型隐球菌也出现耐药菌株。

一、两性霉素 B（Amphotericin B）

系由链霉菌 Streptomyces nodosus 的培养液中提炼制得，国内由 Streptomyces lushanensis sp，产生，是一种多烯类抗真菌抗生素。

1. 其他名称　二性霉素，FUNGIZONE。

2. ATC 编码　J02AA01。

3. 性状　为黄色或橙黄色粉末，无臭或几乎无臭，无味；有引湿性，在日光下易破坏失效。在二甲亚砜中溶解，在二甲基甲酰胺中微溶，在甲醇中极微溶解，在水、无水乙醇、氯仿或乙醚中不溶。其注射剂添加有一定量的脱氧胆酸钠（起增溶作用），可溶于水形成胶体溶液，但遇无机盐溶液则析出沉淀。

4. 药理学　为抗深部真菌感染药。本品与真菌细胞膜上的甾醇结合，损伤膜的通透性，导致真菌细胞内钾离子、核苷酸、氨基酸等外漏，破坏正常代谢而起抑菌作用。

5. 适应证　用于隐球菌、球孢子菌、荚膜组织胞质菌、芽生菌、孢子丝菌、念珠菌、毛霉、曲菌等引起的内脏或全身感染。

6. 用法和用量　临用前，加灭菌注射用水适量使溶解（不可用氯化钠注射液溶解与稀释），再加入 5% 葡萄糖注射液（pH ＞ 4.2）中，浓度每 1mL 不超过 1mg。

（1）注射用两性霉素 B 静脉滴注：开始用小剂量 1～2mg，逐日递增到 1 日 1mg/kg。每日给药 1 次，滴注速度通常为 1～15mL/min。疗程总量：白色念珠菌感染约 1g，隐球菌脑膜炎约 3g。

（2）两性霉素 B 脂质复合体（AMLC）：成人及小儿推荐剂量为一日 5mg/kg，静脉滴注液浓度为 1mg/mL。小儿和心血管疾病患者可为 2mg/mL，每日 1 次，滴注速度每小时 2.5mg/kg，时间超过 2h 应再次摇匀。

（3）两性霉素 B 脂质体（AMBL）：系统真菌感染一日 3～5mg/kg；HIV 感染的脑隐球菌脑膜炎，一日 6mg/kg；中性粒细胞减少症发热时的经验治疗，一日 3mg/kg；内脏利什曼原虫病的治疗，免疫功能正常者，第 1～5 日，每日 3mg/kg，于第 14 日和 21 日各再加一剂。免疫功能不正常者第 1～5 日，每日 4mg/kg，第 10、17、21、31 和 38 日各再给一剂。均为静脉滴注，每日滴注 1 次，每次滴注时间约 2h，耐受良好者可缩短为 1 小时，药液需通过输液管内滤膜后方可给予。

（4）两性霉素 B 胆固醇复合体（ABCD）：成人和儿童均为一日 3～4mg/kg，一日 1 次静脉滴注。先用灭菌注射用水溶解，再加 5% 葡萄糖液稀释至 0.6mg/mL，以每小时 1mg/kg 速度滴注。首次给药前先以本品小剂量 5mg/10mL 静脉滴注 15～30min 以上，滴完后观察 30min，如患者适应则可正式给药滴注 2 小时，如表现不耐受，则应延长给药时间，每次 2 小时以上。

（5）鞘内注射：对隐球菌脑膜炎，除静脉滴注外尚需鞘内给药。每次从 0.05～0.1mg 开始，逐渐递增至 0.5～1mg（浓度为 0.1～0.25mg/mL）。溶于注射用水 0.5～1mL 中，按鞘内注射法常规操作，共约 30 次，必要时可酌加地塞米松注射液，以减轻反应。

（6）雾化吸入：适用于肺及支气管感染病例。一日量 5～10mg，溶于注射用水 100～200mL 中，分 4 次用。

（7）局部病灶注射：浓度 1～3mg/mL，3～7d 用 1 次，必要时可加普鲁卡因注射液少量；对真菌性脓胸和关节炎，可局部抽脓后注入药 5～10mg，每周 1～3 次。

（8）局部外用：浓度 2.5～5mg/mL。

（9）腔道用药：栓剂 25mg。

（10）眼部用药：眼药水 0.25%；眼药膏 1%。

（11）口服：对肠道真菌感染，1 日 0.5～2g，分 2～4 次服。

7. 不良反应　毒性较大，可有发热、寒战、头痛、食欲不振、恶心、呕吐等反应，静脉用药可引起血栓性静脉炎，鞘内注射可引起背部及下肢疼痛。对肾脏有损害作用，可致蛋白尿、管型尿，定期检查发现尿素氮 >20mg% 或肌酐 >3mg% 时，应采取措施，停药或降低剂量。尚有白细胞下降、贫血、血压下降或升高、肝损害、复视、周围神经炎、皮疹等反应。使用期间可出现心率加快，甚至心室颤动，多与注入药液浓度过高、速度过快、用量过大，以及患者低血钾有关。

8. 禁忌证　对本药过敏者、严重肝病患者禁用。

9. 注意

（1）肝肾功能不全者慎用。

（2）用药期间应监测肝肾功能、血常规及血钾。

（3）出现低钾血症，应高度重视，及时补钾。

（4）使用期间，应用抗组胺药可减轻某些反应。皮质激素也有减轻反应的作用，但只限在反应较严重时用，勿作常规使用。

（5）静脉滴注如漏出血管外，可引起局部炎症，可用 5% 葡萄糖注射液抽吸冲洗，也可加少量肝素注射液于冲洗液中。

10. 药物相互作用

（1）与氟胞嘧啶合用，两药药效增强，但氟胞嘧啶的毒性增强。

（2）与肾上腺皮质激素合用时，可能加重两性霉素 B 诱发的低钾血症。

（3）与其他肾毒性药物合用，如氨基苷类、抗肿瘤药、万古霉素等，可加重肾毒性。

11. 制剂　注射用两性霉素 B（脱氧胆酸钠复合物）：每支 5mg；25mg；50mg。

12. 贮法　15℃ 以下，严格避光。配成的药液也必须注意避光。

二、伊曲康唑（Itraconazole）

1. 其他名称　依他康唑，斯皮仁诺，美扶。

2. ATC 编码　J02AA01。

3. 药理学　本品是具有三唑环的合成唑类抗真菌药。对深部真菌与浅表真菌都有抗菌作用。三唑环的结构使本品对人细胞色素 P450 的亲和力降低，而对真菌细胞色素 P450 仍保持强亲和力。本品口服吸收良好，饭后服用吸收较好，由于脂溶性强，在体内某些脏器，如肺、肾及上皮组织中浓度较高，但由于蛋白结合率很高，所以很少透过脑膜，在支气管分泌物中浓度也较低。

4. 适应证　主要应用于深部真菌所引起的系统感染，如芽生菌病、组织胞质菌病、类球孢子菌病、着色真菌病、孢子丝菌病、球孢子菌病等。也可用于念珠菌病和曲菌病。

5. 用法和用量　一般为 1 日 100～200mg，顿服，一疗程为 3 个月，个别情况下疗程延长到 6 个月。

短程间歇疗法：1 次 200mg，1 日 2 次，连服 7 日为 1 疗程，停药 21d，开始第 2 疗程，指甲癣服 2 个疗程，趾甲癣服 3 个疗程，治愈率分别为 97% 和 69.4%。

6. 不良反应　本品对肝酶的影响较酮康唑为轻，但仍应警惕发生肝损害，已发现肝衰竭死亡病例。

有恶心及其他胃肠道反应，还可出现低钾血症和水肿。本品有一定的心脏毒性，已发现充血性心力衰竭多例且有死亡者。

7. 禁忌证　对本药过敏者、室性心功能不全者禁用。

8. 注意

（1）肝、肾功能不全者，心脏病患者应慎用。

（2）儿童、妊娠期妇女及哺乳期妇女使用应权衡利弊。

9. 药物相互作用

（1）酶诱导药物如卡马西平、利福平和苯妥英等可明显降低本品的血药浓度，相反酶抑制剂如克拉霉素、红霉素能增加伊曲康唑的血药浓度。而降低胃酸的药物可能会减少伊曲康唑的吸收。

（2）与环孢素、阿司咪唑和特非那丁有相互作用。同服时应减少剂量。

（3）本品可干扰地高辛和华法林正常代谢使消除减慢，同服时应减少剂量。

10. 制剂　片剂：每片100mg；200mg。注射液：25mL：250mL。

11. 贮法　避光、密闭，25℃以下室温保存。

三、氟康唑（Fluconazole）

1. 其他名称　大扶康，三维康，DIFLUCAN。

2. ATC编码　J02AC01。

3. 性状　为白色结晶状粉末，微溶于水或盐水中，溶于乙醇和丙酮，略溶于氯仿和异丙醇，易溶于甲醇，极微溶于甲苯。

4. 药理学　本品为氟代三唑类抗真菌药。本品高度选择抑制真菌的细胞色素P450，使菌细胞损失正常的甾醇，而14α-甲基甾醇则在菌细胞中蓄积，起抑菌作用。对新型隐球菌、白色念珠菌及其他念珠菌、黄曲菌、烟曲菌、皮炎芽生菌、粗球孢子菌、荚膜组织胞质菌等有抗菌作用。

本品口服吸收90%，空腹服药，1~2h血药达峰、$t_{1/2}$约30（20~50）h。志愿者空腹口服400mg，平均峰浓度为6.72μg/mL。剂量在50~400mg，血药浓度和AUC值均与剂量成正比。每日口服本品1次，5~10d血药浓度达坪。第1日倍量服用，则在第2日即接近达坪。V_d约与全身水量接近（40L）。血浆蛋白结合率低（11%~12%）。单剂量或多剂量服药，14d时药物可进入所有体液、组织中，尿液及皮肤中药物浓度为血浆浓度的10倍；水疱皮肤中为2倍；唾液、痰、水疱液、指甲中与血浆浓度接近；脑脊液中浓度低于血浆，为0.5~0.9倍。80%药物以原形自尿排泄，11%以代谢物出现于尿中，肾功能不全者药物清除率明显降低。3h透析可使血药浓度降低50%。

5. 适应证　应用于敏感菌所致的各种真菌感染，如隐球菌性脑膜炎、复发性口咽念珠菌病等。

6. 用法和用量　念珠菌性口咽炎或食管炎：第1日口服200mg，以后每日服100mg，疗程2~3周（症状消失仍需用药），以免复发。

（1）念珠菌系统感染：第1日400mg，以后每日200mg，疗程4周或症状消失后再用2周。

（2）隐球菌性脑膜炎：第1日400mg，以后每日200mg，如患者反应正常也可用每日1次400mg，至脑脊液细菌培养阴性后10~12周。

肾功能不全者减少用量。肌酐清除率>50mL/min者用正常量；肌酐清除率为21~50mL/min者，用1/2量；肌酐清除率为11%~20%者，用1/4量。

注射给药的用量与口服量相同。静脉滴注速度约为200mg/h。可加入到葡萄糖液、生理氯化钠液、乳酸钠林格液中滴注。

7. 不良反应　偶见剥脱性皮炎（常伴随肝功能损害发生）。较常见的不良反应有：恶心（3.7%）、头痛（1.9%）、皮疹（1.8%）、呕吐（1.7%）、腹痛（1.7%）、腹泻（1.5%）及味觉异常。其他不良反应包括头痛、头晕、中性粒细胞减少、血小板减少症和粒细胞缺乏症，肝毒性，包括很少数致死性肝毒性病例，碱性磷酸酶升高，胆红素升高，血清丙氨酸氨基转移酶（SGOT）和血清天门冬氨酸氨基转移酶（SGPT）升高。免疫系统：过敏反应（包括血管神经性水肿、面部水肿、瘙痒）；肝胆系统：肝衰竭、肝炎、肝细胞坏死、黄疸；高胆固醇血症、高三酰甘油血症、低钾血症。

8. 禁忌证　对本药或其他吡咯类药过敏者禁用。

9. 注意

（1）本品对胚胎的危害性尚未肯定，给妊娠期妇女用药前应慎重考虑本品的利弊。哺乳妇慎用。

（2）本品的肝毒性虽较咪唑类抗真菌药为小，但也须慎重，特别对肝脏功能不健全者更应小心。遇有肝功能变化要及时停药或处理。

（3）用药期间应监测肝肾功能。

10. 药物相互作用

（1）与华法林合用可延长凝血因子时间。

（2）本品可抑制口服降糖药的代谢。

（3）使苯妥英的血药浓度升高。

（4）肾移植后使用环孢素者，联用本品可使环孢素血药浓度升高。

（5）利福平可加速本品的消除。

11. 制剂　片剂（胶囊）：每片（粒）50mg；100mg；150mg 或 200mg。注射剂：每瓶200mg/100mL。

12. 贮法　避光、密闭，干燥处保存。

四、伏立康唑（Voriconazole）

1. 其他名称　活力康唑，威凡，Vfend，VRC。

2. ATC 编码　J02AC03。

3. 药理学　本品为三唑类抗真菌药，通过抑制对真菌细胞色素 P450 有依赖的羊毛甾醇 14α - 去甲基化酶，进而抑制真菌细胞膜麦角甾醇的生物合成，使真菌细胞膜的结构和功能丧失，最终导致真菌死亡。对分枝霉杆菌、链孢霉菌属以及所有曲霉菌均有杀菌活性，对耐氟康唑的克柔念珠菌、光滑念珠菌、白色念珠菌等也有抗菌作用。

口服后吸收迅速，达峰时间为 1~2h，生物利用度为 96%，食物影响其吸收。本品消除半衰期为6h，经肝脏细胞色素 P450 酶代谢，代谢产物经尿液排出，尿中原形药物低于 5%。

4. 适应证　用于治疗侵入性曲霉病，以及对氟康唑耐药的严重进入性念珠菌病感染及由足放线病菌属和镰刀菌属引起的严重真菌感染。主要用于进行性、致命危险的免疫系统受损的 2 岁以上患者。

5. 用法和用量　负荷剂量：第 1 天静脉注射每次 6mg/kg，12h 一次；口服，体重大于 40kg 者每次400mg，小于 40kg 者 200mg，均为 12h 一次。

维持剂量：第 2 天起静脉注射每次 4mg/kg，每日 2 次；口服，体重大于 40kg 者每次 200mg，小于40kg 者 100mg，均为 12h 一次。

治疗口咽、食管白色念珠菌病：口服，每次 200mg，每日 2 次；静脉注射，每次 3~6mg/kg，12h 一次。

6. 不良反应　最为常见的不良事件为视觉障碍、发热、皮疹、恶心、呕吐、腹泻、头痛、败血症、周围性水肿、腹痛以及呼吸功能紊乱。与治疗有关的，导致停药的最常见不良事件包括肝功能试验值增高、皮疹和视觉障碍。

7. 禁忌证　已知对伏立康唑或任何一种赋形剂有过敏史者、妊娠、哺乳期妇女禁用。

8. 注意

（1）肝肾功能不全者慎用；12 岁以下儿童不推荐使用。

（2）对驾驶和操作机器者，本品可能会引起一过性的、可逆性的视觉改变，包括视力模糊、视觉改变、视觉增强和（或）畏光。

（3）本品使用时先用 19mL 注射用水溶解，溶解后的浓度为 10mg/mL。本品仅供单次使用，未用完的溶液应当弃去。只有清澈的、没有颗粒的溶液才能使用。稀释后的溶液：2~8℃ 保存，不超过 24h。

（4）伏立康唑片剂应在餐后或餐前至少 1h 服用。

9. 药物相互作用

（1）西罗莫司与伏立康唑合用时，前者的血浓度可能显著增高。

（2）利福平、卡马西平、苯巴比妥等酶促药，可降低本品的血药浓度。

（3）本品抑制细胞色素 P450 同工酶 CYP2C19、CYP2C9、CYP3A4 的活性，可使特非那定、阿司咪唑、奎尼丁、麦角碱类、环孢素、他克莫司、华法林、他汀类降血脂药等血药浓度升高。从而导致 Q-T 间期延长，并且偶见尖端扭转性室性心动过速。应禁止合用。

10. 制剂　片剂：每片 50mg；200mg。注射用伏立康唑：每支 200mg。

11. 贮法　密闭，阴凉干燥处保存。

五、氟胞嘧啶（Flucytosin）

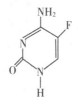

1. 其他名称　Fluorocytosin，5-FC。

2. ATC 编码　J02AX01。

3. 性状　为白色结晶性粉末，无臭，溶于水，溶解度为 1.2%（20℃）。干燥品极稳定，水溶液在 pH6~8 时也较稳定，在低温时可析出结晶。在酸或碱液中则迅速分解，可检出含有脱氨化合物 5-氟尿嘧啶。

4. 药理学　抗真菌药，对念珠菌、隐球菌，以及地丝菌有良好的抑制作用，对部分曲菌，以及引起皮肤真菌病的分枝孢子菌、瓶真菌等也有作用。对其他真菌和细菌都无作用。口服吸收良好，3~4h 血药达到高峰，血中半衰期为 8~12h，可透过血脑屏障。

5. 适应证　用于念珠菌和隐球菌感染，单用效果不如两性霉素 B，可与两性霉素 B 合用以增疗效（协同作用）。

6. 用法和用量　口服：1 日 4~6g，分 4 次服，疗程自数周至数月。静脉注射，1 日 50~150mg/kg，分 2~3 次。单用本品时真菌易产生耐药性，宜与两性霉素 B 合用。

7. 不良反应　不良反应有：氨基转移酶和碱性磷酸酶值升高、胃肠道症状、白细胞减少、贫血、血小板减少、肾损害、头痛、视力减退、幻觉、听力下降、运动障碍、血清钾、钙磷值下降，以及过敏反应（如皮疹）等。

8. 禁忌证　对本药过敏者、严重肾功能不全、严重肝脏疾病患者禁用。

9. 注意

（1）骨髓抑制、有血液系统疾病者、肝肾功能损害者慎用。

（2）因脑脊液中药物浓度较高，故无须鞘内注射给药。

（3）如单次服药量较大，可间隔 15min 分次服用，以减少恶心、呕吐等不良反应。

10. 药物相互作用

（1）与两性霉素 B 联用有协同作用，应注意毒性反应。

（2）与其他骨髓抑制药合用，可增加造血系统的不良反应。

（3）与阿糖胞苷联用有拮抗作用。

11. 制剂　片剂：每片 250mg；500mg。注射液：2.5g（250mL）。

12. 贮法　避光、密闭，阴凉处保存。

六、特比萘芬（Terbinafine）

1. 其他名称　兰美舒，疗霉舒，丁克，Lamisil。

2. ATC 编码　D01AE15，D01BA02。

3. 性状　为白色或几乎白色粉末，微溶于水，易溶于无水乙醇和甲醇，微溶于丙酮。

4. 药理学　本品为烯丙胺类抗真菌药，抑制真菌细胞麦角甾醇合成过程中的鲨烯环氧化酶，并使鲨烯在细胞中蓄积而起杀菌作用。人体细胞对本品的敏感性为真菌的万分之一。本品有广谱抗真菌作用，对皮肤真菌有杀菌作用，对白色念珠菌则起抑菌作用。

本品口服吸收约 70%。口服 250mg，2h 血药浓度达峰值 0.97μg/mL。在剂量 50～750mg 范围内血药浓度呈正比递升。吸收 $t_{1/2}$ 为 0.8～1.1h，分布 $t_{1/2}$ 为 4.6h，$t_{1/2\beta}$ 为 16～17h。在体内与血浆蛋白高度结合，分布容积 V_d 约 950L，在皮肤角质层与指甲内有较高浓度，并持续一段时间。在体内代谢后由尿排泄，肝、肾功能不全者药物的血药浓度升高。

5. 适应证　用于浅表真菌引起的皮肤、指甲感染，如毛癣菌、狗小孢子菌、絮状表皮癣菌等引起的体癣、股癣、足癣、甲癣以及皮肤白色念珠菌感染。

6. 用法和用量　口服，每日 1 次 250mg，足癣、体癣、股癣服用 1 周；皮肤念珠菌病 1～2 周；指甲癣 4～6 周；趾甲癣 12 周（口服对花斑癣无效）。

外用（1% 霜剂）用于体癣、股癣、皮肤念珠菌病、花斑癣等，每日涂抹 1～2 次，疗程不定（约 1～2 周）。

7. 不良反应　不良反应有消化道反应（腹胀、食欲不振、恶心、轻度腹痛、腹泻等）和皮肤反应（皮疹），偶见味觉改变。本品对细胞色素 P450 酶抑制较轻，但仍有一定的肝毒性，已发现肝损害病例，其症状是胆汁淤积，在停药后恢复缓慢。

8. 禁忌证　对本药过敏者、严重肾功能不全者禁用。

9. 注意

（1）肝功能不全者和肾功能不全者慎用。2 岁以下儿童、妊娠期妇女使用要权衡利弊。

（2）进食高脂食物可使本药的生物利用度增加约 40%。

（3）如出现皮肤过敏反应、味觉改变，应停止用药。

10. 药物相互作用

（1）本品可抑制由细胞色素 P450 同工酶 CYP2D6 介导的代谢反应，可导致如三环类抗抑郁药、B

受体拮抗剂、选择性 5 – 羟色胺再吸收抑制剂等主要通过该酶代谢的药物的血药浓度改变。

（2）利福平加速本品代谢：西咪替丁抑制本品代谢。

11. 制剂　片剂：每片 125mg 或 250mg。霜剂 1%。

12. 贮法　避光、密封保存。

七、美帕曲星（Mepartricin）

系由链霉菌 s. aureofaciens 所产生的多烯类抗生素帕曲星（partricin），经甲基化，得美帕曲星。口服片的制品有两种：一种是与十二烷基硫酸钠组成复合片；另一种是不含十二烷基硫酸钠的片剂。

1. 其他名称　克霉灵，甲帕霉素，Montricin。

2. ATC 编码　A01AB16，D01AA06，G01AA09，C04CX03。

3. 药理学　为抗深部真菌药，对白色念珠菌有较强的抑制作用，其作用类似两性霉素 B，与真菌细胞膜的甾醇结构结合而破坏膜的通透性。本品对滴虫有抑制作用。

本品中的十二烷基硫酸钠为助吸收剂，使美帕曲星口服后迅速被小肠吸收，服药期间美帕曲星的血浓度远高于其 MIC。本品在肾脏中分布浓度最高，且由尿液排泄，在肝脏及肺中较低。未吸收的药物主要从粪便排泄，停药后 30h 即从体内消除，无蓄积现象。

4. 适应证　用于白色念珠菌阴道炎和肠道念珠菌病，也可用于阴道或肠道滴虫病。本品在肠道内与甾醇类物质结合成不吸收的物质，可用于治疗良性前列腺肿大。

5. 用法和用量　阴道或肠道念珠菌感染或滴虫病（用含十二烷基硫酸钠的复合片）：1 次 100 000 单位（2 片），每 12 小时 1 次，连用 3 日为一疗程。对于复杂性病例，疗程可酌情延长。宜食后服用。

治疗前列腺肿大或肠道念珠菌病、滴虫病（用不含十二烷基硫酸钠的片剂）：每日 1 次，每次 100 000 单位。

6. 不良反应　主要有胃肠道反应，如胃部烧灼感、消化不良、恶心、腹泻、肠胀气、便秘等不良反应。

7. 禁忌证　对本品过敏者禁用。妊娠期妇女，尤其是妊娠初 3 个月内不宜应用。

8. 注意　饭后服用减少胃肠道不良反应。

9. 制剂　肠溶片：每片 50 000 单位。阴道片：每片 25 000 单位。乳膏：供黏膜用。

八、阿莫罗芬（Amorolfine）

1. 其他名称　盐酸阿莫罗芬，罗噻尼尔，罗每乐，Loceryl，Pekiron。

2. ATC 编码　D01AE16。

3. 药理学　本品为吗啉类局部抗真菌药，通过干扰真菌细胞膜麦角固醇的合成而导致真菌死亡。对皮肤癣菌、念珠菌、隐球菌、皮炎芽生菌、荚膜组织胞质菌、申克孢子丝菌等有抗菌活性。

局部用乳膏剂可在甲板上形成一层非水溶性薄膜，并在24h内穿入甲板达到远高于最低抑菌浓度的浓度，能维持1周时间。局部用药后有4%～10%被吸收入血，血药浓度小于0.5ng/mL。吸收后的药物主要由尿排出，少量从粪便排出。

4. 适应证　用于治疗皮肤及黏膜浅表真菌感染，如体癣、手癣、足癣、甲真菌病及阴道白色念珠菌病等。

5. 用法和用量　甲真菌病：挫光病甲后将搽剂均匀涂抹于患处，每周1～2次。指甲感染一般连续用药6个月，趾甲感染持续用药9～12个月。皮肤浅表真菌感染：用0.25%乳膏局部涂抹，每日1次，至临床症状消失后继续治疗3～5d。阴道念珠菌病：先用温开水或0.02%高锰酸钾无菌溶液冲洗阴道或坐浴，再将一枚栓剂置入阴道深处。

6. 不良反应　不良反应轻微，仅见一过性局部瘙痒、轻微烧灼感，个别有过敏反应。

7. 禁忌证　对本品过敏者、妊娠期妇女及准备怀孕的妇女禁用。

8. 注意

（1）局部用药后，吸收极少。

（2）阿莫罗芬有较强的体外抗真菌作用，全身用药却没有活性，仅用于浅表局部感染。

9. 制剂

（1）搽剂：每瓶125mg（2.5mL）。乳膏剂：每支0.25%（5g）。

（2）栓剂：每枚25mg；50mg。

10. 贮法　密闭，置阴凉干燥处。

九、醋酸卡泊芬净（Caspofungin Acetate）

醋酸卡泊芬净是一种由Glarea lozoyensis发酵产物合成而来的半合成脂肽（棘白菌素，echinocandin）化合物。

1. 其他名称　科赛斯，Cancidas，GRIVULFIN。

2. ATC编码　J02AX04。

3. 性状　本品为白色或类白色冻干块状物。辅料：蔗糖，甘露醇，冰醋酸和氢氧化钠（少量用于调节pH值）。

4. 药理学　卡泊芬净是一种β（1,3）-D-葡聚糖合成抑制剂，可特异性抑制真菌细胞壁的组成成分β（1,3）-D-葡聚糖的合成，从而破坏真菌结构，使之溶解。由于哺乳动物细胞不产生β（1,3）-D-葡聚糖，因此卡泊芬净对患者不产生类似两性霉素B样的细胞毒性。此外，卡泊芬净不是CYP450酶抑制剂，因此不会与经CYP3A4途径代谢的药物产生相互作用。本品对许多种致病性曲霉菌属和念珠菌属真菌具有抗菌活性。

单剂量卡泊芬净经1小时静脉输注后，其血浆浓度下降呈多相性。输注后立即出现一个短时间的α

相，接着出现一个半衰期为 9~11h 的 β 相。另外还会出现一个半衰期为 27 小时的 γ 相。大约 75% 放射性标记剂量的药物得到回收：其中有 41% 在尿中、34% 在粪便中。卡泊芬净在给药后的最初 30 个小时内，很少有排出或生物转化。蛋白结合率大约 97%。通过水解和 N-乙酰化作用卡泊芬净被缓慢代谢。有少量卡泊芬净以原形从尿中排出（大约为给药剂量的 1.4%）。原形药的肾脏消除率低。

5. 适应证　用于治疗对其他治疗无效或不能耐受的侵袭性曲霉菌病；对疑似真菌感染的粒缺伴发热患者的经验治疗；口咽及食管念珠菌病。侵袭性念珠菌病，包括中性粒细胞减少症及非中性粒细胞减少症患者的念珠菌血症。

6. 用法和用量　第一天给予单次 70mg 负荷剂量，随后每天给予 50mg 的剂量。本品约需要 1 小时的时间经静脉缓慢地输注给药。疗程取决于患者疾病的严重程度、被抑制的免疫功能恢复情况以及对治疗的临床反应。对于治疗无临床反应而对本品耐受性良好的患者可以考虑将每日剂量加大到 70mg。

7. 不良反应　不良反应常见有皮疹、面部肿胀、瘙痒、温暖感或支气管痉挛。罕见的肝脏功能失调；心血管：肿胀和外周水肿；实验室异常：高钙血症、低白蛋白、低钾、低镁血症、白细胞减少、嗜酸性粒细胞增多、血小板减少、中性白细胞减少、尿中红细胞增多、部分凝血激酶时间延长、血清总蛋白降低、尿蛋白增多、凝血因子时间延长、低钠、尿中白细胞增多以及低钙。

8. 禁忌证　对本品中任何成分过敏的患者禁用。

9. 注意

（1）肝功能不全者、骨髓移植患者、肾功能不全者、妊娠期妇女、哺乳期妇女慎用。

（2）不推荐 18 岁以下的患者使用。

（3）本药配制后应立即使用。

（4）与右旋葡萄糖溶液存在配伍禁忌。除生理盐水和林格溶液外，不得将本品与任何其他药物混合或同时输注。

10. 药物相互作用

（1）环孢霉素能使卡泊芬净的 AUC 增加大约 35%。AUC 增加可能是由于肝脏减少了对卡泊芬净的摄取所致。本品不会使环孢霉素的血浆浓度升高。但与环孢霉素同时使用时，会出现肝酶 ALT 和 AST 水平的一过性升高。

（2）本品与药物消除诱导剂如依非韦伦、奈韦拉平、利福平、地塞米松、苯妥英或卡马西平同时使用时，可能使卡泊芬净的浓度下降。应考虑给予本品每日 70mg 的剂量。

（3）本品能使他克莫司的 12h 血药浓度下降 26%。两种合用建议对他克莫司的血浓度进行标准的检测，同时适当地调整他克莫司的剂量。

11. 制剂　注射用醋酸卡泊芬净：50mg；70mg（以卡泊芬净计）。

12. 贮法　密闭的瓶装冻干粉末应于 2~8℃ 储存。

十、米卡芬净（Micafungin）

通过对 Coleophoma empedri 天然产物的改造，化学合成得到的新型棘白菌素类抗真菌药物。

1. 其他名称　米卡芬净钠，米开民，Mycamine，Fungusrd。

2. ATC 编码　J02AX05。

3. 性状　本品为白色块状物。

4. 药理学　米卡芬净可特异性抑制真菌细胞壁的组成成分 β（1，3）-D-葡聚糖的合成，破坏真菌细胞结构，使之溶解。对念珠菌如白色念珠菌、光滑念珠菌、热带念珠菌、克柔念珠菌和近平滑念珠菌有较好的抑制活性，对于曲霉也有良好的体外抑制活性，但对于新生隐球菌、镰刀菌、接合菌和白吉利毛孢子菌等无抑制活性。

5. 适应证　用于治疗食管念珠菌感染，预防造血干细胞移植者的念珠菌感染。

6. 用法和用量　治疗食管念珠菌病的推荐剂量为 150mg/d，预防造血干细胞移植者的念珠菌感染的推荐剂量为 50mg/d。平均疗程分别为 15d 和 19d。

只能用生理盐水（可用5%葡萄糖注射液代替）配制和稀释。每50mg米卡芬净钠先加入5mL生理盐水溶解。为减少泡沫的产生，须轻轻转动玻璃瓶，不可用力振摇。随后将已溶解好的米卡芬净钠溶液加入到100mL生理盐水中滴注给药，给药时间至少1h。

7. 不良反应　可能出现肝功能异常。部分同时给予米卡芬净钠和其他药物的患者曾经出现过肝功能失调、肝炎，甚至恶化为肝衰竭。可能导致患者血尿素氮和肌酐水平升高，个别病例还曾出现肾功能失调和急性肾衰竭。还有可能引起与组胺有关的不良反应，如皮疹、瘙痒、面部肿胀和血管舒张。当给药剂量在50～150mg/d时，米卡芬净钠可能引起注射部位反应，如静脉炎和血栓性静脉炎。

8. 禁忌证　对本品过敏者禁用。

9. 注意

（1）肝、肾功能不全者及血液疾病（如贫血、骨髓功能降低等）者、妊娠期妇女、哺乳期妇女慎用。

（2）静脉滴注时，给药前输液管路应先用生理盐水冲洗，加药输液应注重避光保存。

（3）使用前，详细询问患者是否对此药或其他药物过敏。

10. 药物相互作用　与硝苯地平或西罗莫司合用，可使后两者的血药浓度升高，合用应谨慎。

11. 制剂　米卡芬净钠冻干粉针：每瓶50mg；100mg。

12. 贮法　室温下（15～30℃）避光保存。

十一、阿尼芬净（Anidulafungin）

1. 其他名称　Eraxis，VER－OO2，LY3O3366。

2. ATC编码　J02AX06。

3. 药理学 是第三代棘白菌素类的半合成抗真菌药，是棘白菌素 B 的衍生物。通过抑制 β-1，3-葡聚糖合成酶，从而导致真菌细胞壁破损和细胞死亡。临床前研究证实具有强大的体内外抗真菌活性，且不存在交叉耐药性。对绝大部分的念珠菌和真菌有强大的抗菌活性，包括氟康唑耐药的念珠菌、双态性真菌和霉菌感染。

口服生物利用度仅 2%~7%。静脉输注后，血药浓度即达峰值（C_{max}），吸收半衰期低于 1h，消除半衰期约 24h。静脉给药后迅速广泛的分布于全身组织中，表观分布容积可达到与体液相当。阿尼芬净在健康受试者体内的分布容积为 33L（30~50L），C_{max} 和药时曲线下面积（$AUC_0 \sim \infty$）呈剂量依赖性。血浆清除率（CL）为 1L/h，呈剂量依赖性。蛋白结合率为 84%。约 10% 的原形药经粪便排泄，小于 1% 的药物经尿排泄。

4. 适应证 用于治疗食管念珠菌感染，念珠菌性败血症，念珠菌引起的腹腔脓肿及念珠菌性腹膜炎。

5. 用法和用量 静脉给药：食管性念珠菌病，第一日 100mg，随后每天 50mg 疗程至少 14d，且至少持续至症状消失后 7d。念珠菌性败血症等，第一日 200mg，随后每天 100mg，疗程持续至最后一次阴性培养后至少 14d。

6. 不良反应 常见恶心、呕吐、γ-谷氨酰胺转移酶升高、低钾血症和头痛。尚有皮疹、荨麻疹、面红、瘙痒、呼吸困难及低血压。阿尼芬净对血液系统、血生化和心电图中的 QT 间期没有影响。

7. 禁忌证 对本品或其他棘白菌素类药物过敏者禁用。

8. 注意
（1）中、重度肝功能不全者慎用。
（2）妊娠期妇女、哺乳期妇女用药应权衡利弊。
（3）输注速率不宜超过 1.1mg/min，避免不良反应发生。

9. 药物相互作用
（1）与环孢素合用，可使本药的血药浓度提高，无须调整阿尼芬净的剂量。
（2）阿尼芬净和伏立康唑合并用药，药动学参数均未见改变。阿尼芬净和不同消除机制的两性霉素 B 脂质体联合应用，彼此的药动学参数也没有统计学意义上的差别。

10. 制剂 注射用阿尼芬净：每瓶 50mg；100mg。其他抗真菌药参见外用药部分。

（李 立）

第八节 抗病毒药

病毒是病原微生物中最小的一种，体积微小，结构简单，其核心是核酸，外壳是蛋白质，不具有细胞结构。大多数病毒缺乏酶系统，不能独立自营生活，必须依靠宿主的酶系统才能使其本身繁殖（复制），具有遗传性和变异性。病毒的种类繁多，约 60% 流行性传染病是由病毒感染引起的，常见的有流行性感冒、普通感冒、麻疹、腮腺炎、小儿麻痹症、传染性肝炎、疱疹性角膜炎等。20 世纪 80 年代医学家发现的人免疫缺陷病毒（HIV）所致艾滋病是危害性极大、死亡率很高的传染病。此外，病毒与肿瘤、某些心脏病、先天性畸形等也有一定关系。

抗病毒药在某种意义上说只是病毒抑制剂，不能直接杀灭病毒和破坏病毒体，否则也会损伤宿主细胞。抗病毒药的作用在于抑制病毒的繁殖，使宿主免疫系统抵御病毒侵袭，修复被破坏的组织，或者缓和病情使之不出现临床症状。目前抗病毒药物研究的重点主要是针对人免疫缺陷病毒、疱疹病毒、流感病毒、乙肝病毒、丙肝病毒、呼吸道病毒和胃肠道病毒的抑制作用，增强机体抵御病毒感染的免疫调节剂和预防疫苗等。

抗病毒药物的分类主要是按结构、抗病毒谱和作用分类。抗病毒药物按结构可分为：核苷类药物、三环胺类、焦磷酸类、蛋白酶抑制剂、反义寡核苷酸及其他类药物。按作用（抗病毒谱）可分为：广谱抗病毒药物、抗反转录酶病毒药物、抗巨细胞病毒药物、抗疱疹病毒药物、抗流感及呼吸道病毒药物及抗肝炎病毒药物等。其中抗人类免疫缺陷病毒药物有核苷类反转录酶抑制剂、非核苷类反转录酶抑制剂、蛋白酶抑制剂、细胞进入抑制剂以及免疫调节药；抗肝炎病毒药物包括生物类药物、核苷类药物、免疫调节药几个方面。抗流感病毒药物有 M_2 抑制剂及神经氨酸酶抑制剂。另外，有一些中草药如金银花、板蓝根、大青叶、连翘、菊花、薄荷、芙蓉叶、白芍、黄连、黄芩、牛蒡子、丁香叶、大黄、茵陈等对某些病毒有抑制作用，对病毒引起的上呼吸道感染有治疗作用。

一、阿昔洛韦（Aciclovir）

本品为化学合成的一种抗病毒药，其钠盐供注射用。

1. 其他名称　无环鸟苷，克毒星，Acyclovir，ZOVIRAX。

2. ATC 编码　J05AB01。

3. 性状　为白色结晶性粉末，微溶于水（2.5mg/mL）。其钠盐易溶于水（1：<100），5% 溶液的 pH 为 11，pH 降低时可析出沉淀。

4. 药理学　在体内转化为三磷酸化合物，干扰单纯疱疹病毒 DNA 聚合酶的作用，抑制病毒 DNA 的复制。对细胞的 α – DNA 聚合酶也有抑制作用，但程度较轻。

口服吸收率低（约 15%）。按 5mg/kg 和 10mg/kg 静脉滴注 1h 后，平均稳态血浆药物浓度分别为 9.8μg/mL 和 20.7μg/mL，经 7h 后谷浓度分别为 0.7μg/mL 和 2.3μg/mL。1 岁以上儿童，用量为 250mg/m² 者其血浆药物浓度变化与成人 5mg/kg 用量者相近，而用量为 500mg/m² 者与成人 10mg/kg 用量者相近。新生儿（3 月龄以下），每 8 小时静脉滴注 10mg/kg，每次滴注持续 1h，其稳态峰浓度为 13.8μg/mL，而谷浓度则为 2.3μg/mL。脑脊液中药物浓度可达血浆浓度的 50%。大部分体内药物以原形自尿排泄，尿中尚有占总量 14% 的代谢物。部分药物随粪排出。正常人的 $t_{1/2}$ 为 2.5h；肌酐清除率每分钟 15~50mL/1.73m² 者 $t_{1/2}$ 为 3.5h，无尿者可延长到 19.5 小时。

5. 适应证　用于防治单纯疱疹病毒 HSV_1 和 HSV_2 的皮肤或黏膜感染，还可用于带状疱疹病毒感染。

6. 用法和用量　口服：1 次 200mg，每 4 小时 1 次或 1 日 1g，分次给予。疗程根据病情不同，短则几天，长者可达半年。肾功能不全者酌情减量。

静脉滴注：1 次用量 5mg/kg，加入输液中，滴注时间为 1 小时，每 8 小时 1 次，连续 7d。12 岁以下儿童 1 次按 250mg/m² 用量给予。急性或慢性肾功能不全者不宜用本品静脉滴注，因为滴速过快时可引起肾衰竭。

国内治疗乙型肝炎的用法为 1 次滴注 7.5mg/kg，1 日 2 次，溶于适量输液，维持滴注时间约 2h，连续应用 10~30d。

治疗生殖器疱疹，1 次 0.2g，1 日 4 次，连用 5~10d。

7. 不良反应　不良反应有一时性血清肌酐升高、皮疹、荨麻疹，尚有出血、红细胞、白细胞、血小板减少，出汗、血尿、低血压、头痛、恶心等。肝功能异常、黄疸、肝炎等。静脉给药者可见静脉炎。阿昔洛韦可引起急性肾衰竭。肾损害患者接受阿昔洛韦治疗时，可造成死亡。

8. 禁忌证　对本品过敏者禁用。

9. 注意

（1）肝、肾功能不全者，脱水者，精神异常者慎用。

（2）对疱疹病毒性脑炎及新生儿疱疹的疗效尚未能肯定。

（3）注射给药，只能缓慢滴注（持续 1~2h），不可快速推注，不可用于肌内注射和皮下注射。

（4）应用阿昔洛韦治疗，应摄入充足的水，防止药物沉积于肾小管内。

10. 药物相互作用

（1）与膦甲酸钠联用，能增强本药对 HSV 感染的抑制作用。

（2）与更昔洛韦、膦甲酸、干扰素合用，具有协同或相加作用。

（3）与齐多夫定合用，可引起肾毒性，表现为深度昏迷和疲劳。

（4）并用丙磺舒可使本品的排泄减慢，半衰期延长，体内药物量蓄积。

（5）与肾毒性药物合用可加重肾毒性，特别是肾功能不全者更易发生。

11. 制剂 胶囊剂：每粒 200mg。注射用阿昔洛韦（冻干制剂）：每瓶 500mg（标示量，含钠盐 549mg，折合纯品 500mg）。滴眼液：0.1%。眼膏：3%。霜膏剂：5%。

12. 贮法 密闭，干燥凉暗处保存。

二、更昔洛韦（Ganciclovir）

1. 其他名称 丙氧鸟苷，丽科伟，赛美维，CITOVIRAX，CYMEVENE。

2. ATC 编码 J05AB06。

$$HN \overset{O}{\underset{H_2N}{\bigg|}} \begin{array}{c} N \\ N \end{array} N-CH_2OCH(CH_2OH)_2$$

3. 性状 为白色至类白色结晶性粉末，水中溶解度 2.6mg/mL。其钠盐溶解度 >50mg/mL，溶液呈强碱性。

4. 药理学 本品进入细胞后由病毒的激酶诱导生成三磷酸化物，竞争性抑制病毒的 DNA 聚合酶而终止病毒 DNA 链增长。

口服生物利用度约为 5%，食后服用可增至 6% ~9%。日剂量 3g（3 次分服），24h 的 AUC 为 (15.4 ± 4.3)（$\mu g \cdot h$）/mL；C_{max}，为（1.18 ± 0.36）$\mu g/mL$。5mg/kg 静脉滴注 1 小时，即时 AUC 达 22.1（$\mu g \cdot h$）/mL；C_{max} 达 8.27$\mu g/mL$。体内稳态分布容积为（0.74 ± 0.15）L/kg，脑脊液浓度为血浆浓度的 24% ~70%。口服标记药物约有 86% ±3% 在粪便中和 5% 在尿液中回收。$t_{1/2}$：静脉滴注（3.5 ± 0.9）h；口服给药（4.8 ±0.9）h；肾功能不全者半衰期明显延长。

5. 适应证 用于巨细胞病毒感染的治疗和预防，也可适用于单纯疱疹病毒感染。

6. 用法和用量 诱导治疗：静脉滴注 5mg/kg（历时至少 1 小时），每 12 小时 1 次，连用 14 ~21d（预防用药则为 7 ~14d）。

维持治疗：静脉滴注，5mg/kg，每日 1 次，每周用药 7d；或 6mg/kg，每日 1 次，每周用药 5d。口服，每次 1g，每日 3 次，与食物同服，可根据病情选择用其中之一。

肾功能不全者可依据表 4 -6 用药：

表 4 -6 肾功能不全用药依据

肌酐清除率（mL/min）	诱导剂量（mg/kg）（静脉滴注）	维持剂量（mg/kg）（静脉滴注）	口服维持剂量（g）
≥70	5.0，每日 2 次	5.0，每日 1 次	或 1 次 1g，每日 3 次
50 ~69	2.5，每日 2 次	2.5，每日 1 次	或 1 次 0.5g，每日 3 次
25 ~49	2.5，每日 1 次	1.25，每日 1 次	或 1 次 0.5g，每日 2 次
10 ~24	1.25，每日 1 次	0.625，每日 1 次	或 1 次 0.5g，每日 1 次
<10	1.25，透析后每周 3 次	0.625，透析后每周 3 次	或一次 0.5g，透析后每周 3 次

输液配制：将 500mg 药物（钠盐），加 10mL 注射用水振摇使其溶解，液体应澄明无色，此溶液在室温时稳定 12h，切勿冷藏。进一步可用 0.9% 氯化钠、5% 葡萄糖、林格或乳酸钠林格等输液稀释至含药量低于 10mg/mL，供静脉滴注 1h。

7. 不良反应 主要不良反应是血常规变化，表现为白细胞下降（粒细胞减少）、血小板减少，用药全程每周测血常规一次。其他不良反应尚有发热、腹痛、腹泻、恶心、呕吐、厌食、稀便、瘙痒、出汗、视觉变化、继发感染等。

8. 禁忌证 对本药和阿昔洛韦过敏者禁用。严重中性粒细胞或血小板减少者禁用。

9. 注意

（1）儿童、妊娠期妇女及哺乳期妇女使用应权衡利弊。

（2）不可肌内注射，不能快速给药或静脉推注。

（3）用药期间定期监测血常规。

10. 药物相互作用

（1）与齐多夫定或去羟肌苷联合应用，本品 AUC 减少而上述两药的 AUC 则增大。

（2）与丙磺舒联用，本品的肾清除量明显减少。

（3）本品不宜与亚胺培南/西司他汀联用。与有可能抑制骨髓的药物联用可增大本品的毒性。

11. 制剂 胶囊剂：每粒 250mg。注射剂（冻干粉针）：每瓶 500mg。

12. 贮法 避光、密闭，干燥处保存。

三、伐昔洛韦（Valaciclovir）

1. 其他名称 万乃洛韦，明竹欣，VALTREX，ZELITREX。

2. ATC 编码 J05AB11。

3. 性状 为白色或类白色粉末，水中溶解度为 174mg/mL（25℃）。

4. 药理学 本品为阿昔洛韦与 L-缬氨酸所成的酯，口服后迅速吸收并在体内几乎完全水解释出阿昔洛韦而起抗单纯疱疹病毒 HSV_1，和 HSV_2 和水痘-带状疱疹病毒（VZV）的作用。

口服本品 1g 在体内的生物利用度以阿昔洛韦计为 54.5% ±9.1%。其吸收不受食物影响。健康者口服 1g，C_{max} 为（5.65±2.37）μg/mL、AUC 为（19.52±6.04）（μg·h）/mL。本品在体内的蛋白结合率为 13.5% ~17.9%，在体内不蓄积，其标记化合物经 96 小时在尿液和粪便中分别回收 45.60% 和 47.12%，$t_{1/2}$ 为 2.5 ~3.3h。

5. 适应证 本品主要应用于治疗带状疱疹，也用于治疗 HSV_1 和 HSV_2 感染。

6. 用法和用量 口服，成人，每日 0.6g，分 2 次服，疗程 7 ~10d。

7. 不良反应 不良反应与阿昔洛韦类同，但较轻。

8. 禁忌证 对本药和阿昔洛韦过敏者、妊娠期妇女禁用。

9. 注意

（1）儿童慎用，2 岁以下儿童不宜用本品。

（2）脱水、免疫缺陷者慎用。

（3）服药期间宜多饮水，防止阿昔洛韦在肾小管内沉淀。

10. 药物相互作用 同阿昔洛韦。

11. 制剂 片剂：每片 200mg；300mg。

12. 贮法 密封，干燥处保存。

四、泛昔洛韦（Famciclovir）

1. 其他名称 凡乐，罗汀，诺克，Famvir。

2. ATC 编码 J05AB09。

3. 性状　本品为白色薄膜衣片，除去薄膜衣片后显白色。

4. 药理学　本品在体内迅速转化为有抗病毒活性的化合物喷昔洛韦，后者对Ⅰ型单纯疱疹病毒（HSV‐1），Ⅱ型单纯疱疹病毒（HSV‐2）以及水痘带状疱疹病毒（VZV）有抑制作用。在细胞培养研究中，喷昔洛韦对下述病毒的抑制作用强弱次序为 HSV‐1、HSV‐2、VZV。口服在肠壁吸收后迅速去乙酰化和氧化为有活性的喷昔洛韦。生物利用度为75%～77%。口服本品0.5g后，得到的喷昔洛韦的峰浓度（C_{max}）为（3.3 ± 0.8）mg/L，达峰时间为（0.9 ± 0.5）h，血药浓度‐时间曲线下面积（AUC）为（8.6 ± 1.9）（mg·h）/L，血消除半衰期（$t_{1/2\beta}$）为（2.3 ± 0.4）h。喷昔洛韦的血浆蛋白结合率小于20%。全血/血浆分配比率接近于1。本品口服后在体内经由醛类氧化酶催化为喷昔洛韦而发生作用，失去活性的代谢物有6‐去氧喷昔洛韦、单乙酰喷昔洛韦和6‐去氧乙酰喷昔洛韦等，每种都少于服用量的0.5%，血或尿中几乎检测不到泛昔洛韦，主要以喷昔洛韦和6‐去氧喷昔洛韦形式经肾脏排出。

5. 适应证　用于治疗带状疱疹和原发性生殖器疱疹。

6. 用法和用量　口服，成人一次0.25g，每8小时1次。治疗带状疱疹的疗程为7d，治疗原发性生殖器疱疹的疗程为5d。

7. 不良反应　常见不良反应是头痛和恶心，神经系统有头晕、失眠、嗜睡、感觉异常等。消化系统常见腹泻、腹痛、消化不良、厌食、呕吐、便秘、胀气等。全身反应有疲劳、疼痛、发热、寒战等。其他反应有皮疹、皮肤瘙痒、鼻窦炎、咽炎等。

8. 禁忌证　对本品及喷昔洛韦过敏者禁用。

9. 注意

（1）妊娠期妇女、哺乳期妇女一般不推荐使用本品。儿童使用泛昔洛韦的安全性与疗效尚待确定。

（2）肾功能不全患者应注意调整用法与用量。

（3）食物对生物利用度无明显影响。

10. 药物相互作用

（1）本品与丙磺舒或其他由肾小管主动排泄的药物合用时，可能导致血浆中喷昔洛韦浓度升高。

（2）与其他由醛类氧化酶催化代谢的药物可能发生相互作用。

11. 制剂　片剂：每片125mg；250mg；500mg。

12. 贮法　避光密封，干燥处保存。

五、奥司他韦（Oseltamivir）

1. 其他名称　奥塞米韦，达菲，特敏福，TAMIFLU。

2. ATC编码　J05AH02。

3. 药理学　本品在体内转化为对流感病毒神经氨酸酶具有抑制作用的代谢物，有效地抑制病毒颗粒释放，阻抑甲、乙型流感病毒的传播。

口服后在体内大部分转化为有效活性物，可进入气管、肺泡、鼻黏膜及中耳等部位，并由尿液排泄，少于 20% 的药物由粪便排泄，$t_{1/2}$ 为 6~10h。

4. 适应证　用于成人和 1 岁及 1 岁以上儿童的甲型和乙型流感治疗（磷酸奥司他韦能够有效治疗甲型和乙型流感，但是乙型流感的临床应用数据尚不多）。用于成人和 13 岁及 13 岁以上青少年的甲型和乙型流感的预防。

5. 用法和用量　成人推荐量，每次 75mg，每日 2 次，共 5d。

肾功能不全者：肌酐清除率 < 30mL/min 者每日 75mg，共 5d；肌酐清除率 < 10mL/min 者尚无研究资料，应用应十分慎重。

6. 不良反应　主要不良反应有呕吐、恶心、失眠、头痛、腹痛，尚有腹泻，头晕、疲乏、鼻塞、咽痛和咳嗽。偶见血尿、嗜酸性粒细胞增多、白细胞计数降低、皮炎、皮疹及血管性水肿等。

7. 禁忌证　对本药过敏者禁用。

8. 注意

（1）妊娠期妇女和哺乳期妇女应用的安全尚未肯定，一般不推荐应用。儿童用量未确定。

（2）在使用该药物治疗期间，应对患者的自我伤害和谵妄事件等异常行为进行密切监测。

（3）1 岁以下儿童使用奥司他韦的效益要大于风险。流感大流行期间，1 岁以下儿童使用奥司他韦的推荐剂量为 2~3mg/kg。

9. 药物相互作用　在使用减毒活流感疫苗两周内不应服用本品，在服用磷酸奥司他韦后 48 小时内不应使用减毒活流感疫苗。

10. 制剂　胶囊剂：每粒 75mg（以游离碱计）。

六、扎那米韦（Zanamivir）

1. 其他名称　依乐韦，乐感清，Relenza。

2. ATC 编码　J05AH01。

3. 性状　本品为白色或灰白色粉末，20℃ 时水中的溶解度约为 18mg/mL。

4. 药理学　扎那米韦是一种唾液酸衍生物，能抑制流感病毒的神经氨酸苷酶，影响病毒颗粒的聚集和释放。该药能有效抑制 A 型和 B 型流感病毒的复制。

口腔吸入本品 10mg 后，1~2h 内 4%~17% 的药物被全身吸收，药物峰浓度范围 17~142ng/mL，药时曲线下面积为 111~1 364（ng·h）/mL。本品的血浆蛋白结合率低于 10%。药物以原形在 24h 内由肾排出，尚未检测到其代谢物。血清半衰期为 2.5~5.1h 不等。总消除率为 2.5~10.9L/h。

5. 适应证　用于治疗流感病毒感染以及季节性预防社区内 A 和 B 型流感。

6. 用法和用量　成年和 12 岁以上的青少年，每日 2 次，间隔约 12h。每日 10mg，分 2 次吸入，一次 5mg，经口吸入给药。连用 5d。随后数日两次的服药时间应尽可能保持一致，剂量间隔 12h。季节性预防社区内 A 和 B 型流感：成人，10mg，每天 1 次，28d，在流感爆发 5d 内开始治疗。

7. 不良反应　鼻部症状，头痛，头晕，胃肠功能紊乱，咳嗽，感染，皮疹，支气管炎。罕见过敏反应，心律不齐，支气管痉挛，呼吸困难，面部水肿，惊厥和昏厥。过敏样反应包括口咽部水肿、严重皮疹和过敏反应。如果发生或怀疑发生过敏反应，应停用扎那米韦，并采取相应的治疗。

8. 禁忌证　对本药过敏者禁用。

9. 注意

（1）妊娠期妇女和哺乳妇女慎用。儿童用量未确定。

（2）慢性呼吸系统疾病患者用药后发生支气管痉挛的风险较高。哮喘/COPD 患者应给予速效性支气管扩张剂。避免用于严重哮喘患者。在使用本药前先吸入支气管扩张剂。如果出现支气管痉挛或呼吸功能减退，应停药。

（3）有报道使用神经氨酸酶抑制剂（包括扎那米韦）的流感患者因发生谵妄和异常行为导致伤害，应密切监测。

10. 药物相互作用　吸入本药前 2 周内及后 48h 内不要接种减毒活流感疫苗。

11. 制剂　扎那米韦吸入粉雾剂：每个泡囊含扎那米韦（5mg）和乳糖（20mg）的混合粉末。

12. 贮法　密闭，室温，干燥处保存。

七、阿巴卡韦（Abacavir）

1. 其他名称　硫酸阿波卡韦，ZIACEN。

2. ATC 编码　J05AF06。

3. 性状　常用其硫酸盐，为白色至类白色固体。溶解度约 77mg/mL（23℃）。

4. 药理学　为核苷酸类抗反转录酶药物。在细胞内转化为有活性的三磷酸化合物而抑制反转录酶，对抗底物 dGTP，并掺入病毒 DNA，而使病毒的延长终止。

口服吸收迅速，片剂的绝对生物利用度约 83%。口服 300mg，每日 2 次时，其血浆血药峰浓度为 (3.0 ± 0.89) μg/mL。食物对药物吸收影响不大。血浆蛋白结合率约 50%。表观分布容积为 0.86L/kg。主要分布于血管外部位。主要由醇脱氢酶代谢为无活性的羧基化合物。对 P450 无抑制作用。大部分由尿、少量由粪（16%）排泄。$t_{1/2}$ 为 1.5～2h。静脉注射后的消除率为每小时 0.8L/kg。

5. 适应证　本品常与其他药物联合用于艾滋病治疗。

6. 用法和用量　与其他抗反转录酶药物合用。成人：一次 300mg，一日 2 次。3 月龄至 16 岁儿童：一次 8mg/kg，一日 2 次。

7. 不良反应　可见过敏反应，为多器官全身反应，表现为发热、皮肤瘙痒、乏力、恶心、呕吐、腹泻、腹痛或不适、昏睡、肌痛、关节痛、水肿、气短和感觉异常等，尚可检出淋巴结病、黏膜溃疡或皮疹。实验室检查可有氨基转移酶、肌酸磷酸激酶、肌酐升高和淋巴细胞减少。严重者也可伴有肝衰竭、肾衰竭、低血压，甚至死亡。

8. 禁忌证　对本药过敏者禁用。中、重度肝功能损害及终末期肾病患者避免使用。

9. 注意

（1）65 岁以上老年患者慎用。

（2）妊娠期妇女和哺乳期妇女需权衡利弊。

10. 药物相互作用

（1）与乙醇同用可致本品的 AUC 增加 41%、$t_{1/2}$ 延长 26%。

（2）与利巴韦林合用，可致乳酸性酸中毒。

（3）与大多数抗 HIV 药有协同作用。

11. 制剂　片剂：300mg（以盐基计）。口服液：20mg/mL。

八、阿糖腺苷（Vidarahine）

本品为嘌呤核苷，可自链霉菌 Streptomyces antibioticus 的培养液中提取或合成制备。国外产品为本品的混悬液，国内产品为本品的单磷酸酯溶液。

1. 其他名称　Vira - A。

2. ATC 编码　J05AB03。

3. 性状　为白色结晶状粉末，极微溶解于水（0.45mg/mL，25℃）。本品单磷酸酯的溶解度为 100mg/mL。

4. 药理学　静脉滴注后，在体内迅速去氨成为阿拉伯糖次黄嘌呤，并迅速分布进入一些组织中。按 10mg/kg 剂量缓慢静脉滴注给药，阿拉伯糖次黄嘌呤的血浆峰值为 3~6μg/mL，阿糖腺苷则为 0.2~0.4μg/mL。阿拉伯糖次黄嘌呤可透过脑膜，脑脊液与血浆中的浓度比为 1∶3。每日用量的 41%~53%，主要以阿拉伯糖次黄嘌呤的形式自尿排泄，母体化合物只有 1%~3%。肾功能不全者，阿拉伯糖次黄嘌呤在体内蓄积，其血浆浓度可为正常人的几倍。阿拉伯糖次黄嘌呤的平均 $t_{1/2}$ 为 3.3h。

5. 适应证　有抗单纯疱疹病毒 HSV_1 和 HSV_2 作用，用以治疗单纯疱疹病毒性脑炎，也用于治疗免疫抑制患者的带状疱疹和水痘感染。但对巨细胞病毒则无效。本品的单磷酸酯有抑制乙肝病毒复制的作用。

6. 用法和用量　单纯疱疹病毒性脑炎：1 日量为 15mg/kg，按 200mg 药物、500mL 输液（预热至 35~40℃）的比率配液，作连续静脉滴注，疗程为 10d。

带状疱疹：10mg/kg，连用 5d，用法同上。

7. 不良反应　消化道反应，如恶心、呕吐、厌食、腹泻等较常见。中枢系统反应，如震颤、眩晕、幻觉、共济失调、精神变态等，偶见。尚有氨基转移酶升高、血胆红素升高、血红蛋白减少、血细胞比容下降、白细胞减少等反应。用量超过规定时，出现的反应较严重。

8. 禁忌证　对本品过敏者、妊娠期妇女及哺乳期妇女禁用。

9. 注意

（1）肝、肾功能不全者慎用。

（2）大量液体伴随本品进入体内，应注意水、电解质平衡。

（3）配得的输液不可冷藏以免析出结晶。

（4）本品不可静脉推注或快速滴注。美国已禁用本药的注射制剂。

10. 药物相互作用

（1）别嘌醇有黄嘌呤氧化酶抑制作用，使阿拉伯糖次黄嘌呤的消除减慢而蓄积，可致较严重的神经系统毒性反应。

（2）与干扰素合用，可加重不良反应。

11. 制剂　注射液（混悬液）：200mg（1mL）；1 000mg（5mL）。加入输液中滴注用。

注射用单磷酸阿糖腺苷：每瓶 200mg。

九、利巴韦林（Ribavirin）

1. 其他名称　三氮唑核苷，病毒唑，VIRAZOLE。

2. ATC 编码　J05AB04。

3. 性状　为白色结晶性粉末，无臭，无味，溶于水（142mg/mL），微溶于乙醇、氯仿、乙醚等。

4. 药理学　为一种强的单磷酸次黄嘌呤核苷（IMP）脱氢酶抑制剂，抑制 IMP，从而阻碍病毒核酸的合成。具广谱抗病毒性能，对多种病毒如呼吸道合胞病毒、流感病毒、单纯疱疹病毒等有抑制作用。对流感（由流感病毒 A 和 B 引起）、腺病毒肺炎、甲型肝炎、疱疹、麻疹等有防治作用，但临床评价不一。国内临床已证实对流行性出血热有效，对早期患者疗效明显，有降低病死率，减轻肾损害，降低出血倾向，改善全身症状等作用。

5. 适应证　用于呼吸道合胞病毒引起的病毒性肺炎与支气管炎，皮肤疱疹病毒感染。

6. 用法和用量　口服：1 日 0.8 ~ 1g，分 3 ~ 4 次服用。肌内注射或静脉滴注：1 日 10 ~ 15mg/kg，分 2 次。静脉滴注宜缓慢。

用于早期出血热，每日 1g，加入输液 500 ~ 1 000mL 中静脉滴注，连续应用 3 ~ 5d。

滴鼻：用于防治流感，用 0.5% 溶液（以等渗氯化钠溶液配制），每小时 1 次。

滴眼：治疗疱疹感染，浓度 0.1%，1 日数次。

7. 不良反应　最主要的毒性是溶血性贫血，大剂量应用（包括滴鼻在内）可致心脏损害，对有呼吸道疾患者（慢性阻塞性肺病或哮喘者）可致呼吸困难、胸痛等。全身不良反应有：疲倦、头痛、虚弱、乏力、胸痛、发热、寒战、流感症状等；神经系统症状有眩晕；消化系统症状有食欲减退、胃部不适、恶心、呕吐、轻度腹泻、便秘、消化不良等；肌肉骨骼系统症状有肌肉痛、关节痛；精神系统症状有失眠、情绪化、易激惹、抑郁、注意力障碍、神经质等；呼吸系统症状有呼吸困难、鼻炎；皮肤附件系统出现脱发、皮疹、瘙痒等。另外，还观察到味觉异常、听力异常表现。

8. 禁忌证　对本品过敏者、妊娠期妇女禁用。禁用于有自身免疫性肝炎患者。

9. 注意

（1）活动性结核患者、严重或不稳定型心脏病不宜使用。

（2）严重贫血患者、肝肾功能异常者慎用。

10. 药物相互作用

（1）利巴韦林可抑制齐多夫定转变成活性型的磷酸齐多夫定，同用时有拮抗作用。

（2）与核苷类似物、去羟肌苷合用，可引发致命或非致命的乳酸性酸中毒。

11. 制剂　片剂：每片 50mg；100mg。颗粒剂：每袋 50mg；100mg。注射液：100mg（1mL）；250mg（2mL）。

12. 贮法　避光、密闭保存。

十、齐多夫定（Zidovudine）

本品为 3′- 叠氮 -3′- 去氧胸腺嘧啶，由人工合成制造。

1. 其他名称　叠氮胸苷，Azidothymidine，AZT。

2. ATC 编码　J05AF01。

3. 性状　为白色或类白色结晶性粉末，无臭。

4. 药理学　与病毒的 DNA 聚合酶结合，中止 DNA 链的增长，从而阻抑病毒的复制。对人的 α - DNA 聚合酶的影响小而不抑制人体细胞增殖。

口服吸收迅速。服用胶囊，经过首过代谢，生物利用度为 52% ~75%。应用 2.5mg/kg 静脉滴注 1h 或口服 5mg/kg 后，血药浓度可达 4 ~6μmol/L（1.1 ~1.6mg/L）；给药后 4 小时，脑脊液浓度可达血浆浓度的 50% ~60%。$V_d = 1.6L/kg$，蛋白结合率约 34% ~38%。本品主要在肝脏内葡萄糖醛酸化为非活性物 GAZT。口服 $t_{1/2}$ 为 1h，静脉滴注 $t_{1/2}$ 为 1.1h。约有 14% 药物通过肾小球滤过和肾小管主动渗透排泄入尿；代谢物有 74% 也由尿排出。

5. 适应证　用于治疗获得性免疫缺陷综合征（AIDS）。患者有并发症（卡氏肺囊虫病或其他感染）时尚需应用对症的其他药物联合治疗。

6. 用法和用量　成人常用量：1 次 200mg，每 4 小时 1 次，按时间给药。有贫血的患者：可按 1 次 100mg 给药。

7. 不良反应　有骨髓抑制作用，可引起意外感染、疾病痊愈延缓和牙龈出血等。可改变味觉，引起唇、舌肿胀和口腔溃疡。遇有发生喉痛、发热、寒战、皮肤灰白色、不正常出血、异常疲倦和衰弱等情况。肝功能不全者易引起毒性反应。

8. 禁忌证　对本品过敏者、中性粒细胞计数小于 $0.75 \times 10^9/L$ 或血红蛋白小于 7.5g/dl 者禁用。

9. 注意

（1）骨髓抑制患者、有肝病危险因素者、肌病及肌炎患者长期使用本药时应慎用。

（2）在用药期间要进行定期血液检查。嘱咐患者在使用牙刷、牙签时要防止出血。叶酸和维生素 B_{12} 缺乏者更易引起血常规变化。

（3）进食高脂食物，可降低本药的口服生物利用度。

10. 药物相互作用

（1）对乙酰氨基酚、阿司匹林、苯二氮䓬类、西咪替丁、保泰松、吗啡、磺胺药等都抑制本品的葡萄糖醛酸化，而降低消除率，应避免联用。

（2）与阿昔洛韦（无环鸟苷）联用可引起神经系统毒性，如昏睡、疲劳等。

（3）丙磺舒抑制本品的葡萄糖醛酸化，并减少肾排泄，可引起中毒危险。

11. 制剂　胶囊剂：每粒 100mg。

十一、拉米夫定（Lamivudine）

1. 其他名称　贺普丁，雷米夫定，EPIVIR，HEPTOVIR。

2. ATC 编码　J05AF05。

3. 性状　为白色或类白色结晶，2℃时水中溶解度约7%。

4. 药理学　本品可选择性地抑制 HBV 复制。其作用方式通过在肝细胞内转化为活性的拉米夫定三磷酸酯，竞争性地抑制 HBV-DNA 聚合酶，同时终止 DNA 链的延长，从而抑制病毒 DNA 的复制。

口服吸收迅速，1 小时血浆药物峰浓度可达 $1.1 \sim 1.5 \mu g/mL$，绝对生物利用度为80%～85%，食物可延缓本品的吸收，但不影响生物利用度。体内分布广泛，V_d 为 $1.3 \sim 1.5 L/kg$，血浆蛋白结合率为35%～50%，可通过血脑屏障进入脑脊液。口服后 24 小时内，约 90% 以原形经肾排泄，5%～10% 被代谢为反式亚砜代谢产物并从尿中排出。消除半衰期为 $5 \sim 7h$，肾功能不全可影响本品的消除，肌酐清除率小于 30mL/min 时应慎用。

5. 适应证　用于乙型肝炎病毒所致的慢性乙型肝炎，与其他抗反转录病毒药联用于治疗人类免疫缺陷病毒感染。

6. 用法和用量　成人：慢性乙型肝炎，1 日 1 次，100mg 口服；HIV 感染，推荐剂量一次 150mg，一日 2 次，或一次 300mg，一日 1 次。

7. 不良反应　常见的不良反应有上呼吸道感染样症状、头痛、恶心、身体不适、腹痛和腹泻、贫血、纯红细胞再生障碍、血小板减少。可出现重症肝炎、高血糖及关节痛、肌痛，皮肤过敏反应等。

8. 禁忌证　对拉米夫定过敏者及妊娠期妇女禁用。

9. 注意

（1）哺乳期妇女慎用，严重肝大、乳酸性酸中毒者慎用。

（2）尚无针对 16 岁以下患者的疗效和安全性资料。

（3）肌酐清除率 <30mL/min 的患者不宜使用。

（4）用药期间应定期做肝、肾功能检查及全血细胞计数。

10. 药物相互作用

（1）与齐多夫定合用，可使后者血药浓度增加 13%，血药峰浓度升高约 28%，但生物利用度无显著变化。

（2）不宜与扎西他滨合用，由于本药可抑制扎西他滨在细胞内的磷酸化。

11. 制剂　片剂：每片 100mg；150mg。

12. 贮法　避光、密闭，在 30℃ 以下干燥处保存。

十二、阿德福韦（Adefovir）

1. 其他名称　阿德福韦酯，贺维力，代丁，HEPSERA，PREVEON。

2. ATC 编码　J05AF08。

3. 性状　为几乎白色的结晶性粉末，熔点大于 250℃，$pKa_1 2.0$，$pKa_2 6.8$。

4. 药理学　本品是单磷酸腺苷的无环磷酸化核苷类似物，在细胞激酶磷酸化作用下形成具有抗病毒活性的阿德福韦二磷酸盐。它通过与自然底物脱氧腺苷三磷酸竞争和整合到病毒 DNA 后引起 DNA 链延长终止两种方式，抑制 HBV-DNA 多聚酶，使病毒的复制受到抑制。有较强的抗 HIV、HBV 及疱疹病毒的作用。

本品口服生物利用度约为 12%，其前体药物阿德福韦酯口服生物利用度约为 59%，分布容积为 0.4L/kg，蛋白结合率约4%。药物在体内很少经肝脏代谢，主要以原形经肾随尿液排泄。口服阿德福韦酯，24h 后 45% 以阿德福韦原形药物经尿排出。消除半衰期为 7.48h。静脉注射阿德福韦 3mg/kg，24 小时后 98% 的原形药物随尿液排出。同样剂量经皮下给药，24h 后 100% 以原形药物尿中排出。

5. 适应证　用于乙型肝炎病毒感染，人类免疫缺陷病毒感染。

6. 用法和用量　成人口服：慢性乙型肝炎，一日 1 次，每次 10mg；HIV 感染，一日 1 次，每次 125mg，疗程 12 周。静脉滴注：HIV 感染，每次 1～3mg/kg，每日 1 次或每周 3 次。每次给药时间不少于 30min。皮下注射剂量同静脉滴注。

7. 不良反应　常见不良反应有轻度血红蛋白升高、疲乏、头痛，胃肠道不适如恶心、腹胀、腹泻以及消化不良等。偶见丙氨酸氨基转移酶、天门冬氨酸氨基转移酶升高。罕见肝衰竭，个别患者停药后出现肝炎严重恶化。有报道患者在用药期间引发肾毒性。此外，还可出现瘙痒、皮疹、咽炎、鼻窦炎及咳嗽加重等反应。

8. 禁忌证　对本品过敏者禁用。

9. 注意

（1）妊娠和哺乳期妇女慎用；儿童用药的安全性尚未确定。

（2）肾功能不全者、先天性肉毒碱缺乏者慎用。

（3）肾功能不全时应调整剂量，肌酐清除率小于 10mL/min，不推荐使用；肌酐清除率 10～20mL/min，每 72 小时口服 10mg；肌酐清除率 20～50mL/min，每 48 小时口服 10mg。血液透析患者，每隔 7 天口服 10mg。

10. 药物相互作用

（1）与其他可能影响肾功能的药物，如环孢素、他克莫司、氨基苷类药物、万古霉索、非甾体抗炎药等合用，可能引起肾功能损害。

（2）与布洛芬合用，可使本药的口服生物利用度增加。

11. 制剂　阿德福韦酯片（胶囊）：每片（粒）10mg。

12. 贮法　密封，25℃以下干燥处贮存。

十三、恩替卡韦（Entecavir）

1. 其他名称　博路定，ETV，BARACLUDE。

2. ATC 编码　J05AF10。

3. 药理学　本品为鸟嘌呤核苷类似物，在体内通过磷酸化形成有活性的三磷酸盐，与 HBV 多聚酶竞争细胞内的三磷酸脱氧鸟嘌呤核苷，从而抑制 HBV DNA 的复制。本品对 HBV DNA 的选择性强，对人 DNA 多聚酶选择性弱，影响相对较小。

口服吸收迅速，0.5～1h 达到峰浓度。每日 1 次连续给药 6～10d 后达稳态浓度。食物对本品的吸收有影响，应空腹服用。其表观分布容积超过全身体液容积，广泛分布于各组织，可穿透血脑屏障进入脑和脑脊液，也可穿透胎盘进入胎儿体内。动物实验显示，可从大鼠乳汁分泌。血浆蛋白结合率为 13%。27%～38% 通过葡萄糖醛苷化，生成葡萄糖醛酸苷形式代谢，对细胞色素 P450 酶系统无影响。本品主要以原形药物经肾脏排泄，为口服剂量的 62%～73%，原形药消除半衰期为 128～149h，活性代谢物细胞内半衰期为 15h。

4. 适应证　用于病毒复制活跃，血清转氨酶 ALT 持续升高或肝脏组织学显示有活动性病变的慢性成人乙型肝炎的治疗。

5. 用法和用量　口服，每天 1 次，每次 0.5mg。拉米夫定治疗时发生病毒血症或出现拉米夫定耐药突变的患者，推荐剂量为每天 1 次，每次 1mg。空腹服用。

6. 不良反应　常见的不良反应有头痛、疲劳、眩晕、恶心、呕吐、腹痛、腹泻、嗜睡、失眠、风疹及 ALT 升高。另外，对白蛋白、淀粉酶、肌酐、空腹血糖、血小板及脂酶等实验室指标可能有影响。

7. 禁忌证　对本品过敏者禁用。

8. 注意

（1）目前尚无 16 岁以下患儿使用本品的相关数据。

（2）接受肝移植者、脂肪性肝大者、肾功能损害者及乳酸性酸中毒者慎用。

（3）肾功能不全、老年患者，应根据肌酐清除率调整用药剂量。血液透析或腹膜透析的患者，应调整剂量。

（4）用药期间及停止治疗后的几个月内，应严密监测肝功能。

9. 药物相互作用

（1）与阿德福韦、拉米夫定合用，未见明显的药物相互作用。

（2）与其他经肾清除或对肾功能有影响的药物合用，可能影响后两者的血药浓度，应密切监测不良反应。

10. 制剂　片剂：每片 0.5mg。

11. 贮法　密闭、阴凉干燥处保存。

十四、替比夫定（Telbivudine）

1. 其他名称　汰比夫定，素比伏，Sebivo。

2. ATC 编码　J05AF11。

3. 性状　为白色略带极微黄色的粉末，易溶于水，微溶于乙醇。本品片剂中含辅料有：胶态二氧化硅、硬脂酸镁、微晶纤维素、交联聚维酮、羧甲淀粉钠、二氧化钛、聚乙二醇、滑石粉和羟丙甲纤维素。

4. 药理学　替比夫定是一种合成的胸腺嘧啶核苷类似物，可抑制乙型肝炎病毒脱氧核糖核酸（HBV DNA）聚合酶的活性。可被细胞激酶磷酸化，转化为具有活性的三磷酸盐形式，通过与 HBV DNA 聚合酶的天然底物——胸腺嘧啶 -5′- 三磷酸盐竞争，抑制该酶活性，导致 HBV DNA 链合成终止，从而抑制 HBV 复制。

口服一次 600mg，血药浓度在给药后 1～4 小时（中位数 2h）达到峰值为 (3.69 ± 1.25) μg/mL，曲线下面积是 (26.1 ± 7.2) μg·h/mL，大约 5 至 7 天后达到稳态，蓄积量约为 1.5 倍，这说明其有效蓄积半衰期大约为 15h。在体外与人血浆蛋白的结合率较低（3.30%），广泛分布于全身各组织内。主要排泄机制为被动扩散，以原形通过尿液排泄。

5. 适应证　用于有病毒复制证据以及有血清转氨酶（ALT 或 AST）持续升高或肝组织活动性病变证据的慢性乙型肝炎成人患者。

6. 用法和用量　成人和青少年（≥16 岁）推荐剂量为 600mg，每日一次口服，餐前或餐后均可，不受进食影响。

7. 不良反应　常见不良反应为虚弱、头痛、腹痛、恶心、（胃肠）气胀、腹泻和消化不良。本品可能造成患者血肌酸激酶升高，部分患者有横纹肌溶解倾向，偶见重症肌无力。

8. 禁忌证　对替比夫定及本品的其他任何成分过敏的患者禁用。

9. 注意

（1）尚无 16 岁以下患儿使用本品的相关数据。

（2）有肌病倾向者、妊娠期妇女及哺乳期妇女慎用。

（3）肾功能不全、老年患者，应根据肌酐消除消除率调整用药剂量。

（4）用药期间及停止治疗后的几个月内，应严密监测肝功能，因为停止乙肝治疗后可能会发生肝炎急性加重。

10. 药物相互作用

（1）替比夫定与可能改变肾功能的药物合用，可能影响替比夫定的血浆浓度。

（2）与聚乙二醇干扰素 α-2a 合用会增加发生周围神经病变的风险。

（3）有与拉米夫定合用后出现中性粒细胞减少的报道。

11. 制剂　片剂：每片 600mg。

12. 贮法　密闭、阴凉处保存。

十五、聚乙二醇干扰素 α-2a（Peginterferon alfa-2a）

1. 其他名称　派罗欣，PEGASYS。

2. ATC 编码　L03AB11。

3. 药理学　本品为聚乙二醇与重组干扰素 α-2a 结合形成的长效干扰素。干扰素与细胞表面的特异性受体结合，触发细胞内复杂的信号传递途径并迅速激活基因转录，调节多种生物效应，包括抑制感染细胞内的病毒复制，抑制细胞增殖，并具有免疫调节作用。

健康成人单次皮下注射 180μg 后，可在 3~6h 检测到血药浓度，24~48h 达到峰值的 80%，血药浓度可维持 72~96h。其绝对生物利用度为 84%，与干扰素 α-2a 相似。本品主要分布在血液和细胞外液，肝、肾和骨髓中也有分布，静脉注射后稳态分布容积为 6~14L。与普通干扰素 α-2a 相比，消除率低 100 倍。静脉给药后 $t_{1/2}$ 约为 60h，皮下注射延长至 80 小时。慢性丙型肝炎患者，每周给药 1 次，连续 5~8 周后，产生蓄积，其血药浓度可达单次给药的 2~3 倍，但 8 周后无进一步蓄积。用药 48 周后血药浓度峰谷比约为 1.5~2，并可在一周内维持较稳定的水平。

4. 适应证　用于肝硬化代偿期或无肝硬化的慢性乙型或丙型肝炎的治疗。

5. 用法和用量　皮下注射，推荐剂量为一次 180μg，每周 1 次，共用 48 周。发生中度和重度不良反应的患者应调整剂量，初始剂量一般减至 135μg，有些病例需减至 90μg 或 45μg。随不良反应的减轻，逐渐增加或恢复至常规剂量。

6. 不良反应　常见的有疲劳、发热、寒战、疼痛、恶心、腹泻、腹痛、肌痛、关节痛、头痛、头晕、失眠、抑郁、脱发及瘙痒等；偶见呕吐、口干、牙龈出血、口腔溃疡，肌肉痉挛、震颤、乏力、焦虑、嗜睡、多汗、甲状腺功能减退，咽痛、咳嗽、视物不清，皮疹、光敏反应，潮热及流感样症状；罕见肝功能异常、脂肪肝、行为异常、糖尿病、自身免疫现象、消化性溃疡、角膜溃疡、心律不齐、肺炎、肺栓塞、肌炎及脑出血等。

7. 禁忌证　对干扰素 α、大肠杆菌产物或聚乙二醇过敏者、自身免疫性肝炎、严重肝功能不全和严重心脏病史者禁用。

8. 注意

（1）尚无 18 岁以下患者用药安全性和有效性的资料；妊娠和哺乳期妇女应慎用。

（2）患有自身免疫性疾病、牛皮癣、既往有心脏病史、精神病史、结肠炎、胰腺炎、病毒感染性疾病、糖尿病及肾功能不全者慎用。

（3）中性粒细胞低于 0.75×10^9 时，应调整剂量；低于 0.5×10^9 时，应暂时停药，恢复至 1×10^9/L 以上时，可重新治疗，以每次 135μg 剂量开始。血小板计数低于 50×10^9/L 时，每次剂量应减至 135μg，当低于 25×10^9/L 时，应考虑停药。

（4）肝功能不全，ALT 持续升高，剂量应减至每次 135μg，减量后仍升高或伴有胆红素升高，或发生肝功能失代偿时，应考虑停药。

9. 药物相互作用

（1）与茶碱合用，由于抑制细胞色素 P450 1A2 的活性，可能引起茶碱中毒。

（2）与利巴韦林联用治疗慢性丙型肝炎，与拉米夫定联用治疗慢性乙型肝炎。

10. 制剂　注射液：每支 180μg（1mL）；135μg（1mL）。

11. 贮法　避光，在 2~8℃冰箱内存放。

十六、奈韦拉平（Nevirapine）

1. 其他名称　艾极，艾韦宁，维乐命，VIRAMUNE。

2. ATC 编码　J05AG01。

3. 性状　为白色至类白色结晶性粉末。

4. 药理学　为非核苷酸酸抗反转录酶药物。可抑制有关 DNA 聚合酶活性，对人体细胞正常酶无作用。通过与 HIV-1 的反转录酶直接结合，破坏该酶的催化位点来阻断 RNA 依赖和 DNA 依赖的 DNA 聚合酶的活性，从而阻断 HIV 的复制。

口服迅速吸收，绝对生物利用度超过 90%。给药后 2~4h 达血药浓度峰值。体内分布广泛，可通过血-脑脊液屏障及胎盘屏障，可进入乳汁。血浆蛋白结合率 50%~60%。经肝药酶 P450 代谢后，80% 以上的代谢物经尿液排泄，10% 经粪便排泄。消除半衰期平均为 40h。

5. 适应证　常与其他药物联合应用于治疗 I 型 HIV 感染。单独用本品则病毒可迅速产生耐药性。

6. 用法和用量　成人：先导期剂量，每日一次 200mg，用药 14d（以减少皮疹发生）；以后每日 2 次，每次 200mg。儿童：2 个月—8 岁，每日一次 4mg/kg，用药 14 日，以后每日 2 次，每次 7mg/kg；8 岁以上者，每日一次 4mg/kg，用药 14d，以后每日 2 次，每次 4mg/kg。所有患者的用量每日不超过 400mg。

7. 不良反应　本品可致严重皮肤反应，包括 Stevens-Johnson 综合征、中毒型表皮坏死，以皮疹为特点的过敏反应和器官衰竭，发生时应立即停药。本品尚可致肝坏死。胃肠道反应常见恶心、呕吐、腹痛、腹泻等症状。血液系统有嗜酸性粒细胞增多、粒细胞缺乏的报道。对中枢神经和肌肉骨骼系统也有影响，出现疲劳、头痛、抑郁及肌肉关节痛等症状。

8. 禁忌证　对本药过敏者禁用。

9. 注意

（1）本品主要在肝代谢，并由肾排泄，肝、肾功能低下者慎用。

（2）用药期间应监测肝功能。

10. 药物相互作用

（1）与齐多夫定、去羟肌苷、司他夫定、拉米夫定、沙奎那韦和茚地那韦联用对 HIV-1 具有协同作用。

（2）本品可诱导 P450 3A 代谢酶，可使酮康唑、美沙酮等的血药浓度降低。与利福平类药物合用时应监测血药浓度。

（3）与西咪替丁、大环内酯类药物同用，可明显抑制本药羟化代谢，使本药血药浓度升高。

11. 制剂　片剂（胶囊剂）：每片（粒）200mg。

12. 贮法　密闭、干燥处保存。

十七、司他夫定（Stavudine）

1. 其他名称　司坦夫定，赛瑞特，ZERIT。

2. ATC 编码　J05AF04。

3. 药理学　本品为合成的胸苷类似物，在体内转化为三磷酸司他夫定而抑制 HIV 病毒的反转录酶，从而抑制病毒 DNA 合成。

本品口服吸收迅速，1 小时后血药浓度达峰值。成人口服生物利用度（86.4 ± 18.2）%，儿童口服生物利用度为（76.9 ± 31.7%），与血浆蛋白结合很少。其体内代谢尚不明。约有 40% 经肾清除。消除半衰期为 0.9 ~ 1.6h，肾功能降低时消除半衰期相应延长。

4. 适应证　用于治疗Ⅰ型 HIV 感染。

5. 用法和用量　成人：体重≥60kg 者，口服一次 40mg，一日 2 次（相隔 12h）；体重 < 60kg 者，一次 30mg，一日 2 次。儿童：体重≥30kg 者，按成人剂量；体重 < 30kg 者，一次 1mg/kg，一日 2 次。肾功能低下者，需根据其肌酐清除率调整剂量。

6. 不良反应　部分患者出现外周神经病变，表现为手足麻木、刺痛感。可能发生乳酸性酸中毒、脂肪变性中毒肝大（氨基转移酶可不升高）、胰腺炎，联合用药时更易发生。其他不良反应有头痛、失眠、神经炎、焦虑以及腹泻、恶心、呕吐等。可见贫血、白细胞缺乏和血小板减少、肌肉痛、运动无力等。

7. 禁忌证　对本药过敏者禁用。

8. 注意

（1）有外周神经病变危险因素的患者、肝肾功能不全患者、胰腺炎病史患者慎用。

（2）用药期间监测血常规、凝血因子时间、肝肾功能。

（3）治疗中发生如手足麻木刺痛症状，应立即停药。症状消退后可考虑再次用药，如再发生上述症状，则应完全停止用药。

9. 药物相互作用

（1）与去羟肌苷或羟基脲联用时，乳酸酸中毒、胰腺炎及严重脂肪肝发生风险可能增加。

（2）与利巴韦林合用，曾引起致死性或非致死性乳酸酸中毒。

（3）禁止与齐多夫定联用，后者可竞争性抑制本药的细胞内磷酸化，导致本药失效。

10. 制剂　胶囊剂：每粒 20mg；30mg；40mg。

11. 贮法　避光、密闭保存。

十八、利托那韦（Ritonavir）

1. 其他名称　利托那韦钠，爱治威，Norvir。

2. ATC 编码　J05AE03。

3. 药理学　本品系合成的 HIV-1 和 HIV-2 蛋白酶抑制药。通过抑制 HIV 蛋白酶，使其不能合成 gag-pol 多蛋白质前体，而生成不具感染性的未成熟的 HIV 颗粒。作用于 HIV 复制的晚期。由于作用的靶酶不同，因此本品与反转录酶抑制药之间无交叉耐药性。

口服吸收良好，动物实验得出其生物利用度约 60%~80%。食物可影响其吸收。在禁食和非禁食状态下，口服溶液剂 600mg，达峰时间分别约 2h 和 4h。进食时服用可提高生物利用度 15%。分布容积约 0.4L/kg，蛋白结合率为 98%~99%。主要经肝脏代谢，其主要代谢产物具有抗病毒活性。$t_{1/2}$ 3~4h，儿童的稳态消除率比成人快 1.5 倍。本品主要通过粪便和尿液排泄，分别为 86.4% 和 11.3%。

4. 适应证　单独使用或与其他反转录酶抑制药联合用于治疗 HIV 感染。

5. 用法和用量　口服：成人初始剂量一次 300mg，一日 2 次，之后每 2~3 日每次用量增加 100mg，直至达推荐剂量每次 600mg，一日 2 次。2 岁以上儿童，初始剂量一次 250mg/m²，一日 2 次，之后每 2~3 日每次用量增加 50mg/m²，直至达推荐剂量每次 400mg/m²，一日 2 次。最大剂量不超过每次 600mg，一日 2 次。

6. 不良反应　最常见的不良反应有疲乏、胃肠道症状、神经功能失调等。还可见荨麻疹、轻度皮疹、支气管痉挛和血管神经性水肿等过敏反应。也有癫痫发作、体内脂肪重新分布或堆积的报道。

7. 禁忌证　对本品过敏者禁用。

8. 注意

（1）有肝脏疾病或肝功能异常者、A 型和 B 型血友病患者、糖尿病和高血糖症患者及妊娠、哺乳期妇女慎用。

（2）用药期间应监测血常规、肝功能、血脂等指标。

（3）本品对 CYP 3A4 酶和 CYP 2D6 酶有抑制作用。

9. 药物相互作用

（1）与齐多夫定或去羟肌苷合用，可加强抗 HIV-1 的作用。

（2）与氟康唑合用，可使本品生物利用度增加。

（3）本品可使茚地那韦血药浓度升高。

（4）许多药物与本药合用，由于肝药酶抑制作用，可引起毒性作用增强。

10. 制剂　软胶囊：每粒 100mg。

11. 贮法　于 2~8℃保存。

十九、膦甲酸钠（Foscarnet Sodium）

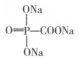

本品为合成的抗病毒药，其同系物膦乙酸钠（Fosfonet Sodium）和膦丙酸钠（Sodium Phosphonopropionate）均具抗病毒活性，以本品为最强。临床应用本品的六水合物。

1. 其他名称　膦甲酸，可耐，PFA。

2. ATC 编码　J05AD01。

3. 药理学　本品为无机焦磷酸盐的有机同系物。在体外有抑制疱疹病毒 DNA 聚合酶的作用，包括细胞肥大病毒、单纯疱疹病毒 HSV₁ 和 HSV₂、人疱疹病毒 HHV-6、EB 病毒（EBV）和水痘带状疱疹病毒（VZV）。

本品的血浆蛋白结合率为 14%~17%。按（57±6）mg/kg 量滴注，每日 3 次，第 1 日 C_{max} 为 573（213~1 305）μmol/L，C_{max} 为 78（33~139）μmol/L。连用 2 周后 C_{max} 变化不大，C_{max} 则为 110（43~148）μmol/L。平均血浆清除率为（130±44）mL/min 或（178±48）mL/min。

4. 适应证　主要用于免疫缺陷者（如艾滋病患者）发生的巨细胞病毒性视网膜炎的治疗。也可用于对阿昔洛韦耐药的免疫缺陷者（如 HIV 感染患者）的皮肤黏膜单纯疱疹病毒感染或带状疱疹病毒感染。

5. 用法和用量　静脉滴注：初始剂量 60mg/kg，每 8 小时 1 次，至少需 1 小时恒速滴入，用 2～3 周；剂量、给药间隔、连续应用时间须根据患者的肾功能与用药耐受程度予以调节。维持量为每日 90～120mg/kg，静脉滴注 2h。

6. 不良反应　可引起多系统的不良反应，较常见的有发热、乏力、寒战、衰弱、不适、疼痛、感染、毒血症；头痛、感觉异常、头昏、肌不随意收缩、感觉减退、神经病、癫痫发作；厌食、恶心、腹泻、呕吐、腹痛；贫血、粒细胞减少、白细胞减少；盐电解质失衡（包括低血钾、低血钙、低血镁、低磷酸盐血症或高磷酸盐血症）；抑郁、精神错乱、焦虑；咳嗽、呼吸困难；皮疹、多汗；肾功能改变；视觉异常等（以上发生率在 5% 以上）。

7. 注意

（1）妊娠期妇女、哺乳期妇女及儿童均应慎用。

（2）肾功能不全者，按肌酐消除消除率减量。

8. 制剂　注射液：每瓶 600mg（250mL）；1 200mg（500mL）。

9. 贮法　避光，密闭保存。

二十、去羟肌苷（Didanosine）

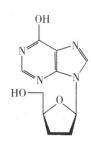

1. 其他名称　DDI，MECAVIR，VIDEX，RONVIR。

2. ATC 编码　J05AF02。

3. 性状　为白色结晶性粉末。水中溶解度 27.3mg/mL（25℃时 pH6）。在 pH 大于 3 的溶液中迅速溶解。

4. 药理学　为 HIV 反转录酶抑制剂，在体内生成三磷酸双脱氧腺苷而起作用，掺入病毒 DNA，而使病毒的延长终止。

空腹口服吸收良好，生物利用度成人为 42%，儿童为 29%。血药浓度达峰时间为 0.25～1.5h。饭后服用其血药峰浓度和 AUC 均下降 55%。血浆蛋白结合率低。在体内部分被代谢，自尿液回收约 18%。$t_{1/2}$ 成人约 1.5h，儿童约 0.8h。

5. 适应证　用于 I 型 HIV 感染，常与其他抗反转录酶药物联合应用（鸡尾酒疗法）。

6. 用法和用量　成人：体重 ≥60kg 者，一次 200mg，一日 2 次，或一日 400mg，一次顿服；体重 <60kg 者，一次 125mg，一日 2 次，或一日 250mg，一次顿服。儿童：120mg/m²，一日 2 次，或一日 250mg，一次顿服。肾功能低下者应按肌酐清除率调节剂量。饭前 30min 服。片剂应充分咀嚼或溶于 1 小杯水中、搅拌混匀后服用。

7. 不良反应　在推荐剂量或低于推荐剂量时约 9% 的用药患者发生胰腺炎，约 34% 的患者出现外周神经病变。此外，约 1/3 用药者有头痛和腹泻，出现恶心、呕吐、腹痛、失眠、药疹、瘙痒等。患者可呈现忧郁、疼痛、便秘、口炎、味觉障碍、肌痛、关节炎、肝酶异常以及乳酸性酸中毒、脂肪变性、视网膜病变、视神经炎等。

8. 禁忌证　对本品过敏者禁用。

9. 注意

（1）确诊或可疑胰腺炎、周围神经病变患者、肝肾功能损害者慎用。

（2）苯丙酮尿症患者、摄钠量受限的患者慎用（因片剂中含有苯丙氨酸36.5mg和缓冲剂中含钠1 380mg、含镁8.6mg）。

（3）肝功能低下者用药时应加强监护。

10. 药物相互作用

（1）与利巴韦林合用，可引起乳酸性酸中毒。

（2）与司坦夫定合用，有导致致命性胰腺炎和肝毒性的危险。

（3）与茚地那韦合用，可减少后者的吸收，降低其生物利用度及疗效。

（4）许多药物与本药合用，可引起毒性作用增强，应注意。

11. 制剂　片剂：50mg；100mg。

12. 贮法　密闭，干燥处保存。

二十一、茚地那韦（Indinavir）

1. 其他名称　佳息患，Crixivan。

2. ATC 编码　J05AE02。

3. 性状　本品为硬胶囊剂，内容物为白色或类白色粉末。硫酸茚地那韦易吸湿，极易溶于水和乙醇。

4. 药理学　硫酸茚地那韦是一种人免疫缺陷病毒（HIV）蛋白酶抑制剂。HIV 蛋白酶是在传染性HIV 中发现的使病毒聚合蛋白前体裂解成单个功能蛋白的一种酶。茚地那韦可与该蛋白酶的活性部位结合并使抑制其活性。这种抑制作用阻断了病毒聚合蛋白裂解，导致不成熟的非传染性病毒颗粒形成。

5. 适应证　和其他抗反转录病毒药物联合使用，用于治疗成人及儿童 HIV‐1 感染。

6. 用法和用量　推荐的开始剂量为800mg，每 8 小时口服 1 次。与利福布汀联合治疗建议将利福布汀的剂量减半，而本药剂量增加至每 8 小时 1g。与酮康唑合用，本药的剂量应减少至每 8 小时 600mg。肝功能不全患者剂量应减至每 8 小时 600mg。3 岁以上（可口服胶囊的儿童）：本品的推荐剂量为每 8 小时口服 $500mg/m^2$。儿童剂量不能超过成人剂量（即每 8 小时 800mg）。

7. 不良反应　可见虚弱、疲劳、眩晕、头痛、感觉迟钝、失眠、味觉异常。胃肠道反应，皮肤干燥、瘙痒、药疹等皮肤过敏反应。肾结石，肝、肾功能异常。血友病患者的自发出血增加，急性溶血性贫血。引起血糖升高或糖尿病加重、血清三酰甘油增高。

8. 禁忌证　对本品过敏者、3 岁以下儿童禁用。

9. 注意

（1）肝功能不全患者、妊娠及哺乳期妇女慎用。

（2）患者应注意摄取足够的水量，建议患者在 24h 期间至少饮用 1.5L 液体。如果出现肾结石的症状和体征，可考虑暂停或中断治疗。如发生急性溶血性贫血，应实施相应的治疗，包括中断使用本药。

（3）本品不可与食物一起服用，宜在餐前 1h 或餐后 2h 用水送服。

10. 药物相互作用

（1）不能与特非那定、西沙比利、阿司咪唑、三唑仑、咪达唑仑、匹莫齐特或麦角衍生物同时服用。本品抑制 CYP3A4 而引起上述药物血浆浓度增高，可能会导致严重的甚至危及生命的不良反应。

（2）如果茚地那韦与去羟肌苷合用，应在空腹时至少间隔 1 小时分开服用。

（3）对 CYP3A4 诱导作用弱于利福平的其他药物，如苯巴比妥、苯妥英、卡马西平和地塞米松，与茚地那韦合用时应谨慎，可能降低茚地那韦的血浆浓度。

11. 制剂　茚地那韦胶囊：每粒：200mg。

12. 贮法　遮光、密闭、干燥处保存。

二十二、金刚烷胺（Amantadine）

1. 其他名称　三环癸胺、三环葵胺、盐酸金刚烷胺。

2. ATC 编码　N04BB01。

3. 性状　本品为白色结晶或结晶性粉末；无臭，味苦。本品在水或乙醇中易溶，在氯仿中溶解。

4. 药理学　在临床上能有效地预防和治疗各种 A 型流感病毒的感染。在流感流行期采用本品作预防药，保护率可达50%～79%，对已发病者，如在 48h 内给药，能有效地治疗由 A 型流感病毒引起的呼吸道症状。金刚烷胺的抗病毒谱较窄，主要用于亚洲 A 型流感的预防，对 B 型流感病毒、风疹病毒、麻疹病毒、流行性腮腺炎病毒及单纯疱疹病毒感染均无效。

口服吸收快而完全，2～4h 血药浓度达峰值，每日服药者在 2～3 日内可达稳态浓度。本品可通过胎盘及血脑屏障。半衰期（$t_{1/2}$）为 11～15h。口服后主要由肾脏排泄，90% 以上以原形经肾随尿排出，部分可被动重吸收，在酸性尿中排泄率增加，少量由乳汁排泄。总消除率（CL）16.5L/h。老年人肾清除率下降。

5. 适应证　用于亚洲 A–Ⅱ型流感感染发热患者。尚用于震颤麻痹。

6. 用法和用量　流感 A 病毒感染：成人：每日 200mg，分 1～2 次服用；儿童：新生儿与 1 岁内婴儿不用；1 岁～9 岁，每日 4.4～8.8mg/kg，1～2 次/d，每日最大剂量不超过 150mg；9 岁～12 岁，100～200mg/d。用于震颤麻痹。

7. 不良反应　用于预防流感时剂量较小，不良反应少见，当用于震颤麻痹时，如剂量较大，能引起眩晕、易激动、失眠、共济失调等不良反应。

8. 禁忌证　对本品过敏者禁用、妊娠期妇女和哺乳妇禁用。

9. 注意

（1）肾功能不全，肝病，癫痫，以及精神患者慎用。

（2）用量过大可致中枢症状。服药期间避免驾车和操纵机器。

10. 药物相互作用

（1）中枢神经兴奋药与本品同用时，可加强中枢神经的兴奋，严重者可引起惊厥或心律失常等不良反应。

（2）本品不宜与乙醇同用，后者会加强中枢神经系统的不良作用，如头昏、头重脚轻、昏厥、精神错乱及循环障碍。

（3）其他抗震颤麻痹药、抗胆碱药、抗组胺药、吩噻嗪类或三环类抗抑郁药与本品合用，可加强阿托品样不良反应，特别在有精神错乱、幻觉及噩梦的患者，需调整这些药物或本品的用量。

11. 制剂　片（胶囊）剂：0.1g。

12. 贮法　密闭，干燥处保存。

（赵正斌）

第九节 抗结核药

抗结核病药（tuberculostatics）根据其作用特点分为两类：

对结核杆菌有杀灭作用的药物：链霉素、阿米卡星、异烟肼、利福平、吡嗪酰胺、环丙沙星、左氧氟沙星等。阿米卡星对结核杆菌有较强抗菌活性，与链霉素无交叉耐药，对链霉素耐药者可用阿米卡星代替。异烟肼是抗结核病的老药，耐药率高。吡嗪酰胺对处于酸性环境中生长缓慢的结核杆菌作用最强，并可渗入吞噬细胞和结核杆菌体内，延缓结核杆菌产生耐药性。第三代氟喹诺酮类药物中有不少具有较强的抗结核分枝杆菌活性，对非结核分枝杆菌（鸟胞分枝杆菌复合群除外）亦有作用，氟喹诺酮类药物可渗入巨噬细胞，能较好地发挥细胞内杀菌作用。由于结核分枝杆菌对氟喹诺酮产生自发突变率很低，与其他抗结核药之间无交叉耐药性，这类药物已成为耐药结核病的主要选用对象。

对结核杆菌有抑制作用的药物：乙胺丁醇、对氨基水杨酸钠等均为抑菌剂，与其他抗结核药联用有协同作用且可延缓耐药菌株的产生。

抗结核药物复合制剂一般是两药或三药复合，有杀菌剂与抑菌剂、杀菌剂与增效剂等多种形式。部分复合制剂的药效仅仅是单药累加效应，目的是提高患者的依从性；另一部分则不仅提高了依从性，也起到了增进药物疗效的作用。帕司烟肼是以特殊方法将 INH 与 PAS 分子化学结合，较同剂量 INH 的效果高 5 倍，亦明显高于以物理方式混合的 INH 加 PAS，而且毒性低、耐受性良好、容易服用、耐药发生率低。用于耐药结核病和轻型儿童结核病。

结核病化学治疗的原则：①早期用药，药物易渗入，对药物的敏感性高，用药效果好。②联合用药，3～4 种药物联合应用，可增强疗效、减轻毒性和耐药性产生。至少联合用药2～3种杀菌剂或未曾用过的敏感抗结核药。③规律用药，严格遵照化疗方案所规定的品种、剂量、给药次数及间隔时间，以保持稳定有效的血药浓度。④用药疗程足够，用药疗程应维持 6～8 个月，并定期复查，防止复发和耐药。⑤注意用法，抗结核病药物在短时间内达到最高有效浓度比长时间维持低浓度疗效好，因此，可采用每天总量或多日总量一次给药的方法。⑥用药期间定期检查肝、肾功能，及时调整药物或剂量。

一、异烟肼（Isoniazid）

1. 其他名称　雷米封，INH，RIMIFON。

2. 药理学　对结核杆菌有良好的抗菌作用，疗效较好，用量较小，毒性相对较低，易为患者所接受。异烟肼的口服吸收率为90%；服后 1～2h 血清药物浓度可达峰；V_d 为（0.61±0.11）L/kg，蛋白结合率甚低。本品在体内主要通过乙酰化，同时有部分水解而代谢。由于遗传差异，人群可分为快乙酰化者与慢乙酰化者。他们的半衰期有显著差异，快乙酰化者的平均 $t_{1/2}$ 为 1.1h。慢乙酰化者则为 3h。本品易通过血脑屏障。

3. 适应证　主要用于各型肺结核的进展期、溶解播散期、吸收好转期，尚可用于结核性脑膜炎和其他肺外结核等。本品常需和其他抗结核病药联合应用，以增强疗效和克服耐药菌。此外，对痢疾、百日咳、麦粒肿等也有一定疗效。

4. 用法和用量　口服：成人 1 次 0.3g，1 次顿服；对急性粟粒性肺结核或结核性脑膜炎，1 次 0.2～0.3g，1 日 3 次。静脉注射或静脉滴注：对较重度浸润结核，肺外活动结核等，1 次 0.3～0.6g，加5%葡萄糖注射液或等渗氯化钠注射液20～40mL，缓慢推注；或加入输液250～500mL 中静脉滴注。

百日咳：1 日按 10～15mg/kg，分为 3 次服。

睑腺炎：1 日按 4～10mg/kg，分为 3 次服。

局部（胸腔内注射治疗局灶性结核等）：一次 50～200mg。

5. 不良反应　不良反应有胃肠道症状（如食欲缺乏、恶心、呕吐、腹痛、便秘等）；血液系统症状（贫血、白细胞减少、嗜酸性粒细胞增多，引起血痰、咯血、鼻出血、眼底出血等）；肝损害；过敏（皮疹或其他）；内分泌失调（男子女性化乳房、泌乳、月经不调、阳痿等）；中枢症状（头痛、失眠、疲倦、记忆力减退、精神兴奋、易怒、欣快感、反射亢进、幻觉、抽搐、排尿困难、昏迷等）；周围神经炎（表现为肌肉痉挛、四肢感觉异常、视神经炎、视神经萎缩等）。上述反应大多在大剂量或长期应用时发生。慢乙酰化者较易引起血液系统、内分泌系统和神经精神系统的反应，而快乙酰化者则较易引起肝脏损害。

6. **禁忌证** 对本品过敏者、肝功能不全者、精神病患者、癫痫患者禁用。

7. **注意**

（1）肝功能不全者、有精神病和癫痫病史者、妊娠期妇女慎用。

（2）维生素 B_6 可防治神经系统反应的发生，每日用量 10～20mg，分 1～2 次服，但不应作为一种常规来普遍应用。遇异烟肼急性中毒时，大剂量维生素 B_6 可对抗，并需进行其他对症治疗。

（3）1 日 300mg 1 次顿服或按 1 周 2 次，1 次 0.6～0.8g 的给药方法可提高疗效并减少不良反应的发生率。

（4）用药期间注意检查肝功能。

8. **药物相互作用**

（1）可加强香豆素类抗凝血药、某些抗癫痫药、降压药、抗胆碱药、三环抗抑郁药等的作用，合用时须注意。

（2）与利福平合用，有协同抗结核杆菌作用，肝毒性可能增强。

（3）阿司匹林乙酰化作用较强，可使异烟肼部分乙酰化，减少吸收和排泄，疗效降低。

（4）抗酸药尤其是氢氧化铝可抑制本品的吸收，不宜同服。

9. **制剂** 片剂：每片 0.05g；0.1g；0.3g。注射液：每支 0.1g（2mL）。

10. **贮法** 遮光、密封保存。

二、对氨基水杨酸钠（Sodium Aminosalicylate）

1. **其他名称** 对氨柳酸钠，Sociium Para‑aminosalicylate，PAS‑Na。

2. **ATC 编码** J04AA02。

3. **性状** 为白色或类白色结晶或结晶性粉末；无臭，味甜带咸。在水中易溶，在乙醇中略溶，在乙醚中不溶。其 2% 水溶液的 pH 为 6.5～8.5。游离酸 pKa1.8（–NH_2）和 3.6（–COOH）。本品水溶液不稳定，遇热可分解，遇光迅速变色。

4. **药理学** 与结核菌的对氨基苯甲酸合成起抑制作用，因而可抑制其生长。口服吸收良好，V_d 为 0.23L/kg。约有 50% 药物在体内乙酰化，80% 药物（包括代谢物）由尿排出。肾功能不全时应注意。$t_{1/2}$ 为 0.5～1.5h。

5. **适应证** 本品很少单独应用，常配合异烟肼、链霉素等应用，以增强疗效并避免细菌产生耐药性。也可用于甲状腺功能亢进症。对于甲状腺功能亢进并发结核患者较适用，在用碘剂无效而影响手术时，可短期服本品为手术创造条件。本品尚有较强的降血脂作用。

6. **用法和用量** 口服：每次 2～3g，1 日 8～12g，饭后服。小儿每日 200～300mg/kg，分 4 次服。静脉滴注：每日 4～12g（先从小剂量开始），以等渗氯化钠注射液或 5% 葡萄糖液溶解后，配成 3%～4% 浓度滴注。小儿每日 200～300mg/kg。胸腔内注射：每次10%～20% 溶液 10～20mL（用等渗氯化钠注射液溶解）。甲状腺功能亢进手术前：1 日 8～12g，分 4 次服，同时服用维生素 B、C。服药时间不可过长，以防毒性反应出现。

7. **不良反应** 恶心、呕吐、食欲缺乏、腹泻、腹痛较多见，饭后服或与碳酸氢钠同服可减轻症状。偶见皮疹、剥脱性皮炎、药热、结晶尿、蛋白尿、白细胞减少、男性性欲减低、皮肤干燥、颈前部肿胀、体重加重（甲状腺肿、黏液水肿）；眼或皮肤黄染、肝损害（黄疸、肝炎）；背痛、苍白（溶血性贫血，由于 G6PD 缺乏）；发热、头痛、咽痛、乏力等。

8. **禁忌证** 对本品及其他水杨酸类药过敏者禁用。

9. 注意

（1）肝肾功能减退者、充血性心力衰竭、胃溃疡、葡萄糖－6－磷酸脱氢酶（G6PD）缺乏症患者慎用。

（2）氨基水杨酸类可由乳汁中排泄，哺乳期妇女须权衡利弊后选用。

（3）进餐、餐后服用减少对胃的刺激。

（4）静脉滴注一般用于结核性脑膜炎等严重病例，应在避光下（在滴瓶外面用黑纸包上）在 5h 内滴完，变色后不可再用。

10. 药物相互作用

（1）忌与水杨酸类同服，以免胃肠道反应加重及导致胃溃疡。肠溶片可减轻胃肠道反应。

（2）能干扰利福平的吸收，故与之同用时，两者给药时间最好间隔 6 ~ 8h。

（3）本品可增强抗凝药（香豆素或茚满二酮衍生物）的作用，因此在用对氨基水杨酸类时或用后，口服抗凝药的剂量应适当调整。

（4）与乙硫异烟胺合用时可增加不良反应。

11. 制剂　片剂：每片 0.5g。注射用对氨基水杨酸钠：每瓶 2g；4g；6g。

12. 贮法　遮光，密封保存。

三、利福平（Rifampicin）

1. 其他名称　甲哌利福霉素，RIFAMPIN，RFP。

2. ATC 编码　J04AB02。

3. 性状　为鲜红或暗红色结晶性粉末；无臭，无味。在氯仿中易溶，在甲醇中溶解，在水中几乎不溶。其 1% 水混悬液的 pH 为 4 ~ 6.5。本品遇光易变质，水溶液易氧化损失效价。

4. 药理学　对结核杆菌和其他分枝杆菌（包括麻风杆菌等），在宿主细胞内、外均有明显的杀菌作用。对脑膜炎球菌、流感嗜血杆菌、金黄色葡萄球菌、表皮链球菌、肺炎军团菌等也有一定的抗菌作用。对某些病毒、衣原体也有效。

口服吸收可达 90% ~ 95%，于 1 ~ 2h 血药浓度达峰。本品易渗入机体组织、体液（包括脑脊液）中。口服常用剂量后，有效浓度约可维持 6h。V_d 约为 1.6L/kg。在肝中代谢，主要代谢物仍具有抗菌活性。体内药物多自胆汁中排泄，约 1/3 药物由尿排泄，尿中药物浓度可达治疗水平。$t_{1/2}$ 为 2 ~ 5h。本品有酶促作用，反复用药后，药物代谢（包括首关效应）加强，约在 2 星期后，$t_{1/2}$ 可缩短为 2h。

5. 适应证　主要应用于肺结核和其他结核病，也可用于麻风病的治疗。此外也可考虑用于耐甲氧西林金黄色葡萄球菌（MRSA）所致的感染。抗结核治疗时应与其他抗结核药联合应用。

6. 用法和用量　肺结核及其他结核病：成人，口服，1 次 0.45 ~ 0.6g，1 日 1 次，于早饭前服，疗程半年左右；1 ~ 12 岁儿童 1 次量为 10mg/kg，1 日 2 次；新生儿 1 次 5mg/kg，1 日 2 次。

其他感染：1 日量 0.6 ~ 1g，分 2 ~ 3 次给予，饭前 1 小时服用。

沙眼及结膜炎：用 0.1% 滴眼剂，1 日 4 ~ 6 次。治疗沙眼的疗程为 6 周。

7. 不良反应　可致恶心、呕吐、食欲缺乏、腹泻、胃痛、腹胀等胃肠道反应，还可致白细胞减少、血小板减少、嗜酸性粒细胞增多、肝功能受损、脱发、头痛、疲倦、蛋白尿、血尿、肌病、心律失常、低血钙等反应。还可引起多种过敏反应，如药物热、皮疹、急性肾衰竭、胰腺炎、剥脱性皮炎和休克等，在某些情况下尚可发生溶血性贫血。

8. 禁忌证　对本品过敏者、严重肝功能不全者、胆管阻塞者、妊娠早期妇女禁用。

9. 注意

（1）肝功能不全者、婴儿、3 个月以上妊娠期妇女慎用。

（2）用药期间应检查肝功能。

（3）服药后尿、唾液、汗液等排泄物均可显橘红色。

（4）食物可阻碍本品吸收，宜空腹服药。

10. 药物相互作用

（1）与异烟肼联合使用，对结核杆菌有协同的抗菌作用。但肝毒性也加强，应加以注意。与对氨基水杨酸钠合用也可加强肝毒性。

（2）与乙胺丁醇合用有加强视力损害的可能。

（3）有酶促作用，可使双香豆素类抗凝血药、口服降糖药、洋地黄类、皮质激素、氨苯砜等药物加速代谢而降效。长期服用本品，可降低口服避孕药的作用而导致避孕失败。

11. 制剂　片（胶囊）剂：每片（粒）0.15g；0.3g；0.45g；0.6g。口服混悬液：20mg/mL。复方制剂：RIMACTAZIDE（含利福平及异烟肼）；RIMATAZIDE + Z（含利福平、异烟肼及吡嗪酰胺）。

12. 贮法　密封，在干燥阴暗处保存。

四、利福定（Rifandin）

本品为半合成的利福霉素。利福平分子哌嗪基上的甲基为异丁基取代即为本品（化学结构见利福平项下）。

1. 其他名称　异丁哌利福霉素。

2. 性状　为砖红色结晶性粉末，无臭，味微苦，极微溶于水，微溶于甲醇，易溶于氯仿。

3. 药理学　抗菌谱与利福平相似，对结核杆菌、麻风杆菌有良好的抗菌活性，其用量为利福平的1/3时，可获得近似或较高的疗效。对金黄色葡萄球菌有良好作用，对部分大肠杆菌也有一定抗菌活性。此外，对沙眼病毒也有抑制作用。

口服吸收良好，2～4h血药浓度达峰。体内分布广，以肝脏和胆汁中为最高，其余依次为肾、肺、心、脾，在脑组织中含量甚微。

4. 适应证　用于各型肺结核和其他结核病，包括对多种抗结核药物已产生耐药性患者。亦用于麻风病及敏感菌感染性皮肤病等。

5. 用法和用量　成人每日150～200mg，早晨空腹一次服用。儿童按3～4mg/kg，一次服用。治疗肺结核病的疗程为半年～1年。眼部感染采取局部用药（滴眼剂浓度0.05%）。

6. 不良反应　对消化道有刺激，可引起恶心、呕吐、腹泻等不良反应。曾有报道称可引起男子乳房女性化。

7. 禁忌证　对本品过敏者禁用。

8. 注意　本品的外文名为Rifandin。国外，类似名称Rifadin系利福平的一种商品名（美国Merrell Dow药厂），注意区别。

（1）肝、肾功能不全者、妊娠期妇女应慎用。

（2）用药期间，应定期作血、尿常规和肝、肾功能检查。

（3）治疗肺结核时，应与其他抗结核药物合并使用，以防止耐药菌的产生，并增加疗效。

9. 药物相互作用

（1）与利福平显示交叉耐药性，故本品不适于利福平治疗无效的病例。本品的抗菌作用强，但因复发率较高而趋于少用。

（2）本品与乙胺丁醇、氨硫尿、异烟肼、链霉素、对氨基水杨酸等以及四环素类、磺胺类均有协同作用，而无交叉耐药。

10. 制剂　胶囊：每粒75mg；150mg。

11. 贮法　避光干燥处保存。

五、利福喷丁（Rifapentine）

本品为半合成的利福霉素类抗生素（化学结构见利福平项下）。

1. 其他名称　环戊哌利福霉素，环戊去甲利福平，明佳欣，利福喷汀。

2. ATC编码　J04AB05。

3. 性状　为砖红色或暗红色结晶性粉末，无臭，无味，在氯仿或甲醇中易溶，乙醇或丙酮中略溶，乙醚或水中几不溶。

4. 药理学　抗菌谱性质与利福平相同，对结核杆菌、麻风杆菌、金黄色葡萄球菌、某些病毒、衣原体等微生物有抗菌作用，其抗结核杆菌的作用比利福平强 2～10 倍。

空腹一次服本品（细晶）400mg，血药峰浓度约为 16.8μg/mL；在 4～12h 可保持 15.35～16.89μg/mL；48h 尚有 5.4μg/mL。尿药浓度，在 12～24h 为 16.52～37.98μg/mL。体内分布，以肺、肝、肾脏中较多，在骨组织和脑组织中也有相当浓度。本品主要以原形及代谢物形式自粪便排泄。$t_{1/2}$ 平均为 18h。

5. 适应证　主要用于治疗结核病（常与其他抗结核药联合应用）。

6. 用法和用量　1 次 600mg，每周只用 1 次（其作用约相当于利福平 600mg，每日 1 次）。必要时可按上量，每周 2 次。

7. 不良反应　本品不良反应比利福平轻微，少数病例可出现白细胞、血小板减少；丙氨酸氨基转移酶升高；皮疹、头昏、失眠等。胃肠道反应较少。与其他利福霉素有交叉过敏反应。

8. 禁忌证　对本品过敏者、肝功能严重不全、黄疸患者及妊娠期妇女禁用。

9. 注意

（1）酒精中毒、肝功能损害者慎用。

（2）必须空腹给药，饱食后服药或并用制酸药，则其生物利用度明显降低。

（3）本品粗晶的生物利用度低（仅为细晶的 1/4～1/3）。

（4）服用本品后，大小便、唾液、痰液、泪液等可呈橙红色。

10. 药物相互作用

（1）服药期间饮酒，可导致肝毒性增加。

（2）对氨基水杨酸盐可影响本品的吸收，导致其血药浓度减低，如必须联合应用时，两者服用间隔至少 6h。

（3）苯巴比妥类药可能会影响本品的吸收，不宜与本品同时服用。

（4）本品与口服抗凝药同时应用时会降低后者的抗凝效果。

（5）本品与异烟肼合用可致肝毒性发生危险增加，尤其是原有肝功能损害者和异烟肼快乙酰化患者。

（6）本品与乙硫异烟胺合用可加重其不良反应。

11. 制剂　片（胶囊）剂：每片（粒）150mg；300mg。

12. 贮法　密封、避光干燥处保存。

六、利福霉素钠（Rifamycin Sodium）

本品系从地中海链霉菌（Streptomyces mediterranei）产生的利福霉素 B 经转化而得的一种半合成利福霉素类抗生素。

1. 其他名称　利福霉素 SV。

2. ATC 编码　J04AB03。

3. 性状　为砖红色粉末，几无臭，味微苦。溶解于水，易溶于无水乙醇、甲醇、丙酮中，溶于氯仿，几不溶于乙醚。5% 水溶液的 pH 为 6.5～7.5。本品遇光易分解变色。

4. 药理学　对金黄色葡萄球菌（包括耐青霉素和耐新青霉素株）、结核杆菌有较强的抗菌作用。对常见革兰阴性菌的作用弱。口服吸收差。注射后体内分布以肝脏和胆汁内为最高，在肾、肺、心、脾中也可达治疗浓度。与其他类抗生素或抗结核药之间未发现交叉耐药性。

5. 适应证　用于不能口服用药的结核患者和耐甲氧西林金葡菌（MRSA）感染，以及难治性军团菌病。

6. 用法和用量　肌内注射：成人 1 次 250mg，每 8～12 小时 1 次。静脉注射（缓慢注射）：1 次

500mg，1 日 2~3 次；小儿 1 日量 10~30mg/kg。此外亦可稀释至一定浓度局部应用或雾化吸入。重症患者宜先静脉滴注，待病情好转后改肌内注射。用于治疗肾盂肾炎时，每日剂量在 750mg 以上。对于严重感染，开始剂量可酌增到 1 日 1 000mg。

7. 不良反应　本品的不良反应参见利福平。肌内注射可引起局部疼痛，有时可引起硬结、肿块。静脉注射后可出现巩膜或皮肤黄染。本品偶引起耳鸣、听力下降。

8. 禁忌证　对本品过敏者、有肝病或肝损害者禁用。

9. 注意

（1）妊娠期妇女及哺乳期妇女慎用。

（2）肝功能不全、胆管梗阻、慢性酒精中毒者应用本品应适当减量。

（3）本品不宜与其他药物混合使用，以免药物析出。

（4）用药期间应监测肝功能。用药后患者尿液呈红色，属于正常现象。

（5）静脉滴注速度宜缓慢，每次静脉滴注时间应在 1~2h 以上。

10. 药物相互作用

（1）与 β-内酰胺类抗生素合用对金黄色葡萄球菌（包括耐甲氧西林金黄色葡萄球菌）、铜绿假单胞菌具有协同作用。

（2）与氨基苷类抗生素合用时具协同作用。

11. 制剂　注射用利福霉素钠：每瓶 250mg。注射液：每支 0.25g（5mL）（供静脉滴注用）；0.125g（2mL）（供肌内注射用）。

12. 贮法　遮光，保存于阴暗干燥处。

七、链霉素

本品由灰色链霉菌（Streptomyces griseus）所产生。

1. 其他名称　硫酸链霉素。

2. ATC 编码　J01GA01。

3. 性状　常用其硫酸盐，为白色或类白色粉末；无臭或几无臭，味略苦；有引湿性。在水中易溶，在乙醇或氯仿中不溶。其 20% 水溶液的 pH 为 4.5~7。水溶液较稳定；遇强酸、强碱、脲或其他羰基化合物、半胱氨酸或其他巯基化合物易灭活。

4. 药理学　对布氏杆菌、土拉伦杆菌、鼠疫杆菌、小螺菌、肉芽肿荚膜杆菌、结核杆菌等有良好的抗菌作用。虽然一些肠道需氧革兰阴性杆菌，如沙门菌、痢疾杆菌、克雷白杆菌、大肠杆菌、肠杆菌属等也包括在本品的抗菌谱中，但由于耐药菌株广泛存在而不能应用于这些微生物感染疾病。

肌内注射 0.5g 或 1g 后，30min 血药浓度达高峰，分别为 15~20μg/mL 或 30~40μg/mL。有效血药浓度约可维持 12h。本品的蛋白结合率约为 35%，是氨基苷类中最高者。注射后 24 小时内，有 30%~90% 的药物自尿中原形排出。本品的半衰期随年龄而延长，青年人 $t_{1/2}$ 为 2~3h，40 岁以上者可延长到 9h 或更高。无尿者的 $t_{1/2}$ 为 50~100h。

本品可渗入腹腔和胸腔积液、结核性脓腔，透过胎盘进入羊水和胎儿循环中，但不易透过血脑屏障。

5. 适应证　主要用于结核杆菌感染，也用于布氏杆菌病、鼠疫以及其他敏感菌所致的感染。

6. 用法和用量　口服不吸收，只对肠道感染有效，现已少用。系统治疗需肌内注射，一般应用 1 次 0.5g，1 日 2 次，或 1 次 0.75g，1 日 1 次，1~2 周为 1 疗程。用于结核病，1 日剂量为 0.75~1g，1 次或分成 2 次肌内注射。儿童一般 1 日 15~25mg/kg，分 2 次给予；结核病治疗则 1 日 20mg/kg，隔日用药。新生儿 1 日 10~20mg/kg。

用于治疗结核病时，常与异烟肼或其他抗结核药联合应用，以避免耐药菌株的产生。

7. 不良反应　血尿、排尿次数减少或尿量减少、食欲减退、口渴等肾毒性症状，少数可产生血液中尿素氮及肌酐值增高。影响前庭功能时可有步履不稳、眩晕等症状；影响听神经出现听力减退、耳鸣、耳部饱满感。部分患者可出现面部或四肢麻木、针刺感等周围神经炎症状。偶可发生视力减退（视神经炎）、嗜睡、软弱无力、呼吸困难等神经肌肉阻滞症状。偶可出现皮疹、瘙痒、红肿及过敏性休克。少数患者停药后仍可发生听力减退、耳鸣、耳部饱满感等耳毒性症状。

8. 禁忌证　对链霉素或其他氨基苷类过敏的患者禁用。

9. 注意

（1）肾功能损害、第8对脑神经损害、重症肌无力或帕金森病及失水患者应慎用。儿童应慎用，尤其是早产儿和新生儿。

（2）用前应做皮肤试验，与其他氨基苷类交叉过敏。本品皮试的阳性率低，与临床上发生过敏反应的符合率也不高，不应过于信赖。

（3）用药期间应定期检查肾功能和听力。

（4）引起过敏性出血性紫癜，应即停药，并给予大量维生素C治疗。

10. 药物相互作用

（1）与青霉素类药联用对草绿色链球菌、肠球菌有协同抗菌作用，但不能置于同一容器中，易发生配伍禁忌。

（2）具有肾毒性及耳毒性药物均不宜与本品合用或先后应用，如其他氨基苷类、卷曲霉素、顺铂、依他尼酸、呋塞米或万古霉素（或去甲万古霉素）、头孢噻吩或头孢唑林、多黏菌素类等。

11. 制剂　注射用硫酸链霉素：每瓶0.75g；1g；2g；5g。

12. 贮法　密闭，干燥处保存。

八、乙胺丁醇（Ethambutol）

1. ATC编码　J04AK02。

2. 性状　常用其盐酸盐，为白色结晶性粉末，无臭或几乎无臭，略有引湿性。在水中极易溶解，在乙醇中略溶，在氯仿中极微溶解，在乙醚中几乎不溶。水溶液呈右旋性，对热较稳定。

3. 药理学　对结核杆菌和其他分枝杆菌有较强的抑制作用。口服吸收约80%，血药浓度达峰时间2~4h，蛋白结合率约40%，在体内仅有10%左右的药物代谢成为非活性物，主要经肾排泄。与其他抗结核药间无交叉耐药性。但结核杆菌对本品也可缓慢产生耐药性。

4. 适应证　为二线抗结核药，可用于经其他抗结核药治疗无效的病例，应与其他抗结核药联合应用。以增强疗效并延缓细菌耐药性的产生。

5. 用法和用量　结核初治：1日15mg/kg，顿服；或每周3次，每次25~30mg/kg（不超过2.5g）；或每周2次，每次50mg/kg（不超过2.5g）。

结核复治：每次25mg/kg，每日1次顿服，连续60d，继而按每次15mg/kg，每日1次顿服。

非典型分枝杆菌感染：按每次15~25mg/kg，每日1次顿服。

6. 不良反应　多见视力模糊、眼痛、红绿色盲或视力减退、视野缩小（视神经炎每日按体重剂量25mg/kg以上时易发生），视力变化可为单侧或双侧。少见畏寒、关节肿痛（尤其大趾、踝、膝关节）、病变关节表面皮肤发热拉紧感（急性痛风、高尿酸血症）。罕见皮疹、发热、关节痛等过敏反应；或麻木，针刺感、烧灼痛或手足软弱无力（周围神经炎）。

7. 禁忌证　对本药过敏者、酒精中毒者、糖尿病已发生眼底病变者、乳幼儿禁用。

8. 注意

（1）痛风、视神经炎、老年人及肾功能减退者慎用。13岁以下儿童尚缺乏应用经验需慎用。

（2）服用本品可使血尿酸浓度测定值增高，干扰检测结果，易引起痛风发作。

（3）治疗期间应检查眼部、视野、视力、红绿鉴别力等，在用药前、疗程中每日检查一次，尤其是疗程长，每日剂量超过15mg/kg的患者。

（4）单用时细菌可迅速产生耐药性，必须与其他抗结核药联合应用。本品用于曾接受抗结核药的患者时，应至少与一种以上药物合用。

（5）肾功能减退的患者应用时需减量。

9. 药物相互作用

（1）与乙硫异烟胺合用可增加不良反应。

（2）与氢氧化铝同用能减少本品的吸收。

（3）与神经毒性药物合用可增加本品神经毒性，如视神经炎或周围神经炎。

10. 制剂　片剂：每片 0.25g。

九、乙硫异烟胺（Ethionamide）

1. 其他名称　硫异烟胺，Amidazine。

2. ATC 编码　J04AD03。

3. 性状　亮黄色结晶性粉末，微有硫化物臭和二氧化硫味。几不溶于水，溶于乙醇（1：30）。水混悬液接近中性，遇光变色。

4. 药理学　对结核杆菌有抑菌作用，抗菌活性仅为异烟肼的十分之一。本品口服易吸收，体内分布广，可渗入全身体液（包括脑脊液），在体内全部代谢为无效物。对渗出性及浸润性干酪病变疗效较好。

5. 适应证　单独应用少，常与其他抗结核病药联合应用以增强疗效和避免病菌产生耐药性。

6. 用法和用量　1 日量 0.5～0.8g，一次服用或分次服（以一次服效果为好），必要时也可从小剂量（0.3g/d）开始。

7. 不良反应　服药后有恶心、呕吐、腹痛、腹泻、厌食、胃部不适等症状，多于服药2～3周后发生，如不能耐受，可酌减剂量或暂停服药，待症状消失后继续服用。少数患者有糙皮病症状、精神抑郁、视力紊乱和头痛、末梢神经炎、经期紊乱、男子乳房女性化、脱发、关节痛、皮疹、痤疮等。20%～30%患者可。对肝功能有影响，引起氨基转移酶升高，并可发生黄疸，大剂量可引起体位性低血压。

8. 禁忌证　对本品过敏者、妊娠期妇女和 12 岁以下儿童禁用。

9. 注意

（1）糖尿病、严重肝功能减退时慎用。肝功能减退的患者应用本品时宜减量。

（2）用药期间每月应测肝功能一次。

（3）对诊断的干扰，可使丙氨酸氨基转移酶、门冬氨酸氨基转移酶测定值增高。

10. 药物相互作用

（1）如合用碳酸氢钠，或服肠溶片，可减轻反应。在发生呕吐时，可同时使用止吐药物。

（2）与环丝氨酸同服可使中枢神经系统反应发生率增加，尤其是全身抽搐症状。应当适当调整剂量，并严密监察中枢神经系统毒性症状。

（3）本品与其他抗结核药合用可能加重其不良反应。

（4）本品为维生素 B_6 拮抗剂，可增加其肾脏排泄。因此，接受乙硫异烟胺治疗的患者，维生素 B_6 的需要量可能增加。

11. 制剂　肠溶片：每片 0.1g。

十、丙硫异烟胺（Protionamide）

1. 其他名称　2－丙基硫代异烟酰胺。

2. ATC 编码　J04AD01。

3. 性状　本品为黄色结晶性粉末，特臭。在甲醇、乙醇或丙酮中溶解，乙醚中微溶，水中几乎不溶。熔点为 139～143℃。

4. 药理学　本品对结核分枝杆菌的作用取决于感染部位的药物浓度，低浓度时仅具有抑菌作用，高浓度具有杀菌作用。抑制结核杆菌分枝菌酸的合成。丙硫异烟胺与乙硫异烟胺有部分交叉耐药现象。

口服迅速吸收（80%以上），广泛分布于全身组织体液中，在各种组织中和脑脊液内浓度与同期血药浓度接近。丙硫异烟胺可穿过胎盘屏障。蛋白结合率约10%。服药后1～3h血药浓度可达峰值，有效血药浓度可持续6h，$t_{1/2}$约3h。主要在肝内代谢。经肾排泄，1%为原形，5%为有活性代谢物，其余均为无活性代谢产物。

5. 适应证　本品仅对分枝杆菌有效，与其他抗结核药联合用于结核病经一线药物（如链霉素、异烟肼、利福平和乙胺丁醇）治疗无效者。

6. 用法和用量　口服，成人常用量，与其他抗结核药合用，一次250mg，一日2～3次。小儿常用量，与其他抗结核药合用，一次按体重口服4～5mg/kg，一日3次。

7. 不良反应　可引起胃肠道反应：恶心、呕吐、食欲缺乏、腹胀、腹泻。个别病例有抑郁、视力障碍、头痛、周围神经炎、关节痛、皮疹、痤疮。可引起肝损害、转氨酶升高、黄疸，应定期查肝功能。个别病例可引起糖尿、急性风湿痛。妇女可有月经失调、男性乳房增大，大剂量可有体位性低血压。也可引起精神症状。

8. 禁忌证　对本品过敏者、对异烟肼、吡嗪酰胺、烟酸或其他化学结构相近的药物过敏者、妊娠期妇女及哺乳期妇女和12岁以下儿童禁用。

9. 注意
（1）糖尿病、严重肝功能减退者慎用。
（2）用药期间应定期测肝功能，出现视力减退或其他视神经炎症状时应立即进行眼部检查。
（3）对诊断的干扰，可使丙氨酸氨基转移酶、门冬氨酸氨基转移酶测定值增高。

10. 药物相互作用　参见乙硫异烟胺。

11. 制剂　丙硫异烟胺肠溶片：每片0.1g。

12. 贮法　避光、密封保存。

十一、吡嗪酰胺（Pyrazinamide）

1. 其他名称　氨甲酰基吡嗪、吡嗪甲酰胺、异烟酰胺。

2. ATC编码　J04AK01。

3. 性状　本品为白色或类白色结晶性粉末，无臭或几乎无臭，味微苦。本品在水中略溶，在乙醇中极微溶解。熔点为188～192℃。

4. 药理学　本品只对结核杆菌有杀灭作用，对其他细菌无抗菌活性。其抗结核杆菌作用的强弱与环境的pH密切相关，pH5～5.5时，抗菌活性最强。pH7时抗菌作用明显减弱。本品与其他抗结核药物间无交叉耐药性，单独应用极易产生耐药性。作用机制可能是通过渗入到含结核杆菌的巨噬细胞内，转化为吡嗪酸而发挥抗菌作用。

口服吸收迅速，口服1g，2h后血药峰浓度可达45mg/L，15h后尚有10mg/L左右，顿服后的血药浓度较分次服用可维持较长时间。本品口服后广泛分布至全身组织中，易透过血脑屏障，在肝、肺、脑脊液中的药物浓度与同期血药浓度相近。本品主要在肝内代谢，服药后24h内由尿排出4%～14%，的原形药。本品的血浆蛋白结合率为50%，半衰期约9h。

5. 适应证　与其他抗结核药联合用于经一线抗结核药（如链霉素、异烟肼、利福平及乙胺丁醇）治疗无效的结核病。本品仅对分枝杆菌有效。

6. 用法和用量　口服。成人常用量，与其他抗结核药联合，每6小时按体重5～8.75mg/kg，或每8小时按体重6.7～11.7mg/kg给予，最高每日3g。治疗异烟肼耐药菌感染时可增加至每日60mg/kg。

7. 不良反应　可引起食欲减退、发热、异常乏力或软弱、眼或皮肤黄染（肝毒性）。少见畏寒、关节肿痛（尤其大趾、踝、膝关节）或病变关节皮肤拉紧发热（急性痛风性关节痛）。用药期间血尿酸增高，可引起急性痛风发作，须进行血清尿酸测定。过敏反应如发热和皮疹，宜停药抗过敏治疗，个别患者对光敏感，皮肤暴露部位呈鲜红棕色，停药后可恢复。偶见贫血、诱发溃疡病发作、排尿困难等。不良反应发生与剂量、疗程有关。

8. 禁忌证　对本品过敏者、妊娠期妇女和 12 岁以下儿童禁用。

9. 注意

（1）糖尿病、痛风或严重肝功能减退者慎用。

（2）用药期间定期检查肝功能。

（3）对诊断的干扰，可使丙氨酸氨基转移酶、门冬氨酸氨基转移酶测定值增高。

10. 药物相互作用

（1）与别嘌醇、秋水仙碱、丙磺舒、磺吡酮合用，吡嗪酰胺可增加血尿酸浓度从而降低上述药物对痛风的疗效。合用时应调整剂量以便控制高尿酸血症和痛风。

（2）与乙硫异烟胺合用时可增强不良反应。与异烟肼、利福平合用有协同作用，并可延缓耐药性的产生。

11. 制剂　吡嗪酰胺肠溶片：每片 0.25g；0.5g。

（张翠芳）

第五章

感染性休克

第一节 概述

感染性休克 (septic shock) 也称败血症性休克或脓毒性休克，是指侵入血液循环的病原微生物及其毒素等激活宿主的细胞和体液免疫系统，产生各种细胞因子和内源性炎症介质，引起全身炎症反应综合征，并进一步作用于机体各个器官、系统，造成组织、细胞损害及代谢和功能障碍，甚至多器官功能衰竭，导致以休克为突出表现的危重综合征。感染性休克是微生物因子与宿主防御机制间相互作用的结果，病原微生物的毒力和数量以及机体的内环境与应答是决定休克发生发展的重要因素。其中老年人、婴幼儿、慢性疾病、长期营养不良、免疫功能缺陷及恶性肿瘤患者或较大手术后患者尤易发生。

（张翠芳）

第二节 病原学及流行病学

一、流行情况

美国每年约有 75 万例严重败血症或感染性休克患者，估计全球每年约有 1 800 万例，并且每年以 1.5% 的速度增加，预计到 2020 年美国将发生 100 万例。发病率增加的原因包括：人口老龄化、有创操作增加、生命支持技术提高，以及随之增加的耐药致病菌、免疫系统低下等因素。老年人感染性休克的发生率很高，约占全部感染性休克的 40%。我国感染性休克占老年人休克的 60%。败血症患者总体医院病死率为 28.6%，而严重败血症及感染性休克患者病死率分别为 25%～30% 和 40%～70%，感染性休克及其并发症是非冠心病性重症监护病房患者最常见的死因。

二、病原微生物

感染性休克的病原菌包括革兰阴性及革兰阳性细菌、真菌，罕见为原虫及立克次体等。常见革兰阴性细菌，如肠杆菌科细菌（大肠埃希菌、克雷伯菌、肠杆菌等）、不发酵杆菌（铜绿假单胞菌、不动杆菌属等）、脑膜炎球菌、类杆菌等；革兰阳性细菌，如葡萄球菌、肺炎链球菌、梭状芽孢杆菌等。近年来，耐药菌引起的感染性休克越来越常见，如甲氧西林耐药金黄色葡萄球菌 (MRSA)、万古霉素耐药肠球菌 (VRE)、青霉素耐药肺炎链球菌 (PRSP) 及耐药的革兰阴性细菌。临床上常见的引起感染性休克的疾病有肺炎、腹腔感染、肾盂肾炎、脓肿（尤其是腹腔脓肿）、败血症、化脓性胆管炎、蜂窝织炎、坏死性肌筋膜炎及脑膜炎等。

三、宿主因素

原有慢性基础疾病，如肝硬化、糖尿病、恶性肿瘤、白血病、器官移植以及长期接受糖皮质激素等免疫抑制剂、抗代谢药物、细胞毒类药物和放射治疗，或留置导尿管或静脉导管等，在继发细菌感染后易并发感染性休克。因此，感染性休克也常见于医院内感染患者，其中老年人、婴幼儿、分娩妇女、大手术后体力恢复较差者尤发生。

四、特殊类型的感染性休克

中毒性休克综合征（toxic shock syndrome，TSS），是由细菌毒素引起的严重感染性中毒休克综合征。最初报道的 TSS 是由金葡菌所致，近年来发现类似综合征也可由链球菌引起。

（一）金葡菌

金葡菌 TSS 是由非侵袭性金葡菌产生的外毒素引起。首例报道于 1978 年，早年多见于应用阴道塞的经期妇女，有明显地区性分布，主要见于美国，次为加拿大、澳大利亚及欧洲某些国家。随着阴道塞的改进，停止使用高吸水性阴道塞后，金葡菌 TSS 发病率已明显下降。而非经期 TSS 增多，其感染灶以皮肤和皮下组织、伤口感染居多，次为上呼吸道感染等，无性别、种族和地区特点。国内所见病例几乎均属非经期 TSS。从金葡菌 TSS 患者的阴道、宫颈局部感染灶中可分离到金葡菌，但血培养为阴性。从该非侵袭性金葡菌中分离到致热原性外毒素 C 和肠毒素 F，统称为中毒性休克综合征毒素 1（toxic shock syndrome toxin 1，TSST - 1），被认为与 TSS 发病有关。用提纯的 TSST - 1 注入动物，可引起类似人类 TSS 的症状。TSS 的主要临床表现为急起高热、头痛、神志模糊，猩红热皮疹，1～2 周后皮肤脱屑（足底尤著）、严重低血压或直立性晕厥。常有多系统受累现象，包括：胃肠道（呕吐、腹泻、弥漫性腹痛）；肌肉（肌痛、血肌酸激酶增高）黏膜（结膜、咽、阴道）充血；中枢神经系统（头痛、眩晕、定向力障碍、神志改变等）；肝脏（黄疸、ALT 和 AST 值增高等）；肾脏（少尿或无尿、蛋白尿，血尿素氮和肌酐增高等）；心脏（可出现心力衰竭、心肌炎、心包炎和房室传导阻滞等）；血液（血小板降低等）。经期 TSS 患者阴道常有排出物，宫颈充血、糜烂，附件可有压痛。经期 TSS 患者中约有 30% 复发，但非经期性 TSS 的复发很罕见。

（二）链球菌 TSS

又称链球菌 TSS 样综合征（streptococcal toxic shock - like syndrome，TSLS），是由于链球菌感染引起的急性严重综合征，以局部疼痛、高热、低血压及多器官受累等为特征。可由 A 群链球菌、缓症链球菌（S. mitis）或草绿色链球菌（S. viridans）引起，病菌主要经黏膜或皮肤侵入人体，大多数患者在轻微局部创伤的基础上发生感染，部分患者系术后感染所致。多见于 50 岁以下成人，以冬春季多见。

自 1983 年起北美及欧洲相继报道 A 组链球菌所致的中毒性休克综合征（STSS），现已累及世界各个地区的各年龄组。STSS 的发生可能与致病菌本身毒力增加有关，患者体内分离出的 A 族链球菌（GAS）绝大部分属 M1、M3、M6 和 T3 型。所有的致病株均产生一种称为 NAD 酶的毒素。主要致病物质为致热性外毒素 A，其作为超抗原（super - antigen，SAg）刺激单核细胞产生肿瘤坏死因子（TNF - α）及 IL - 1，并可直接抑制心肌，引起毛细血管渗漏而导致休克。

（张翠芳）

第三节　病理和发病机制

感染性休克的发病机制极为复杂。60 年代提出的微循环障碍学说获得多数学者的公认，但微循环障碍学说并未完全揭示感染性休克的发病机制。目前的研究已从微循环障碍向细胞代谢障碍及分子水平的异常等方面深入。必须指出，感染性休克是多种因素相互作用、互为因果的综合结果。

一、微循环障碍学说

在休克的发生发展过程中，微血管经历痉挛、扩张和麻痹三个阶段。初期为缺血缺氧期：通过神经反射、病因的直接作用等引起体内多种缩血管的体液因子增加，其中有交感 - 肾上腺髓质系统释放的儿茶酚胺、肾素 - 血管紧张素 - 醛固酮系统的激活、血小板黏附聚集产生的血栓素 A_2（thromboxane a_2,

TXA$_2$）和血小板活化因子（platelet - activating factor，PAF）、花生四烯酸代谢产物白三烯（leukotri-enes，LT）以及内皮素等。上述因子的共同作用使 α 受体支配的微血管（主要有皮肤、骨骼肌、肾、肺、肝、胃肠道微血管等）强烈收缩，外周阻力增高，造成毛细血管网灌注不足，导致缺血、缺氧，以及毛细血管静脉压降低，由 β 受体支配的动 - 静脉短路开放。中期为瘀血缺氧期：随着休克的发展，快速糖代谢异常和无氧糖酵解，导致乳酸生成增多，以及组胺和缓激肽等血管活性物质释放，微动脉与毛细血管前括约肌舒张，而微静脉则持续收缩，加上白细胞附壁黏着、嵌塞，致微循环内血流淤滞，其流体静水压增高，毛细血管通透性增加，血浆外渗、血液浓缩，有效循环血量减少、回心血量进一步降低，血压明显下降。此期缺氧和酸中毒更明显，氧自由基生成增多，引起广泛的细胞损伤。晚期为微循环衰竭期：血液进一步浓缩、血细胞聚集、血液黏滞性增高，又因血管内皮损伤等原因致凝血系统激活而引起 DIC，导致微血管床堵塞、出血，血液灌流更加减少，导致多器官功能衰竭，使休克难以逆转。

二、休克的细胞机制

微循环障碍在休克的发生中固然重要，但现在认为细胞损伤可能发生在血流动力学改变之前，细胞代谢障碍可为原发性，由病原微生物及其产物引起。感染性休克是败血症发生发展过程中的并发症，是严重感染引起的全身炎症反应综合征（systemic inflammatory response syndrome，SIRS）的一部分。SIRS 的本质是在病原微生物及其产物刺激下机体失去控制的、自我持续放大和自我破坏的炎症反应，表现为播散性炎症细胞活化、炎症介质 TNF - α、IL - 1、IL - 6、IL - 8、IL - 12 等大量产生和释放形成瀑布效应，并由此引起远隔部位的炎症反应。这些炎症介质主要是单核吞噬细胞系统对病原微生物及其产物激活的过度反应，大量的炎症介质释放一方面对控制病原菌感染有一定的作用，另一方面则引起组织细胞功能受损，如血管内皮细胞受损导致组织缺血缺氧，微循环障碍，导致各种组织器官的衰竭。

休克发生时细胞膜的功能障碍出现最早，胞膜损伤使细胞膜上的 Na$^+$ - K$^+$ - ATP 酶转运失灵，致细胞内 Na$^+$ 增多、K$^+$ 降低，细胞出现水肿。休克时细胞内最先发生变化的是线粒体病变，有：①呼吸链功能发生障碍，造成代谢紊乱；②氧化磷酸化功能降低，致三羧酸循环不能正常运行，ATP 生成减少，乳酸积聚；③胞膜上的离子泵发生障碍，K$^+$ 和 Ca^{2+} 从线粒体丢失，胞质内 Ca^{2+} 增多。此外，胞膜上的磷脂酶 A$_2$ 被激活，使胞膜磷脂分解，造成胞膜损伤，通透性增高，Na$^+$ 和水进入线粒体，使之肿胀、结构破坏。溶酶体含多种酶，为细胞内主要消化系统，休克时溶酶体膜通透性增高，溶酶释出，造成细胞自溶死亡。

三、休克的分子机制

近 30 年以来，人们致力于感染性休克的分子机制研究。现已认识到人体通过一系列的模式识别受体来识别病原微生物的保守结构，即病原相关分子模式，这种先天性模式识别受体包括 Toll 样受体（Toll - like receptors，TLRs）、核苷酸结合寡聚化结构域（nucleotide - binding oligomerization domain，NOD）蛋白质和解旋酶中的维 A 酸诱导基因 I（retinoic acid inducible gene 1，RIG - 1），广泛参与细胞内病原微生物的识别和介导信号转导。其中 Toll 样受体研究最为深入。革兰阳性细菌的肽多糖及革兰阴性细菌脂多糖（lipopolysaccharide，LPS）分别与 TLR - 2 及 TLR - 4 结合，从而启动细胞内信号传递。活化的核因子 NF - κB 从胞质转入胞核，并结合到转录起始位点，促进细胞因子如 TNF - α 及 11 - 1β、11 - 10 等的表达。TNF - α 及 11 - 1β 是促炎因子，能活化机体的获得性免疫，但同时也对机体造成直接及间接的损害。TNF - α、IL - 1 又可引起细胞因子 IL - 6、IL - 8、IL - 12、IFN - α、血栓素、白三烯及血小板活化因子（PAF）等的释放，进一步放大炎症反应。

近年来，一氧化氮（nitric oxide，NO）被确认为导致低血压的重要介质。NO 激活可溶性鸟苷酸环化酶，提高细胞内 cGMP 水平，引起血管平滑肌扩张和降低收缩反应性，引起顽固性低血压的发生和心肌收缩性的抑制。并可增加血管通透性，抑制线粒体呼吸，降低血管平滑肌反应性，增加内毒素对内皮细胞的损害。

感染性休克时，氧自由基和蛋白酶可引起弥漫性血管内皮损伤，暴露下层的胶原基质，胶原广泛暴露触发内源性凝血途径，导致纤维蛋白沉积和血栓形成。此外，TNF 抑制蛋白 C 活化和血浆中纤溶酶原激活因子抑制因子 1（fibrinolytic enzyme activation factor inhibitor，PAI1）的增多，导致抗凝系统和纤溶系统活性下降。凝血途径的激活和抗凝系统、纤溶系统活性下降，使得凝血因子大量消耗，导致以微血管内纤维蛋白的沉积为特征的 DIC 发生，表现为广泛的微血管血栓、组织灌注不良和器官衰竭。

四、休克时的代谢改变

在休克应激情况下，糖原和脂肪代谢亢进，初期血糖、脂肪酸、三酰甘油增加；随着休克的进展，出现糖原耗竭、血糖降低、胰岛素分泌减少、胰高血糖素分泌增多。休克早期，由于细菌毒素对呼吸中枢的直接刺激或有效循环血量降低的反射性刺激，引起呼吸增快、换气过度，导致呼吸性碱中毒；继而因脏器氧合血液不足、生物氧化过程障碍，线粒体三羧酸循环受抑制，ATP 生成减少，乳酸形成增多，导致代谢性酸中毒，呼吸深大而快；休克后期，可因肺、脑等脏器功能损害，导致混合性酸中毒，可出现呼吸幅度和节律的改变。ATP 生成不足使细胞膜上钠泵运转失灵，细胞内外离子分布失常，Na^+ 内流（带入水），造成细胞水肿、线粒体明显肿胀，基质改变；Ca^{2+} 内流，胞质内钙超载，激活磷脂酶，水解胞膜磷脂产生花生四烯酸，进而经环氧化酶和脂氧化酶途径生成前列腺素、前列环素（prostacyclin，PGI_2）和 TXA_2，以及白三烯等炎症介质，引起一系列病理生理变化，使休克向纵深发展。

五、休克时重要脏器的功能和结构改变

（一）肺

感染性休克时肺的微循环灌注不足，肺表面活性物质减少，使大小肺泡不能维持一定张力，从而发生肺萎陷。当肺部发生 DIC 时，微血栓形成致肺组织瘀血、出血，间质水肿，肺泡有透明膜形成，进而发展为肺实变。

（二）心

休克时心肌纤维变性、坏死或断裂、间质水肿、心肌收缩力减弱，冠状动脉灌注不足，心肌缺血缺氧。亚细胞结构发生改变，肌浆网摄 Ca^{2+} 能力减弱，$Na^+ - K^+ - ATP$ 酶泵失活，代谢紊乱，酸中毒等可致心力衰竭。

（三）肾

休克时为保证心脑的血供，血液重新分配而致肾小动脉收缩，使肾灌注量减少。因此在休克早期就有少尿甚至间歇性无尿。在严重而持续性休克时，可造成肾小管坏死，间质水肿，致急性肾衰竭。并发 DIC 时，肾小球血管丛有广泛血栓形成，造成肾皮质坏死。

（四）脑

脑组织需氧量很高，但其糖原含量甚低，主要依靠血流不断供给。休克时脑灌注不足，星形细胞发生肿胀而压迫血管，血管内皮细胞亦肿胀，造成微循环障碍和血液流态异常而加重脑缺氧，致脑水肿。

（五）肝和胃肠

休克时易致缺氧，持久的缺氧使肝脏代谢氨基酸和蛋白质分解产物的功能受损，糖原耗竭。肝小叶中央区出现肝细胞变性、坏死。胃肠黏膜在休克各期也同样存在微循环的变化，缺血的黏膜损伤可以形成溃疡，患者表现为呕吐或血便。

（张翠芳）

第四节　临床表现

一、休克早期表现

休克早期机体应激产生大量儿茶酚胺，除少数高排低阻型休克（暖休克）病例外，患者大多有交感神经兴奋症状，神志尚清，但烦躁、焦虑，面色和皮肤苍白、口唇和甲床轻度发绀、肢端湿冷。可有恶心、呕吐、心率增快、呼吸深而快，血压尚正常或偏低，脉压小。眼底和甲皱微循环检查可见动脉痉挛，尿量减少。

二、休克中期表现

主要表现为低血压和酸中毒。收缩压下降至 80mmHg 以下，脉压小，呼吸浅快，心率快且心音低钝，脉搏细速，皮肤湿冷，可见花斑，烦躁不安或嗜睡或意识不清，尿量更少或无尿，表浅静脉萎陷，抽取的血液极易凝固。

三、休克晚期表现

休克晚期可出现 DIC，患者有顽固性低血压、广泛出血（皮肤黏膜、内脏）和重要脏器功能衰竭，主要包括以下几点：①急性肾功能不全，表现为尿量明显减少或无尿。尿比重固定，血尿素氮、肌酐和血钾增高。②急性心功能不全，患者常有呼吸突然增快、发绀、心率加速、心音低钝或有奔马律等心律失常，亦有患者心率不快或呈相对缓脉，面色灰暗，中心静脉压和（或）肺动脉楔压升高，心电图可示心肌损害、心内膜下心肌缺血、心律失常和传导阻滞等改变。③成人呼吸窘迫综合征（ARDS），表现为进行性呼吸困难和发绀，吸氧亦不能使之缓解，无节律不整；肺底可闻及湿啰音，呼吸音减低，X线摄片示散在小片状浸润影，逐渐扩展、融合；血气分析 $PaO_2 < 60mmHg$，重者 $PaO_2 < 50mmHg$ 或 $PaO_2 : FiO_2 \leqslant 200$。④脑功能障碍，可引起昏迷、一过性抽搐、肢体瘫痪及瞳孔、呼吸改变等。⑤其他：肝功能衰竭引起肝性脑病、黄疸等。胃肠功能紊乱表现为肠胀气、消化道出血等。

休克为一严重的、动态的病理过程，其临床表现随病理过程进展而有不同。但上述分期基本包括绝大多数患者的临床过程。近年来报告的中毒性休克综合征是感染性休克的特殊类型，是由金黄色葡萄球菌或链球菌产生的外毒素引起的，以高热、休克、多脏器功能损害（重者可出现昏迷）为主要临床表现，恢复期可出现皮肤脱屑。

（张翠芳）

第五节　实验室及其他检查

一、常规检查

（一）血常规检查

白细胞计数大多增高，在（10~30）×10^9/L，中性粒细胞增多，有中毒颗粒伴核左移现象。血细胞比容和血红蛋白增高为血液浓缩的标志。在休克晚期血小板计数下降且进行性减少，凝血时间延长，提示 DIC 的发生。

（二）尿常规和肾功能检查

尿常规可有少量蛋白、红细胞和管型。发生急性肾衰竭时，尿比重由初期的偏高转为固定、尿/血肌酐比值 <15，尿渗透压降低，尿/血渗透压之比 <1.5，尿钠排泄量 >40mmol/L 等有助于与肾前性功能不全鉴别。

（三）生化检查

血清电解质测定血钠多偏低，血钾高低不一，取决于肾功能情况。休克晚期尿素氮、血清丙氨酸氨基转移酶（ALT）、肌酸磷酸激酶（CPK），乳酸脱氢酶同工酶均升高，甚至出现高胆红素血症，提示心肝肾功能受损。

（四）血气分析

休克早期主要表现为动脉血 pH 偏高，氧分压（PaO_2）降低，剩余碱（BE）不变。休克晚期则转为 pH 偏低，PCO_2 降低，BE 负值增大。血乳酸含量测定有助于预后判断，严重休克时多明显升高。

（五）血液流变学和有关 DIC 的检查

休克时血液黏度增加，初期呈高凝状态，其后纤溶亢进转为低凝。发生 DIC 时，血小板计数进行性降低，凝血因子时间及凝血活酶时间延长，纤维蛋白原减少、纤维蛋白降解产物增多；血浆鱼精蛋白副凝试验（plasma protamine paracoagulation test，3P 试验）阳性。有条件时可快速检测纤维蛋白溶解产物（FDP），如超过正常则反映有血管内溶血（继发性纤溶）。

二、病原学检查

（一）细菌培养及药敏

为明确病因，在抗感染药物治疗前取血、脑脊液、尿、便及化脓性病灶渗出物进行培养（包括厌氧培养），培养阳性者作药敏试验。

（二）鲎溶解物试验（limulus lysate test，LLT）

LLT 有助于微量内毒素的检测，对判定革兰阴性细菌感染有帮助。

（三）降钙素原（procalcitonin，PCT）

PCT 是判断全身性细菌感染的有力工具，逐步降低的 PCT 浓度水平，可以评估抗生素治疗有效。

三、特殊检查

心电图、X 线以及 B 超、CT 等检查，按需进行。

（张翠芳）

第六节　诊断与鉴别诊断

感染性休克的诊断必须具备感染及休克综合征这两个条件。

一、感染依据

大多数患者可找到感染病灶。重症肺炎、暴发性流脑、中毒型菌痢及重型肝病并发自发性腹膜炎等均有其特殊的临床表现。个别患者不易找到明确的感染部位，要注意与其他原因引起的休克相鉴别。

二、休克的诊断

临床上出现血压下降、脉压缩小、心率加快、呼吸急促、面色苍白、皮肤湿冷或花斑、唇指发绀、尿量减少、烦躁不安或意识障碍时可以诊断为休克综合征。休克晚期可见皮肤瘀斑、出血不止、甚至抽搐昏迷等症状。对易于诱发休克的感染性疾病患者应密切观察病情变化，下列征象的出现预示休克发生的可能。

（一）体温骤升或骤降

突然寒战高热，体温 >40.5℃者；唇指发绀者；或大汗淋漓，体温不升 <36℃者。

（二）神志的改变

非神经系统感染而出现神志改变，经过初期的躁动不安后转为抑郁而淡漠、迟钝或嗜睡，大小便失禁。

（三）皮肤与甲皱微循环的改变

皮肤苍白、湿冷发绀或出现花斑，肢端与躯干皮肤温差增大。可见甲皱毛细血管袢数减少，往往痉挛、缩短、呈现"断线状"，血流迟缓失去均匀性。眼底可见小动脉痉挛，提示外周血管收缩，微循环灌流不足。呼吸加快伴低氧血症，和（或）出现代谢性酸中毒，而胸部 X 线摄片无异常发现。

（四）循环功能改变

血压低于 80/50mmHg，心率明显增快（与体温升高不平行）或出现心律失常。休克早期可能血压正常，仅脉压减小，也有血压下降等症状出现在呼吸衰竭及中毒性脑病之后。

对严重感染的老年或儿童要密切观察临床症状的变化，不能仅凭血压是否下降来诊断感染性休克。某些时候感染性休克的早期症状是尿量减少。

实验室检查发现血小板和白细胞（主要为中性粒细胞）减少、血清乳酸值增高、不明原因的肝肾功能损害等。休克晚期除临床有瘀斑血淤倾向外，3P 实验等检查有助于 DIC 的诊断。

三、鉴别诊断

感染性休克应与低血容量性休克、心源性休克、过敏性休克、神经源性休克等鉴别。低血容量性休克多因大量出血（内出血或外出血）、失水（如呕吐、腹泻、肠梗阻等）、失血浆（如大面积烧伤等）等使血容量突然减少所致。心源性休克系心脏搏血功能低下所致，常继发于急性心肌梗死、急性心包填塞、严重心律失常、各种心肌炎和心肌病、急性肺源性心脏病等。过敏性休克常因机体对某些药物（如青霉素等）或生物制品发生过敏反应所致。神经源性休克可由外伤、剧痛、脑脊髓损伤、麻醉意外等引起，因神经作用使外周血管扩张、有效血容量相对减少所致。

（张翠芳）

第七节　治疗和预防

感染性休克的治疗应是综合性的，包括积极控制感染和抗休克治疗两方面。

一、病因治疗

应积极迅速地控制感染。在病原菌未明前可根据临床表现、原发病灶等推断最可能的致病菌开始经验性治疗，致病菌确定后再根据药敏结果调整用药方案。抗生素使用原则是：选择强有力、抗菌谱广、对病原微生物敏感的抗生素；剂量要足，首次可加倍；联合用药，静脉给药；尽快给药。临床研究证实感染性休克患者应用抗生素每延误 1 小时其病死率增加 7.6%，因此，力争在诊断脓毒症及感染性休克 1 小时内静脉给予抗生素治疗，并提出了速度就是生命的观点（Speed is life）。经验性治疗疗程一般不超过 3~5 天。一般抗生素治疗时间推荐为 7~10 天，对治疗反应缓慢、感染病灶无法通畅引流、免疫缺陷包括中性粒细胞减少的患者可延长疗程以获得充分治疗。

在强有力抗生素治疗的同时，感染源控制的原则还包括迅速定位诊断，选择合适的感染源控制措施如脓肿引流、清除感染坏死组织、去除体内可能感染的器具、明确控制正在进行污染的微生物感染源。这些感染的控制应在成功的液体复苏后尽早进行。完成感染源的控制应尽可能少地破坏正常组织（脓肿穿刺引流要优于外科手术，内窥镜胆汁引流要优于外科手术）。当血管内导管可能是脓毒症和脓毒症休克的感染源时，应在建立新的血管通路后立即拔除。

二、抗休克治疗

（一）早期复苏

一旦临床诊断为感染性休克，应尽快进行积极的液体复苏。在复苏的最初 6 小时内应达到复苏目标：中心静脉压（CVP）8 ~ 12mmHg；平均动脉压（MAP）≥65mmHg；尿量 > 0.5mL/（kg·h）；中心静脉血氧饱和度（ScvO$_2$）或混合静脉血氧饱和度（SvO$_2$）分别 > 70% 和 65%。如果感染性休克患者经补液 20 ~ 40mL/（kg·h）后仍呈低血压状态，或不论血压水平如何而血乳酸升高 > 4mmol/L，即应开始早期目标导向性治疗（early goal directed therapy，EGDT）。EGDT 是指在作出感染性休克诊断后最初 6 小时内达到血流动力学最适化并解决全身组织缺氧，通过纠正前负荷、后负荷、氧含量达到组织氧供需平衡的目标。并提出了"金时银天"（golden hour and silver day）的理念，强调这些管理措施应在最初 6 小时内完成。

（二）液体治疗

感染性休克时由于缺氧及毒素的影响，致使患者血管床容量加大及毛细血管通透性增高，均有不同程度的血容量不足。有效循环血量的不足是感染性休克的突出矛盾，补充血容量是治疗抢救休克最基本而重要的手段之一。液体复苏的早期目标为 CVP 至少 8mmHg（机械通气患者 12mmHg），并常需进行进一步液体治疗。晶体液和胶体液具有同等的安全性和有效性。对可疑低血容量患者的补液试验，开始 30 分钟内至少输入 1 000mL 晶体液或 300 ~ 500mL 胶体液。只要血流动力学（即动脉压、心率、尿量）持续改善就继续补液。当心脏充盈压（CVP 或肺动脉球楔压）升高而血流动力学没有同时改善时，应减慢补液速度。

1. 胶体液　低分子右旋糖酐（分子量 2 万 ~ 4 万）：其主要作用是：①防止红细胞、血小板的互聚作用，抑制血栓形成和改善血流；②提高血浆胶体渗透压，拮抗血浆外渗，从而达到扩充血容量的目的；③稀释血液，降低血液黏稠度，加快血液流速，防止 DIC 的发生。其分子量小，易从肾脏排泄，且肾小管不重吸收，具有一定的渗透性利尿作用。低分子右旋糖酐每日用量为 500 ~ 1 500mL，有出血倾向和心、肾功能不全者慎用。偶可引起过敏反应。羟乙基淀粉（代血浆）：能提高胶体渗透压，而且不良反应少。其他如白蛋白、血浆：使用一定量低分子右旋糖酐后血容量仍不足时，可适量使用血浆、白蛋白。血细胞压积以维持在 30% ~ 40% 为宜。

2. 晶体液　碳酸氢钠或林格液等平衡盐溶液所含离子浓度接近生理水平，应用后可提高功能性细胞外液容量，并可纠正酸中毒，对有明显肝功能损害者以用前者为宜。5% ~ 10% 葡萄糖液主要供给水分和能量，减少蛋白和脂肪的分解。25% ~ 50% 葡萄糖液尚有短暂扩容和渗透性利尿作用，休克早期不宜应用。

扩容治疗要求做到：①组织灌注良好，神清、口唇红润、肢端温暖、发绀消失；②收缩压 > 90mmHg，脉压 > 30mmHg；③脉率 < 100 次/分；④尿量 > 30mL/h；⑤血红蛋白恢复至基础水平，血液浓缩现象消失。

（三）血管活性药物

在危及生命的低血压状态需要升压药治疗维持生命和组织灌注，低于某一 MAP 时各种血管床的自动调节能力丧失，而灌注对压力呈线性依赖。因此，一些患者需要升压药治疗以维持最低限度的灌注压和维持足够的血流。

1. 缩血管药物　通过其较强的 α 受体兴奋作用，可提高 MAP 而改善组织灌注，但血管管径却缩小。在下列情况下可考虑应用：①血压骤降，血容量一时未能补足，可短期内应用小剂量以提高血压，加强心肌收缩力，保证心脑血供；②与 α 受体阻滞剂或其他扩血管药物联合应用，以消除其 α 受体兴奋作用而保留其 β 受体兴奋作用，并可对抗 α 受体阻滞剂的降压作用，尤适用于伴有心功能不全的休克病例。感染性休克时推荐用去甲肾上腺素 2 ~ 20μg/（kg·min）或多巴胺 5 ~ 20/（kg·min）作为一线升压药，但一定要在充分补充血容量的基础上使用，尽量经中心静脉导管给药。两者的主要差异是通过对心脏指数和外周血管阻力不同的影响升高 MAP。多巴胺主要通过增加心脏指数升高 MAP，对血管阻力影响较小。多巴胺达到 $10\mu g/$（kg·min）时具有 α 和 β 肾上腺素能受体兴奋作用，当患者需要联合升压药和正性肌力药时可备选，应避免用于心动过速（心率 >120 次/分）的患者。去甲肾上腺素主要通过增加血管阻力而增加 MAP，对心脏指数影响较小，更为有效并避免了多巴胺引起的心动过速。去甲肾上腺素能比多巴胺更有效地逆转感染性休克患者的低血压。

2. 扩血管药　适用于低排高阻型休克（冷休克），应在充分扩容的基础上使用。常用者有：①α 受体阻滞剂：可解除去甲肾上腺素引起的微血管痉挛和微循环淤滞。可使肺循环内血液流向体循环而防止肺水肿。酚妥拉明作用快而短，易于控制。剂量为 $0.1 \sim 0.5mg/kg$，加入 100mL 葡萄糖液中静脉滴注，情况紧急时可以 $1 \sim 5mg$ 稀释后静脉缓注，余量静滴。不宜用于心肌梗死、心力衰竭者，必要时应与等量去甲肾上腺素同时滴注以防血压急骤下降而造成不良后果；②抗胆碱能药：为我国创用，有阿托品、山莨菪碱、东莨菪碱等。本组药物具有解除血管痉挛、阻断 M 受体、维持细胞内 cAMP/cGMP 的比值；兴奋呼吸中枢、解除支气管痉挛、保持通气良好；调节迷走神经、提高窦性心律、降低心脏后负荷、改善微循环；稳定溶酶体膜、抑制血小板和中性粒细胞聚集等作用。剂量和用法：山莨菪碱每次 $0.3 \sim 0.5mg/kg$（儿童剂量可酌减）；阿托品每次 $0.03 \sim 0.05mg/kg$；东莨菪碱每次 $0.01 \sim 0.03mg/kg$；每 $10 \sim 30min$ 静脉注射 1 次。病情好转后延长给药间隔，连续用药 10 次而无效者可改用或加用其他药物。不良反应有口干、皮肤潮红、散瞳、兴奋、心跳加快、灼热等。青光眼患者忌用；③多巴胺：具有兴奋 α、β 和多巴胺受体的作用。当剂量较小时 $2 \sim 5\mu g/$（kg·min），主要是兴奋多巴胺受体，使内脏血管扩张，尿量增加；中等剂量时 $6 \sim 15\mu g/$（kg·min），主要是兴奋 β 受体，使心肌收缩力增强，心输出量增加，但对心率的影响较少，也较少引起心律失常；当剂量过大时，大于 $20\mu g/$（kg·min），则主要兴奋 α 受体，肾血管收缩。

（四）维持水电解质酸碱平衡

根据实验室检查的结果及时调整，保持内环境稳定。特别注意纠正代谢性酸中毒。

（五）糖皮质激素的应用

糖皮质激素有助于休克的逆转，降低病死率。一般可选用泼尼松龙或氢化可的松，疗程 3~5 天。应注意不良反应，如增加感染危险性、获得性肌病和代谢紊乱等。

（六）维护重要脏器功能

1. 心功能不全的防治　顽固性休克与心力衰竭有密切关系。重症休克和休克后期常并发心功能不全，其发生的原因主要是心肌缺血、缺氧、酸中毒、细菌毒素、电解质紊乱、心肌抑制因子、肺血管痉挛，导致肺动脉高压和肺水肿，增加心脏前负荷，以及输液不当等引起。老年人和幼儿尤易发生。应及时纠正上述诱发因素。出现心功能不全征象时，应严格控制输液速度和量。除给予强心药物如毛花苷 C 或毒毛花苷 K 以降低心脏前后负荷外，可给予多巴胺等血管活性药物，或血管解痉剂（需与去甲肾上腺素同用），肾上腺皮质激素等，以防血压下降。同时给氧、纠正酸中毒和电解质紊乱以及输注能量合剂纠正细胞代谢的失衡状态。纳洛酮（Naloxone）是抗休克的理想药物，它可使心搏出量增加，血压上升，并有稳定溶酶体膜、降低心肌抑制因子的作用。

2. 肺功能的维护与防治　肺为休克的主要靶器官之一，顽固性休克者常并发肺功能衰竭，引起急性肺损伤/急性呼吸窘迫综合征（ALI/ARDS），同时脑缺氧、脑水肿等亦可导致呼吸衰竭。因而凡休克患者必须立即鼻导管或面罩间歇加压吸氧，保持气道通畅，必要时考虑气管插管或切开行辅助呼吸（间歇正压），清除气道分泌物以防治继发感染；如仍不能使 PaO_2 达到 ≥60mmHg 水平，及早给予呼气末正压呼吸（PEEP）；血管解痉剂（酚妥拉明、山莨菪碱等）可降低肺循环阻力；控制入液量，尽量少用晶体液，输注白蛋白和呋塞米可减轻肺水肿；肾上腺皮质激素可促进肺水肿消退，尤适用于幼儿。

3. 肾功能的维护与防治　休克患者出现少尿、无尿、氮质血症等肾功能不全的表现，其发生原因主要是有效循环血容量降低、肾血流量不足。肾损的严重程度与休克发生严重程度、持续时间、抢救措施密切相关。积极采取抗休克综合措施，维持足够的有效循环量，是保护肾功能的关键。如血容量已补足，血压亦已基本稳定，而尿仍少时，应快速给予 20% 甘露醇 250mL，也可用呋塞米（速尿）40mg 静脉注射，以上处理仍无效时，应按急性肾衰竭处理。

4. 脑水肿的防治　脑组织约需 20% 的总基础氧耗量，且对低氧非常敏感，易致脑水肿的发生。临床上可出现意识改变、一过性抽搐和颅内压增高征象，甚至发生脑疝。处理上应及时采取头部降温，及早给予山莨菪碱等脑血管解痉剂，使用渗透性脱水剂如甘露醇、呋塞米以及肾上腺皮质激素以防脑水肿的发生发展。

5. 应激性溃疡的预防　有出血危险的严重脓毒症/感染性休克患者，应使用 H_2 受体阻滞剂或质子泵抑制剂预防应激性溃疡。质子泵抑制剂用于预防应激性溃疡的疗效更好。无危险因素的患者没有必要接受预防性治疗。

（七）DIC 的防治

DIC 为感染性休克的严重并发症，是难治性休克重要的死亡原因。DIC 的诊断一旦确立后，应在去除病灶的基础上积极抗休克、改善微循环以及迅速有效地控制感染并及早给予肝素治疗。肝素剂量为 0.5~1.0mg/kg（首次一般用 1.0mg），以后每 4~6 小时静脉滴注 1 次，使凝血时间延长至正常 2~3 倍。根据休克逆转程度及 DIC 控制与否来决定用药时间。如凝血时间过于延长或出血加重者可用等量的鱼精蛋白对抗。同时可使用双嘧达莫、丹参注射液及抑肽酶作为辅助治疗。

（八）胰岛素强化血糖控制

与胰岛素强化治疗组比较（当血糖 > 6.1mmol/L 时就开始胰岛素治疗，使血糖控制在 4.4~6.1mmol/L），胰岛素常规治疗组（当血糖 > 11.0mmol/L 时才开始胰岛素治疗，使血糖控制在 10.0~11.0mmol/L）的病死率显著降低。但新近临床数据显示，胰岛素强化治疗易发生严重低血糖反应，并由此增加患者的病死率。因此，目前虽主张积极控制高血糖，但控制在 8.3mmol/L 以下即可，同时应高度警惕低血糖的发生。对所有静脉滴注胰岛素的患者以葡萄糖作为能量时，必须每 1~2 小时监测血糖水平，当血糖和胰岛素滴入速度稳定后，改为每 4 小时监测 1 次。经指尖毛细血管检测的快速血糖结果可能高估动脉血或血浆的血糖水平，应慎重解释。

（九）预防及预后

感染性休克患者病情危重，病死率高，其预后取决于下列因素：①治疗反应：治疗后患者神志转清醒安静、四肢温暖、发绀消失、尿量增多、血压回升、脉压增宽则预后良好；②原发感染灶的控制是否及时；③伴有严重酸中毒和高乳酸血症者预后差，并发 DIC、心肺衰竭者预后严重；④原患白血病、淋巴瘤或其他恶性肿瘤者休克多难以逆转；⑤夹杂其他疾病如糖尿病，肝硬化、心脏病等预后亦差。因此，积极防治感染和各种容易引起感染性休克的疾病至关重要。

（张翠芳）

第六章

呼吸系统感染性疾病

第一节　流行性感冒

一、概述

流行性感冒（influenza）简称流感，是由流感病毒引起的急性呼吸道传染病。病原体为甲、乙、丙三型流感病毒（influenza virus）。通过飞沫传播，临床上有急起高热、乏力、全身肌肉酸痛和轻度呼吸道症状，病程短，有自限性。小儿、老年人和伴有慢性呼吸道疾病或心脏病患者易并发肺炎，少数可并发心肌炎、脑炎等，有导致死亡的可能。

1. 病原体简介　流感病毒属于正黏病毒科，系 RNA 病毒，呈球形或长丝状。球形颗粒直径 80～120nm，丝状结构长度可达 40nm，后者主要在新分离的或传代不多的菌种中。流感病毒的结构由外至内分为 3 层。包膜是位于膜蛋白外的双层脂质，其上有放射状排列的刺状突起。一种是柱状的血凝素（hemagglutinin，HA），另一种是蕈状的神经氨酸酶（neuraminidase，NA），两者均为流感病毒基因编码的糖蛋白。血凝素是由 3 条糖蛋白肽链分子以非共价结合的三聚体，由一条重链（HA1）和一条轻链（HA2）经二硫键连接而成。只有 HA 被切割裂解为 HA1 和 HA2 后流感病毒才具有感染性。HA 能与多种动物红细胞表面的糖蛋白受体相结合而使红细胞发生凝集，与宿主细胞膜结合而使细胞受染。抗血凝素抗体有抑制病毒血凝和中和病毒的作用。神经氨酸酶是由 4 条相同的糖肽组成的四聚体。神经氨酸酶能水解宿主细胞表面糖蛋白末端的 N－乙酰神经氨酸，有利于成熟病毒从感染细胞内释放；神经氨酸酶还可以破坏细胞膜上病毒特异的受体，液化细胞表面的黏液，使病毒从细胞上解离，避免病毒聚集而易于扩散。抗神经氨酸酶抗体不能中和病毒，但有抑制病毒从细胞内释放的作用。血凝素和神经氨酸酶都是决定甲型流感病毒亚型的抗原结构。第 3 种整体膜蛋白称 M_2 蛋白（仅甲型流感病毒存在），零星排列于细胞包膜上。包膜内层排列整齐的一层膜样结构为 M_1 蛋白，起稳定病毒结构的作用，含量多，抗原性稳定，也具有型特异性。流感病毒的核心是由核蛋白包绕 RNA 形成双螺旋状的核糖核蛋白（ribonucleoprotein，RNP），这种核糖核蛋白是一种可溶性抗原，抗原性稳定，具有型特异性。流感病毒的 RNA 为单股负链，甲、乙型有 8 个节段，丙型有 7 个节段。每一节段分别编码病毒的结构蛋白或非结构蛋白。病毒复制时每一节段单独复制。流感病毒基因组呈节段分布的特点是基因重组频率高、病毒容易发生变异的物质基础。流感病毒核心还含有与病毒复制密切相关的多聚酶（PBIPB2PA）及功能尚不清楚的非结构蛋白（NSINS2）。

根据病毒核蛋白和膜蛋白的抗原性，将流感病毒分为甲、乙、丙 3 型。甲型又根据血凝素（H_1～H_{16}）和神经氨酸酶（N_1～N_9）抗原的不同分为若干亚型。因为 RNA 聚合酶缺乏校正功能，所以流感病毒基因突变的发生频率高。流感病毒抗原性的变异有两种形式：一种称为抗原漂移（antigen drift），是同一亚型内因编码血凝素的基因突变而产生的新毒株，甲型流感病毒经常发生抗原漂移。由于人群中很少人对新毒株有抗体，故易于在人与人间传播而造成流感的小流行。另一种称为抗原转变（antigen shift），即新毒株的血凝素和（或）神经氨酸酶 [H 和（或）N] 与原来的流行株完全不同，是一种新亚型，而每次流感病毒新亚型出现都引起流感的大流行。

2. 流行特征　患者和隐性感染者是本病的传染源。主要是急性期患者和隐性感染者。发病 1~7 天内均有传染性，在潜伏期末至病初 2~3 天传染性最强，退热后 2 天传染性消失。主要通过空气和飞沫传播，亦可间接传播。病毒存在于患者的鼻涕、口涎和痰液中，随咳嗽、喷嚏排出体外，散播至空气中并可保持活性 30 分钟。易感者吸入后即可受染。人群对流感病毒普遍易感，病后可获得同型和同株免疫力。但 3 型流感病毒之间和甲型流感病毒的不同亚型之间无交叉免疫，同一亚型的不同毒株之间有一定的交叉免疫力。

流感发病率高，流行期短，传播也极快。流行的严重程度与人口密集和交通情况有关，可沿交通线迅速传播。流感流行多发生在冬、春季，四季均可有散发。无性别差异。一般 5~20 岁年龄段发病最多，但新亚型流感病毒引起的流行则无年龄差异。甲型流感除散发外可以发生爆发、流行、大流行甚至世界大流行。乙型流感一般呈散发或小流行。丙型流感仅呈散发。

在同一亚型内的各种变异株流行 10~40 年后，人群对该亚型内的各种变异株都具有很高的免疫力，流行规模也越来越小。一旦流感病毒发生抗原转变而出现新的亚型时，人群对新亚型普遍易感又引起新的世界大流行。流感病毒自 20 世纪以来已有 5 次世界性大流行的记载，分别发生于 1900 年、1918 年、1957 年、1968 年和 1977 年，其中以 1918 年的一次流行最为严重，死亡人数达 2 000 万之多。目前，全球活动的流感病毒以甲型为主，且大多数是甲亚型（H_3N_2）。WHO 检测结果表明：1977—1998 年全世界共有 49 个国家出现甲型流感爆发流行；1999—2000 年，欧、美、亚三洲均发生了中度以上爆发流行，均以 H_3N_2 型为主。我国居民已大多具备了对 H_3N_2 毒株的免疫力，人群的抗体阳性率达到 70%~80%。1998 年 1 月，我国北部地区出现乙型流感爆发流行，到 2000 年，分离到的病毒仍多数为乙型流感病毒。由于国际上几次大规模的流行都起源于东南亚地区及我国，因此无论是 WHO 还是欧美等国都密切关注这一地区的流感毒株变异，并依次制备相应的疫苗，以防止可能出现的流感新变异病毒在全球的大流行。

3. 临床特征　流感潜伏期 1~3 天，最短 6 小时，最长 4 天。

（1）典型流感：急起畏寒、高热、头痛、肌痛、乏力、纳差等全身中毒症状重，而呼吸道症状相对轻。体温可高达 39~40℃，多在 1~2 天达高峰，3~4 天内热退，少数患者可有鼻塞、流涕、畏光、流泪等症状。咳嗽、咽干、咽痛也较常见。查体急性病容，鼻、咽部及结膜轻度充血。肺部可有干性啰音。一般病程 3~7 天。退热后呼吸道症状反而加重，可持续 3~4 天，但乏力可持续 1~2 周。此型最常见。轻型患者发热不超过 39℃，症状较轻，病程 2~3 天。

（2）流感病毒性肺炎：此型少见。主要发生于老年人、小儿、有基础病或使用免疫抑制剂的患者。发病初与典型流感相同，1~2 天后症状迅速加重，高热、衰竭、烦躁、剧烈咳嗽、咯血性痰，继之出现呼吸困难、发绀。两肺满布湿性啰音，但无肺实变体征，X 线胸片检查显示两肺有散在分布的絮状或结节状阴影。痰培养无致病菌生长，但容易分离出流感病毒。抗菌药物治疗无效。本型病死率高，多在发病 5~10 天内死于呼吸循环衰竭。

（3）少见类型：胃肠型流感以吐泻为突出表现；脑型以惊厥、意识障碍及脑膜刺激征为特征；少数病例心电图示心肌炎改变或伴有心律失常。

4. 实验室检查

（1）血常规：白细胞计数减少，淋巴细胞相对增加。并发细菌感染时白细胞计数总数和中性粒细胞可增高。

（2）流感病毒抗原检测：免疫荧光染色（FIA）和酶免疫试验（EIA）检测流感病毒抗原快速、灵敏，有助于早期诊断。以患者鼻冲洗液中黏膜上皮细胞涂片检测。用单克隆抗体还能鉴定甲、乙型流感及甲型流感的 H_1、H_3 及非 H_1、H_3 亚型。

（3）病毒分离：取咽部含漱液或咽拭子作鸡胚接种或组织细胞培养分离病毒。

（4）血清学检查：主要用于回顾性诊断和流行病学调查。血凝抑制试验或补体结合试验测定发病 5 天内和发病 2~4 周血清中抗体。恢复期抗体效价升高 4 倍以上有诊断价值。

（5）分子生物学检测：采用患者呼吸道标本抽提病毒 RNA，再进行实时荧光定量反转录酶聚合酶联反应（RT - PCR）检测流感病毒基因，有助于早期诊断及治疗评价。

5. 诊断要点 流感流行季节，有流感疫区滞留史或过境史，或有与流感确诊病例接触史，并有典型临床症状者首先考虑本病。流感流行季节，短期内一个单位或地区出现较多的呼吸道感染病例，或医院门诊、急诊上呼吸道感染患者明显增加，则应考虑流感流行的可能。根据典型临床表现，诊断一般不难。首发病例、轻型病例及非流行期的散发病例则不易诊断。应进一步作有关的实验室检查，以尽快明确诊断。

本病应注意与普通感冒、其他上呼吸道病毒感染、急性细菌性扁桃体炎、脑膜炎球菌脑膜炎、钩端螺旋体病、支原体肺炎等相鉴别。

二、治疗原则和目标

1. 治疗原则 隔离患者，流行期间对公共场所加强通风和空气消毒。尽早应用抗流感病毒药物（起病 1 ~ 2 天内）治疗。加强支持治疗和预防并发症：休息，多饮水、注意营养，食易消化食物，儿童和老年人患者需密切观察，预防并发症，在明确继发细菌感染时应用抗生素。谨慎合理使用对症治疗药物：早期应用抗流感药物大多能有效改善症状，必要时可以联合应用缓解鼻黏膜充血药物、止咳祛痰药物。儿童忌用阿司匹林（或含阿司匹林成分药品）及其他水杨酸制剂。因为此类药物容易与流感的肝脏和神经系统产生并发症即雷耶综合征（Reye's syndrome）相关，偶可致死。

2. 治疗目标 典型和轻型流感一般预后良好，应该达到治愈目的，对于老年体弱，尤其伴有并发症的患者，在治疗原发病的同时应积极防治并发症，最大限度地减少病死率。

三、常规治疗方案

1. 一般治疗 早期发现、早期隔离患者是最重要的措施。呼吸道隔离 1 周至主要症状消失。宜卧床休息，多饮水，给予易消化的流质或半流质饮食，保持鼻咽和口腔卫生，补充维生素 C、维生素 B_1 等，预防并发症。

2. 对症治疗 主要用解热镇痛药及防止继发细菌感染等，但不宜使用含有阿司匹林的退热药物。尤其是年龄 <16 岁的患者。高热、食欲不佳、呕吐者应予静脉补液。

3. 病因治疗 发病初 1 ~ 2 天及时进行抗病毒治疗是流感病因治疗的关键措施，一旦错过有效时机，不应再使用抗病毒药物，非但无效，反而会增加病毒对药物的耐药率。目前抗病毒药物有两类，即离子通道 M_2 阻滞剂和神经氨酸酶抑制剂。前者只对甲型流感病毒有效，治疗患者中约 30% 可分离到耐药毒株；而后者对甲、乙型流感病毒均有很好作用，且耐药发生率低。

（1）离子通道 M_2 阻滞剂：甲型流感可在病程第 1 ~ 2 天用金刚烷胺（amantadine），成人 100mg/次，2 次/天，儿童每日 4 ~ 5mg/kg，分 3 次口服，疗程 5 ~ 7 天。金刚烷胺可引起中枢神经系统和胃肠道不良反应。中枢神经系统不良反应有神经质、焦虑、注意力不集中和轻微头痛等，前者较后者发生率高；胃肠道反应主要表现为恶心、呕吐，一般较轻，停药后大多可迅速消失。

（2）神经氨酸酶抑制剂：目前有两个品种，即奥司他韦（oseltamivir，商品名达菲）和扎那米韦（zanarmvir）。我国目前只有奥司他韦被批准临床使用。成人 75mg/次，儿童 30 ~ 75mg/次，2 次/天，连服 5 天，应在症状出现 2 天内开始用药。1 岁以下儿童不推荐使用。不良反应少，一般为恶心、呕吐等消化道症状，也有腹痛、头痛、头晕、失眠、咳嗽、乏力等不良反应的报道。

4. 继发细菌感染的治疗 根据细菌培养和药敏试验结果，选择敏感的抗菌药物治疗。

5. 中医学治疗流感的方法 中医学上有句话："正气存内，邪不可干"，认为若身体强健，便不受外邪（病毒）干扰。但这个理论不适用于流感。流感病毒感染后发病率高达 95%，是一种基本无视免疫力的病毒性疾病。中医学常使用的感冒药物如板蓝根和小柴胡等，均不具备对抗病毒（而不是细菌）的功能。

四、并发症及其治疗

流感并发症多为并发细菌感染所致，主要包括细菌性咽炎、鼻窦炎、气管炎、支气管炎、肺炎等，另外，还可发生流感雷耶综合征、中毒性休克等。

1. 细菌性咽炎　以化脓性链球菌、葡萄球菌和肺炎链球菌为主。有严重的咽痛、吞咽痛和发热，也可以出现头痛、寒战和腹痛。咽黏膜呈火红色，上面有斑点。扁桃体上有灰黄色分泌物，同时可以看到咽后壁上的淋巴滤泡，常有明显的腭垂水肿。可以触到增大柔软的颈部结节及血白细胞计数增高。化脓性链球菌产生的红细胞毒素导致猩红热样红斑皮疹，随后脱皮。舌头发红（草莓舌）。近期有报道称化脓性链球菌造成的非侵袭性咽炎可能是链球菌中毒性休克综合征的原因。C 族和 G 族链球菌感染的病例常来自于食物（牛奶、鸡蛋沙拉等）的传播。

2. 鼻窦炎　以上颌窦炎最常见，筛窦炎次之，额窦炎、蝶窦炎较少见。从临床表现上不可能将病毒性鼻窦炎（VRS）与急性社区获得性细菌性鼻窦炎（acute ACABS）分开，都有喷嚏、流涕、鼻塞、面部压迫感和头痛，嗅觉可以减退。体温可达 38℃ 或更高。脓性或有色鼻涕一般认为是 ACABS 的特征。蝶窦细菌感染的患者有严重的额、颞部或后眼眶痛，或放散到枕部区域并有第Ⅲ或第Ⅴ对脑神经的上颅骨皮区感觉减退或过敏，出现昏睡，可以出现空洞窦或皮层静脉血栓。

3. 气管炎　流感并发气管炎主要表现为：

（1）咳嗽：支气管黏膜充血、水肿或分泌物积聚于支气管腔内均可引起咳嗽。咳嗽严重程度视病情而定，一般晨间咳嗽较重，白天比较轻，晚间睡前有阵咳或排痰。

（2）咳痰：由于夜间睡眠后管腔内蓄积痰液，加以副交感神经相对兴奋，支气管分泌物增加。因此，起床后或体位变动引起刺激排痰，常以清晨排痰较多，痰液一般为白色黏液或浆液泡沫性，偶可带血，若有严重而反复咯血，提示严重的肺部疾病，如肿瘤。急性发作伴有细菌感染时，则变为黏液脓性，咳嗽和痰量亦随之增加。

（3）喘息或气急：喘息性慢支有支气管痉挛，可引起喘息，常伴有哮鸣音。早期无气急现象。反复发作数年，并发阻塞性肺气肿时，可伴有轻重程度不等的气急，先有劳动或活动后气喘，严重时动则喘甚，生活难以自理，总之，咳、痰、喘为慢支的主要症状，并按其类型、病期及有无并发症，临床可有不同表现。

4. 支气管炎　流感患者出现咳嗽通常说明已患支气管炎。流感发病第 3 天可有 70% 的患者出现咳嗽。吸入冷空气、起身或躺下时，咳嗽加剧，有时终日咳嗽，如有支气管痉挛时，可出现哮鸣和气急，甚至演变为成人发作性哮喘（adult – onset asthma）。起初无痰或痰不易咳出，1 ~ 2 天之后便有少量黏痰，随后痰量逐渐增多，由黏液样转为黏液脓性，脓性痰提示已混有细菌感染。剧烈咳嗽导致胸骨后疼痛及呕吐。体检可发现干性或湿性啰音及哮鸣音。外周血白细胞计数正常，继发性细菌感染时白细胞总数和中性粒细胞比例均升高。胸部 X 线检查也无异常。

5. 肺炎　流感并发肺炎者，主要表现为：①呼吸系统症状：如咳嗽、咳痰、呼吸困难及胸痛等；②全身症状：如发热、疲劳、多汗、头痛、恶心及肌肉酸痛。在老年人临床表现可不典型。支原体肺炎多见于青年人，老年人患支原体肺炎病情较重，常常需要住院治疗。革兰阴性杆菌肺炎老年人多见。X 线检查可见肺部炎性浸润。

6. 雷 – 耶综合征　为甲型和乙型流感的肝脏、中枢神经系统并发症。主要发生于 2 ~ 16 岁患者，成人罕见。因与流感有关，故有时可呈暴发流行。雷耶综合征的临床表现为：在流感高热消退数日后，出现恶心、呕吐，继而出现嗜睡昏迷、惊厥等神经系统症状，脑脊液压力升高，细胞数正常，脑脊液中可检出流感病毒 RNA；肝脏肿大，无黄疸，肝功能轻度损害、血氨升高。病例基础为脑水肿和缺氧性神经细胞退行性病变，肝细胞脂肪变性。雷耶综合征病因不明，目前认为可能与服用阿司匹林有关。

7. 其他并发症　少数患者可能发生肌炎，儿童多见，表现为腓肠肌和比目鱼肌的疼痛和压痛，可发生下肢抽搐，严重者影响行走。乙型流感病毒较甲型更易发生这一并发症。血清肌酸激酶可短暂升高，3 ~ 4 天后可完全康复。极少数患者可出现肌红蛋白尿和肾衰竭，也有出现心肌损害者，表现为心电图异常、心律失常、心肌酶升高等，还可有心包炎。

五、预防

1. 做好疫情监测　各国国内要加强疫情观察和病毒的分离鉴定。各基层卫生单位发现门诊上呼吸道感染病人数连续上升 3 天或一户发现多例患者时，应立即报告防疫站及时进行调查和病毒分离。全球流感监测的基本目的是掌握各国流感流行情况及病毒亚型的分布情况；从新暴发流行中分离病毒并提供疫苗生产。世界卫生组织总部每周公布流感的部分疫情，每年 2 月提出下一年度流感疫苗毒株选择的建议。

2. 隔离患者　阻断传播途径。流感患者就地隔离，及时治疗，患者用具严格消毒。公共场所应加强通风和空气消毒。必要时停止一切大型集会和文娱活动。

3. 疫苗

（1）灭活疫苗：适用于老年人，婴幼儿，孕妇，慢性心、肺疾病、免疫功能低下及长期服用水杨酸类药物者。基础免疫应接种两次，每次 1mL，儿童每次 0.5mL，于秋冬皮下注射，间隔 6～8 周。每年应加强免疫 1 次。保护率可达 80%。不良反应小。

（2）减毒活疫苗：适用于健康人。青少年及医务人员、保育员、交通运输人员等易传播人群是优先接种的对象。保护率与灭活疫苗相似。鼻腔内喷雾，每侧 0.25mL，可出现轻度发热和轻度上呼吸道感染症状。

目前，各国正尝试应用基因工程技术防治流感。日本制备了与流感病毒 RNA 相对应的人工 RNA，把它包裹在类似细胞膜的脂质膜胶囊中，注射到患者体内。脂质膜胶囊一接触到感染了流感病毒的人体细胞，就将人工 RNA 释放出去，并与病毒 RNA 结合，使它不能很快与人体细胞中的遗传物质结合，从而延缓了病毒的增殖过程。

4. 药物预防

（1）M_2 受体阻滞剂：金刚烷胺和金刚乙胺可抑制流感病毒进入呼吸道上皮细胞，每日 0.2g，分 2 次口服，连用 7～10 天可减少流感发病率。不良反应有兴奋、眩晕、共济失调、幻觉等，但发生率低，停药后消失。动脉硬化症患者、有中枢神经系统疾病者慎用。孕妇、哺乳妇女及癫痫患者禁用。流感病毒对此类药物极易产生耐药性。

（2）神经氨酸酶抑制剂：盐酸奥司他韦，75mg，2 次/天，持续服用超过 6 周以避过流感传播期；另外，扎那米韦在发病前鼻内给药，预防感染的有效率达 82%，可在流行期间试用于健康人群。

六、预后

典型和轻型流感一般预后良好，但对于老年体弱的患者，尤其是有并发症者，仍有可能导致严重后果，应予以重视。老年人如发生肺炎型流感或继发细菌感染，容易并发呼吸衰竭和心力衰竭而死亡。中毒型流感症状严重，病死率高。罕见的暴发性出血性流感、急性肺水肿和雷耶综合征是流感死亡的主要原因。

（孙　焱）

第二节　流行性腮腺炎

一、概述

流行性腮腺炎简称流腮，是由腮腺炎病毒（MuV）引起的急性呼吸道传染病。

1. 病原体简介　MuV 属于副黏液病毒科的单股 RNA 病毒，仅一个血清型。截至 2004 年，MuV 已发现了 12 个基因型，不同的 MuV 基因型之间有抗原交叉性。这种抗原交叉性可保护接种疫苗后的人群免受不同基因型 MuV 的感染。

人是 MuV 的唯一宿主。该病毒对物理和化学因素敏感，对低温有相当的抵抗力。

流行病学数据表明，某些毒株和基因型或基因型内某一组病毒具有神经毒性。近年来，调查了不同 MuV 的神经毒性，但目前引起神经毒性的遗传学基础还不清楚。

2. 流行特征　全年均可发病，冬春季节多见。以学龄儿童多见，无免疫的成人亦可发病。感染后可获得持久的免疫力。

患者是传染源，飞沫的吸入是主要传播途径，接触患者后 2~3 周发病。在腮腺肿大前 6 天到发病后 5 天或更长的时间内排出病毒。

孕妇感染本病可通过胎盘传染胎儿，而导致流产、胎儿畸形或死亡。

3. 发病机制　MuV 经呼吸道进入口腔黏膜及鼻黏膜上皮细胞中增殖，引起局部炎症和免疫反应。病毒随血流（第 1 次病毒血症）播散至全身各器官，首先使多种腺体（腮腺、舌下腺、颌下腺、胰腺和生殖腺等）发生炎变，也可侵犯神经系统。在这些器官中病毒再度繁殖，并再次侵入血循环（第 2 次病毒血症），散布至第 1 次未曾侵入的其他器官，引起炎症，临床呈现不同器官相继出现病变的症状。

4. 临床特征　潜伏期为 14~25 天，平均 18 天。

起病大多较急，患者大多无前驱期症状，而以耳下部肿大为首发病象。部分患者伴有全身不适，如厌食、恶心、呕吐、乏力、肌肉酸痛、头痛、发热等前驱症状。数小时至 1~2 天后腮腺肿胀，疼痛，且逐日明显，体温上升至 39℃ 以上。一般先单侧肿胀，1~2 天（偶尔 1 周）后对侧亦肿胀。双侧肿胀者约占 75%。

腮腺肿大的特点：以耳垂为中心，向前，向后，向下蔓延，呈梨形，边缘不清，触之有弹性，疼痛明显，进食酸性食物疼痛加剧。由于水肿使局部皮肤发亮但不红，表面发热但不化脓。腮腺肿胀于 48 小时（1~3 天）达高峰，持续 4~5 天后渐退。病程 10~14 天。病程早期可见腮腺管口红肿，压迫无脓液溢出。

颌下腺，舌下腺可同时受累而肿大，亦可单独受累而单纯表现为颌下腺、舌下腺炎。

妊娠前 3 月感染流行性腮腺炎，常引起胎儿死亡及流产，并可能引起先天性心内膜弹力纤维增生。

5. 并发症

（1）神经系统并发症：为儿童腮腺炎常见的并发症，多发生在肿后 1 周内，也可发生在腮腺肿胀前 6 天或肿后 2 周。主要表现为脑膜炎、脑膜脑炎，预后一般良好。

（2）睾丸炎：病毒多侵犯成熟生殖腺，故发病以成人为多。发生率 30%，常发生于病后 6~10 天。表现为高热、睾丸肿大、疼痛，鞘膜腔内可有黄色积液，多为单侧，疼痛持续 5~10 天消退。病后约 1/3 患者睾丸萎缩，但很少引起不育症。

（3）卵巢炎：约占成年女性患者的 5%~7%，有轻微的下腹疼痛，明显者卵巢可触及并有触痛，但全身症状轻，一般不影响生育。

（4）胰腺炎：发生率在 10% 左右，发生于腮腺肿大后 3~4 天至 1 周，表现为体温再度升高、恶心、呕吐、上中腹疼痛和压痛。由于单纯腮腺炎即可引起血、尿淀粉酶增高。因此需做脂肪酶检查。若升高（>1.5U/mL）有助于胰腺炎的诊断。

（5）其他：可并发乳腺炎、心肌炎、肾炎、甲状腺炎、关节炎、前列腺炎等。

6. 实验室检查

（1）血清和尿淀粉酶测定：90% 患者发病早期有血清和尿淀粉酶轻度和中度增高。淀粉酶增高程度往往与腮腺肿胀程度成正比，2 周左右恢复正常。故测定淀粉酶可与其他原因的腮腺肿大或其他病毒性脑膜炎相鉴别。血脂肪酶增高，有助于胰腺炎的诊断。

（2）血清学检查：早期及恢复期双份血清测定补体结合及血凝抑制抗体，有显著增长者可确诊（效价 4 倍以上）。中和抗体特异性强，但不作常规应用。

（3）病毒分离：患者唾液、脑脊液、尿或血中可分离出病毒。

7. 诊断

（1）临床诊断：主要依靠流行病学史（发病前 2~3 周有与腮腺炎患者接触史或当地有本病流行）、腮腺和（或）邻近腺体肿大，或伴有睾丸炎、卵巢炎和脑炎等临床症状作出临床诊断，但确诊或对非典型或亚临床型感染的诊断，必须通过血清学和病原学检查。

（2）确诊：临床诊断结合：①急性期血清中特异性 IgM 抗体阳性（前提是 1 个月内未接种过腮腺炎减毒活疫苗）；或②双分血清特异性 IgG 抗体效价有 4 倍或 4 倍以上增高；或③腮腺炎病毒分离阳性。即可作出。

二、治疗原则

主要是对症处理。常采用中西医结合的方法对症处理。

三、常规治疗方案

1. 一般治疗　隔离患者至腮腺肿胀完全消退。注意口腔清洁，饮食以流质或软食为宜，避免酸性食物，保证液体摄入量。

2. 对症治疗　宜散风解表，清热解毒。必要时内服去痛片、阿司匹林等解热镇痛药。

3. 局部治疗　腮腺局部涂敷中药，紫金锭或青黛散用醋调，一日数次；或用仙人掌、鱼腥草、水仙花根和马齿苋等捣烂外敷，可减轻局部胀痛。

4. 病因治疗　由于流腮是自限性疾病，一般不给予抗病毒治疗。对于重症患者，早期（起病 4 天内）应用利巴韦林 [15mg/（kg·d），静脉滴注，疗程 5~7 天]，可以缩短病程。有报道试用干扰素者似有疗效。

5. 激素　肾上腺皮质激素治疗尚无肯定效果，对重症或并发脑膜脑炎、心肌炎等时可应用地塞米松，每日 5~10mg，静脉滴注，疗程 5~7 天。可缓解症状，减轻或防止出现后遗症。

四、并发症的处理

（1）重症并发脑膜脑炎、严重睾丸炎、心肌炎时，可短期使用肾上腺皮质激素。如氢化考的松，成人 200~300mg/d，或泼尼松 40~60mg/d，连续 3~5 天，儿童酌减。

（2）睾丸炎治疗：成人患者在本病早期应用己烯雌酚，每次 1mg，3 次/天，有减轻肿痛之效。睾丸胀痛可用棉花垫和丁字带托起。

（3）脑膜脑炎治疗：可按乙型脑炎疗法处理。高热、头痛、呕吐时给予适量利尿剂脱水。

（4）胰腺炎治疗：禁饮食、输液、反复注射阿托品或山莨菪碱，早期应用皮质激素。

五、预后

本病目前虽尚无特效疗法，但通过积极的对症支持和中医中药治疗，除个别有严重并发症者外，大多预后良好。

六、预防

1. 加强防病宣传　培养学生养成良好卫生习惯，做到勤洗手，以免传染病交叉感染。冬春季节，学校的教室、宿舍要经常开窗通风，保持环境整洁、空气流通。

2. 管理传染源　早期发现患者，早期进行隔离，隔离期一般认为应从起病到腮肿完全消退为止，约 3 周左右。对一般接触者可不检疫，但对集体儿童、学校、部队的接触者应检疫 3 周。

3. 切断传播途径　由于腮腺炎病毒对外界的各种物理因素抵抗力较低，故不需终末消毒，但被患者污染的饮、食具仍需煮沸消毒。合理使用口罩，也可作为切断传染途径的有效办法。

孕妇应避免与腮腺炎患者接触，在腮腺炎流行季节应注意隔离。如孕妇在临产期或围生期患腮腺炎，婴儿应隔离，并停止哺乳。

4. 被动免疫　一般免疫球蛋白、成人血液或胎盘球蛋白均无预防本病的作用。恢复期患者的血液及免疫球蛋白或特异性高价免疫球蛋白可有一定作用，但来源困难，不易推广。

5. 自动免疫　腮腺炎减毒活疫苗免疫效果好，免疫途径有皮内注射、皮下注射，还可采用喷鼻或气雾吸入法，该疫苗不能用于孕妇、先天或获得性免疫低下者以及对鸡蛋白过敏者。近年国外报道使用腮腺炎疫苗（麻疹、腮腺炎和风疹三联疫苗）后，虽然明显降低了腮腺炎的发病率，但疫苗所致腮腺炎病毒的感染问题应引起高度重视。

6. 药物预防　采用板蓝根 30g 或金银花 9g 煎服，1 剂/天，连续用 6 天。

（孙　焱）

第三节　肺结核

肺结核（pulmonary tuberculosis）是结核分枝杆菌引起的慢性肺部感染性疾病，占各器官结核病总数的 80%~90%，其中痰中排菌者称为传染性肺结核病。我国结核病疫情虽然显著下降，但目前也仍然是世界结核病大国。结核病人数仅次于印度而居世界第 2 位，结核病死亡人数占全球结核病死总数的 12.5%。据估算我国每年因结核病丧失劳动力损失劳动日 139 亿个，经济损失 35 亿元，严重影响国计民生。

一、概述

（一）流行病学

1. 传染源　肺结核患者的排菌是结核传播主要来源。在巴氏消毒法发明和推广前带菌牛乳亦是重要传染源，现已很少见。对我国牧区仍需警惕牛型结核杆菌人体感染。

2. 传播途径　主要为患者与健康人之间的经空气传播。患者咳嗽排出的结核杆菌悬浮在飞沫核中，当被人吸入后即可引起感染。排菌量越多，接触时间越长，危害越大；而飞沫直径亦是重要影响因素；大颗粒多在气道沉积随黏液纤毛运动排出体外，直径 1~5μm 大小最易在肺泡沉积。情绪激昂的讲话、用力咳嗽，特别是打喷嚏所产生的飞沫直径小，影响大。患者随地吐痰，痰液干燥后结核杆菌随尘埃飞扬，亦可造成吸入感染，但非主要传播方式。患者污染物传播机会甚少。其他途径如经消化道感染、经胎盘传染给胎儿、经伤口感染和上呼吸道直接接种均极罕见。

3. 易感人群　生活贫困、居住拥挤、营养不良等是社会经济落后社会中人群结核病高发的原因。婴幼儿、青春后期和成人早期尤其是该年龄期的女性以及老年人结核病发病率较高，可能与宿主免疫功能不全或改变有关。某些疾病如糖尿病、硅沉着病、胃大部切除后、麻疹、百日咳等常易诱发结核病；免疫抑制状态包括免疫抑制性疾病和接受免疫抑制剂治疗者，尤其好发结核病。

（二）分类

（1）原发型肺结核（代号：Ⅰ型）：原发型肺结核为原发结核感染所致的临床病症。包括原发复合征及胸内淋巴结结核。

（2）血行播散型肺结核（代号：Ⅱ型）：此型包括急性血行播散型肺结核（急性粟粒性肺结核）及亚急性、慢性血行播散型肺结核。

（3）继发性肺结核（代号：Ⅲ型）：继发性肺结核是肺结核中的一个主要类型，可出现以增殖病变为主、浸润病变为主、干酪病变为主或以空洞为主等多种病理。

（4）结核性胸膜炎（代号：Ⅳ型）：为临床上已排除其他原因引起的胸膜炎。在结核性胸膜炎发展的不同阶段，有结核性干性胸膜炎、结核性渗出性胸膜炎、结核性脓胸。

（5）其他肺外结核（代号：Ⅴ）：其他肺外结核按部位及脏器命名，如骨结核、结核性脑膜炎、肾结核、肠结核等。

二、临床表现

（一）病史及临床表现

尽管轻症肺结核患者可无症状而仅在 X 线检查时发现，即使出现症状亦大多缺少特异性，但病史和临床表现仍是诊断的基础。只要仔细询问和认真检查，常能提供重要的诊断线索。凡遇下列情况者应高度警惕结核病的可能性：①反复发作或迁延不愈的咳嗽、咳痰，或呼吸道感染经抗感染治疗 3～4 周仍无改善。②痰中带血或咯血。③长期低热或所谓"午后低热"。④体检肩胛间区有湿啰音或局限性哮鸣音。⑤有结核病诱因或好发因素，尤其是糖尿病、免疫抑制性疾病或接受激素、免疫抑制剂治疗者。⑥关节疼痛和皮肤结节性红斑等变态反应性表现。⑦有渗出性胸膜炎、肛瘘、长期淋巴结肿大既往史，以及婴幼儿和儿童有家庭开放性肺结核密切接触史者。

（二）各类肺结核表现

1. 原发型肺结核　多见于儿童，发生于首次接触结核杆菌的患者。

（1）症状：病初期多无明显症状，或有低发热、轻咳或食欲减退；伴有精神不振、盗汗、疲乏无力、饮食减退、体重减轻等现象。也有的起病较急，尤其是婴幼儿，体温可高达 39～40℃。儿童可伴有易怒、急躁、睡眠不好，甚至腹泻、消化不良等表现。亦可同时出现泡性结膜角膜炎、结节性红斑等对结核杆菌过敏现象。

（2）体征：肺部检查多无明显的阳性体征，病变范围广泛者可叩出浊音，听到呼吸音减低或局限性干、湿啰音。

2. 血行播散型肺结核

（1）急性血行播散型肺结核：又称粟粒性肺结核，发生于抵抗力减弱的患者，如儿童在麻疹、百日咳后，妇女在妊娠期内。

1）症状：起病多急，有高热（稽留热或弛张热）或不规则发热，常持续数周或数月。多伴有寒战、周身不适、精神不振、疲乏无力及全身衰弱；常有咳嗽、咳少量痰、气短，甚至呼吸困难；部分患者有胃肠道症状，如胃纳不佳、腹胀、腹泻、便秘等。并存脑膜炎者可占 67.7%，常有头痛、头晕、恶心、呕吐、畏光等症状。

2）体征：衰弱、面色苍白（发热时除外）、呼吸急促，可伴有轻度发绀、心率增快，肺部可无明显体征。晚期可闻及啰音。不少患者有肝脾肿大。并发脑膜炎则出现相应的颈强直、Kernig 征及 Babinski 征阳性等体征。某些患者可发现有全身淋巴结肿大。有 20%～47% 患者在脉络膜上发现粟粒结节或结节性脉络膜炎，多与肺粟粒阴影同时出现。

（2）亚急性、慢性血行播散型肺结核：因小量结核杆菌多次侵入血液，因而在肺脏反复发生血行播散型结核结节。

1）症状：症状不如急性显著，有反复阶段性发热、畏寒，或者有慢性结核中毒症状，如微汗、失眠、食欲减退、消瘦等。有些患者有咳嗽、胸痛及血痰，但均不严重。

2）体征：随病变范围大小和病程阶段而定。肺上部可叩浊，呼吸音粗糙，或有湿啰音。病程较久者可有两肺下部肺气肿征。累及胸膜时视被侵犯程度而出现相应的体征。

3. 继发性肺结核　本型包括原疾病分类中的浸润型肺结核和慢性纤维空洞型肺结核，是临床上最常见的一种类型，多见于成人。由于肺内病变的多少不一、大小不等、新旧各异，病情进展的程度可有很大差别，因而症状和体征也可相差悬殊。

（1）症状：发病初期一般可无明显症状。病变逐渐进展时可出现疲乏、倦怠、精力减退、食欲不振、消瘦、失眠、微热、盗汗、心悸等结核中毒症状。但大多数患者因这些症状不显著而往往察觉不到。如病变不断恶化，活动性增大，会出现常见的全身和局部症状，如发热、胸痛、咳嗽、吐痰、咯血等。

大叶性干酪性肺炎发病很急，类似急性细菌性肺炎，有高热、恶寒、咳嗽、吐痰、胸痛、呼吸困难、痰中带血等现象，可呈 39～40℃ 的稽留热，一般情况迅速恶化，并可出现发绀。

慢性患者一般有反复出现的结核中毒症状及咳嗽、气短等，慢性经过，病变恶化、好转与静止交替出现。

（2）体征：胸部阳性体征可有胸肌紧张、浊音、呼吸音粗糙或减弱或呈支气管肺泡音，背部尤其肩胛间部有大小不等的湿啰音等。

慢性患者多数表现为慢性病容，营养低下或伴有气短或发绀；胸廓不对称，气管因广泛纤维性变而移向患侧；患侧胸廓凹陷，肋间隙狭窄，呼吸运动受限，胸肌萎缩，病变部位叩浊，而其他部位则有肺气肿所致；局部呼吸音降低，可听到支气管呼吸音或空洞性呼吸音，并有干、湿啰音，肺下界可降低，心浊音界缩小；肺动脉瓣第二音可因肺循环压力增高而亢进。有的患者可出现杵状指。

4. 结核性胸膜炎

（1）干性胸膜炎

1）症状：急性起病时可能有寒战、发热。主要症状是胸痛，早期最为剧烈，性质为刺痛，随着呼吸运动而加剧。疼痛部位多在双腋下部。肺尖部胸膜炎时，因此处胸壁扩张度受限，故疼痛不明显，但有时可有肩部酸痛，如果刺激臂丛则可有上肢痛。干性胸膜炎患者往往因为害怕引发胸痛而不敢深呼吸或咳嗽。为了减少胸痛，多数患者卧于患侧。慢性起病者症状不明显，或仅感胸痛。

2）体征：患侧胸壁扩张运动受限，并有压痛。胸部听诊往往有胸膜摩擦音，一般在胸下部前侧面及深吸气时最为明显。

（2）渗出性胸膜炎

1）症状：发病多急促。开始时有发热、盗汗、胸痛、咳嗽、疲乏、食欲减退、消瘦。出现胸腔积液后胸痛减轻或消失，逐渐出现胸闷、呼吸困难。发热较高，多呈现不规则型，有时为弛张热或稽留热。胸痛在发病初期常较剧烈，似针刺样，深吸气或咳嗽时加剧，多局限于患处，有时可放射至肩部、上腹部或心窝部；在渗液逐渐增多时则胸痛减轻或消失；在病程后期积液吸收时，胸痛可反复出现，但往往不甚剧烈，多为隐痛，常持续较长时间。咳嗽是由于胸膜受刺激所引起，呈反射性，常为干咳。

2）体征：中等量以上积液时有呼吸运动受限，局部膨隆，肋间饱满，疼痛性胸肌紧张，震颤减退，心尖冲动向对侧移位。患侧叩浊，浊音区沿腋后线上升至肩胛下角，在胸骨及脊柱附近走向下行呈一弧形曲线；如积液在右侧，则与肝浊音的界限不清；如位于左侧，则胃泡鼓音区下降。患侧呼吸音及语颤低或消失，有时可听到局部胸膜摩擦音。

三、相关检查

1. 影像学检查　X 线检查是诊断肺结核的必备检查，并对确定病变部位、范围、性质，了解其演变及选择治疗具有重要价值。原发型肺结核的典型表现为肺内原发灶、淋巴管炎和肺门或纵隔淋巴结肿大组成哑铃状病灶。肺内原发灶可发生于肺野任何部位，但以上叶下部或下叶上部近胸膜处居多。早期呈渗出性絮状模糊阴影。干酪性病变时则密度增高，但常伴明显的病灶周围炎使边缘极为模糊，严重者可出现急性空洞。淋巴管炎为一条或数条自病灶伸向肺门的条索状阴影，边缘常较模糊。肿大淋巴结多见于同侧肺门或纵隔，偶尔可波及对侧，其边缘或光整（"结节型"）或模糊（"炎症型"），多数淋巴结肿大时可呈分叶状或波浪状边缘。急性血行播散型肺结核在胸片上表现为散布于两肺野、分布较均匀、密度和大小相近的粟粒状阴影。这种微小结节透视检查通常不能发现，病程早期（3～4 周前）摄片有时也难以分辨，常因此而延误诊断。亚急性和慢性血行播散型肺结核粟粒大小和密度不一，多趋于增生型，范围较局限，一般位于两上肺。继发性肺结核的 X 线表现复杂多变，或云絮片状或斑点（片）结节状，干酪性病变密度偏高而不均匀，常有透亮区或空洞形成。慢性继发性肺结核的特征性 X 线征象是多形态病灶的混合存在，好发于上叶尖后段和下叶尖段。但是 X 线诊断肺结核并非特异性，而且受读片者水平和经验因素的影响，特别是当病变位于非好发部位或表现不典型，诊断十分困难。

2. 痰结核杆菌检查　是确诊肺结核最特异性的方法。涂片抗酸染色镜检快速简便，在我国非结核性杆菌尚属少见，抗酸杆菌阳性肺结核诊断即基本成立。直接厚涂片阳性率优于薄涂片，目前已普遍采用。镜下检出细菌数与每毫升标本含菌数的对应关系大致是：每 1 000，100，10，1 个视野检出 1 条菌时，痰标本含菌数分为 10^2，10^3，10^4，10^5；每视野检出 10，100 条菌时，则高达 10^6 和 10^7。集菌法涂片和应用金胺染色荧光镜检可以提高阳性率，但假阳性有所增加。培养虽较费时，但精确可靠、特异性高。除非已经化疗的患者偶可出现涂片阳性培养阴性，在未治疗的肺结核培养的敏感性和特异性均高于涂片检查，涂片阴性或诊断有疑问时培养尤其重要。培养菌株进一步做药敏试验，可为治疗特别是复治提供重要参考。无痰患者和不会咳痰的低龄儿童可清晨抽取胃液检查，亦推荐导痰法取标本，必要时可采用经纤支镜灌洗和吸取分泌物进行检查。

3. 结核菌素试验（简称结素试验） 结核菌素是结核杆菌的代谢产物，从液体培养基长出的结核杆菌提炼而成，主要成分为结核蛋白。目前多采用国产结核菌素纯蛋白衍生物（purified protein derivative，PPD）进行检查。其制剂有 50U/mL（每毫升含：PPD 1μg）和 20U/mL（每毫升含 PPD 0.4/μg），两种制剂每 1U 的效价是一致的。前者供卡介苗接种筛选、质量监测及临床辅助诊断用；后者供流行病学调查皮内注射法（mantoux 法），将 PPD 5TU（0.1mL）注入左前臂内侧上中 1/3 交界处皮内，使局部形成皮丘，48～96h（一般为 72h）后观察反应。结果判断以局部硬结直径为依据：< 5mm 为阴性反应，5～9mm 为一般阳性反应，10～19mm 为中度阳性反应，≥20mm 或不足 20mm 但有水疱或坏死为强阳性反应。根据流行病学的新情况，凡符合下列条件而反应直径 > 5mm 者为阳性反应：①HIV 感染或有感染危险而尚未证实感染者。②近期与传染性肺结核有密切接触史者。③胸片有陈旧性肺结核病灶者。凡不符合上述条件而具有其他感染结核杆菌危险，其反应直径 > 10mm 为阳性反应，其中包括：①在亚非拉等结核病高流行区出生者。②静注麻醉药成瘾者。③医疗条件较差的低收入者，包括本土美国人。④长期疗养者（包括矫治院、私人疗养院、精神病院等）。⑤易感结核病的慢性病患者，如硅沉着病、胃切除、空－回肠分流、消瘦、慢性肾衰竭、糖尿病、肿瘤等。⑥高危人群，如卫生保健人员、长期住院患者、监狱犯人和贫民区居民。除上述对象以外，所有人员则以硬结 > 15mm 为阳性反应。结核菌素试验的主要用途有：①社区结核杆菌感染的流行病学调查或接触者的随访。②监测阳转者，适用于儿童和易感高危对象。③协助诊断。目前所用结核菌素（抗原）并非高度特异，与其他分枝杆菌、诺卡菌和棒状杆菌等有共同的细胞壁抗原。许多因素以非特异性方式影响反应结果而出现阴性，如急性病毒感染或疫苗注射、免疫抑制性疾病或药物、营养不良、结节病、肿瘤、其他难治性感染、老年人迟发性变态反应衰退者。尚有少数患者已证明活动性结核病，并无前述因素影响，但结核菌素反应阴性，即"无反应性"（anergy）。短期（1～12 个月）内重复结核菌素试验可引起复强效应，即第一次注射抗原后使已经减弱的免疫反应重新唤起（回忆反应），再次注射则引起阳性或强阳性反应。若未感染过，则重复试验不会引起阳性。阳性反应表示感染，在 3 岁以下婴幼儿按活动性结核病论；成人强阳性反应提示活动性结核病可能，应进一步检查；菌阴肺结核诊断除典型临床症状和 X 线征象外，必须辅以结核菌素阳性以佐证。

4. 血清学检查 结核杆菌的抗原十分复杂，体液免疫的意义尚不清楚，抗体不仅量微，而且种属特异性不易确定。目前大量报道的 ELISA 敏感性颇高，但特异性尚不够满意。目前已纯化出多种结核杆菌抗原，如抗原 5（分子量为 38kDa）、抗原 6（分子量为 30kDa）、脂质阿拉伯聚糖（LAM）、抗原 A60，用于检测抗体特异性和敏感性均优于粗制抗原（PPI），但它们亦非单一特异性抗原决定簇，临床推广应用价值尚待进一步评价。

四、诊断

1. 初治涂（菌）阳肺结核

（1）初诊肺结核患者，从未接受过抗结核治疗。

（2）初诊肺结核患者，接受过抗结核治疗，治疗时间 < 1 个月；或≥1 个月，但后续抗结核化疗方案不变且未曾中断。

（3）直接痰涂片镜检 2 次阳性（涂阳）；或 1 次涂片阳性 + 1 次培养阳性（菌阳）；或虽 1 次涂片阳性，但经病案讨论会或主管专业医生确认，胸片显示活动性肺结核病变阴影，分类上仍列为涂阳。

符合上述条款（1）＋（3）或（2）＋（3）者为初治涂（菌）阳肺结核。WHO将涂片阴性但培养阳性者列入涂阴肺结核内。

2. 初治涂（菌）阴肺结核

（1）初诊肺结核患者，直接痰涂片镜检3次痰菌阴性为涂阴；2次培养阴性为培阴；1次涂片阴性＋1次培养阴性为菌阴。

（2）胸片显示活动性肺结核病变阴影。

（3）具有咳嗽、咳痰、血痰或咯血、胸痛、胸闷气短、低热等症状。

（4）5TU结核菌素（PPD）皮内注射72h，注射局部硬结反应平均直径＞5mm。

（5）肺部病理标本（手术、纤支镜检、肺穿刺等）经病理学诊断为结核性病变。

（1）～（2）为主要诊断指标，（3）～（5）为诊断参考指标。

3. 复治涂（菌）阳肺结核

（1）复诊肺结核患者，接受过抗结核治疗，治疗时间≥1个月，完成初治化疗疗程或未完成疗程但痰菌复阳或持续阳性而需要重新调整方案者。

（2）直接痰涂片镜检2次痰菌阳性；或1次涂片阳性＋1次培养阳性；或虽1次涂片阳性，但经病案讨论会或主管专业医生确认，胸片显示活动性肺结核病变阴影。

同时具备上述2项条款者方可诊断为复治涂（菌）阳肺结核。

4. 耐多药肺结核（慢性传染源）　耐多药肺结核是各种肺结核类型中最为严重的一种类型，其定义如下。

（1）致病菌同时耐异烟肼和利福平。

（2）或致病菌同时耐异烟肼、利福平、吡嗪酰胺、链霉素和乙胺丁醇等5种主要抗结核药物中的3种或3种以上者。

五、鉴别诊断

肺结核临床和X线表现可以酷似许多疾病，必须详细搜集临床及辅助检查资料，综合分析，并根据需要不排除侵袭性诊断措施和允许必要的、有限期的动态观察，得出正确诊断。不同类型和X线表现的肺结核需要鉴别的疾病不同。

六、治疗

强有力化疗药物可迅速控制结核病的临床症状。盗汗、发热等症状般无须特殊治疗。在急性粟粒性肺结核和浆膜渗出性结核伴有高热等严重毒性症状时，激素可能有助于改善症状，亦可促进渗液吸收，减少粘连。但必须在有充分有效抗结核药物保护下早期应用，疗程1个月左右即应逐步撤停。其他类型结核伴高热而抗结核药物短期难以控制者，可应用小剂量非类固醇类退热剂。大咯血是肺结核患者的重要威胁，作用于血管、促进和增加凝血因子，以及抗纤溶、抗肝素等各类止血药（包括血制品），都被用于治疗咯血，但疗效难以评价。目前仍以垂体后叶素应用较多。药物难以控制而肺结核病变本身具备手术指征、心肺功能胜任者，手术治疗可以显著降低大咯血病死率。对于不能耐受手术和病变不适宜手术的大咯血，非手术干预治疗亦有良效。

七、预防

1. 建立防治系统　根据我国结核病疫情，为搞好防治工作，仍须强调建立、健全和稳定各级防痨机构，负责组织和实施治、管、防、查的系统和全程管理，按本地区疫情和流行病学特点，制订防治规划，并开展防痨宣传，教育群众养成良好文明卫生习惯，培训防痨业务技术人员，推动社会力量参与和支持防痨事业。

2. 早期发现和彻底治疗患者　从当地疫情实际出发，对服务性行业、学校、托幼机构及儿童玩具工作人员等定期健康检查，每1～2年1次。在疫情已经控制的地区可开展重点线索调查，而主要应该是门诊因症就诊病例的及时发现和诊断，避免漏诊和误诊。查出必治，治必彻底，只有彻底治疗患者，大幅度降低传染源密度，才能有效降低感染率和减少发病。"寓预防于治疗"代表了防治工作的发展方向和重点。及时正确治疗，防止耐药慢性患者的形成和积累，不仅是临床治疗的目标，亦是预防工作的中心环节。

3. 卡介苗接种　机体获得性特异性免疫只产生在活菌感染之后。卡介苗（bacillus calmette guerin，BCG）是一种无毒牛型结核杆菌活菌疫苗，接种后机体产生变态反应同时获得免疫力，对结核病有一定特异性抵抗力。BCG 自 1921 年用于预防结核病以来，迄今对它的作用和价值仍有争论。目前比较普遍的看法是 BCG 尚不足以预防感染，但可以显著降低儿童发病及其严重性，特别是结核性脑膜炎等严重结核病减少，并可减少此后内源性恶化的可能性。WHO 已将 BCG 列入儿童扩大免疫计划。我国结核病感染率和发病率仍高，推行 BCG 接种仍有现实意义，规定新生儿出生时即接种 BCG。对边远低发病地区进入高发区的新生和新兵等，结核菌素阴性者亦必须接种 BCG。接种方法普遍采用皮上划痕法，以每毫升含 75mg 菌苗 1 滴滴在左上臂外侧三角肌中部皮肤上，以针划破表皮，呈"井"字形，长宽各 1~1.5cm，略有血浆渗出。BCG 接种后 2~3 周，局部出现红肿、破溃，数周内自行结痂痊愈。少数（约 1%）有脓或锁骨上淋巴结肿大，可予热敷；偶有破溃，可用 5% INH 或 20% PAS 软膏敷贴。BCG 接种是安全的，但对已患肺结核、急性传染病愈后未满 1 个月或患有慢性疾病的患儿禁忌接种。

4. 化学预防　任何年龄结核菌素新近阳转者第 1 年发病危险性是 3.3%，5 年内为 5%~15%。业已证明 INH 可以有效预防感染者的发病。在低感染率的发达国家主张推行 INH（异烟肼）化学性预防，对象主要为 35 岁以下结核菌素阳性特别是新近阳转者。方法为 INH 300mg/d，持续 9 个月，疗程中应注意肝功能监测。HIV 感染者则应用 INH + RFP（利福平）或 PZA（吡嗪酰胺）等联合用药方案。

（孙　焱）

第四节　细菌性肺炎

一、肺炎链球菌肺炎

肺炎链球菌常引起以肺大叶或肺节段为单位的炎症，但在年幼儿童；由于免疫功能尚不成熟，病菌沿支气管播散形成以小气道周围实变为特征的病变（支气管肺炎）。

年长儿童肺炎链球菌肺炎（pneumococcal pneumonia）的临床表现与成人相似。可先有短暂轻微的上呼吸道感染症状，继而寒战、高热，伴烦躁或嗜睡、干咳、气急、发绀及鼻扇、锁骨上、肋间隙及肋弓下凹陷等。可伴有铁锈色痰。早期常缺乏体征，多在 2~3 天后出现肺部实变体征。重症患儿可并发感染性休克、中毒脑病、脑水肿甚至脑疝。

婴儿肺炎链球菌肺炎的临床表现多变。常先有鼻塞、厌食等先驱症状，数天后突然发热、烦躁不安、呼吸困难、发绀，伴气急、心动过速、三四征等。体格检查常无特征性，实变区域可表现叩诊浊音、管性呼吸音，有时可闻啰音。肺部体征在整个病程中变化较少，但恢复期湿啰音增多。右上叶累及时可出现颈强直。

外周血白细胞计数常增高，达（15~40）×10^9/L，以中性粒细胞为主。多数患儿鼻咽分泌物中可培养出肺炎链球菌，但其致病意义无法肯定。如能在抗生素应用前进行血培养或胸腔积液培养，具有一定的诊断意义。X 线改变与临床过程不一定平行，实变病灶出现较肺部体征早，但在临床缓解后数周仍未完全消散。年幼儿童实变病灶并不常见。可有胸膜反应伴渗出。

肺炎链球菌肺炎患儿 10%~30% 存在菌血症，但由于抗生素的早期应用，国内血培养阳性率甚低。血清学方法，如测定患儿血清、尿液或唾液中的肺炎链球菌抗原可协助诊断，但也有研究者认为此法无法区别肺炎链球菌的感染和定植。最近有报道通过测定血清 Pneumolysin 抗体，或含有针对肺炎链球菌种特异荚膜多糖、型特异荚膜多糖复合物、蛋白抗原 Pneumolysin 抗体的循环免疫复合物进行诊断，但在婴儿，其敏感性尚嫌不足。亦可通过聚合酶链反应检测胸腔积液或血中的肺炎链球菌 DNA 协助诊断。

肺炎链球菌肺炎的临床表现无法与其他病原引起的肺炎相鉴别。此外，年长儿右下叶肺炎常由于刺激横膈引起腹痛，需与急性阑尾炎鉴别。

肺炎链球菌耐药性问题已引起普遍关注。在一些国家及我国台湾地区耐青霉素菌株已高达 50% ~ 80%。我国内陆各地区肺炎链球菌耐药情况有较大差异，2000 年监测资料表明，北京为 14%，上海 35.7%，而广州高达 60%。对青霉素敏感株仍可选用青霉素 G10 万 U/（kg·d）治疗，但青霉素低度耐药株（MIC 2.0~4.0μg/mL）应加大青霉素剂量至 10 万 ~30 万 U/（kg·d），以上治疗无效、病情危重或高度耐药者（MIC >4.0μg/mL）应选用第三代头孢霉素，如头孢噻肟、头孢曲松或万古霉素。

二、流感嗜血杆菌肺炎

流感嗜血杆菌（Hi）肺炎（hemophilus influenzae pneumonia）常见于 5 岁以下婴儿和年幼儿童。应用特异性免疫血清可将 Hi 分为 a~f 6 型，其中以 b 型（Hib）致病力最强。由于 Hib 疫苗的接种，20 世纪 90 年代以后美国等发达国家 Hib 所致肺炎下降了 95%。近年来也有较多非 b 型 Hi 感染的报道。

本病临床表现无特异性。但起病多较缓慢，病程可长达数周之久。幼婴常伴有菌血症，易出现脓胸、心包炎等化脓性并发症。外周血白细胞计数常中度升高。多数患儿 X 线表现为大叶性或节段性病灶，下叶多受累。幼婴常伴胸膜受累。本病诊断有赖于从血、胸腔积液或肺穿刺液中分离到病菌。由于 Hi 在正常人群的咽部中有一定的携带率，托幼机构中更高，因而呼吸道标本诊断价值不大。

治疗时必须注意 Hi 的耐药问题。目前分离的 Hi 主要耐药机制是产生 β - 内酰胺酶，美国、我国香港等地 Hi 菌株产酶率已高达 30% 以上。国内各地关于氨苄西林耐药率和产酶率差异较大。如对病菌不产酶，可使用氨苄西林，如不能明确其是否产酶，首选头孢噻肟、头孢曲松等。如最初反应良好，可改为口服，疗程为 10~14 天。在大环内酯类中，阿奇霉素、克拉霉素对 Hi 有较好的敏感性。

三、葡萄球菌肺炎

葡萄球菌肺炎（staphylococcal pneumonia）多发生于新生儿和婴儿。Goel 等报道 100 例患儿中，1 岁以内占 78%，平均年龄 5 个月。金黄色葡萄球（金葡菌）和表皮葡萄球菌均可致病，但以前者致病最强。由于金葡菌可产生多种毒素和酶，具有高度组织破坏性和化脓趋势，因而金葡菌肺炎以广泛出血性坏死、多发性小脓肿形成特点。

临床上以起病急、发展快、变化大、化脓性并发症多为特征。一开始可有 1~2 天的上呼吸道感染症状，或皮肤疖肿史，病情迅速恶化，出现高热、咳嗽、呻吟、喘憋、气急、发绀，肺部体征出现较早。易出现脓胸、脓气胸、肺大疱等并发症。外周血白细胞计数常明显升高，以中性粒细胞为主。可伴轻至中度贫血。胸片改变特点：发展快、变化多、吸收慢。肺部病灶可在数小时内发展成为多发性小脓肿或肺大疱，并出现脓胸、脓气胸等并发症。X 线改变吸收缓慢，可持续 2 个月或更久。

1 岁以下，尤其是 3 月龄以内的小婴儿，如肺炎病情发展迅速，伴肺大疱、脓胸或肺脓肿形成者应高度怀疑本病。在抗生素使用前必须进行痰、鼻咽拭子、浆膜腔液、血液或肺穿刺物的培养。痰或胸腔积液涂片染色可发现中性粒细胞和革兰阳性球菌呈葡萄串链状排列。血清中磷壁酸抗体测定可作为病原学诊断的补充。

合适的抗生素治疗和脓液的引流是治疗的关键。在获取培养标本后应立即给予敏感的杀菌药物，并足量、联合、静脉用药。疗程不少于 4~6 周，有并发症者适当延长。宜首选耐青霉素酶窄谱青霉素类，如苯唑西林等，可联合头孢霉素类使用。如为耐甲氧西林金葡菌（MRSA）引起，应选用万古霉素治疗。

四、链球菌性肺炎

A 组链球菌（group A streptococcus，GAS）主要引起咽炎等上呼吸道感染，但在出疹性疾病、流感病毒感染等情况下可发生链球菌肺炎（streptococcal pneumonia），多发生于 3~5 岁的儿童。B 组链球菌（GBS）则是新生儿肺炎的主要病原。

GAS 所致肺炎与肺炎链球菌肺炎的症状体征相似。常起病突然，以高热、寒战、呼吸困难为特点，也可表现为隐袭起病，过程轻微，表现咳嗽、低热等。

外周血白细胞计数常升高，血抗 O 抗体滴度升高有助于诊断。确定诊断有赖于从胸腔积液、血或肺穿刺物中分离出链球菌。

首选青霉素 G 治疗，临床改善后改口服，疗程 2~3 周。

五、其他革兰阴性杆菌肺炎

常见的革兰阴性杆菌包括大肠埃希菌、肺炎克雷白杆菌、铜绿假单胞菌等。主要见于新生儿和小婴儿，常有以下诱因：①广谱抗生素的大量应用或联合应用；②医源性因素如气管插管、血管插管、人工呼吸机等的应用；③先天性或获得性免疫功能缺陷，如营养不良、白血病、恶性淋巴瘤、长期使用皮质激素或免疫抑制剂等。因而本病多为院内感染。

本病临床过程难以与其他细菌性肺炎鉴别。原有肺炎经适当治疗好转后又见恶化，或原发病迁延不愈，应怀疑此类肺部感染。诊断主要依靠气管吸出物、血或胸腔积液培养结果。

多数革兰阴性杆菌耐药率较高，一旦诊断此类感染，宜首选第三代头孢霉素或复合 β - 内酰胺类（含 β - 内酰胺酶抑制剂）。如致病菌株产生超广谱 β - 内酰胺酶（ESBL），应选用头孢霉素类、复合 β - 内酰胺类，严重者选用碳青霉烯类抗生素如亚胺培南。

六、沙门菌肺炎

由伤寒、副伤寒、鼠伤寒或其他非伤寒沙门菌引起，发生于沙门菌感染的病程中，较为少见。多发于幼小婴儿。

可表现为大叶性肺炎或支气管肺炎症状。较为特殊的表现为痰常呈血性或带血丝。在沙门菌感染的病程中，如发生呼吸道症状如咳嗽、气急，即使无肺部体征，也应进行摄片。如有肺炎改变应考虑为沙门菌肺炎（salmonella pneumonia）。

在美国，约 20% 沙门菌株对氨苄西林耐药。如病情严重、耐药情况不明，宜首选第三代头孢霉素，如头孢曲松、头孢噻肟等，如为敏感株感染则可用氨苄西林，或 SMZ - TMP 治疗。

七、百日咳肺炎

百日咳肺炎（pertussis pneumonia）由百日咳杆菌引起，多为间质性肺炎，亦可因继发细菌感染而引起支气管肺炎。患儿在百日咳病程中突然发热、气急，呼吸增快与体温不成比例，严重者可出现呼吸困难、发绀。肺部可闻及细湿啰音，或出现实变体征。剧烈咳嗽有时可造成肺泡破裂引起气胸、纵隔气肿或皮下气肿。

有原发病者出现肺炎症状较易诊断。继发细菌感染者应送检痰培养及血培养。

治疗首选红霉素，10~14 天为一疗程。必要时加用氨苄西林或利福平等。有报道用阿奇霉素 10mg/（kg·d）5 天或克拉霉素 10mg/（kg·d）7 天亦取得了良好疗效。百日咳高价免疫球蛋白正处于研究阶段，常规免疫球蛋白不推荐使用。

八、军团菌肺炎

军团菌病可暴发流行，散发病例则以机会感染或院内感染为主。多见于中老年人，但年幼儿也可发生。

军团菌肺炎（legionaires disease）是一种严重的多系统损害性疾病，主要表现为发热和呼吸道症状。外周血白细胞计数常明显升高，伴核左移。但由于其临床表现错综复杂，缺乏特异性，与其他肺炎难以区别。确诊必须依靠特殊的化验检查，如应用特殊培养基从呼吸道标本或血、胸腔积液中分离出病菌；应用免疫荧光或免疫酶法测定上述标本中的军团菌抗原或血清标本中的特异抗体。β - 内酰胺类抗生素治疗无效有助于本病的诊断。

首选大环内酯类，如红霉素及阿奇霉素、克拉霉素、罗红霉素等，疗程为 2～3 周。可加用利福平。喹诺酮类和氨基糖苷类虽有较好的抗菌活性，但儿童期尤其是年幼儿童禁用。

九、厌氧菌肺炎

厌氧菌肺炎（anaerobic pneumonia）主要为吸入性肺炎，多发生于小婴儿，或昏迷患者。起病大多缓慢，表现为发热，咳嗽、进行性呼吸困难、胸痛，咳恶臭痰是本病的特征。也可有寒战、消瘦、贫血、黄疸等。本病表现为坏死性肺炎，常发生肺脓肿和脓胸、脓气胸。当患儿咳恶臭痰、X 线有肺炎或肺脓肿或脓胸时应考虑到本病可能。化验检查常有外周血白细胞计数和中性粒细胞比例的升高。确诊需做气管吸出物厌氧菌培养。

抗生素可选用青霉素 G、克林霉素、甲硝唑等。应加强支持治疗。脓胸者需及时开放引流。

十、L 型菌肺炎

L 型菌肺炎是临床上难治性呼吸道感染的病原体之一。患儿常有肺炎不能解释的迁延发热，或原发病已愈，找不到继续发热的原因。病情多不重，β - 内酰胺类抗生素治疗无效。外周血白细胞计数大多正常。X 线改变无特异性，多呈间质性肺炎改变。普通培养阴性，L 型高渗培养基上培养阳性可确诊。治疗应采用兼治原型和 L 型菌的抗生素，如氨苄西林或头孢霉素类加大环内酯类。一般需治疗至体温正常后 10～14 天，培养阴性为止。

十一、肺脓肿

肺脓肿（lung abscess）又称肺化脓症，由多种病原菌引起。常继发于细菌性肺炎，亦可为吸入性或血源性感染。由于抗生素的广泛应用，目前已较少见。

起病急剧，有畏寒、高热，伴阵咳、咳出大量脓痰，病程长者可反复咯血、贫血、消瘦等。外周血白细胞计数和中性粒细胞升高，结合 X 线后前位及侧位胸片，诊断多不困难。痰培养、血培养可明确病原。

怀疑金葡菌者宜首选苯唑西林或万古霉素；厌氧菌感染给予青霉素 G、克林霉素、哌拉西林钠、甲硝唑等。最好根据细菌培养和药物敏感试验结果选用。疗程要足，一般需 1～2 个月。

（苏宏正）

第五节　病毒性肺炎

一、呼吸道合胞病毒性肺炎

呼吸道合胞病毒（RSV）是婴儿下呼吸道感染的主要病原，尤其易发生于 2～4 月龄的小婴儿。一般以冬季多见，持续 4～5 个月。据浙江大学医学院附属儿童医院观察，冬春季节 RSV 感染占 3 岁以下婴幼儿肺炎的 35% 左右。RSV 毛细支气管炎的发病机制尚不明确，但有证据表明，免疫损伤可能参与了其发病过程。

初期上呼吸道感染症状突出，如鼻塞、流涕，继而咳嗽、低热、喘鸣。随病情进展，出现呼吸困难、鼻扇、呼气延长、呼吸时呻吟和三凹征等。易并发急性心力衰竭。年龄小于 2 个月的患儿、低体温、高碳酸血症者易发生呼吸暂停。初期听诊呼吸音减弱、哮鸣音为主，而后可闻细湿啰音。X 线检查见肺纹理增粗或点片状阴影，部分见肺不张或以肺气肿为主要表现。外周血白细胞计数和分类一般无异常。鼻咽部脱落细胞病毒免疫荧光或免疫酶检查，均可在数小时内获得结果。急性期可有 RSV 特异 IgM 升高。年龄小、喘憋出现早是本病的特点，但确诊要靠血清学和病毒学检查。

二、腺病毒肺炎

腺病毒肺炎（adenoviral pneumonia）以腺病毒 3 型和 7 型为主。多发生于 6 个月至 2 岁的婴幼儿。

近年来发病率已明显降低，病情减轻。起病大多急骤，先有上呼吸道感染症状，随后出现持续高热，咳嗽出现早，呈单声咳、频咳或阵咳，继而出现呼吸困难。肺部体征出现迟，多在高热 3～4 天后出现湿啰音。早期可出现中毒症状和多系统受累表现，如肝、脾肿大、嗜睡或烦躁不安，甚至中毒性脑病。外周血白细胞计数大多轻度减少。X 线改变以肺实变阴影及病灶融合为特点，其范围不受肺叶的限制。约 1/6 的病例可有胸膜炎。病灶吸收较慢，一般要 1 个月或更久。

根据上述临床表现，结合 X 线特点，诊断不难。根据血清学和病毒学检查结果可确诊。

三、流感病毒性肺炎

流感病毒性肺炎（influenza pneumonia）大多骤起高热，伴明显咳嗽、呼吸困难，肺部可闻细湿啰音。多数患儿有呕吐、腹泻，严重者可出现胃肠道出血、腹胀、甚至神经系统症状。X 线检查肺部可有斑片状或大片状阴影。

流行性感冒流行期间，有呼吸道症状和体征；非流行期间持续高热、抗生素治疗无效的肺炎均应考虑到本病可能。确诊有赖于血清学和病毒学检查。

四、副流感病毒性肺炎

副流感病毒性肺炎（parainfluenza pneumonia）易感对象为 3 个月至 1 岁的婴儿。其发病率仅次于 RSV。多有 3～5 日的中等程度发热或高热及呼吸困难、哮吼样咳嗽、三凹征、肺部干湿啰音等，但多数患儿表现较轻，一般无中毒症状，病程较短。X 线检查肺野可有小片状阴影。临床上无法与其他病毒性肺炎相区别，根据血清学和病毒学检查结果确定诊断。

五、巨细胞病毒性肺炎

巨细胞病毒（CMV）感染各年龄组均可发生，但巨细胞病毒性肺炎（cytomegalovirus pneumonia）以小婴儿居多。因属全身性感染，呼吸道症状常被掩盖。临床上常以呼吸、消化和神经系统症状为主。可有发热、气急、咳喘、腹泻、拒奶、烦躁等，伴肝、脾肿大，重者及新生儿患者可有黄疸、细小出血性皮疹、溶血性贫血等表现。肺部 X 线改变以间质性和小叶性病变为主。可通过测定呼吸道标本中的 CMV、血清中的 CMV 抗原或特异 IgM 确诊。

六、麻疹病毒性肺炎

在麻疹过程中多数患儿存在不同程度的肺炎改变。可由麻疹病毒本身引起，常表现为间质性肺炎。在麻疹极期病情很快加重，出现频繁咳嗽、高热、肺部细湿啰音等。在出疹及体温下降后消退。如继发细菌感染，多表现为支气管肺炎。常见致病菌为肺炎链球菌、金黄色葡萄球菌、流感嗜血杆菌等，易并发脓胸或脓气胸。

麻疹发病初期和出疹前出现的肺炎多为麻疹病毒引起，以后则多为继发感染引起的细菌性肺炎。有报道，麻疹相关肺炎中混合感染者占 53%。麻疹流行期间，麻疹易感儿具有肺炎的症状和体征，不管有无皮疹，均应考虑到本病可能。确诊有赖于病毒分离、免疫荧光或免疫酶检测、双份血清抗体测定等方法。

七、腮腺炎病毒性肺炎

腮腺炎病毒性肺炎（mumps pneumonia）常因其呼吸道症状不明显，易为腮腺肿大及其并发症所掩盖，以及极少进行 X 线肺部检查而漏诊。临床表现大多较轻，一般无呼吸困难和发绀。肺部呈局限性呼吸音粗糙，少数可闻水泡音。外周血白细胞计数多不升高。X 线表现肺野斑片状或大片状阴影，或呈毛玻璃样改变。根据典型腮腺炎表现，加上述 X 线改变，可考虑本病。

八、EB 病毒性肺炎

3～5 岁为感染高峰年龄。EB 病毒感染后可累及全身各系统。在呼吸系统可表现为反复间质性肺炎、持续性咽峡炎等。除一般肺炎的症状和体征外，可有时隐时现的咳嗽和反复发热，常伴有肝、脾和淋巴结肿大。胸部 X 线检查以间质性病变为主。急性期外周血白细胞计数常明显增高，以淋巴细胞为主，并出现异常淋巴细胞。确诊常需依赖特异性抗体测定。

九、水痘肺炎

水痘肺炎（varicella pneumonia）由水痘－带状疱疹病毒引起，为全身性疾病，可发生支气管炎和间质性肺炎。年龄越小越易发生肺炎。多在水痘发生 1 周内，表现咳嗽，肺部有湿性啰音，X 线检查呈现双肺野结节性浸润阴影。水痘患儿如出现呼吸道症状和体征，应考虑本病。部分年幼婴儿，水痘肺炎可出现在皮疹之前，极易误诊和漏诊。因而有明确水痘接触史者，如发生肺炎，亦应考虑本病，并予以隔离。

十、肠道病毒所致下呼吸道感染

主要由柯萨奇病毒 B 组和埃可病毒引起。多见于夏秋季，呼吸道症状一般较轻，但婴幼儿肠道病毒感染大多较重，年龄越小，病情越重。常并发其他系统的症状，如腹泻、疱疹性咽炎、皮疹等。

十一、轮状病毒性下呼吸道感染

多见于秋冬季寒冷季节。好发于婴幼儿，其呼吸道症状体征常较轻。在轮状病毒感染流行期间，如患儿具有典型秋季腹泻特点，同时有呼吸道症状和体征，应考虑到本病可能。

十二、病毒性肺炎的药物治疗

目前尚缺乏理想的抗病毒药物。对呼吸道病毒治疗功效较肯定的仅限于流感病毒神经氨酸酶抑制剂和 M_2 蛋白抑制剂（金刚烷胺、金刚乙胺）及雾化吸入利巴韦林。

1. 利巴韦林　为广谱抗病毒剂，已广泛用于各类病毒性感染。早期应用雾化吸入或静脉给药，有一定疗效，但对重症病毒性肺炎单独使用作用尚不可靠。10～15mg/（kg·d），必要时 30～40mg/（kg·d），分 2 次静脉滴注，也可肌内注射，或 0.1% 溶液喷雾吸入。国外主要通过雾化吸入治疗严重 RSV 感染。

2. 金刚烷胺或金刚乙胺　可用于流感病毒 A 感染的防治。后者活性比前者强，呼吸道药物浓度亦较高。但由于神经系统不良反应、对 B 型流感病毒无效及耐药株的出现，限制了其在临床的应用。

3. 神经氨酸酶抑制剂　是一类新型的抗流感病毒药物。目前已用于临床的神经氨酸酶抑制剂包括扎那米韦、奥司他韦（达菲），可选择性抑制 A 型和 B 型流感病毒的神经氨酸酶活性，从而改变病毒正常的凝集和释放功能，减轻受感染的程度，缩短病程。前者只能吸入给药，因而婴幼儿患者常无法使用。奥司他韦则口服给药，每次儿童 2mg/kg，2 次/天。

4. 免疫球蛋白　近年来有报道 RSV 免疫球蛋白静脉使用可显著减轻病情、缩短住院时间，取得较好疗效。

5. 干扰素　可使受感染细胞转化为抗病毒状态，不断生成具有高度抗病毒活性的蛋白质，从而发挥抗病毒作用。可肌内注射、静脉注射或静脉滴注，也可滴鼻或喷雾吸入。

6. 阿昔洛韦（无环鸟苷）　主要适用于单纯疱疹病毒、水痘－带状疱疹病毒及 CMV 感染者。一般情况下每次 5mg/kg，静脉滴注，3 次/天，疗程 7 天。

7. 更昔洛韦（丙氟鸟苷）　是抑制 CMV 作用较强的药物。诱导期 10mg/（kg·d），2 次/天，连用 14～21 天，静脉滴注；维持量 5～7.5mg/（kg·d），1 次/天，每周 5～7 次，静脉滴注，或每次 5～10mg/kg，2 次/天，口服。

8. 其他　白细胞介素－2（IL－2）、胸腺素、阿糖腺苷、双嘧达莫、聚肌胞、泰瑞宁和丙基乙磺酸及中药制剂。

（苏宏正）

第六节 支原体肺炎

支原体肺炎 (mycoplasmal pneumonia) 由肺炎支原体 (mycoplasma pneumonic, MP) 引起。多见于儿童和青少年, 但近年来发现婴幼儿并非少见。全年均可发病, 以秋、冬季多见。北京首都儿科研究所报道, MP 肺炎占住院儿童肺炎的 19.2% ~ 21.9%。北美和欧洲的研究表明, MP 占肺炎的 15.0% ~ 34.3%, 并随年龄增长而增多。

一、病因

该病病原体为 MP, 它是介于细菌和病毒之间的一种微生物, 能在细胞外独立生活, 具有 RNA 和 DNA。但没有细胞壁。

二、临床表现

潜伏期一般为 2 ~ 3 周。一般起病较缓慢, 但亦有急性起病者。患儿常有发热、畏寒、头痛、咽痛、咳嗽、全身不适、疲乏、食欲缺乏、恶心、呕吐、腹泻等症状, 但鼻部卡他症状少见。体温多数在 39℃ 左右, 热型不定。咳嗽多较严重, 初为干咳, 很快转为顽固性剧咳, 有时表现为百日咳样咳嗽, 咳少量黏痰, 偶见痰中带血丝或血块。婴幼儿可表现为憋气, 年长儿可感胸闷、胸痛。年长患儿肺部常无阳性体征, 这是本病的特点之一。少数病例呼吸音减弱, 有干、湿啰音, 这些体征常在 X 线改变之后出现。此外, 可发生肺脓肿、胸膜炎、肺不张、支气管扩张症、弥散性间质性肺纤维化等。本病尚可并发神经系统、血液系统、心血管系统、皮肤、肌肉和关节等肺外并发症, 如脑膜脑炎、神经根神经炎、心肌炎、心包炎、肾炎、血小板减少、溶血性贫血、噬血细胞综合征及皮疹, 尤其是 Stevens – Johnson 综合征。多发生在呼吸道症状出现后 10 天左右。

三、实验室检查

X 线胸部摄片多表现为单侧病变, 大多数侵犯下叶, 以右下叶为多, 常呈淡薄片状或云雾状浸润, 从肺门延伸至肺野, 呈支气管炎的改变。少数呈均匀的实变阴影, 类似大叶性肺炎。有时两肺野可见弥漫性网状或结节样浸润阴影, 呈间质性肺炎的改变。大部分患儿有肺门淋巴结肿大或肺门阴影增宽。有时伴胸腔积液。肺部 X 线变化较快也是其特点之一。

外周血白细胞计数大多正常, 但也有白细胞减少或偏高者。血沉轻、中度增快。抗 "O" 抗体滴度正常。部分患儿血清转氨酶、乳酸脱氢酶、碱性磷酸酶增高。早期患儿可用 PCR 法检测患儿痰等分泌物中 MP – DNA, 亦可从痰、鼻分泌物、咽拭子中分离培养出 MP。血清抗体可通过补体结合试验、间接血球凝集试验、酶联免疫吸附试验、间接免疫荧光试验等方法测定, 或通过检测抗原得到早期诊断。冷凝集试验 >1 ∶ 32 可作为临床诊断的参考。

四、诊断与鉴别诊断

根据以下临床特征可初步诊断: ①多发年龄 5 ~ 18 岁; ②咳嗽突出而持久; ③肺部体征少而 X 线改变出现早且严重; ④用青霉素无效, 红霉素治疗效果好; ⑤外周血白细胞计数正常或升高; ⑥血清冷凝集阳性。确诊必须靠呼吸道分泌物中检出 MP 及特异性抗体 IgM 检查阳性。早期诊断法有 ELISA 法、单克隆抗体法检测 MP 抗原, 特异 IgM 及 PCR 法检测 DNA 等。

五、治疗

首选大环内酯类抗生素如红霉素, 疗程一般较长, 不少于 2 周, 停药过早易于复发。近年来研究表明新合成的大环内酯类抗生素阿奇霉素、克拉霉素等具有与红霉素同等的抗菌活性, 而且耐受性较好。

对难治性患儿应关注并发症如胸腔积液、阻塞性甚至坏死性肺炎的可能, 及时进行胸腔穿刺或胸腔闭锁引流，必要时进行纤维支气管镜下支气管灌洗治疗。近年来有人认为重症 MP 肺炎的发病可能与人体免疫反应有关，因此，对急性期病情较重者，或肺部病变迁延而出现肺不张、肺间质纤维化，支气管扩张者，或有肺外并发症者，可应用肾上腺皮质激素口服或静脉用药，一般疗程为 3~5 天。

（李　立）

第七节　衣原体肺炎

一、概述

肺炎衣原体肺炎（chlamydia pneumonia，CP）是由肺炎衣原体（Chlamydia pneumoniae，Cpn）引起的急性肺部炎症，同时累及上下呼吸道，可引起咽炎、喉炎、扁桃体炎、鼻窦炎、支气管炎和肺炎。人群聚集处，如家庭、学校、兵营以及公共场所中易于流行，但 3 岁以下的儿童患病极少。肺炎衣原体病呈散发流行，临床症状轻者能自愈。主要以青少年支气管炎、肺炎、鼻窦炎为主，并能引发呼吸道以外的其他疾病，如肝炎、心内膜炎、脑膜炎、结节性红斑等，并能诱发动脉粥样硬化和冠心病，是艾滋病、白血病患者继发感染的主要原因之一。因此，越来越引起人们的重视。在我国北京、四川、湖南、广东部分地区进行的调查也发现了肺炎衣原体感染，表明肺炎衣原体感染在我国也比较普遍。

（一）病原体简介

衣原体是一类体积较小（直径 0.2~1.5μm）、介于立克次体与病毒之间的微生物，属于衣原体目、衣原体科、衣原体属，由 3 个种组成，即沙眼衣原体、鹦鹉支原体和肺炎衣原体。肺炎衣原体是 20 世纪 80 年代新发现的一种衣原体种，主要引起呼吸道和肺部感染。

肺炎衣原体属于衣原体科、嗜肺炎衣原体新复合群属。该属含 3 个生物型：即 TWAR 生物型（TWAR biovar）、考拉树袋熊生物型（koala biovar）和马生物型（equine biovar）。TWAR 是肺炎衣原体的代表种。肺炎衣原体形态不一，原体致密呈球状，直径 0.2~0.4μm。网状体直径约 0.51μm，是衣原体的增殖型，没有感染力。

（二）流行病学

1. 传染源　为患者及无症状病原携带者，而后者数量多且不易察觉，故其在本病的传播上更重要。人是肺炎衣原体唯一的宿主。

2. 传播途径　经呼吸道传播。人群密集时，肺炎衣原体可通过气溶胶传播。患者之间传播间隔期平均为 30 天，在密集人群中流行可持续 6 个月。感染的潜伏期为几周，比其他呼吸道疾病要长。

3. 人群易感性及免疫力　人群普遍易感，隐性感染率高，儿童血清抗肺炎衣原体 IgG 抗体阳性率较低大约 10%，10 岁以后迅速上升，且持续多年，许多国家统计成人半数以上血清中可检出抗–肺炎衣原体 IgG 抗体，其阳性率男性高于女性，亦可有健康病原携带者。但感染后免疫力差，抗体滴度可迅速下降，以后再次感染又出现高滴度抗体，故认为本病不仅感染十分普遍，且再感染及反复发作相当常见。

4. 流行特征　本病的发生及流行，热带国家地区高于北部发达国家，有的地区 5~14 岁年龄组发病率高于成年人。发病可有散发和流行交替出现的周期性，散发发病 3~4 年后，可有 2~3 年的流行期，此间可发生短期暴发。本病可在家庭、学校或军队中流行，在美国、英国、芬兰、挪威、丹麦及瑞典等国家均有本病流行或暴发流行的报道。我国 1963 年即有此病原体感染，其感染的广泛性及致病多样性引起人们的极大关注。肺炎衣原体常在儿童和成人中产生上呼吸道和下呼吸道感染。现仅知人是该衣原体宿主，感染方式可能为人与人之间通过呼吸道分泌物传播。年龄 <3 岁儿童极少受染，年龄 >8 岁儿童及年老体弱、营养不良、慢性阻塞性肺病（COPD）、免疫功能低下者易被感染，尤其是，人群聚集处易于流行。经血清流行病学调查，证实成人中至少有 40% 已受到该衣原体感染，大部分为亚临床型。老年人可再次受到感染。

（三）临床特点

绝大多数感染肺炎衣原体的人几乎没有症状，在人群中的流行，似有每2～10年出现一次发病高峰的规律，但没有明显的季节性特征。在医院内的流行，多由环境污染造成传播，特别是在免疫受损或被抑制患者易于感染发病。肺炎衣原体病潜伏期一般为1～3周。感染以隐性感染和亚临床感染为主，但是也有相当一部分人表现出显性感染。肺炎衣原体感染的临床表现主要有以下几方面。

1. 呼吸道感染　急性呼吸系统感染是其主要表现，如咽炎、喉炎、鼻窦炎、中耳炎、支气管炎及肺炎，以肺炎最常见，占50%以上，支气管炎次之。老年人以肺炎多见，年龄<20岁的青少年，则多为支气管炎及上呼吸道感染。常以发热、全身不适、咽痛及声音嘶哑起病，上呼吸道症状可自行消退，数日后出现咳嗽等下呼吸道感染体征，此时体温多已正常，使得本病过程显示一种双病程的表现。亦可引起支气管炎、支气管哮喘，原有支气管哮喘的患者感染肺炎衣原体后，可加重病情。还可引起咽炎、鼻窦炎及中耳炎，此多与肺炎及支气管炎同时存在。病变一般均较轻，但即使应用抗生素治疗，病情恢复较慢，咳嗽及全身不适等症状可持续数星期至数月。病情严重者可因基础疾病加重或因发生并发症如细菌感染而死亡。

2. 伤寒型　少数患者表现为高热、头痛、相对缓脉及肝脾大，易并发心肌炎、心内膜炎和脑膜炎，重症患者出现昏迷及急性肾衰竭，表现类似重型伤寒。

3. 肺炎衣原体感染与动脉硬化、冠心病及急性心肌梗死之发病的相关性　据统计50%的慢性冠心病及68%急性心肌梗死患者血清中，可检出抗肺炎衣原体抗体（IgG和IgA），对照组仅17%。用肺炎衣原体单克隆抗体免疫组化染色或用PCR法，在冠状动脉或主动脉的硬化斑中，可检出肺炎衣原体抗原或其DNA，证实在病灶内存在病原体，而在正常动脉组织中未检出。在电镜下观察亦发现在硬化的冠状动脉壁上，可见大小和形态与肺炎衣原体相似的梨状物。Gloria等报道用单克隆抗体免疫荧光法，分别在主动脉和冠状动脉硬化的标本中检出肺炎衣原体抗原，阳性率分别为13%和79%，正常主动脉为4%。故认为肺炎衣原体感染与动脉硬化的发生相关，是发生冠心病的危险因素，对冠心病患者应注意除外肺炎衣原体感染，并认为防治肺炎衣原体感染有可能减少冠心病的发生。其机制可能为衣原体脂多糖（LPS）与低密度脂蛋白结合，使脂蛋白变化而具有对血管内皮细胞的免疫原性或毒性，经修饰的脂蛋白与低密度脂蛋白结合的抗体在体外可导致泡沫细胞的形成，这恰恰是动脉粥样硬化的第一步。目前同时发现有肾衰竭的冠心病患者，其肺炎衣原体的感染率更高，且更易促进心血管病的进展。

4. 腹主动脉瘤　有吸烟史的慢性支气管炎老年人常并发腹主动脉瘤。对经手术的患者进行免疫组化分析，发现患者动脉瘤处可检测到CP的LPS，约67%的患者血中可检测到这种抗原。同时进行衣原体PCR检测，发现大多数人呈阳性结果，电镜证实动脉瘤血管壁上可找到CP并发现其具有溶解蛋白的作用，推测CP可能通过产生蛋白酶溶解动脉壁而造成动脉瘤。

5. 其他　肺炎衣原体可引起虹膜炎、肝炎、心内膜炎、脑膜炎及结节性红斑等，是艾滋病、恶性肿瘤或白血病等疾病发生继发感染的重要病原体之一。另发现在一些疾病如恶性肿瘤、脑血管病、肾功能不全、帕金森综合征、肝硬化及糖尿病患者，均可检出较高阳性率的肺炎衣原体抗体，两者间的确切关系尚不明确。近年来发现，肺炎衣原体感染在COPD中常见（65%），重症患者更高。且发现COPD患者肺炎衣原体特异性抗体阳性率明显高于健康人群。尤其是年龄>50岁的COPD患者，4%以上的急性发作与肺炎衣原体感染有关。

（四）实验室检查

肺炎衣原体过去称为台湾急性呼吸道病原体。该病原体与鹦鹉热和沙眼衣原体有相同的属特异性抗原，而其他特异性抗原血清学特征却不同。通常DNA杂交试验和限制性核酸内切酶分析确认其为不同于沙眼和鹦鹉热衣原体的第3种衣原体。

1. 血常规　血白细胞计数多正常，重症患者可升高；可有中性或嗜酸性粒细胞增多；血沉多增快。
2. 病原学检查　病原学检查是确诊本病的可靠方法。临床诊断不常用。
（1）直接涂片：涂片后用Giemsa或免疫荧光单克隆抗体染色，检测肺炎衣原体包涵体及原体，方法简便，但阳性率低。

（2）组织培养法：鸡胚卵黄囊接种因检出阳性率低已少用。可用细胞培养法，取咽拭子或采集下呼吸道标本，用 HEP-2 细胞（喉癌细胞）或 HeLa229 细胞培养 24 小时，再用肺炎衣原体特异性单克隆抗体染色，检测特异性包涵体。方法较繁杂，且较其他衣原体检出率低。

3. 免疫学检查　免疫学检查是常用的诊断方法。

（1）直接免疫荧光法：用肺炎衣原体单克隆抗体染色，直接免疫荧光法检测肺炎衣原体抗原，方法特异敏感且快速简便。

（2）微量免疫荧光（MIF）法：检测肺炎衣原体抗体，特异性 IgM 滴度≥1：16 和（或）IgG≥1：512 或双份血清滴度 4 倍以上升高者，均可诊断急性感染。如 IgM≤1：16 或 IgG≤1：512，则为既往感染。本方法特异性敏感性均较高，且可用于区分原发感染和再感染，是目前最常用且最敏感的血清学方法。但要排除血循环中类风湿因子的影响。

（3）补体结合抗体检测：可作为回顾性诊断依据。滴度≥1：64 和（或）双份血清滴度 4 倍以上升高者，均可诊断急性感染，但不能用于早期诊断，亦不能区分为哪种衣原体感染。

4. PCR 法　PCR 法检测肺炎衣原体 DNA，敏感性更高，且可和其他种衣原体区分，其特异性敏感性高于其他方法。据统计，PCR 法检出率为 50%~55%，而直接免疫荧光法及涂片法分别为 24%~27% 和 6%~10%。用连接聚合酶链反应（LCR）检测，可进一步提高灵敏性及检出率，但尚未在临床应用。据报告，PCR-EIA 法是一种快速、简便的酶免疫测定法，能提高 PCR 对肺炎衣原体 DNA 的扩增检测效率，优于 PCR 法，更优于培养法。

5. 其他辅助检查　X 线胸片检查无特异性，多为单侧下叶浸润，表现为节段性肺炎，严重者呈广泛双侧肺炎，有时呈网状、云雾状、粟粒状或间质浸润。可有少到中量积液。原发感染者多为肺泡渗出改变，再感染者表现为肺泡渗出和间质混合型。

（五）诊断要点

本病缺乏特异性临床表现，与病毒性肺炎、支原体肺炎及鹦鹉热衣原体肺炎、沙眼衣原体肺炎、严重急性呼吸综合征（SARS）等其他肺炎难以鉴别，故对肺炎及上述临床表现者，尤其是对用 β 内酰胺类抗生素无效者，应考虑本病，需做病原学或血清学检测来确诊。包括病原体分离、血清学方法和特异性核酸检测。

二、治疗原则和目标

肺炎衣原体病的治疗原则与一般肺炎的治疗原则大致相同。

三、常规治疗方案

（一）一般治疗

注意加强护理和休息，保持室内空气新鲜，并保持适当室温及湿度。保持呼吸道通畅，经常翻身更换体位。烦躁不安可加重缺氧，故可给予适量的镇静药物。供给热量丰富并含有丰富维生素、易于消化吸收的食物及充足的水分。

（二）抗生素治疗

1. 大环内酯类抗生素　衣原体肺炎的抗生素应首选红霉素（erythromycin），用量为 50mg/（kg·d），分 3~4 次口服，连用 2 周。重症或不能口服者，可静脉给药。眼泪中红霉素可达有效浓度，还可清除鼻咽部沙眼衣原体，可预防沙眼衣原体肺炎的发生。红霉素使用时应注意以下事项：红霉素为抑菌剂，属时间依赖性，故给药应按一定时间间隔进行，以保持体内药物浓度；红霉素片应整片吞服，幼儿可服用对酸稳定的酯化红霉素；与 β-内酰胺类药物联合应用，一般认为可发生降效作用；本品可阻挠性激素类的肝肠循环、与口服避孕药合用可使之降效；红霉素在酸性输液中破坏降效，一般不应与低 pH 的葡萄糖输液配伍，在 5%~10% 葡萄糖输液 500mL 加入 5% 碳酸氢钠注射液 0.5mL 使 pH 升高到 6

左右，再加红霉素乳糖酸盐，则有助稳定；肝、肾功能不全者，孕妇、哺乳期妇女慎用。

除了首选药物红霉素外，大环内酯类还有如罗红霉素（roxithromycin）、阿奇霉素（azithromycin）、甲红霉素（clarithromycin，克拉霉素）等亦可用于肺炎衣原体肺炎。

其中罗红霉素用量为 5~8mg/（kg·d），分 2 次于早晚餐前服用，连用 2 周。如在第 1 个疗程后仍有咳嗽和疲乏，可用第 2 个疗程。应注意禁忌与麦角胺及二氢麦角胺配伍，肝、肾功能不全者，孕妇、哺乳期妇女慎用。

阿奇霉素是一种氮环内酯类抗生素，结构与大环内酯类抗生素相似。口服吸收很好，最高血清浓度为 0.4mg/L。能迅速分布于各组织和器官。对衣原体作用强。治疗结束后，药物可维持有效浓度 3~4 天。$t_{1/2}$ 为 12~14 小时，1 次/天口服，疗程短。以药物原型经胆汁排泄。与抗酸药物的给药时间至少间隔 2 小时。尚未发现与茶碱类、口服抗凝血药、卡马西平、苯妥英钠和地高辛等有相互作用。儿童（体重 10kg 以上）第 1 天 10mg/kg，以后 4 天每天每次 5mg/kg，1 次顿服，其抗菌作用至少维持 10 天。其使用时需要注意的问题有：①对阿奇霉素、红霉素或其他任何一种大环内酯类药物过敏者禁用；②进食可影响阿奇霉素的吸收，故需在饭前 1 小时或饭后 2 小时口服；③轻度肾功能不全患者（肌酐清除率 >40mL/min）不需作剂量调整，但阿奇霉素对较严重肾功能不全患者中的使用尚无资料，给这些患者使用阿奇霉素时应慎重；④由于肝胆系统是阿奇霉素排泄的主要途径，肝功能不全者慎用，严重肝病患者不应使用。用药期间定期随访肝功能；⑤用药期间如果发生过敏反应（如血管神经性水肿、皮肤反应、Stevous-Jonson 综合征及毒性表皮坏死等），应立即停药，并采取适当措施；⑥治疗期间，若患者出现腹泻症状，应考虑假膜性肠炎发生。如果诊断确立，应采取相应治疗措施，包括维持水、电解质平衡、补充蛋白质等。

克拉霉素（甲红霉素）体外对肺炎衣原体作用良好，治疗肺炎衣原体感染与红霉素同样有效。用量为成人每 12 小时 250mg~500mg，儿童 10~15mg/（kg·d），分 2~3 次服用。疗程 7~14 天。注意事项：①本品对大环内酯类药物过敏者，妊娠、哺乳或严重肝功能低下者禁忌；②某些心脏病（心律失常、心动过缓、Q-T 间期延长、缺血性心脏病、充血性心力衰竭等）患者及水、电解质紊乱患者，也应列为禁忌；③肝、肾功能严重损害者、孕妇、哺乳期妇女应慎用。

大环内酯类的主要不良反应包括：①胃肠道反应：腹泻、恶心、呕吐、胃绞痛、口舌疼痛、胃纳减退等，其发生率与剂量大小有关；②过敏反应表现为药物热、皮疹、嗜酸性粒细胞增多等，发生率为 0.5%~1%，过敏性休克极为少见；③肝功能损害：可见 ALT 及 AST 升高，胆汁淤积性黄疸极为少见。

2. 氟喹诺酮类药物　氟喹诺酮类抗菌药属化学合成药，其抗菌谱广，对衣原体等胞内病原有效。原则上不用于儿童，以免影响骨关节发育。常用品种中口服的以氧氟沙星（ofloxacinfor）与左氧氟沙星（levofloxacin）为较好品种，因其生物利用度高，不良反应发生率低；与茶碱、咖啡因和华法林等药物的相互作用不明显。其中左氧氟沙星为氧氟沙星的左旋异构体，其抗菌作用比氧氟沙星略强；口服吸收率高达 100%；不良反应更少。氧氟沙星的用法用量：成人一次 0.3g，2 次/天，疗程 7~14 天。左氧氟沙星的用法用量：成人一次 0.5~0.8g，1 次/天，疗程 7~14 天。静脉使用以环丙沙星作用为强，且价格低廉，其常用剂量为：成人每日 1~1.5g，分 2~3 次使用，疗程 7~14 天。常用品种中以环丙沙星与左氧氟沙星的抗菌作用为突出，依诺沙星和培氟沙星的血药浓度高于环丙沙星，但不良反应或药物相互作用较明显，故临床应用应予注意。莫西沙星等新品种作用强，细菌不易产生耐药，常用剂量为成人一次 400mg，1 次/天，连续给药 7~10 天。但应注意相应的血糖波动、QT 时间延长等不良反应。另外，洛美沙星（lomefloxacin），氟罗沙星（fleroxacin）、妥舒沙星（tosufloxacin）和司帕沙星（sparfloxacin）等对革兰阴性菌的作用与环丙沙星相似或稍次，洛美沙星和氟罗沙星的消除半衰期长，一日只需服药 1~2 次；妥舒沙星和司帕沙星对革兰阳性菌和厌氧菌的作用均更强。然而，氟罗沙星不良反应的发生率高（>10%），以消化道和神经系统反应为主；洛美沙星与司帕沙星的光敏皮炎较突出；这些都限制了临床应用。

（1）氟喹诺酮类的不良反应

1）胃肠道反应：腹部不适或疼痛、腹泻、恶心或呕吐。

2）中枢神经系统反应：可有头昏、头痛、嗜睡或失眠。

3）过敏反应：皮疹、皮肤瘙痒，偶可发生渗出性多形性红斑及血管神经性水肿。光敏反应较少见。

4）偶可发生：①癫痫发作、精神异常、烦躁不安、意识混乱、幻觉、震颤。②血尿、发热、皮疹等间质性肾炎表现。③静脉炎。④结晶尿，多见于高剂量应用时。⑤关节疼痛。⑥少数患者可发生血清氨基转移酶升高、血尿素氮增高及周围血常规白细胞降低，多属轻度，并呈一过性。⑦QT 时间延长、心律失常等。

（2）注意事项

1）本品大剂量应用或尿 pH 在 7 以上时可发生结晶尿。为避免结晶尿的发生，宜多饮水，保持 24 小时排尿量在 1 200mL 以上。

2）肾功能减退者，需根据肾功能调整给药剂量。

3）应用本品时应避免过度暴露于阳光，如发生光敏反应或其他过敏症状需停药。

4）肝功能减退时，如属重度（肝硬化腹腔积液）至药物清除减少，血药浓度增高，肝、肾功能均减退者尤为明显，均需权衡利弊后应用，并调整剂量。

5）原有中枢神经系统疾患者，例如癫痫及癫痫病史者均应避免应用，有指征时需仔细权衡利弊后应用。

6）偶有用药后跟腱炎或跟腱断裂的报告，特别是在老年患者和使用激素治疗的患者中，一旦出现疼痛或炎症，患者需要停止服药并休息患肢。

7）莫西沙星像其他喹诺酮类和大环内酯类抗生素一样在有些患者可能引起 QT 间期延长。因为缺乏相关的临床资料，该药应避免用于 QT 间期延长的患者，患有低钾血症患者或接受 I a 类（如：奎尼丁，普鲁卡因胺）或Ⅲ类（如：胺碘酮，索托洛尔）抗心律失常药物治疗的患者，在使用莫西沙星时要慎重。莫西沙星与下列药合用不排除有延长 QT 间期的效应：西沙比利，红霉素，抗精神病药和三环类抗抑郁药。所以，应慎重与这些药物合用。因为临床资料有限，莫西沙星在致心律失常的条件（如：严重的心动过缓或急性心肌缺血）存在时应慎用。QT 间期延长的数量随着药物浓度的增加而增加。所以不应超过推荐剂量。

8）有报道在使用包括莫西沙星的广谱抗生素中出现伪膜性肠炎，因此，在使用莫西沙星治疗中如患者出现严重的腹泻时，需要考虑这个诊断，在这种情况下需立即采取足够的治疗措施。

孕妇及哺乳期妇女用药动物实验未证实喹诺酮类药物有致畸作用，但对孕妇用药进行的研究尚无明确结论。鉴于本药可引起未成年动物关节病变，故孕妇禁用，哺乳期妇女应用本品时应暂停哺乳。

儿童用药。本品在婴幼儿及年龄 <18 岁青少年的安全性尚未确定。但本品用于数种幼龄动物时，可致关节病变。因此不宜用于年龄 <18 岁的小儿及青少年。

老年患者用药。老年患者常有肾功能减退，因本品部分经肾排出，需减量应用。

药物相互作用：①尿碱化剂可减低本品在尿中的溶解度，导致结晶尿和肾毒性。②喹诺酮类抗菌药与茶碱类合用时可能由于与细胞色素 P450 结合部位的竞争性抑制，导致茶碱类的肝消除明显减少，血消除半衰期（$t_{1/2}$）延长，血药浓度升高。出现茶碱中毒症状，如恶心、呕吐、震颤、不安、激动、抽搐和心悸等。本品对茶碱的代谢虽影响较小，但合用时仍应测定茶碱类血药浓度和调整剂量。③本品与环孢素合用，可使环孢素的血药浓度升高，必须监测环孢素血浓度，并调整剂量。④本品与抗凝药华法林合用时虽对后者的抗凝作用增强较小，但合用时也应严密监测患者的凝血因子时间。⑤丙磺舒可减少本品自肾小管分泌约 50%，合用时可因本品血浓度增高而产生毒性。⑥本品可干扰咖啡因的代谢，从而导致咖啡因消除减少，血消除半衰期（$t_{1/2}\beta$）延长，并可能产生中枢神经系统毒性。⑦含铝、镁的制酸药、铁剂均可减少本品的口服吸收，不宜合用。⑧本品与非类固醇消炎药布洛芬合用时，偶有抽搐发生，因此不宜与布洛芬合用。

（三）支持治疗

对病情较重、病程较长、体弱或营养不良者应输鲜血或血浆，或应用丙种球蛋白治疗，以提高机体抵抗力。

四、预后

预后较好。重症未经治疗者病死率可达 20%～40%，经抗生素治疗后病死率降低至 1%。

五、预防

（1）合理地服用奏效的抗生素，务期尽快地达到根治，以防病程迁延，转为慢性或长期带菌。

（2）讲究集体和个人卫生，应强化对环境公共卫生的管理和监督。

（3）目前尚无疫苗。

（李 立）

第八节 肺部真菌感染

随着人口老龄化和免疫缺陷患者的增多，肺部真菌感染的发病率逐渐增加。相对于肺部细菌感染，真菌感染的病死率更高，临床和科研面临更大的困难，集中表现在以下几个方面：①虽然肺组织病理是诊断肺部真菌感染的"金标准"，但是在临床工作中很难取得肺组织标本，早期诊断非常困难；②肺部真菌感染的临床诊断要综合考虑危险因素、临床表现（包括肺部影像学）和真菌病原学，但是具体到一种疾病，如肺部念珠菌感染，诊断标准还不统一；③相对于细菌学，真菌学研究处于起步阶段，国内很多微生物实验室对真菌鉴定没有经验，大多数真菌体外药敏没有判定折点；④临床可用的抗真菌药物品种少，价格昂贵，不良反应多，限制了肺部真菌感染的早期治疗。

一、肺部真菌感染的流行病学

随广谱抗生素的使用，留置静脉导管等介入性操作的增多，肿瘤、器官移植、应用免疫抑制药的患者显著增多，以及人类获得性免疫缺陷病毒（AIDS）在全球的流行，深部真菌感染发病率逐渐增加。肺部真菌感染主要由条件致病性真菌（念珠菌、曲霉菌、隐球菌、毛霉菌）引起。

由于医学信息传递越来越便捷，国内的医学界能随时追踪国际真菌研究的最新成果，很多新的抗真菌药物，如广谱的唑类（伏立康唑）、棘白霉素类（卡泊芬净、米卡芬净）在欧美上市后的几年内就出现在中国市场。国内医生和学者也在不断努力，很多原创的科学研究工作不断出现。但是，关于肺部真菌感染的流行病学还有很多未知数。

（一）开展肺部真菌感染流行病学研究必须有统一的诊断标准

如果肺部真菌感染的诊断标准不统一，不同国家和地区，甚至同一家医院的研究结果就无法比较，甚至可能得出互相矛盾的结论，不利于学科发展。

欧洲癌症研究和治疗侵袭性真菌感染协作组（EORTC）以及美国变态反应和感染性疾病协会真菌病研究组（MSG）在 2002 年发表了"免疫缺陷患者侵袭性真菌感染的诊断和治疗原则"。该原则提出包括肺部真菌感染的诊断分为"确诊（proven）"、"临床诊断（probable）"和"拟诊（possible）"三个层次。

1. 确诊 有肺部真菌感染的组织学证据（经皮肺穿刺活检、开胸肺活检、尸检标本、经支气管镜黏膜或肺活检），或从其他无菌部位或体液（包括血、胸腔积液等，不包括支气管灌洗液和鼻窦吸出液）真菌培养阳性，并且肺部感染不能用其他致病菌解释。

2. 临床诊断 无肺部真菌感染的组织学证据，但满足下列 3 个条件：①宿主条件：包括粒细胞缺乏（粒细胞 <500/μl）超过 10 天；高危患者（恶性肿瘤、严重肝肾疾患、未能控制的糖尿病）持续发热超过 96 小时，广谱抗生素治疗无效；存在移植物抗宿主病；60 天内应用糖皮质激素（相当于泼尼松 30mg/d）时间 >3 周；体温 >38℃或 <36℃，并且存在下列情况之一：60 天内粒细胞缺乏超过 10 天；30 天内使用过免疫抑制剂；前 1 次粒细胞缺乏期间有真菌感染史；艾滋病。②微生物学证据：至少满

足下列 1 条标准：痰或支气管灌洗液丝状真菌（包括曲菌、毛霉菌、镰刀菌、尖端赛多孢菌），隐球菌镜检或培养阳性；血或脑脊液中隐球菌乳胶凝集试验阳性；支气管灌洗液、脑脊液 1 次，或至少 2 次外周血半乳甘露聚糖抗原阳性。③临床证据：至少 1 条主要标准：胸部 CT 新出现的阴影符合下列表现：日晕征（halo sign）、新月体征或实变病灶内出现空洞影；或者 2 条次要标准：下呼吸道感染症状（咳嗽、胸痛、咯血、呼吸困难）；胸膜摩擦音；不符合上述主要标准的肺部阴影；胸腔积液。

3. 拟诊　只要满足 2 个条件即可：宿主条件 + 微生物学证据；宿主条件 + 临床证据。

从上面可以看出，不同诊断层次是根据是否满足"宿主因素"、"临床特点和影像学表现"、"真菌病原学"这几个方面来确定的。2005 年，在"国际抗感染化疗年会（ICAAC 2005）"上，EORTC/MSG 又对真菌感染的定义重新进行了修订。新定义变化最大的是，对于拟诊的要求更加严格：①宿主条件 + 微生物学不再作为"拟诊"的标准；②只有次要临床证据，而没有主要临床证据也不能诊断"拟诊"肺部真菌感染；只有满足宿主条件 + 主要临床证据才能"拟诊"真菌感染。

中华医学会呼吸病学分会于 2007 年制定的"肺真菌病诊断和治疗专家共识"采用国际上公认的 EORTC/MSG 标准。国内学者根据 EORTC/MSG 定义，按照分层原则对 152 例肺部真菌感染病原学重新进行分析，结果发现：38 例确诊肺部真菌感染患者中，肺曲霉菌感染占首位（15/38，39.5%），其次为肺隐球菌病（13/38，34.2%），第三为毛霉菌和其他类型丝状真菌，而真正念珠菌肺炎少见，只有 2 例（5.2%）。

近期，中华医学会呼吸分会感染学组牵头多中心回顾性调查，时间为 2008 年 8 月—2009 年 7 月，国内共 16 家医院参加调查。诊断标准采用 EORTC/MSG 标准及中华医学会呼吸病学分会于 2007 年制定的"肺真菌病诊断和治疗专家共识"，而且所有入选病例均有肺部感染的临床表现。最终 474 例患者肺真菌病依次为：肺曲霉菌病（37.9%），肺念珠菌病（34.2%），肺隐球菌病（15.6%），肺孢子菌病（4.8%），肺毛霉菌病（2.0%）。

（二）"肺念珠菌病"的诊断

肺念珠菌病的诊断非常困难，因为区分呼吸道念珠菌定植和感染是困难的。上气道念珠菌的定植非常常见，因此气道分泌物（包括痰和支气管灌洗液）念珠菌培养阳性不能作为念珠菌侵袭性肺部感染的证据。一项研究证明：36 例确诊"肺念珠菌病"患者生前痰或者支气管灌洗液念珠菌阳性的比例为 83%，但同时没有"肺念珠菌病"病理证据的对照组痰念珠菌培养阳性的比例也高达 46%（P = 0.08）。在 EORTC/MSG 的定义中，只有痰或支气管灌洗液丝状真菌（包括曲菌、毛霉菌、镰刀菌、尖端赛多孢菌）和隐球菌镜检或培养阳性才作为微生物学证据；而呼吸道标本念珠菌培养阳性（不管 3 次还是更多次）不作为肺部真菌感染的标准，只是"定植"。在我国的"IPFI 草案"中关于"支气管 – 肺念珠菌病"的讨论也认为：除非肺组织病理或肺组织培养找到念珠菌，血或胸腔积液培养出念珠菌，否则"支气管 – 肺念珠菌病"无法诊断。

侵袭性肺念珠菌病常常是念珠菌血症全身播散的肺部表现，多见于恶性肿瘤患者终末期，或者见于有免疫缺陷基础的患者。通过开胸肺活检或者尸体解剖资料证实："肺念珠菌病"包括两种完全不同的临床类型：一种继发于念珠菌血症，是"真正的念珠菌肺炎"，因为从肺组织病理上可以看到念珠菌侵犯肺实质的现象；另一种是口咽部或者消化道定植的念珠菌沿气道播散，最后到达肺泡，在这种情况下，支气管肺泡灌洗液常常能够培养出念珠菌，但是临床表现不多，病理上也看不到念珠菌侵犯肺实质的现象，因此"念珠菌肺炎"常常不能确诊。

在全国多中心回顾性调查中，虽然肺念珠菌病占第二位（34.2%），但是 162 例肺念珠菌病患者中 115 例（71%）依据血液或者胸腔积液培养出与痰相同的念珠菌而确诊。说明：肺念珠菌病来源于念珠菌血症的可能最大。另外，该项研究中也有 54 例通过肺组织病理确诊，说明肺念珠菌病并不少见。与肺曲霉菌病相比，肺念珠菌病多表现为支气管肺炎，病程相对较短，进行肺组织活检的机会少。

"肺念珠菌病"都是在院内获得的，社区获得性"肺念珠菌病"未见报道。临床症状有：咳嗽、脓性痰、偶有咯血、进行性加重的呼吸困难。"肺念珠菌病"典型影像学表现为"多叶肺实变"。一项结合尸体解剖病理的研究证实：20 例"肺念珠菌病"患者中 16 例表现为双肺弥漫性支气管肺炎，部分肺实变，影像学与 ARDS、肺水肿和其他类型的支气管肺炎难以区分。另 4 例患者表现为局限性肺炎，中 3 例局限在右肺中叶。

"肺念珠菌病"典型的病理改变为：所有患者的肺实质都有念珠菌假菌丝和孢子的浸润，镜下可以看到小脓肿形成、肉芽肿，炎症区域多由多形核粒细胞和组织细胞浸润。多数患者还可以看到少到中等量的肺出血。在一项为数 20 例"肺念珠菌病"的病理报告中，16 例患者病变同时累及 2 个或多个肺叶，只有 4 例仅累及一叶肺。

国内医学界曾经把"3 次痰念珠菌培养阳性"作为"支气管－肺念珠菌病"临床诊断（或者拟诊）的标准，但是，无论 EORTC/MSG 还是"中华医学会呼吸分会肺真菌病诊治专家共识"都不再承认"3 次痰培养念珠菌阳性"的诊断标准。那么，"支气管－肺念珠菌病"怎样诊断？

如果有肺组织病理，当然能够诊断，而且能够确诊，但是临床取得活组织病理常常是困难的，大多数"肺念珠菌病"的报道来自尸体解剖，对于治疗没有帮助。如果没有肺组织病理，"肺念珠菌病"生前确诊也是有可能的，因为"肺念珠菌病"最主要的临床类型来自念珠菌血症的全身播散，因此，血培养念珠菌阳性结合肺部表现可以确诊"肺念珠菌病"。

实际上，念珠菌血培养的阳性率并不高，而念珠菌血症的病死率却高达 40%，如果等待"肺念珠菌病"确诊后再治疗往往会延迟治疗，患者病死率增加。但是，如果拿痰培养阳性作诊断，标准又太宽，将导致抗念珠菌治疗的扩大化，增加了患者的负担，也会导致耐药真菌的出现。因此，"念珠菌肺病"的早期准确诊断是目前亟待解决的难题。

为了要回答上述问题，必须有"循证医学"证据，需要前瞻、对照的临床研究设计，采用统一的诊断标准进行研究。现在国际上已经有了一些新的动向，探索"念珠菌肺病"的早期诊断和早期经验性治疗。

其中"念珠菌定植指数（CI）"和"念珠菌校正定植指数（CCI）"概念的引入就是一种新的尝试。CI 的定义：对于会议系统性念珠菌感染的患者，同时进行痰（或其他气道分泌物）、尿、胃液、便（或直肠拭子）、口咽拭子五个部位的念珠菌定量培养。口咽和直肠拭子念珠菌只要 ≥ 1CFU（菌落计数单位）；胃液、尿 ≥ 10^2CFU/mL；痰 ≥ 10^4CFU/mL，就认为念珠菌定植阳性。CI = 阳性定植标本数 ÷ 监测标本总数。CCI 则对定植的要求更加严格：口咽和直肠拭子念珠菌必须 ≥ 10^2CFU；胃液、尿、痰必须 ≥ 10^5CFU/mL 才判定念珠菌定植阳性。如果 CI ≥ 0.5，或者 CCI ≥ 0.4 就认为有侵袭性念珠菌感染的可能。一项单中心、前瞻、对照研究证明：对于所有入住 ICU 大于 5 天的患者监测 CCI，如果 CCI ≥ 0.4 立即开始经验性氟康唑治疗（800mg/dl，以后 400mg/d 共 2 周）。结果发现：侵袭性念珠菌的感染率由原来的 2.2% 降到 0%，而耐药念珠菌感染率并没有增加。

另一项研究称为"EPCAN"研究，目的是寻找一种床边可操作的简单有效的指导经验性抗念珠菌治疗的工具（念珠菌指数：Candida Score）。这样研究由西班牙 73 家 ICU 参加，历时两年，纳入所有入住 ICU 大于 7 天的 1 765 例患者。结果发现：全静脉营养（TPN）、手术、多部位念珠菌定植（每项危险系数 1 分）、严重脓毒症（危险系数 2 分）是发生侵袭性念珠菌感染的独立危险因素。将每位患者的酥油危险系数相加，就得到该患者的 Candida Scoreo 研究标明，Candida Score ≥ 2.5 诊断侵袭性念珠菌感染的敏感性 81%，特异性 74%。

上述念珠菌前瞻、对照临床研究给我们如下启示：①包括肺念珠菌病在内的侵袭性念珠菌感染多出现在住院的危重患者，由于病死率高，需要临床医生早期识别；②痰、尿等非无菌标本念珠菌培养阳性仅仅代表定植，无法诊断侵袭性念珠菌感染；③确诊侵袭性念珠菌以后再针对性抗真菌治疗已经太晚了；④这样的研究提供给我们一种思路，帮助我们研发早期识别侵袭性念珠菌感染的工具。

因此，不管是 EORTC/MCG 的定义，还是"念珠菌定植指数"，以及"EPCAN"研究都给我们传达了这样一条信息，那就是：在肺部真菌感染的诊断上只有肺组织病理能回答"yes or no"的问题；如果没有肺组织病理，在目前还没有更好的病原学诊断方法的前提下，肺部真菌感染的诊断只是一种"可能性"诊断。我们临床医生的任务就是在与微生物学家和病理学家密切配合的前提下，不断探索符合哪些条件"最可能"诊断肺部真菌感染，使我们诊断的"可能性"最接近 100%。

二、肺部真菌感染的诊断

（一）肺部真菌感染诊断面临的难点

随着医疗技术的发展，更广谱的、更强效的抗生素的应用，肿瘤、器官移植、免疫抑制剂应用等患者的显著增多，以及艾滋病在全球的流行，真菌感染成为日益严重的临床问题。真菌是肺部感染的常见病原体，肺部真菌感染占内脏真菌感染的首位。目前，在临床实践中肺部真菌感染的诊断仍存在许多难题，在一定程度上可以说其诊断难度远远超过肺部细菌学感染，集中表现在以下几个方面：

（1）肺部真菌感染的临床症状、体征和影像学表现大多缺少特征性，更无诊断特异性。其临床表现往往被严重的基础疾病或治疗药物如免疫抑制剂、激素等所掩盖，易被漏诊、误诊。

（2）继发性肺部真菌感染常常是细菌性感染不适当应用广谱抗生素引发的结果，呈现双重感染或复合感染，临床病情严重，常规标本的实验室检查很难揭示所有致病微生物，容易导致处理上的偏颇或顾此失彼。

（3）条件致病性真菌，如念珠菌、曲霉等是上呼吸道的常居菌。咳痰标本极易遭受污染。通常的咳嗽标本，甚至经纤维支气管镜吸引标本分离的此类真菌也很难确定其病原性。诊断标本采集成为临床上首先遇到的一大难题。

因此，如何提高医务工作者对真菌感染的警惕性，掌握肺部真菌感染的临床表现、影像学特点以及可靠的实验室诊断方法为当务之急。

（二）提升诊断水平的有效途径

增强和普及临床医生的真菌意识，培养和造就一批既懂临床又懂真菌的复合型医生是重中之重。尽管非短期内所能解决，但了解并掌握临床真菌学的基本概念和一般常识，对临床提高真菌病诊治水平和医疗质量、降低真菌感染的复发率或死亡率、减少误诊误治带来的医疗成本均有着重要的临床实际意义和价值。鼓励临床医生尽快学习临床真菌学基础知识并了解最新进展是较为现实的应对措施。

肺部真菌感染的诊断主要依据临床、真菌学检查和组织病理三者的结合。目前的情况是临床标本取材和真菌接种、培养、鉴定以及真菌病理是由不同人员进行，对真菌送检标本的质量难以保障；综合性医院的临床检验人员一般未接受过真菌培养、鉴定的系统培训；取病变组织作病理学检查一般需经特殊染色（PAS 或银染色等）以发现组织中的真菌。临床检验人员与临床医生、病理科医师没有建立常规的会诊机制，使真菌的分离、鉴定过程与临床和病理脱节，难以做到早期诊断。所以必须以患者为中心，临床医师与实验室人员的密切配合，从准确取材，减少污染，及时分离培养，尽可能地联合应用多种检测技术等方面，结合临床表现来提高诊断的准确率。

临床标本采集和实验室检测的质量及正确与否，均直接影响病原学诊断的准确性，实际工作中两者不可偏废。应从采集有用标本和改进实验室鉴定技术两方面着手提高诊断水平。为避免口咽部常居真菌的污染，需要研究和改进采样技术与标本处理。目前在肺部细菌性感染的诊断标本采集与处理方面已有很多研究，并在一定程度上得到推广。如痰标本经显微镜检进行筛选以选择合适标本（扁平上皮细胞 <10 个/低倍视野或白细胞 >25 个/低倍视野）、洗涤、定量培养和下呼吸道防污染采样等；但这些方法是否适用条件致病性真菌的肺部感染诊断，目前很少有研究。咳痰、支气管肺泡灌洗液（BALF）、支气管镜吸出物、活检肺组织等是诊断肺部真菌感染的最主要临床标本，但亦可根据肺部真菌感染类型不同，可选择血、骨髓、胸腔积液、脑脊液等非呼吸道标本用于本病诊断，如肺部荚膜组织胞质菌感染，除下呼吸道分泌物外，血、尿、咽喉部黏膜中也可找到该病原体。肺部隐球菌感染时，血、脑脊液、尿等肺外标本中亦可能检测到新生隐球菌。在时机的掌握上，若为原发性或病情非急性、非重症者应考虑有创性诊断技术，明确诊断后再予治疗。若有宿主因素，病情为急性、重症时可考虑先按拟诊治疗，同时积极开展有关真菌的微生物学检查，并根据患者病情，必要时可考虑做有创诊断技术。

临床指南的使用能够快速、有效地提高临床诊疗的安全性和质量，它的重要性已经得到了广泛的认可。传统的临床实践模式以教科书为指导来源，以权威意见和个人经验为主导，容易导致诊断不当。为改善这种不严谨的医疗模式，临床指南应运而生。近年来，国内外各种有关侵袭性真菌感染的诊治指南不断问世，如欧洲癌症研究和治疗组织/侵袭性真菌感染协作组（EORTC/IFICG）和美国真菌病研究组（MSG）制定的共识，美国感染病学会（IDSA）制定的曲霉病和念珠菌病临床实践指南，我国血液、呼吸和ICU等专业委员会制定的有关侵袭性真菌感染（IFI）的诊治原则，中华内科杂志编委会特约国内相关领域专家制定的"侵袭性肺部真菌感染的诊断标准与治疗原则（草案）"以及中华医学会呼吸病学分会制定的"肺真菌病诊断和治疗专家共识"，极大地提高了临床医生对侵袭性真菌病的认识和诊治水平。上述临床指南原则回答了肺部真菌感染诊断和治疗的几个重要问题：确诊、临床诊断及拟诊是如何定义？如何治疗？什么时间治疗？治疗目标是什么？鉴于肺部真菌感染在临床上无特殊的表现，而实验室缺乏可靠的诊断技术，因此临床工作中应寻找肺部真菌感染早期的蛛丝马迹，将危险因素（宿主因素）、临床特征、微生物学依据和病理学特点等紧密结合在一起，这样才能正确掌握临床指南的精髓，达到早期诊断和早期治疗，改善患者的预后。需要指出的是：所有指南均依据累积的大量临床资料，且对临床资料即临床证据按质量分级，并根据临床证据质量高低拟定对方案的推荐强度。国内临床指南制订时尽管参照了欧美国家的有关指南，但还需大量的临床实践来逐步完善和更新。这方面，当前国内的现状与发达国家相比差距很大，缺乏我们自己的大规模临床多中心研究资料。好在国内已有学者进行了这方面的尝试。

（三）非培养方法研究现状

1. 血清学检查　真菌病的血清学检查，主要有以下目的：检测真菌抗原，对早期诊断或确诊某种特殊真菌感染有很大价值；检测抗真菌抗体并作滴度动态观察，以证明有无真菌感染。理想的真菌感染的抗原性标记不应该太短暂，它们应该在目标菌种内保守，不与人类和其他微生物抗原发生交叉反应，在抗真菌治疗开始前足够早出现。此外，这些抗原试验应该在临床常规实验室内便于开展，便于操作，各实验室间不出现明显的误差。

早期的研究主要集中在应用真菌细胞壁成分作为抗原性标记。早期检测抗原血症遇到的问题是检测敏感性低，真菌甘聚糖或半乳甘露聚糖可以通过形成免疫复合物和肝脏Kupffer细胞经由受体介导的细胞摄粒作用快速从体循环中清除，因而限制了这些诊断方法的敏感性。半乳甘露聚糖（GM），在实验动物和侵袭性曲霉病患者体液中检测到的第一个抗原，已被广泛研究并显示与临床诊断和抗真菌治疗反应有关。然而，低的检测下限（5～15ng/mL）妨碍了它们的常规使用，结果只有在疾病进行期的血清中才检测到GM，而此时抗真菌治疗价值有限。Stynen及其同事介绍了一种采用鼠单克隆抗体EB-A2的夹心ELISA方法，称作Platelia Aspergillus（Bio-Rad）。该方法是目前检测GM最敏感的方法之一。夹心ELISA法检测GM的检测下限是0.5～1.0ng/mL，而应用相同单克隆抗体的乳胶凝集试验的检测下限为15ng/mL。且夹心ELISA法较乳胶凝集试验出现阳性早，同时在后者转为阴性时前者仍然保持阳性。

目前，血液标本中真菌细胞壁成分曲霉菌半乳甘露聚糖抗原（GM试验）和1，3-β-D葡聚糖抗原（G试验）的检测，是诊断侵袭性真菌感染的微生物学检查依据之一，已被美国FDA和欧洲许多国家批准用于血液、肿瘤等免疫受损者中侵袭性真菌感染的诊断。GM检测可在临床症状和影像学尚未出现前数天表达阳性，少数情况下它可出现假阳性，如使用半合成青霉素、食用牛奶制品等。需要指出的是，新生隐球菌的荚膜含有与GM呈交叉反应的表位。因此，隐球菌感染时可出现GM检测假阳性。除了血液标本检测GM外，其他体液如BALF、尿液、脑脊液等也可检测GM。GM检测对诊断侵袭性曲霉感染有临床意义，国内外的荟萃分析结果证实，其诊断的敏感度和特异度均高达90%左右，但目前所有的荟萃分析结果均来自于血液恶性肿瘤和造血干细胞移植患者，而对非粒细胞缺乏患者的诊断价值尚缺乏循证医学证据，诊断的敏感度远远不如血液系统疾病患者，当检测结果阴性时不能作为排除诊断的标准，其诊断价值尚需要进一步探讨。对非粒细胞缺乏患者，当拟诊侵袭性肺曲霉病时，BALF标本的GM检测可能比血液中的结果更为可靠，敏感度和诊断价值更高，值得进行深入的研究。此外，对GM检测结果的分析不能完全依赖诊断阈值的高低来判定是否存在感染，临床医生应该重视患者的宿主因素和临床表现，对高危患者连续动态监测更具价值。

隐球菌荚膜多糖抗原的检测是作为真菌常规操作最有价值的快速血清学诊断手段之一。依据包被针对隐球菌荚膜的抗体的乳胶颗粒应用乳胶凝集试验检测隐球菌抗原，由于其使用方便及与其他传统的免疫诊断方法相比具有更高的敏感性而被广泛应用。无论是检测血液还是脑脊液，对隐球菌感染均有非常好的诊断特异性。虽然临床应用已很多年，遗憾的是国内很多医院至今没有开展此项检查。

抗体检测法是根据机体对病原菌产生特异抗体的特点，检查机体是否存在特异性抗体以判定有无某病原体引起的感染。由于感染后机体产生特异抗体缓慢且持续时间较长，故适用于病程中、后期诊断或作为回顾性诊断的方法。主要缺点是不适合早期诊断。此外，某些免疫功能低下者可因产生抗体效价过低而无法作出诊断。因此，尽管在过去几十年里血清学检查已用于一系列真菌感染的推断性诊断，抗体检查却很少用于侵袭性念珠菌病、侵袭性曲霉病或隐球菌病的诊断。

2. 分子生物学检查　多数致病真菌的培养鉴定需时很长，给及时诊断真菌病带来困难。依据 DNA 的诊断试验可以减少那些生长缓慢或不易培养的病原菌的实验鉴定时间。建立真菌感染的基因诊断方法成为许多实验室都感兴趣的课题。

目前只在有限的病例中显示检测致病真菌的高度敏感和特异性，缺乏检测真菌 DNA 不同敏感方法间的前瞻性比较。DNA 抽提和检测方法的简化和（或）标准化将有助于分子技术应用于常规临床真菌实验室。其他需解决的技术问题包括：污染风险，不能区分寄生人群和感染患者等。杂交技术的操作复杂、时间长等因素使杂交技术在临床实验室难以推广，而 PCR 技术由于其简便快速的特点推广普及较快，但也由于 PCR 强大的扩增能力与灵敏度，极微量的污染可能导致假阳性结果，其临床诊断价值还有待进一步研究，迄今仍未常规应用于临床真菌学检验。

三、肺部真菌感染的治疗

肺部真菌感染的治疗以抗真菌药物治疗为主，在选择性病例可辅以手术治疗，而治疗基础病和调整免疫功能同样十分重要。

（一）肺部真菌感染的治疗难点

目前，在肺部真菌感染的临床实践中存在许多难题，主要是因为：①尽管近年来陆续有新的抗真菌药物上市，但总体上来说，临床可供选择的药物有限，而现有药物的不良反应限制了其临床应用。②患者大多有严重基础疾病或其他并发症，如肝、肾功能损害等，相当一部分患者属于终末期基础疾病的继发感染，且大多为严重的复合感染。复杂的临床病情和药物治疗的可接受性形成尖锐的矛盾。③对于继发性肺真菌感染的治疗，理论上应该积极治疗基础疾病，去除诱因，如停用广谱抗生素、糖皮质激素和免疫抑制剂等，但实际情况是基础疾病不可逆转，很难控制和治疗。如无法肯定原来的细菌感染是否已经完全控制和能够停用广谱抗生素，基础疾病不能完全停用激素或免疫抑制剂，有时甚至减量都很困难。④不少真菌病的疗效监测指标和疗程目前尚无法确定。

（二）抗真菌药物研究进展

真菌细胞是真核细胞，与人体细胞结构一样，只是多了一层厚的细胞壁。因此，抗真菌药物常在破坏真菌细胞的同时常可殃及正常的人体组织，这就造成抗真菌药物的研发和应用远远滞后于抗细菌、抗病毒药物。

自 20 世纪中叶以来，逐年都有大量的抗真菌新药研制出来。从其抗真菌作用机制来分析，大概可归纳为以下几类：直接作用于真菌细胞膜，损害细胞膜脂质结构和功能的抗真菌药物（如多烯类）；影响真菌细胞膜麦角固醇的生物合成的抗真菌药物（如唑类、烯丙胺类和吗啉类）；作用于真菌细胞壁，主要影响几丁质、葡聚糖、甘露聚糖和甘露聚糖－蛋白质复合体的抗真菌药物（如棘球白素、尼克霉素类）；干扰真菌核酸的合成及其功能（如 5－氟胞嘧啶、灰黄霉素等）；以及一些其他作用机制和抗真菌机制尚不明的药物。目前较有希望的药物是抑制胞膜麦角固醇合成和干扰胞壁葡聚糖合成二类药。

唑类抗真菌药为全化学合成药物，于 20 世纪 60 年代末开发上市，为抑菌剂，对酵母菌和真菌有效。其作用机制是通过竞争性抑制真菌羊毛甾醇 14α－去甲基酶，干扰细胞膜麦角固醇的合成，导致麦角固醇耗竭，使膜完整性、通透性和膜上许多酶活性改变，胞质内容物渗出而起抑菌作用。唑类抗真菌药研究发展较快，已由早期的咪唑类抗真菌药物如克霉唑、咪康唑、酮康唑、益康唑等发展到以氟康唑、伊曲康唑等为代表的三氮唑类抗真菌药物。后者是目前临床上治疗深部真菌感染的首选药物。氟康唑的抗菌谱相对较窄，主要用于念珠菌、隐球菌所致的感染，对曲霉菌等活性低，且易产生耐药性。伊曲康唑抗菌谱相对较广，对曲霉菌感染的治疗亦有效，但伊曲康唑存在不易透过血-脑屏障、口服生物利用度不稳定等问题，因此限制了它的使用范围。由于唑类药物发展历史较长，作用机制已经明确，因此目前对该类药物的研究主要集中在对该类物质的结构进行修饰方面。近年来又上市了新的三唑类抗真菌药物伏立康唑和泊沙康唑。伏立康唑是氟康唑的进一步结构修饰物，可注射和口服，其抗菌谱广，此药对很多条件致病性真菌，包括曲霉菌、克柔念珠菌等耐氟康唑的真菌显示出较好的抗真菌活性。泊沙康唑是从伊曲康唑衍化而来，2005 年底首次在德国上市，2006 年 9 月获得了美国 FDA 的批准许可。其抗菌谱广，能较好地透过血脑屏障，对曲霉属具有杀菌活性，更重要的是对接合菌也显示出活性，是治疗接合菌病的最有希望的抗真菌药。遗憾的是，泊沙康唑目前仅有口服剂型，在重型患者其应用受限。

富含葡聚糖和几丁质的真菌细胞壁是真菌的特有结构，其作用是维持细胞内的膨胀压力，保持菌体的完整性，若其受到破坏必导致菌体的溶解，通过干扰或者抑制上述成分的合成能有效地抑制和杀灭真菌，而哺乳动物的细胞上没有细胞壁，故避免了药物可能对哺乳动物造成的毒性。是目前研究抗真菌药物的一个重要领域。迄今发现的 $\beta-1,3-$葡聚糖合成酶抑制剂主要有脂肽类、糖肽类、环肽类及萜类等四大类。现已有三种脂肽类的 $\beta-1,3-$葡聚糖合成酶抑制剂先后上市，即卡泊芬净、米卡芬净和阿尼芬净。此类药物口服生物利用度差，目前均采用静脉给药。对念珠菌属、曲霉属均有良好的抗真菌作用，尤其对氟康唑、伊曲康唑耐药的上述病原菌也具抗真菌活性。加之由于作用机制不同，可与其他类药物，如氟康唑和两性霉素 B 等药物联合应用。在有限的安全性评价病例中，其不良反应发生率明显低于两性霉素 B。主要推荐用于其他抗真菌治疗无效或不能耐受的念珠菌和曲霉感染。

此外，那些抗菌力强但不良反应大或使用途径受限的老药，也在不断地改进。两性霉素 B 是强效杀真菌药，但其较强不良反应严重限制了临床应用。目前对其进行降低不良反应的研究，如两性霉素 B 脂质体是双层脂质体内含有两性霉素 B 的一种新剂型，不仅保持了两性霉素 B 的稳定性，发挥其最强杀菌效能，两性霉素 B 裹于脂质体后还具有趋真菌感染灶的性能，在感染灶局部药物浓度甚高，同时脂质体内的胆固醇还能降低两性霉素 B 与人体细胞膜胆固醇的结合，而增强了对真菌麦角固醇的结合，从而降低了两性霉素 B 的不良反应。现在已有 3 个不同的两性霉素 B 的脂类复合物用于临床。利用 β 环糊精包埋的一些抗真菌药物（如伊曲康唑等）不仅能大大提高上述药物的水溶性与生物利用度，还可进而加工成为易为患者接受的口服剂型。伊曲康唑口服液和注射剂相继问世，给深部真菌感染的治疗带来了更多的选择。

（三）抗真菌治疗新情况及对策

当前，抗真菌治疗中出现了一些新情况，突出表现在真菌耐药方面。从总体上来讲，真菌耐药的问题远没有达到细菌耐药的程度。但由于深部真菌感染发生率的持续上升，临床可供应用的抗真菌药物的相对缺乏，目前及今后相当长时间内，抗真菌耐药将成为决定抗真菌治疗结果的重要因素。

随着抗真菌药物的广泛使用，新的致病真菌及耐药菌株的不断出现，建立敏感而准确的抗真菌药物药敏试验方法，对于合理选用抗真菌药物有重要指导作用。需要指出的是，体外抗真菌药敏实验结果与临床疗效的关系是复杂的，成功的临床治疗不仅取决于致病菌的敏感性，也取决于宿主的免疫机制、药物的分布、患者的依从性等诸多因素。有时用抗真菌药物治疗时，患者临床症状缓解或消失，但感染的真菌却未能清除；有时治疗失败而分离出的致病真菌不伴 MIC 升高。目前研究人员多采用动物实验与临床疗效的观察相结合的方法进行研究，因为这样才最接近体内真实情况。

由于许多真菌感染的难治性特征，临床可用的抗真菌治疗药物有限，联合治疗越来越作为增强抗真菌疗效、降低耐药性、降低潜在性毒性的一种手段。从理论上讲，不同种类的抗真菌药有不同的作用机制和作用部位，联合应用可能有协同作用或相加作用，并可以减少单一用药的剂量及其不良反应，缩短疗程，还可防止耐药的发生。在实际临床工作中，对抗真菌药敏试验与临床疗效的关系，可根据 90 ~

60 的原则来选用药物，即敏感药物治疗约 90% 有效，耐药药物治疗约 60% 有效。两性霉素 B 与 5 - 氟胞嘧啶联合应用的疗效明显优于单独治疗。我们研究发现，伊曲康唑与两性霉素 B、伊曲康唑与 5 - 氟胞嘧啶联用 85% 以上有相加或协同作用。近年来，随着一组新的抗真菌药物——棘球白素的陆续上市，由于后者拥有全新的针对细胞壁的靶目标，使得通过联合用药达到协同增效的目的更加值得期待。现有的体外、体内和临床资料显示棘球白素类的卡泊芬净和新一代的三唑类药物伏立康唑与其他抗真菌药物联合应用几乎不出现拮抗作用。目前，用于念珠菌感染临床治疗的可选组合包括：伏立康唑 + 米卡芬净，5 - 氟胞嘧啶 + 卡泊芬净，伊曲康唑 + 5 - 氟胞嘧啶，卡泊芬净 + 两性霉素 B，氟康唑 + 特比萘芬；用于丝状真菌特别是曲霉感染治疗的组合包括：伊曲康唑 + 两性霉素 B，伏立康唑 + 卡泊芬净，伏立康唑 + 两性霉素 B 脂质体，伏立康唑 + 特比萘芬，5 - 氟胞嘧啶 + 卡泊芬净。需要指出的是，由于抗真菌药物间的相互作用是菌株特异性的，一种组合不可能适合菌种的所有菌株。

抗真菌药物联合应用已显示出巨大的潜能，然而，对于联合用药还需要进行大样本的随机临床研究以总结出安全可靠的用药方案。从总体上讲，抗真菌药物联合用药可作为严重深部真菌感染治疗的一线策略，特别可用于干细胞移植受者侵袭性曲霉病、慢性粒细胞减少症、中枢神经系统或播散性真菌感染患者的治疗。

对肺部真菌感染抗真菌治疗决策选择的正确与否直接关系到患者的预后，而最适宜治疗方案的选择则应参照遵循循证医学，汇集真菌感染治疗中当前最佳临床科学研究证据基础上制订的指南。从循证医学角度来讲，指南仅供临床医生参考，指南是需要与时俱进的。临床诊治肺部真菌感染时，除了可参考指南外，还应结合不同地区的真菌流行病学资料、不同医院的实际情况以及患者的临床特点，然后作出正确的判断及选择合适的药物进行治疗。

（李　立）

第九节　传染性非典型肺炎

一、概述

传染性非典型肺炎是由一种新型冠状病毒引起的重症呼吸道传染病。迄今人类对它还知之甚少，其临床表现缺乏特异性，早期症状和体征与社区获得性肺炎极为相似，但本病传染性强、起病急骤、进展迅速，重症患者很快出现呼吸衰竭和多脏器损害的并发症，给人类健康带来严重威胁。

1. 病原体简介　传染性非典型肺炎病原体是人类既往从未发现的新型冠状病毒，WHO 命名为 Ur-bani - SARS 冠状病毒（SARS - CoV）。经有根进化树分析，列为冠状病毒第二群的 2b 亚群。

（1）形态结构：SARS - CoV 属冠状病毒科冠状病毒属，有包膜，直径多为 60 ~ 120nm。包膜上有放射状排列的花瓣样或纤毛状突起，长约 20nm 或更长，基底窄，形似王冠。

（2）生物学特性：病毒在细胞质内增殖，由 RNA 基因编码的多聚酶进行 RNA 复制和蛋白合成，组装成新病毒并出芽分泌到细胞外。病毒在 37℃ 条件下生长良好，细胞感染病毒 24 小时即可出现病变。室温 24℃ 条件下，病毒在血液中可存活约 15 天，尿液中至少可存活 10 天，痰液和粪便里能存活 5 天以上。病毒对温度敏感，随温度升高抵抗力下降，56℃ 加热 90 分钟、75℃ 加热 30 分钟能够灭活病毒。紫外线照射 60 分钟可杀死病毒。病毒对有机溶剂敏感，乙醚 4℃ 条件下作用 24 小时可完全灭活病毒，75% 乙醇作用 5 分钟可使病毒失去活力，含氯的消毒剂作用 5 分钟可以灭活病毒。

（3）分子生物学特点：SARS - Cov 基因组为单股正链 RNA，约由 3 万个核苷酸组成。基因组从 5′ 端到 3′ 端依次为 5′ - 多聚酶 - S - E - M - N - 3′。基因组 RNA 约 2/3 为开放阅读框架（ORF）1a/1b，编码 RNA 多聚酶（Rep）。该蛋白直接从基因组 RNA 翻译，形成多蛋白前体，后者进一步被病毒主要蛋白酶 3CLpro 切割，主要负责病毒的转录和复制。病毒包膜为双层脂膜，外膜蛋白包括糖蛋白 S、M 和小衣壳 E 蛋白。S 蛋白负责细胞的黏附、膜融合及诱导中和抗体。E 蛋白对病毒的组装发挥关键作用，M 蛋白对于病毒核心的稳定发挥重要作用。

2. 流行特征　传染性非典型肺炎于 2002 年 11 月始发我国广东省，因其迅速传播引起全球关注，3 个月内蔓延至我国 24 个省市和世界 29 个国家及地区。至 2003 年 7 月，全球累计病例数 8 096 例，死亡 774 例，其传播速率和广度是任何疾病都不能相比的。我国内地、香港和台湾地区的疫情甚重，内地报告病例数达 5 327 例，死亡 349 例，病死率为 6.6%。2003 年 3 月 15 日，WHO 根据该病特征命名为严重急性呼吸综合征（severe acute respiratory syndrome，SARS），我国政府于 2003 年 4 月 20 日将其列为法定传染病。

（1）传染源：SARS 患者是本病的主要传染源。传染性随病程而逐渐增强，发病第 2 周最具传染力。通常认为症状明显的患者传染性较强，退热后传染性迅速下降。并非所有患者都有同等的传染力，老年人及患有中枢神经系统、心脑血管、肝肾疾病或慢性阻塞性肺病及糖尿病和肿瘤等基础疾病者，不但较易感染 SARS - CoV，且感染后更容易成为超级传播者。

已有证据表明，SARS - CoV 广泛存在于蝙蝠、猴、果子狸、蛇等野生动物体内，研究结果证明果子狸等野生动物是 SARS - CoV 的主要载体之一。SARS - CoV 感染以显性感染为主，但存在症状不典型的轻型患者和隐性感染者。

（2）传播途径：①近距离呼吸道飞沫传播，即通过与患者近距离接触，吸入患者咳出的含有病毒颗粒的飞沫，是 SARS 传播最重要的途径。②气溶胶传播，即通过空气污染物气溶胶颗粒这一载体在空气中传播为可能的传播方式。③通过手接触传播是另一种重要的传播途径。

（3）易感性：人群普遍易感，但儿童感染率较低，原因尚不清楚。症状期患者的密切接触者是 SARS 的高危人群。从事 SARS - CoV 相关实验室操作的工作人员和果子狸等野生动物饲养销售人员也是感染的高危人群。

（4）流行特征：地区分布极广，疫情迅速扩散，可远程传播。主要患者群为 20~60 岁，老年病例病死率较高，冬春季、人口密度高、流动性大、卫生条件差及不良卫生习惯，均有利于疾病的传播。

3. 临床特征

（1）潜伏期：通常限于 2 周之内，一般为 2~10 天。

（2）临床症状：急性起病，自发病之日起，2~3 周病情都可处于进展状态。主要包括下列 3 类症状。

1）发热及相关症状：常以发热为首发和主要症状，体温一般 >38℃，常呈持续性高热，可伴有畏寒、肌肉酸痛、关节酸痛、头痛和乏力等。

2）呼吸系统症状：咳嗽不多见，常为干咳，少痰，少数病例出现咽痛。可有胸闷，重者渐出现呼吸加速、气促，甚至呼吸窘迫。常无上呼吸道分泌性症状。

3）其他方面症状：部分患者出现腹泻、恶心和呕吐等消化道症状。

（3）体征：肺部体征常不明显，部分患者可闻及少许湿性啰音，或有肺实变体征；偶有局部叩浊、呼吸音减低等少量胸腔积液体征。

4. 临床分期

（1）早期：通常为病初的第 1~7 天。起病急，以发热为首发症状，体温常高于 38℃，半数以上患者伴有头痛、关节肌肉酸痛、乏力等症状，部分病例可有干咳、胸痛、腹泻等症状，但少有上呼吸道分泌性症状，肺部体征多不明显，部分患者可闻及少许湿性啰音。X 线胸片检查肺部阴影在病程第 2~7 天出现改变。

（2）进展期：多为病程第 8~14 天。发热及感染中毒症状持续存在，肺部病变进行性加重，表现为胸闷、气促、呼吸困难，尤其在活动后明显。X 线胸片检查示肺部阴影发展迅速，常为多叶病变。少数患者出现 ARDS 而危及生命。

（3）恢复期：体温逐渐下降，临床症状缓解，肺部病变开始吸收，多数病例经 2 周左右的恢复，但肺部阴影吸收需较长时间。少数重症患者可能在 2~3 个月内遗留限制性通气功能障碍和肺弥散功能下降。

5. 实验室检查

（1）SARS - CoV RNA：出现症状后 5~7 天采集标本阳性率最高。采用 PCR 方法符合下列 3 项之一的可判断为阳性结果。①至少需要两个不同部位的临床标本检测阳性；②至少间隔 2 天的同一种临床标本检测阳性；③在每一个特定检测中对原临床标本使用两种不同的方法，或从原标本新提取 RNA 开始重复 PCR 检测阳性。

（2）SARS - CoV 特异性抗原 N 蛋白：采用 ELISA 方法检测，病程早期就有较高的阳性检出率。

（3）SARS - CoV 特异性抗体：采用 ELISA 或 IFA 方法，急性期血清抗体和恢复期血清抗体发现抗体阳转；或抗体滴度升高 ≥4 倍。

（4）外周血常规：多数病例白细胞计数在正常范围内，部分患者白细胞计数减低。大多数患者淋巴细胞计数绝对值减少，呈逐步减低趋势，并有细胞形态学变化。

（5）T 淋巴细胞亚群：绝大多数病例 CD3$^+$、CD4$^+$、CD8$^+$ 亚群明显减低，以 CD4$^+$ 亚群减低尤为显著；而 CD4$^+$/CD8$^+$ 正常或降低。

6. 影像学检查　SARS X 线和 CT 基本影像表现为磨玻璃密度影和肺实变影。

（1）早期：X 线及 CT 表现为肺内小片状影，一般为磨玻璃密度影，少数为肺实变影。病变以单发多见，少数为多发。较大的病灶可达肺段范围，但少见。病变以两肺下野及肺周围部位较多见。

（2）进展期：X 线和 CT 检查示肺内大片状影，病变进展为多发或弥漫性病变，可由一个肺野扩散到多个肺野，由一侧肺发展到双侧肺。病变以磨玻璃密度影多见，或可合并实变影。病变部位以两肺下叶多见。大部分患者病变在肺野的内、中、外带混合分布。重症病例 X 线胸片示两侧肺野密度普遍增高，心影轮廓消失，仅在肺尖及肋膈角处有少量透光阴影。

（3）恢复期：病变范围逐渐减小，密度减低，以至消失。肺部病变影吸收过程约需 2 周时间。在炎症吸收过程中，随着片状影的减少，X 线胸片可出现肺纹理增重和条状阴影，在 HRCT 上可表现支气管血管束增粗、小叶间隔和小叶内间质增厚、胸膜下弧线影等。

7. SARS 诊断要点　SARS 诊断应结合流行病学史、临床症状和体征、实验室检查、肺部 X 线影像变化，配合 SARS 病原学检测，排除其他类似疾病，可作出 SARS 的诊断。

具有临床症状和出现肺部 X 线影像改变，是诊断 SARS 的基本条件。流行病学资料有明确支持证据和排除其他疾病，是能够作出临床诊断的最重要支持依据。动态观察病情演变、抗菌药物治疗效果和 SARS 特异性病原学检测结果，对于诊断具有重要意义。

（1）医学隔离观察者：指无 SARS 的临床表现，但近 2 周内有曾与 SARS 患者或疑似病例接触者。

（2）疑似病例：缺乏明确的流行病学依据，但具备其他的 SARS 支持证据者；或有流行病学依据和临床症状，但尚无肺部 X 线影像学变化者。

（3）临床诊断：有 SARS 流行病学依据、相应临床表现和肺部 X 线影像改变，并能排除其他疾病诊断者，可作出 SARS 临床诊断。

（4）确定诊断：在临床诊断的基础上，若患者鼻咽部分泌物 SARS - CoV RNA 检测阳性，或血清 SARS - CoV 特异性抗原 N 蛋白检测阳性，或血清 SARS - CoV 抗体阳转，或恢复期抗体滴度升高 ≥4 倍，则可作出确定诊断。

（5）SARS 鉴别诊断：SARS 的诊断目前主要为临床诊断，在相当程度上属于排除性诊断。在作出 SARS 诊断前，需要排除能够引起类似临床表现的其他疾病。如普通感冒、流行性感冒（流感）、人禽流感、普通细菌性肺炎、肺炎支原体肺炎、肺炎衣原体肺炎、军团菌性肺炎、真菌性肺炎、普通病毒性肺炎和肺结核是需要与 SARS 进行鉴别的重点疾病。其他需要鉴别的疾病还包括艾滋病或其他免疫抑制剂（如器官移植术后等）患者并发的肺部感染、流行性出血热、肺部肿瘤、非感染性间质性肺疾病、肺水肿、肺不张、肺栓塞、肺血管炎、肺嗜酸粒细胞浸润症等。

二、治疗原则和目标

1. 治疗原则　SARS 致病原已查明，但发病机制仍不清楚，迄今尚缺少针对病因的治疗，目前仍以对症支持治疗和针对并发症的综合治疗为主。

2. 治疗目标 SARS 病变主要在肺部，部分患者可演变为重症 SARS，出现气促、呼吸困难和低氧血症。因此，对 SARS 病例应及时干预，严密监测病情，积极对症支持治疗，缩短病程和改善预后。一旦疑为重症，立即给予氧疗，控制疾病进一步发展，促进患者恢复和防止并发症的发生。

三、常规治疗

1. 一般治疗与病情监测 卧床休息，维持水、电解质平衡，避免用力和剧烈咳嗽。密切观察病情变化，持续监测血氧饱和度，定期复查血常规、血电解质、肝肾功能、心肌酶谱、T 淋巴细胞亚群和 X 线胸片等，早期给予持续鼻导管吸氧。

2. 对症治疗 体温高于 38.5℃或全身酸痛明显者可使用解热镇痛药。高热者给予冰敷、酒精擦浴等物理降温措施。有咳嗽或咯痰可给予镇咳、祛痰药。出现心、肝、肾功能损害者应采取相应治疗。腹泻者应注意补液及纠正水、电解质失衡。

3. 糖皮质激素使用 并非全部病例均需选用，其目的是抑制异常的免疫病理反应，减轻严重的全身炎症反应，防止或减轻后期的肺纤维化。其适应证：①检查有严重的中毒症状，持续高热不退，经对症治疗 5 天以上最高体温仍超过 39℃；②X 线胸片检查示多发或大片阴影，进展迅速，48 小时之内病灶面积增大 >50%，且正位胸片上占双肺总面积的 1/4 以上；③达到急性肺损伤或 ARDS 的诊断标准。

成人推荐剂量：甲泼尼龙 2~4mg/（kg·d），具体剂量可根据病情及个体差异进行调整。开始使用时宜静脉给药，当临床表现改善或 X 线胸片检查显示肺内阴影有所吸收时，应及时减量。疗程一般不超过 4 周，应同时使用制酸剂和胃黏膜保护剂。

4. 抗病毒治疗 目前尚未发现针对 SARS - CoV 的特异性药物。临床上曾使用蛋白酶抑制剂类药物，如咯匹那韦（lopinavir）及利托那韦（ritonavir），但其疗效尚待验证。

5. 免疫治疗 胸腺素、干扰素或静脉用丙种球蛋白等非特异性免疫增强剂对 SARS 的疗效尚未肯定，不推荐常规使用。

6. 抗菌药物使用 在诊断不明时可选用新喹诺酮类或 β - 内酰胺类联合大环内酯类药物试验治疗。有继发细菌或真菌感染时应选用适当的抗菌药物。

7. 心理治疗 对疑似病例，应合理安排收住条件，减少患者担心院内交叉感染的压力；对确诊病例，应加强关心与解释，引导患者加深对本病的自限性和可治愈性的认识。

四、重症 SARS 治疗

1. 重症 SARS 诊断标准 具备下列 3 项之中任何一项均可诊断为重症 SARS：

（1）呼吸困难，成人静息状态下呼吸频率≥30 次/分，伴 X 线胸片检查显示多叶病变或病灶总面积在正位胸片上占双肺总面积 1/3 以上；或病情进展，48 小时内病灶面积增大超过 50%，且正位胸片上占双肺总面积 1/4 以上。

（2）出现低氧血症，氧合指数 <300mmHg（1mmHg = 0.133kPa）。

（3）出现休克或多器官功能障碍综合征（MODS）。

2. 重症 SARS 治疗原则 严密动态观察、加强生命体征监护，及时给予呼吸支持，合理使用糖皮质激素，加强营养支持和器官功能保护，注意水、电解质和酸碱平衡，预防和治疗继发感染，及时处理并发症。

（1）呼吸支持：监测 SpO_2 的变化，给予持续鼻导管吸氧，使 SpO_2 维持在 93%或以上。若吸氧流量≥5L/分而 SpO_2 <93%，或经充分氧疗后，SpO_2 虽能维持在 93%以上，但呼吸频率仍 >30 次/分，呼吸负荷保持在较高水平，应及时考虑使用无创正压人工通气（NIPPV）。若应用 NIPPV 2 小时仍呼吸困难或氧合功能改善不满意，或有危及生命的情况，可考虑改为有创正压人工通气。

（2）糖皮质激素应用：对有急性肺损伤病例应及时使用糖皮质激素，以减轻肺部病灶的炎性渗出和后期的肺纤维化，并改善肺的氧合功能，减轻患者的中毒症状。成人推荐剂量：甲泼尼龙 80~

320mg/d，待病情缓解或 X 线胸片检查显示病变有吸收后逐渐减量至停用，糖皮质激素开始使用时宜静脉给药。

（3）营养支持：早期应鼓励进食易消化的食物。不能正常进食者应及时给予肠内营养和肠外营养。保持热量为 438.9～527.1kJ（105～126kJ）/（kg·d），蛋白质为 1.0～1.5g/（kg·d）；并补充水溶性和脂溶性维生素，保持血浆白蛋白在正常水平。

（4）预防和治疗继发感染：重症病例常有免疫功能低下，需密切监测和及时处理继发感染，必要时可慎重地进行预防性抗感染治疗。

五、SARS 并发症治疗

SARS 的并发症常发生于疾病高峰期之后，常见并发症包括继发感染、肺间质改变、纵隔气肿和骨缺血性坏死等。

1. 继发感染　肺部继发细菌感染是严重的并发症，可使病变影像的范围增大及病程延长。在疾病恢复过程中，继发感染可使肺内片状影像再次增多。少数患者的肺部继发感染也可引起空洞及胸腔积液。治疗措施首先进行病原学检查，检出致病菌，然后选用敏感抗生素。

2. 肺间质改变　少数患者在肺内炎症吸收后较长时间内残存肺间质增生，表现为不规则的斑片和索条状影。肺间质纤维化表现为密度高的条索和蜂窝状影像，可引起牵拉性支气管扩张。治疗措施包括在 SARS 急性期应及时对症处理和氧合治疗，防止肺部继发感染。随着疾病改善，多数病例遗留的症状可逐渐减轻直至消失，肺功能可逐渐恢复，肺纤维化样病变也可逐渐吸收。

3. 骨缺血性坏死　骨缺血性改变发生于长期大剂量使用糖皮质激素治疗病例，表现为关节疼痛和活动受限等症状，需要作 MRI 影像检查。骨缺血性坏死多发生在髋关节，也可发生在膝、肩、踝、腕等关节。长骨干骺端和骨干缺血则发生骨梗死。防治的关键在于严格掌握糖皮质激素的使用指征，根据病情及个体差异调整具体剂量，不宜过大剂量或过长疗程，病情缓解或 X 线胸片显示病变有吸收后逐渐减量停用。

六、出院后建议

SARS 患者出院后仍应在专业医院进行随诊。患者出院 2 个月内每 2 周至少应随诊 1 次，出院 2 个月后可视个体情况适当延长随诊时间，必要时应坚持随诊至出院后 1 年。随诊项目应包括：①临床症状及体格检查；②一般实验室检查：血常规、肝肾功能、心电图、动脉血气分析、T 淋巴细胞亚群（有条件时）等，连续 2 次检查均正常的项目在下一次随诊时可不再复查；③肺功能（包括肺容积、通气功能和弥散功能）；④X 线胸片和高分辨计算体层摄影（HRCT）（必要时）检查；⑤骨关节 MRI（必要时）；⑥血清 SARS - CoV 特异性抗体 IgG；⑦心理状态评价。

七、预防和预后

1. 预防　SARS 已列为法定乙类传染病并参照甲类传染病进行管理，要加强控制和管理传染源、切断传播途径和保护易感人群的 3 个环节，采取综合性的预防措施。努力做到早发现和早报告疑似病例，早隔离和早治疗临床诊断病例和确诊病例，使其措施落实到位。强调就地隔离、就地治疗，避免远距离传播。

2. 预后　SARS 是新发传染病，迄今尚无特效针对病因的治疗。2003 年，内地暴发流行时，其病死率为 6.6%。但年龄 >50 岁；或有心脏、肾脏、肝脏或呼吸系统的严重基础疾病者，或患有恶性肿瘤、糖尿病、严重营养不良、脑血管疾病等其他严重疾病者；或近期有外科大手术史者；外周血淋巴细胞计数进行性下降者；持续血糖升高者是高危因素，病死率明显增加。

（赵正斌）

第十节　人感染高致病性禽流感

禽流行性感冒（以下简称禽流感）是由禽流感病毒引起的一种急性传染病，主要发生在禽，也发生在哺乳动物，甚至人。一般情况下，禽流感病毒不会感染鸟类和猪以外的动物。但在1997年，香港首次报道发生18例H_5N_1人禽流感感染病例，其中6例死亡，引起全球广泛关注。具有高致病性的H_5N_1，H_9N_2和H_7N_7等禽流感病毒，一旦发生变异而具有人与人之间的传播能力，会导致人间禽流感流行。H_5N_1亚型将长期在亚洲呈地方性流行，人间感染、发病和死亡也将持续存在。

人间禽流感（human avain influenza）是指禽流感病毒在人群中所引起的一种流感。其临床症状因感染毒株不同而异。据世界卫生组织报告，2003年至2007年2月27日，全球已有12个国家发生高致病性人禽流感疫情，共感染病例275人，死亡167人。自2005年秋天以来，我国内地人群中相继出现了高致病性人禽流感病例22人，死亡14人。

一、病原学

禽流感病毒属正黏病毒科甲型流感病毒属。病毒呈多形性，球形直径80～120nm，有囊膜。基因组为分节段单股负链RNA。依据其外膜血凝素（H）和神经氨酸酶（N）蛋白抗原性的不同，目前可分为16个H亚型（H_1～H_{16}）和9个N重型（N_1～N_9）。禽甲型流感病毒除感染禽外，还可感染人、猪、马、水貂和海洋哺乳动物。到目前为止，已证实感染人的禽流感病毒亚型为H_5N_1，H_3N_2，H_7N_7，H_7N_2，H_7N_3等，其中感染H_5N_1的患者病情重，病死率高。甲型流感病毒抗原性变异的频率很高，变异主要通过抗原漂移和抗原转变两种方式。抗原漂移可造成致病性更强病毒的出现，抗原转变是造成世界性大流行的原因。

禽流感病毒对乙醚、氯仿、丙酮等有机溶剂均敏感。常用消毒剂容易将其灭活，如氧化剂、稀酸、卤素化合物（漂白粉和碘剂）等都能迅速破坏其活性。禽流感病毒对热比较敏感，65℃加热30min或煮沸（100℃）2min以上可灭活。但对低温抵抗力较强，病毒在较低温度粪便中可存活1周，在4℃水中可存活1个月，对酸性环境有一定抵抗力，在pH4.0的条件下也具有一定的存活能力。在有甘油存在的情况下可保持活力1年以上，裸露的病毒在直射阳光下40～48h即可灭活，如果用紫外线直接照射，可迅速破坏其活性。

二、流行病学

1. 传染源　传染源主要为患禽流感或携带禽流感病毒的鸡、鸭、鹅等禽类。野禽在禽流感的自然传播中扮演了重要角色。目前尚无人与人之间传播的确切证据。

2. 传播途径　本病经呼吸道传播，也可通过密切接触感染的家禽分泌物和排泄物、受病毒污染的物品和水等被感染，直接接触病毒毒株也可被感染。

3. 易感人群　一般认为，人类对禽流感病毒并不易感。尽管任何年龄均可被感染，但在已发现的H_5N_1感染病例中，13岁以下儿童所占比例较高，病情较重。从事家禽养殖业者及其同地居住的家属、在发病前1周内到过家禽饲养、销售及宰杀等场所者、接触禽流感病毒感染材料的实验室工作人员、与人禽流感患者有密切接触的人员为高危人群。

三、临床特征

1. 临床表现　如下所述。
（1）潜伏期：根据对H_5N_1亚型感染病例的调查结果，潜伏期一般为1～7d，通常为2～4d。
（2）临床症状：不同亚型的禽流感病毒感染人类后可引起不同的临床症状。感染H_9N_2亚型的患者通常仅有轻微的上呼吸道感染症状，部分患者甚至没有任何症状；感染H_7N_7亚型的患者主要表现为结膜炎；重症患者一般均为H_5N_1亚型病毒感染。患者呈急性起病，早期表现类似普通型流感。主要为发热，体温大多持续在39℃以上，可伴有流涕、鼻塞、咳嗽、咽痛、头痛、肌肉酸痛和全身不适。部分患者可有恶心、腹痛、腹泻、稀水样便等消化道症状。重症患者可出现高热不退，病情发展迅速，几乎所有患者都有临床表现明显的肺炎，可出现急性肺损伤、急性呼吸窘迫综合征（ARDS）、肺出血、胸腔积液、全血细胞减少、多脏器衰竭、休克及雷耶（Reye）综合征等多种并发症。可继发细菌感染，发生败血症。

（3）体征：重症患者可有肺部实变体征等。

（4）胸部影像学检查：H_5N_1 亚型病毒感染者可出现肺部浸润。胸部影像学检查可表现为肺内片状阴影。重症患者肺内病变进展迅速，呈大片毛玻璃样及肺实变影像，病变后期为双肺弥散性实变影，可并发胸腔积液。

2. 实验室检查　如下所述。

（1）外周血常规：白细胞总数一般不高或降低。重症患者多有白细胞总数及淋巴细胞减少，并有血小板降低。

（2）病毒抗原及基因检测：取患者呼吸道标本采用免疫荧光法（或酶联免疫法）检测甲型流感病毒核蛋白抗原（NP）或基质蛋白（M1）、禽流感病毒 H 亚型抗原。还可用 RT – PCR 法检测禽流感病毒亚型特异性 H 抗原基因。

（3）病毒分离：从患者呼吸道标本中（如鼻咽分泌物、口腔含漱液、气管吸出物或呼吸道上皮细胞）分离禽流感病毒。

（4）血清学检查：发病初期和恢复期双份血清禽流感病毒亚型毒株抗体滴度4倍或以上升高，有助于回顾性诊断。

3. 预后　人禽流感的预后与感染的病毒亚型有关。感染 H_9N_2，H_7N_7，H_7N_2，H_7N_3 者大多预后良好，而感染 H_5N_1 者预后较差，据目前医学资料报告，病死率超过30%。影响预后的因素还与患者年龄、是否有基础性疾病、是否并发合并症以及就医、救治的及时性等有关。

四、诊断原则

根据流行病学接触史、临床表现及实验室检查结果，可作出人禽流感的诊断。

1. 流行病学接触史　发病前1周内曾到过疫点；有病死禽接触史；与被感染的禽或其分泌物、排量物等有密切接触；与人禽流感患者有密切接触；从事有关禽流感病毒实验室研究。

2. 诊断标准　如下所述。

（1）医学观察病例：有流行病学接触史，1周内出现流感样临床表现者；对于被诊断为医学观察病例者，医疗机构应当及时报告当地疾病预防控制机构，并对其进行7d医学观察。

（2）疑似病例：有流行病学接触史和临床表现，呼吸道分泌物或相关组织标本甲型流感病毒 M_1 或 NP 抗原检测阳性或编码它们的核酸检测阳性者。

（3）临床诊断病例：被诊断为疑似病例，但无法进一步取得临床检验标本或实验室检查证据，而与其有共同接触史的人被诊断为确诊病例，并能够排除其他诊断者。

（4）确诊病例：有流行病学接触史和临床表现，从患者呼吸道分泌物标本或相关组织标本中分离出特定病毒，或采用其他方法，禽流感病毒亚型特异抗原或核酸检查阳性，或发病初期和恢复期双份血清禽流感病毒亚型毒株抗体滴度4倍或以上升高者。

流行病学史不详的情况下，根据临床表现、辅助检查和实验室检查结果，特别是从患者呼吸道分泌物或相关组织标本中分离出特定病毒，或采用其他方法，禽流感病毒亚型特异抗原或核酸检查阳性，或发病初期和恢复期双份血清禽流感病毒亚型毒株抗体滴度4倍或以上升高，可以诊断确诊病例。

五、治疗原则

（1）对疑似病例、临床诊断病例和确诊病例应进行隔离治疗。

（2）可应用解热药、缓解鼻黏膜充血药、止咳祛痰药等；儿童忌用阿司匹林或含阿司匹林以及其他水杨酸制剂的药物，避免引起儿童雷耶综合征。

（3）抗病毒治疗：应在发病48h内试用抗流感病毒药物：

1）神经氨酸酶抑制剂：奥司他韦（oseltamivir，达菲）为新型抗流感病毒药物，实验室研究表明对禽流感病毒 H_5N_1 和 H_9N_2 有抑制作用。

2）离子通道 M_2 受体阻滞剂：金刚烷胺（amantadine）和金刚乙胺（rimanta‐dine）可抑制禽流感病毒株的复制，早期应用可能有助于阻止病情发展，减轻病情，改善预后，但某些毒株可能对金刚烷胺和金刚乙胺有耐药性，应用中应根据具体情况选择。

（4）中医治疗：可应用中医中药进行辨证施治。

（5）加强支持治疗和预防并发症：注意休息、多饮水、增加营养，给易于消化的饮食。密切观察，监测并预防并发症。抗菌药物应在明确继发细菌感染时或有充分证据提示继发细菌感染时使用。

（6）重症患者的治疗：重症患者应当送入ICU病房进行救治。

六、出院标准

（1）13岁（含13岁）以上人员，原则上同时具备下列条件，并持续7d以上：体温正常；临床症状消失；胸部X线影像检查显示病灶明显吸收。

（2）12岁（含12岁）以下儿童，应同时具备上述条件，并持续7d以上，如自发病至出院不足21d的，应住院满21d后方可出院。

七、预防控制与应急处置

1. 一般预防措施　如下所述。

（1）健全组织机构：各级卫生行政部门都要成立人禽流感防治领导小组，负责辖区内人间禽流感防治工作的统一领导和组织协调工作；成立由人禽流感防治相关专业专家组成的专家组，负责指导本辖区内人间禽流感的防治工作、有关技术措施（流行病学调查、实验室检验、宣传、消毒等）的咨询、疑似禽流感患者的会诊和技术培训。各级疾控部门以及承担诊治人禽流感的各级综合性医院也要成立相应的人禽流感防治领导小组和流调、救治专家组，负责责任范围内的人禽流感疫情流调处理及救治工作。

（2）制定本地区完善的人禽流感应急预案及相应的实施方案。

（3）做好各项技术及物资准备，定期开展人禽流感预防、救治的培训以及演练工作。

（4）加强人禽流感疫情监测

1）密切关注国内外动物禽流感及人禽流感疫情动态，做好疫情预测预警，开展疫情风险评估。

2）在医疗机构开展常规疫情、流感/人禽流感、不明原因肺炎病例、不明原因死亡病例的监测、筛查工作。

3）设立人禽流感监测医院及高暴露人群临时监测点。

（5）开展人禽流感知识的健康教育，提高公众防控人禽流感知识水平。

（6）建立与农牧部门的疫情通报制度。

2. 应急处置　按照卫生部制定下发的《人感染高致病性禽流感应急预案》的分级标准启动各项应急处置措施。

（1）本地有动物禽流感疫情，但尚未发现人禽流感疫情，应该采取以下措施

1）疫情核实：与农业部门紧密协作，核实动物疫情。

2）动物疫情发生后，立即开展现场流行病学调查、密切接触者追踪和样品采集工作（参照卫生部《人感染高致病性禽流感应急预案》附件1，2）。

3）启动人禽流感应急监测方案（参照卫生部《人感染高致病性禽流感应急预案》附件3），疫区实行人禽流感疫情零报告制度。

4）做好密切接触者的医学观察（参照卫生部《人感染高致病性禽流感应急预案》附件4）。

5）按照职责分工，做好疫点内人居住和聚集场所的消毒处理工作（参照卫生部《人感染高致病性禽流感应急预案》附件5）。

6）医疗机构要做好患者接诊、救治、医院内感染控制等准备工作。

7）做好疫情调查处理等人员的个人防护（参照卫生部《人感染高致病性禽流感应急预案》附件5）。

（2）本地出现散发或聚集性人禽流感病例，属重大突发公共卫生事件（Ⅱ级）。

本地区发现散发或聚集性人禽流感病例，但局限在一定的范围，没有出现扩散现象的，应采取以下措施：

1）启动人禽流感应急监测，实行人禽流感病例零报告制度。

2）按照人禽流感病例流行病学调查方案迅速开展流行病学调查工作，查明病例之间的相互关联，判定是否发生人传人现象。

3）按照密切接触者判定标准和处理原则，确定密切接触者，并做好医学观察。

4）按照职责分工，做好疫点内人居住和聚集场所的消毒处理工作。

5）医疗机构要做好人禽流感病例隔离、救治和医院内感染控制工作，并协助疾病预防控制机构开展流行病学调查和病例的主动搜索、标本采集等工作。

6）做好疫情调查处理、医疗教治、实验室检测等医务人员的个人防护。

7）及时向本地区有关部门和邻近省（区、市）人民政府卫生行政部门通报有关情况。

8）进一步加强健康教育，提高公众卫生意识和个人防护意识，减少发生人禽流感的危险性，做好公众心理疏导工作，避免出现社会恐慌。

9）如经调查证实发现人传人病例，要根据疫情控制的需要，划定疫点和疫区范围，报请当地人民政府批准，采取学校停课、部分行业停业等防控措施。

（3）证实人间传播病例并出现疫情扩散状态，属特别重大突发公共卫生事件（Ⅰ级）。

证实人禽流感疫情出现人间传播病例并有扩散趋势，按照《卫生部应对流感大流行准备计划与应急预案（试行）》采取相应的措施。

八、病例诊断与疫情报告

1. 病例诊断　各省（区、市）年度首例人禽流感病例由卫生部人禽流感专家组诊断或排除，此后发生的病例由省（区、市）卫生行政部门专家组诊断与排除，同时报卫生部备案。诊断依据按照卫生部《人禽流感诊疗方案》进行。

人禽流感病例实验室检测工作由具备条件的省级疾病预防控制机构负责实施；省级疾病预防控制机构不能开展检测的要及时送中国疾病预防控制中心检测。

2. 疫情报告　《中华人民共和国传染病防治法》规定，人感染高致病性禽流感属于乙类传染病，但比照甲类传染病报告、管理。根据《国家突发公共卫生事件相关信息报告管理工作规范（试行）》规定，发现1例及以上人感染高致病性禽流感病例，即进行突发共卫生事件相关信息报告。

3. 疫情发布与通告　卫生部负责向有关部门、国际组织、有关国家、港澳台地区通报并向社会发布人禽流感疫情信息。省级卫生行政部门经卫生部授权后，负责向社会发布本行政区域内人禽流感疫情信息。其他任何部门没有权利和义务向社会或其他部门通报人禽流感疫情信息。

附：人感染高致病性禽流感流行病学调查方案

为做好人感染高致病性禽流感（以下简称"人禽流感"）疫情的流行病学调查，预防和控制人禽流感病例的发生、传播，特制定本方案。

1. 调查目的　如下所述。

（1）调查可能的传染源、传播途径及影响因素，为疫情的预防控制提供科学依据。

（2）发现和追踪病、死禽类及人禽流感病例的密切接触者。

（3）发现人传人的线索，并寻找其证据，为及时做好流感大流行应对准备提供依据。

2. 组织与准备 如下所述。

（1）启动条件：卫生行政部门或疾病预防控制机构通过监测系统报告、群众反映、媒体报道、疫情通报等途径获知本辖区内出现下列情况时，应及时开展流行病学调查：

1）发生经省级及以上农业部门证实的禽流感疫情。

2）发现人禽流感预警病例。

3）发现人禽流感疑似、确诊病例。

4）发现其他需要排除人禽流感的病例或需要开展调查的相关情况。

（2）组织及实施

1）县级卫生部门：县级卫生行政部门负责辖区内疫情调查的组织及领导；县级疾病预防控制机构负责开展禽流感疫情流行病学调查，应在接到疫情报告后2小时内开展现场流行病学调查，及时采取相应预防、控制措施，并将调查结果及时向同级卫生行政部门和上级疾病预防控制机构报告。根据需要，可请求上级部门给予技术支持和指导。

2）市级及以上卫生部门：市级及以上卫生行政部门可根据实际情况决定是否派遣调查组前往疫情发生地进行调查；市级及以上疾病预防控制机构可应邀或受同级卫生行政部门派遣前往疫区指导当地疾病预防控制机构开展流行病学调查。

（3）调查准备：调查单位应迅速成立现场调查组，制定流行病学调查计划，明确调查目的、调查组人员组成，确定成员的任务及职责。调查组成员一般包括有关领导、流行病学工作者、临床医生、消毒人员、实验室工作人员、其他相关人员等。

3. 调查内容和方法 如下所述。

（1）背景资料收集

1）当地地理、气象、人口等资料的收集：通过查阅资料、咨询当地相关部门等方法了解当地的地理状况（如地理位置、流域、海拔高度、地形地貌、植被、湖泊、河流、交通状况等）、气象资料（如年均气温、年均月气温、年均降雨量、年均月降雨量、年均湿度、当年月均气温及月均降雨量及月均湿度等）、农林业（土地使用、农业种植、养殖业、野生动物、候鸟迁徙情况等）、人口资料（最新的人口总数、年龄别构成、流动人口数）、社会经济发展指标（如国民经济总产值、人均产值、医院数量及床位数、学校数量等）、其他相关资料如特殊风俗及生活习惯等。

2）历史及横断面相关资料调查：通过查阅疾病预防控制机构及医院相关资料，了解当地（以县为单位）一年内的流感样病例、不明原因肺炎、突发公共卫生事件的发生情况和主要传染病种类及发病情况，了解当地一年内的流感疫苗接种情况（接种疫苗型别、覆盖率、主要接种范围及对象、接种疫苗数量等）。

（2）动物疫情调查

1）动物养殖及禽流感疫情情况：向省级农林部门及当地的农林部门了解当地禽类养殖业情况（包括家禽种类、数量、密度、免疫状况等）、历史上的禽流感疫情（是否发生、疫情发生地、诊断情况、动物类型、病原型别以及疫情发生处理情况等）、当年的动物禽流感疫情（是否发生、疫情发生地及疫区范围、诊断情况、动物类型、病原型别、发生经过及处理情况等）、动物尤其是禽类异常死亡情况、候鸟迁徙情况及禽流感监测情况等。

2）当地禽类交易情况：调查当地及周围的农贸市场尤其是活禽交易市场情况。对市场内的活禽及禽类制品经营者进行调查、登记，了解货物来源、加工及交易方式、现场屠宰、防护情况、近期是否有异常表现等情况。

（3）病例搜索：疾病预防控制专业人员、乡村医生等在当地主要医疗机构采用查看门诊日志和住院病历等临床资料、入户调查等方式主动搜索不明原因肺炎病例、不明原因死亡病例。对搜索出的病例进行随访、筛查，直至排除人禽流感。

（4）病例的流行病学调查和标本的采集：对于搜索和报告的不明原因肺炎病例、人禽流感预警病例、人禽流感疑似病例、人禽流感医学观察病例等应及时开展流行病学调查和标本的采集。调查内容包括：病例基本情况、发病经过和就诊情况、临床表现、实验室检查、诊断和转归情况、居住地及家庭背景、个人暴露史、密切接触者情况等。

1）临床资料：通过查阅病历及化验记录、询问诊治医生等方法，详细了解病例的临床表现、实验室检查结果、治疗进展等情况。

2）病例所在地基本情况

A. 环境情况：通过现场调查了解病例居住地地理位置、人口资料、社区环境、交通状况、经济水平、卫生状况等情况。

B. 动物饲养情况：通过农业部门了解病例居住地所有养殖场及住户进行动物及家禽饲养情况调查，了解家禽种类、饲养方式、饲养规模、禽流感疫苗免疫接种、禽类交易情况等。

C. 动物疫情情况：向当地农业、林业部门了解当地动物疫情监测结果，特别是禽类的异常死亡情况。通过向兽医询问、入户调查的方式了解病例居住地一年内是否有家禽异常死亡情况，重点掌握近期内（6个月内，尤其是近1~2个月）发生禽流感或禽鸟类发病（死亡）情况（发生时间、动物发病表现、发病及死亡的动物种类、死亡数量、诊断结论及依据、处置情况等）。

3）病例家庭及家居环境情况：通过询问及现场调查了解病例家庭人员情况、家庭居住位置、家居环境、家禽及家畜饲养情况、病死家禽及家畜情况。

4）病例发病前活动范围及暴露史

A. 发病前7天内与人禽流感病例的接触情况：接触时间、接触方式、接触频率、接触地点、接触时采取的防护措施情况等。

B. 发病前7天内与病死禽的接触及防护情况：饲养、贩卖、屠宰、捕杀、加工、处理病（死）禽，直接接触病（死）禽及其排泄物、分泌物等。

C. 发病前7天内有无其他接触可疑禽流感病毒污染物（如实验室污染）的情况。

D. 当病例无上述三项接触史时，重点调查其发病前7天内的活动情况，以了解其可能的环境暴露情况，如是否到过禽流感疫区或曾出现病（死）禽的地区旅行，是否到过农贸市场及动物养殖场所等。

5）病例发病后的活动范围及密切接触者：确定病例发病后的详细活动范围，追踪密切接触者。

（5）高危人群的调查

1）通过现场调查及向农业、工商等部门了解情况等方式，掌握动物禽流感疫情，重点了解人禽流感疫情发生地的禽类养殖场、禽类散养户、屠宰场、禽类批发及交易市场、公园禽鸟类养殖场所的禽类饲养、捕捉、屠宰活禽、储藏、运输人员、禽类交易及经营人员以及宠物鸟类的养殖人员，并了解曾滞留禽类养殖、屠宰场所时间较长的人员情况。

2）向动物研究专业机构了解专业从事禽类研究及监测人员情况。

3）现场流行病学调查人员根据现场调查情况确定有潜在高危行为的人员。

（6）密切接触者的调查及处理（详见卫生部印发的《人感染高致病性禽流感应急预案》附件4）。

（7）聚集性人禽流感病例

1）聚集性病例定义：以疫点为单位出现2例及以上人禽流感病例。

2）聚集性病例的调查：从病例间的接触地点、接触时间、接触方式等方面了解病例间是否存在人传染人的可能性。

（8）其他相关调查及研究

1）人禽流感感染因素研究：为探索人禽流感的危险因素，分析可能的感染方式、感染途径及影响因素，开展人禽流感的病例对照研究。

2）血清流行病学调查：对不同暴露机会、暴露方式、暴露时间及频次的人群开展血清流行病学调查，以了解是否存在轻型感染及隐性感染病例。

4. 资料的分析、总结和利用　如下所述。

（1）在疫情调查处理进程中或结束后，应及时对流行病学资料进行整理、分析，撰写流行病学调查报告，并及时向上级疾病预防控制机构和同级卫生行政部门报告。

（2）在疫情调查结束后，各省级疾病预防控制机构将人禽流感病例流行病学调查表和流行病学调查报告上报中国疾病预防控制中心。

（3）流行病学调查原始资料、汇总分析结果、调查报告及时整理归档。

（赵正斌）

第十一节　百日咳

百日咳（pertussis，whooping cough）是由百日咳杆菌（B. pertussis）所致的急性呼吸道传染病。多见于婴幼儿、儿童。临床上以阵发性痉挛性咳嗽以及咳嗽终止时伴有鸡鸣样吸气吼声为特征。本病病程较长，未经治疗，咳嗽可持续达 2 ~ 3 月，故名"百日咳"。

据世界卫生组织（WHO）估计，全球通过扩大免疫规划，实施百白破（pertussis – diphtheria – tetanus，PDT）疫苗接种已减少了 85 611 000 例病例与 726 000 例死亡，但是目前全世界每年仍有 40 000 000 例百日咳患者，致死 355 000 例，且 90% 的病例来自不发达国家和发展中国家。特别是近年来百日咳发病率有所上升，并且成人和青少年发病率明显增高。这说明对百日咳的预防仍然是全球公共卫生方面的一个重大课题。目前预防百日咳最有效和最经济的方法还是接种百日咳疫苗。

一、病原学

百日咳杆菌属鲍特菌属（Bordetella），长 1.0 ~ 1.5μm，宽为 0.3 ~ 0.5μm。革兰染色阴性，两端着色较深，有荚膜，无鞭毛。初分离的菌落表面光滑，称为光滑型（Ⅰ相），毒力及抗原性均强，该菌对营养要求较高，若营养条件不好或多次传代培养则变异为过渡型（Ⅱ、Ⅲ相）或粗糙型（Ⅳ相），细菌形态不一，毒力和抗原性丢失。

百日咳杆菌一般不侵入血液，其致病物质主要包括两类：一类是毒素因子，如百日咳外毒素（PT）、内毒素（脂多糖，LPS）、皮肤坏死毒素（DNT）、腺苷酸环化酶毒素（ACT）、气管细胞毒素（TCT）和不耐热毒素（HLT）；另一类是与细菌的黏附与定居有关的毒力因子，如丝状血凝素（FHA）、百日咳杆菌黏着素（Prn）和凝集原（Aggs）等生物活性物质，这些生物活性物质在百日咳杆菌的致病作用和引起宿主对疾病的免疫反应方面起着重要作用。其中 PT 具有高度的免疫原性，是最无争议的保护性抗原，为百日咳疫苗的共有成分。

根据本菌耐热的 K 抗原（荚膜成分）的不同，可将其分为 14 个血清型，目前流行的主要是 1、2 型，1、2、3 型和 1、3 型。本菌最适生长温度为 35 ~ 37℃，最适 pH 为 6.8 ~ 7.0。本菌对外界抵抗力弱，56℃ 30 分钟可死亡，一般消毒剂、紫外线照射或干燥数小时均可将之杀灭。

副百日咳杆菌也属鲍特杆菌属，其形态与百日咳相似，亦可引起百日咳症状，但两者间无交叉免疫。腺病毒及副流感病毒也能出现类似百日咳样临床表现。

二、流行病学

1978 年中国实施计划免疫、普及儿童百白破疫苗接种以后，百日咳发病率明显下降，由使用疫苗前的 100/10 万 ~200/10 万降低到 20 世纪 90 年代后的 1/10 万以下；近十年来，虽然百日咳发病率仍然保持在低水平，但一些地区出现反弹，局部地区还有暴发流行，发病率超过 1/10 万。

（一）传染源

百日咳患者、隐性感染者和带菌者是本病的传染源。自潜伏期开始至病后 6 周均有传染性，以潜伏期末到发病后卡他期 2 ~ 3 周传染性最强。

（二）传播途径

主要通过呼吸道飞沫传播。咳嗽、说话、打喷嚏时分泌物散布在空气中形成气溶胶，通过吸入传染。间接传染的可能性较小，家庭内传播较多见。

（三）人群易感性

人群普遍易感，5岁以下小儿易感性最高，婴幼儿是百日咳发病和死亡的最易感人群，特别是尚未进行3针百白破疫苗预防的6月龄以下的婴儿。由于母体缺乏或无足够的保护性抗体传给胎儿，所以6个月以下婴儿发病率最高。儿童虽经疫苗接种后，若超过12年，仍有可能发病。百日咳病后不能获得终生免疫，但免疫力较持久，第二次发病者罕见，保护性抗体为IgA和IgG。

（四）流行特征

本病发生于各世界各地，多见于温带及寒带。一般散在发病，在儿童集体机构、托儿所、幼儿园等亦可引起流行。该病四季均可发生，以冬春两季多见。

三、发病机制与病理解剖

机体通过呼吸道吸入含有百日咳杆菌的空气飞沫而传播疾病，一般可分为黏附阶段、局部阶段和全身性阶段。百日咳杆菌自呼吸道侵入，以菌毛血凝抗原附着于呼吸道上皮细胞纤毛上并在局部繁殖，产生各种毒素和毒性物质，引起上皮细胞变性坏死，局部炎症，纤毛的麻痹，呼吸道中黏液排出障碍，堆积潴留，堆积物不断刺激神经末梢导致痉挛性咳嗽，咳毕因出现深长吸气，急速的气流通过痉挛、狭窄的声门，发出高声调的吼声，即鸡鸣声，直至分泌物排出，剧咳方止。长期咳嗽，在咳嗽中枢形成兴奋灶，以致在恢复期或病愈后短期内，受到一些非特异性刺激（如哭泣）和其他感染可诱发百日咳样咳嗽。

目前认为69kD的黏附素和丝状血凝素在百日咳杆菌黏附于易感者呼吸道上皮细胞时起重要作用，而外毒素在引起细胞病变中起重要作用。

病理变化主要在支气管和细支气管，鼻咽、喉和气管亦可有病变，可见呼吸道上皮细胞坏死、脱落。支气管甚至肺泡周围间质有中性粒细胞和单核细胞浸润。分泌物阻塞气管可出现肺不张、支气管扩张等。并发脑炎者脑组织可有充血、水肿、弥散性出血及神经细胞变性。

四、临床表现

潜伏期2～21天，一般为7～10天。典型临床经过分为三期：

（一）卡他期（前驱期）

自起病至阵发性痉咳出现，7～10天。初起类似一般上呼吸道感染症状，包括低热、咳嗽、流涕、喷嚏、流泪和乏力等。3～4天后热退及其他症状好转而咳嗽加重，以夜间为甚。此期传染性最强，及时治疗，能有效控制病情发展，此期治疗效果也最好。但由于本期缺乏特征性症状，易漏诊。

（二）痉咳期

此期不发热，咳嗽由单声咳变为阵咳，连续十余声至数十声短促的咳嗽，继而一次深长的吸气，因吸气时声带仍处紧张状态，空气通过狭窄的声带时发出鸡鸣样吸气声，以后又是一连串阵咳，如此反复，直至咳出黏稠痰液或吐出胃内容物为止。每次阵咳发作可持续数分钟，每日可达十数次至数十次，日轻夜重。阵咳时患儿往往表情痛苦，面红耳赤，涕泪交流、面唇发绀，大小便失禁。少数患者痉咳频繁可出现眼睑水肿、眼结膜及鼻黏膜出血，舌外伸被下门齿损伤舌系带而形成溃疡。成人及年长儿童可无典型痉咳。婴儿由于声门狭小，痉咳时可发生呼吸暂停，并可因脑缺氧而抽搐，称为窒息性发作，常在夜间发生，若抢救不及时，可致死亡。此期短则2～6周，长者可达2个月。

（三）恢复期

阵发性痉咳逐渐减少至停止，鸡鸣样吸气吼声消失。此期一般为2～3周。若有并发症可长达数月。

五、实验室检查

（一）血常规

白细胞计数及淋巴细胞分类自发病第一周末开始升高，痉挛期增高最为明显，白细胞总数可达 $(20 \sim 40) \times 10^9/L$ 或更高，淋巴细胞分类一般为 $60\% \sim 90\%$。

（二）细菌学检查

1. 鼻咽拭培养法　培养越早越好，卡他期培养阳性率可达 90%，发病第 3~4 周阳性率仅 50%。在阵咳后，用金属拭子从鼻咽后壁取黏液培养，阳性率优于咳碟法。

2. 咳碟法　用 B–G（Bordet–Gegou）培养基平碟，置患者口部前 5~10cm，连咳数声后，孵育 3~4 日。第一周阳性率可达 59%~98%，痉咳期常低于 50%，第四周以后仅为 2%。

（三）血清学检查

（1）补体结合试验、凝集试验等主要用于回顾性诊断。
（2）酶联免疫吸附试验可测定本病特异性 IgM 抗体，对早期诊断有帮助。

（四）荧光抗体检查

用鼻咽分泌物涂片，加荧光标记的抗血清，荧光显微镜下检查。早期患者 75%~80% 阳性。但有假阳性。

（五）分子生物学检查

应用百日咳杆菌克隆的基因片段或百日咳杆菌部分序列，对患者鼻咽吸出物进行分子杂交或 PCR 检查，特异性和敏感性均很高，可作快速诊断，目前未应用于临床。

六、并发症

（一）呼吸系统并发症

百日咳患者有发热提示有并发症发生，支气管肺炎最为常见，多为继发感染所致。痉咳可减轻，患儿出现高热、气促、发绀及肺部啰音，严重者还可出现肺不张、肺气肿、支气管扩张和百日咳脑病等。原有肺结核患者再患本病可促使结核病变活动。

（二）中枢神经系统并发症

百日咳脑病是本病最严重的并发症。发病率为 2%~3%。严重痉咳引起脑缺氧、水肿、血管痉挛或出血。表现为惊厥或反复抽搐、高热、昏迷。恢复后可留有失明、偏瘫、智力减退等后遗症。

（三）其他

如结膜下出血、脐疝、腹股沟疝和脱肛等。

七、诊断

根据当地流行病学资料、临床症状和体征以及实验室检查结果的综合分析进行诊断。

（一）流行病学

对仅有卡他症状而无特征性临床表现者应注意询问接触史。

（二）临床特点

具有痉挛性咳嗽者，诊断多无困难。

一般可参考下列依据：①咳嗽逐日加重且夜间显著；②有与百日咳患者接触史或当地有百日咳流行；③咳嗽虽重，胸片无阳性体征；④血常规检查：白细胞总数和淋巴细胞明显增高。依此四点可以作出临床诊断，明确诊断需靠细菌学或血清学检查。

八、鉴别诊断

本病应注意与腺病毒等引起的小支气管炎、呼吸道合胞病毒和副流感病毒所引起的间质性肺炎、副百日咳杆菌和支气管出血性杆菌所引起的副百日咳、支气管淋巴结核及气管异物等相鉴别。

九、治疗

（一）一般和对症治疗

按呼吸道传染病隔离。保持空气清新和适当温度、湿度，注意营养及良好护理。半岁以下婴儿可突然发生窒息，应有专人守护，避免刺激、哭泣而诱发痉咳。婴幼儿痉咳时可采取头低位，轻叩背。咳嗽较重者睡前可用氯丙嗪或异丙嗪顿服，有利睡眠，减少阵咳。患儿发生窒息时应及时做人工呼吸、吸痰和给氧。重者可适当加用镇静剂如苯巴比妥或地西泮等。痰稠者可给予祛痰剂或雾化吸入。重症婴儿可给予肾上腺皮质激素以减轻炎症。沙丁胺醇可减轻咳嗽，可以试用。

（二）抗生素治疗

卡他期 4 天内应用抗生素可缩短咳嗽时间或阻断痉咳。4 天后或痉咳期应用可缩短排菌期，预防继发感染，但不能缩短病程。首选红霉素 30~50mg/（kg·d），分 3~4 次服用，连用 7~10 天。也可用罗红霉素，小儿 2.5~5mg/（kg·d），分 2 次服用；成人每次 150mg，每日 2 次，疗程不少于 10 天。亦可用复方新诺明、氨苄西林等药抗菌。

（三）肾上腺皮质激素与高价免疫球蛋白治疗

重症婴幼儿可应用泼尼松 1~25mg/（kg·d），能减轻症状，疗程 3~5 天。也可用高价免疫球蛋白，可减少痉咳次数和缩短痉咳期。

（四）并发症治疗

肺不张并发感染给予抗生素治疗。单纯肺不张可采用体位引流，必要时可用纤维支气管镜排除堵塞的分泌物。百日咳脑病发生惊厥时可应用苯巴比妥钠每次 5mg/kg 肌内注射或地西泮每次 0.1~0.3 mg/kg 静脉注射，出现脑水肿时静脉注射甘露醇，每次 1~2g/kg。

十、预后

本病预后与年龄有关，1 岁以下婴儿，特别 3 个月以下婴儿预后差。并发百日咳脑病、支气管肺炎者预后差。

十一、预防

（一）控制传染源

及早发现患者并进行隔离，隔离期自发病起 40 天或出现痉咳后 30 天。密切接触者应隔离检疫 2~3 周。

（二）切断传播途径

室内通风换气，每日用紫外线消毒病房，对痰液及口鼻分泌物进行消毒处理。

（三）保护易感人群

1. 主动免疫　国内目前常用百白破（百日咳、白喉、破伤风）三联疫苗。自出生 3~6 个月开始预防接种。剂量为 0.5mL，每月皮下注射一次，共三次。若百日咳流行时，可提前至出生后 1 个月接种。菌苗接种后有效免疫期为 4~5 年，因此对密切接触的曾注射过菌苗的 7 岁以下儿童，可以加强注射一次菌苗。有过敏史、惊厥史、患急性病者禁用百日咳菌苗。中国在 1993 年研制出国产新一代无细胞百日咳疫苗，经 20 余年来对数千万婴幼儿和儿童接种，证明这种疫苗的安全性和免疫原性俱佳。

2. 被动免疫　肌内注射高效价免疫球蛋白 1.25mL，隔日 1 次，连用 3~5 次，可减轻症状。

3. 药物预防　对无免疫力而又有百日咳接触史的患儿可用红霉素、复方新诺明进行预防，连续用药 7 ~ 10 天。

（赵正斌）

第十二节　白喉

白喉（diphtheria）是由白喉杆菌（B. diphtheria）引起的急性呼吸道传染病。临床上主要表现为发热伴咽、喉部灰白色假膜和全身毒血症症状，严重者可并发心肌炎和周围神经麻痹。

一、病原学

白喉杆菌属棒状杆菌属，大小为（1 ~ 8）μm ×（0.3 ~ 0.8）μm，为革兰阳性菌，一端或两端膨大，内有异染颗粒。菌体排列不规则，常呈 Y、L、V 型或栅栏样。不能运动，无芽孢。在奈瑟（Neisser）染色时菌体呈黄褐色，异染颗粒为蓝黑色；阿伯特（Albert）染色菌体呈绿色，异染颗粒为深蓝黑色；庞氏（Ponder）染色菌体呈淡蓝色，异染颗粒呈深蓝色。在 0.033% 亚锑酸钾培养基上生长能使锑盐还原，使菌落呈灰黑色。细菌分泌的外毒素是主要的致病物质，由 535 个氨基酸组成，分子量约 58kD，有 A、B 两个片段，A 片段无直接毒性，在 B 片段携带下与细胞膜受体结合后，转位到胞质内发挥毒性作用。抗 A 片段的抗体无中和外毒素作用，但针对 C 末端分子量为 17kD 的多肽（相当于 B 片段受体结合区）的抗体有阻断外毒素作用。外毒素的毒性强，豚鼠最小致死量为 0.1μg。携带产毒基因（tox +）溶原性噬菌体且分泌外毒素的白喉杆菌有致病性。白喉杆菌外毒素不稳定，以 0.3% ~ 0.5% 甲醛处理成为类毒素，可用于预防接种或制备抗毒素血清。白喉杆菌对冷冻、干燥抵抗力强，在干燥假膜中可生存 12 周；在玩具、衣物上可存活数日。对湿热及化学消毒剂敏感，56℃ 10 分钟或 5% 苯酚 1 分钟即可死亡，阳光直射下仅能存活数小时。

二、流行病学

（一）传染源

患者和白喉带菌者是传染源。患者在潜伏期末开始通过呼吸道分泌物向外排菌，即具有传染性。健康带菌者为 0.1% ~ 5%，流行期人群带菌率可达 10% ~ 20%，恢复期带菌率 10% 左右。因此，轻型、不典型患者和健康带菌者作为传染源在流行病学上更有意义。

（二）传播途径

主要经呼吸道飞沫传播，也可经食物、玩具及物品间接传播。偶尔可经破损的皮肤传播。

（三）易感人群

人群普遍易感，新生儿可经胎盘及母乳获得免疫力，抗体水平在生后 3 个月后明显下降，1 岁后基本消失。患病后可产生针对外毒素的抗体，免疫力持久。预防接种或隐性感染可获得特异性免疫力。锡克试验（Schick test）可测人群免疫水平，也可用间接血凝或酶联免疫吸附试验（ELISA）法测人群血清抗毒素抗体水平。

（四）流行特征

本病见于世界各地，以散发为主。实施计划免疫后儿童发病数明显下降，发病年龄向后推迟。一年四季均可发病，以冬春季多发。居住拥挤，卫生条件差容易发生该病流行。

三、发病机制与病理解剖

白喉杆菌侵袭力较弱，侵入上呼吸道后仅在黏膜表层繁殖，常不侵入深部组织和血流。白喉杆菌外毒素具有强烈毒性，可引起细胞破坏、纤维蛋白渗出、白细胞浸润。大量渗出的纤维蛋白与白喉性坏死组织、炎症细胞、细菌等凝结而形成特征性白喉假膜（diphtheric pseudomembrane，DPM），假膜覆盖于病变表面，与组织粘连紧密不易脱落，强行剥脱易出血。但喉及气管黏膜上皮有纤毛，假膜与黏膜的粘连不紧，因此喉及气管白喉的假膜易脱落引起梗阻窒息。白喉杆菌外毒素吸收入血引起全身毒血症状，毒素吸收量与假膜所在部位及广泛度有关。假膜范围大，毒素吸收多，症状重。喉及气管黏膜白喉，毒素吸收较少，全身症状较轻；鼻白喉毒素吸收量最大，症状最重。

病理改变除在上呼吸道形成假膜外，以中毒性心肌炎和白喉性神经炎最显著。可见心脏扩大，心肌常有脂肪变性、玻璃样及颗粒样变性，心肌纤维断裂并可累及传导系统。神经炎以周围运动神经为主，其中第IX、X对颅神经受损较常见，常为髓鞘变性、神经轴肿胀。还可有肾浊肿、肾小管上皮细胞脱落及肾上腺退行性变等，肝脏也可出现脂肪浸润和肝细胞坏死。

四、临床表现

潜伏期1~7天，多为2~4天。按假膜所在部位将其分为咽白喉、喉白喉、鼻白喉和其他部位白喉。

（一）咽白喉

咽白喉最常见，约占白喉的80%。按假膜大小及病情轻重将其分为四型：

1. 普通型　起病缓慢，表现为咽痛、中等度发热、食欲缺乏、全身不适等。伴有咽部充血，扁桃体肿大。24小时后即可有灰白色片状假膜形成，假膜边缘清楚，不易剥离，强行剥离则基底裸面出血，可伴有颌下淋巴结肿大压痛。

2. 轻型　全身症状轻，可仅有轻微发热、咽痛。假膜多限于扁桃体，呈点状或小片状，假膜也可不明显而白喉杆菌培养阳性。

3. 重型　全身症状重，体温常超过39℃，面色苍白、恶心、呕吐。假膜广泛而厚，可扩大至腭弓、腭垂及咽后壁。假膜颜色灰黄污秽，伴口臭。可有淋巴结周围软组织水肿、心肌炎或周围神经麻痹。

4. 极重型　假膜较重且范围更广泛，污黑色，伴有腐败口臭味。颈部因软组织水肿而似"牛颈"。体温可高达40℃，伴有呼吸急促、烦躁不安、面色苍白、口唇发绀。可有心脏扩大、心律失常或中毒性休克等，抢救不及时常易死亡。

（二）喉白喉

喉白喉约占白喉的20%，其中原发性喉白喉约占25%，其余为咽白喉延续而成。特征性表现为"犬吠样"咳嗽，声音嘶哑或失声，甚至吸气时有喉梗阻，表现为鼻翼翕动、"三凹"现象、发绀等。假膜可延至气管、支气管，假膜脱落可因窒息而死亡。

（三）鼻白喉

多见于婴幼儿，原发性鼻白喉较少见，继发性鼻白喉多来自咽白喉。表现为鼻塞、浆液血性鼻涕，鼻孔周围皮肤受累发红、糜烂、结痂，鼻前庭可有假膜。全身症状轻，有张口呼吸或觅乳困难等。

（四）其他部位白喉

皮肤白喉多见于热带地区，伤口白喉、眼结膜白喉及耳、口腔、食管、外阴、新生儿脐带等部位均可发生白喉。常表现为局部假膜，而全身症状轻。

五、实验室检查

（一）血常规

外周血白细胞升高，多在（10~20）×10^9/L，中性粒细胞增高，严重时可出现中毒颗粒。

（二）细菌学检查

取假膜与黏膜交界处标本涂片可见排列不规则的两端着色较深的棒状杆菌，标本也可接种于Loeffler血培养基，8~12小时可见白喉杆菌生长。还可用2%亚锑酸钾涂抹在假膜上，10~20分钟后假膜变为黑色或深灰色为阳性，提示有棒状杆菌感染。荧光标记特异性抗体染色查白喉杆菌，阳性率和特异性均较高，可用于早期诊断。

六、并发症

（一）中毒性心肌炎

是本病最常见的并发症，也是本病死亡的主要原因。常见于重型白喉，多发生在病程的第 2 ~ 3 周。临床上表现为极度乏力、面色苍白、呼吸困难，听诊心率加快或减慢、心律失常。ECG 显示 T 波或 ST 改变，或传导阻滞、心律失常，严重者出现心力衰竭。

（二）周围神经麻痹

多见于病程的第 3 ~ 4 周。常表现为软腭麻痹，出现鼻音声重、进食呛咳及腭垂反射消失等症状。其次为颜面肌、眼肌及四肢肌麻痹等。一般在数周内恢复，多不留有后遗症。

（三）支气管肺炎

多见于幼儿，常为继发感染所致。

（四）其他化脓性感染

白喉可继发其他细菌感染，造成颈部淋巴结炎、中耳炎、败血症等。

七、诊断

白喉依据流行病学资料和典型临床表现即可作出临床诊断。细菌学检查阳性即可确定诊断。

八、鉴别诊断

咽白喉应与奋森（Vincent）咽峡炎、急性扁桃体炎及鹅口疮等相鉴别；喉白喉应与急性喉炎、变态反应性喉水肿及气管内异物相鉴别。鼻白喉应与慢性鼻炎、鼻内异物相鉴别。

九、预后

预后与年龄、治疗早晚、临床类型、并发症及是否接受预防接种等有关。应用抗毒素和抗生素治疗后，病死率已降至 5% 以下，患者多死于心肌炎。

十、治疗

（一）一般治疗

严格卧床休息 2 ~ 6 周。高热量流质饮食，维持水与电解质平衡，注意口腔护理，保持室内通风和湿度。

（二）病原治疗

早期使用抗毒素和抗生素治疗是治疗成功与否的关键。

1. 抗毒素　白喉抗毒素（DTA）治疗是本病的特异性治疗方法。由于白喉抗毒素不能中和进入细胞内的外毒素，宜尽早（病后 3 ~ 4 天）使用。用量按假膜部位、中毒症状、治疗早晚而定，轻中型为 3 万 ~ 5 万 U，重型 6 万 ~ 10 万 U；治疗晚者加大剂量；喉白喉适当减量。注意应用 DAT 治疗后假膜很快脱落可堵塞气道，DAT 静脉注射 30 分钟血浓度达高峰，肌内注射需 24 小时。重型及治疗晚者常将其稀释于 100 ~ 200mL 葡萄糖液缓慢静脉滴注。注射前皮试过敏者采用脱敏疗法。

2. 抗生素　可抑制白喉杆菌生长，缩短病程和带菌时间。首选药物为青霉素 G。它对各型白喉均有效。每天 80 万 ~ 160 万 U，分 2 ~ 4 次肌内注射；也可用红霉素，每天（10 ~ 15）mg/kg，分 4 次口服，疗程 7 ~ 10 天，也可用阿奇霉素或头孢菌素治疗。并发细菌性肺炎应根据药敏试验选用相应抗生素控制感染。

（三）对症治疗

并发心肌炎或中毒症状重者可用肾上腺皮质激素，并酌情用镇静剂。喉梗阻或脱落假膜堵塞气道者可行气管切开或喉镜取膜。咽肌麻痹者鼻饲，必要时呼吸机辅助治疗。

十一、预防

（一）管理传染源

患者应按呼吸道传染病隔离至临床治愈，2 次咽拭培养（隔日 1 次）阴性者可解除隔离。接触者检疫 7 天，带菌者隔离 7 天，并用青霉素或红霉素治疗。

（二）切断传播途径

患者鼻咽分泌物及所用物品应严格消毒。呼吸道分泌物用双倍 5% 煤酚皂（来苏）或石炭酸处理 1 小时；污染衣物或用具煮沸 15 分钟，不能煮沸的物品用 5% 煤酚皂浸泡 1 小时。

（三）保护易感者

新生儿生后 3 个月注射"百白破（pertussis – diphtheria – tetanus，PDT）"三联疫苗。7 岁以上儿童首次免疫或流行期易感者，接种吸附精制白喉类毒素（diphtheria toxoid，DT）或吸附精制白喉和破伤风类毒素。密切接触的易感者可肌内注射精制 DAT1 000 ~ 2 000U（儿童 1 000U），有效预防期为 2 ~ 3 周，一月后再行类毒素全程免疫。

（赵正斌）

第七章

神经系统感染性疾病

第一节 流行性乙型脑炎

流行性乙型脑炎（epidemic encephalitis B）是由嗜神经的乙型脑炎病毒（encephalitis B virus）引起的一种中枢神经系统的急性传染病。由于该病最早在日本流行，故又称日本脑炎（Japanese encephalitis）。本病经蚊等吸血昆虫传播，常流行于夏季，主要分布于亚洲及太平洋地区。临床上以高热、意识模糊、抽搐、病理反射及脑膜刺激征为特征，病死率高，后遗症严重，仍是威胁人类（特别是儿童）健康的重要传染病之一。

一、病原学

乙脑病毒属虫媒病毒乙组的黄病毒科（Flaviviridae），黄病毒属。电镜下病毒颗粒呈球形，直径30～50nm，其基因为单股正链 RNA，长约 11kb，外有脂蛋白包膜，表面有糖蛋白刺突，其内含有血凝素，能凝集鸡红细胞。病毒基因编码的蛋白包括核衣壳蛋白（C 蛋白）、膜蛋白（M 蛋白）、包膜蛋白（E 蛋白）和非结构蛋白（NS1～NS5）。E 蛋白为糖基化蛋白，是最大的结构蛋白，由 500 个氨基酸组成，是主要的体液免疫反应靶位，同时也是病毒进入宿主细胞最重要的蛋白，含有神经毒性和神经侵袭性的位点。

乙脑病毒抵抗力不强，对温度、乙醚及酸均敏感。加热 100℃ 2 分钟，56℃ 30 分钟均可灭活。易被常用消毒剂如含氯消毒剂、氧化消毒剂、碘酊等所杀灭。病毒对低温和干燥的抵抗力强，用冰冻干燥法在 4℃ 冰箱中可保存数年。

乙脑病毒的抗原性稳定，较少变异，能在乳鼠脑组织传代，亦能在鸡胚细胞、猴肾细胞和 Hela 等细胞内生长。人与动物感染乙脑病毒后，可产生补体结合抗体、中和抗体及血凝抑制抗体，对这些特异性抗体的检测有助于临床诊断和流行病学调查。

二、流行病学

（一）传染源

乙脑是人畜共患的自然疫源性疾病，人与许多动物（如猪、牛、马、羊、鸡、鸭、鹅等）都可成为本病的传染源。人被乙脑病毒感染后，可出现短暂的病毒血症，但病毒数量少且持续时间短，故人不是本病的主要传染源。动物中的家畜、家禽和鸟类，特别是猪是主要的传染源，仔猪经过一个流行季节几乎 100% 的受到感染。病毒通常在蚊 – 猪 – 蚊等动物之间循环。一般在人类乙脑流行前 1～2 个月，先在家畜中流行，故检测猪的乙脑病毒感染率可预测当年在人群中的流行趋势。

（二）传播途径

乙脑主要经蚊虫叮咬及吸血传播。其传播媒介是生活在水稻田、沼泽地、水库、水沟里的雌性蚊虫。库蚊、伊蚊和按蚊的某些种都能传播本病，其中三带喙库蚊是主要的传播媒介，它是同种库蚊中传播乙脑病毒最多的蚊种。在蚊虫将乙脑病毒传给宿主之前，病毒在蚊虫体内有一段潜伏期，在此期，病毒先在其肠道内繁殖，然后移行至蚊唾液增殖，且在唾液中保持高浓度，经叮咬将病毒传给人和动物。蚊感染乙脑病毒后不发病，但可带毒越冬或可经卵传代成为乙脑病毒的长期宿主。此外，被感染的候鸟、蠛蠓、蝙蝠等也是乙脑病毒的长期储存宿主。人类是乙脑病毒的终末宿主。

（三）人群易感性

人对乙脑病毒普遍易感，感染后多数呈隐性感染，且可获得较持久的免疫力。流行地区人群往往经多次隐性感染而获得持久免疫，故发病多为无免疫力的儿童，病例多集中在 10 岁以下儿童，以 2～6 岁组发病率最高，婴儿可从母体获得抗体而具有保护作用。近年来由于儿童和青少年广泛接种疫苗，成人和老年人的发病率则相对增加。

（四）流行特征

乙脑主要分布在亚洲及太平洋地区。在我国，仅东北北部、青海、新疆及西藏等地未见本病报告。乙脑在热带地区全年均可发生，在亚热带和温带地区有严格的季节性，80%～90% 病例集中在 7、8、9 三个月内。本病集中发病少，呈高度散发性。

三、发病机制与病理改变

人被带有乙脑病毒的蚊虫叮咬后，病毒即进入人体，首先在单核－吞噬细胞内繁殖，随后进入血流，引起病毒血症。当被感染者机体免疫力强时，只形成短暂的病毒血症，病毒很快被清除，不侵入中枢神经系统，临床上表现为隐性感染或轻型病例，并可获得终生免疫力。当机体免疫力弱，而感染的病毒数量大及毒力强时，病毒通过血－脑脊液屏障进入中枢神经系统，引起脑实质病变。

乙脑脑组织的损伤机制与病毒对神经组织的直接侵袭有关，其可致神经细胞坏死、胶质细胞增生及炎性细胞浸润。细胞凋亡是乙脑病毒导致神经细胞死亡的普遍机制，此外在乙脑发病时，作为一种防御反应，神经组织中大量产生一氧化氮（NO），虽具有抗病毒效应，但其所诱发的脂质过氧化是引起脑组织损伤的一个重要因素。脑损伤的另一机制则与免疫损伤有关，当体液免疫诱导出的特异性 IgM 与病毒抗原结合后，就会沉积在脑实质和血管壁上，激活补体及细胞免疫，引起免疫攻击，导致血管壁破坏，附壁血栓形成，脑组织供血障碍和坏死。研究表明，免疫反应产生的大量炎症因子如 IL－6、IL－8 等可引起脑组织损伤加重。因此免疫反应的强弱与病情的轻重及预后密切相关。

乙脑病变广泛存在于大脑及脑脊液，以大脑、中脑、丘脑的病变最为严重，大脑顶叶、额叶、海马回受侵较显著，脊髓病变最轻。肉眼观察可见软脑膜大小血管高度扩张与充血，脑的切面上可见灰质与白质中的血管高度充血、水肿，有时见粟粒或米粒大小的软化坏死灶。显微镜下可见脑内血管扩张、充血，小血管内皮细胞肿胀、坏死、脱落；神经细胞变性、肿胀与坏死；脑实质肿胀、变性、软化后可发生钙化或形成空洞；胶质细胞增生形成小胶质结节，多位于小血管旁或坏死的神经细胞附近。神经细胞病变严重者常不能修复而引起后遗症。

四、临床表现

潜伏期 4～21 日，一般为 10～14 日。病毒初期在单核－吞噬细胞内繁殖，再释放入血，多数人感染后无症状，但血液中抗体可升高，称为隐性感染。部分人出现轻度的呼吸道症状。极少数患者，病毒通过血－脑脊液屏障造成中枢神经系统病变，出现高热、意识障碍、惊厥等脑炎症状。典型患者的病程可分为 4 期。

1. 初期或称为初热期　病程的第 1～3 天，此时为病毒血症期。起病急，1～2 日体温上升至 39～40℃，伴头痛、恶心、呕吐，意识障碍，如精神倦怠、嗜睡。少数患者可出现神志淡漠和颈项强直。小儿可有呼吸道症状或腹泻，极重型患者可迅速出现高热、抽搐、昏迷而进入极期。

2. 极期　病程的第 4～10 日，突出表现为全身毒血症状及脑实质受损的症状。

（1）高热：是乙脑患者必有的表现。体温常高达 39～40℃以上，轻者 3～5 日，一般 7～10 日，重型者可达数周。体温越高，热程越长提示病情越重。

（2）意识障碍：大多数人在起病后 1~3 日出现不同程度的意识障碍，为乙脑早期特异性的表现，发生率可达 90%，一般持续 1 周左右，重型者可持续 1 个月以上。表现为嗜睡、谵妄、昏迷、定向障碍等，昏迷越早、越深常提示病情越重。

（3）惊厥或抽搐：多见于第 3~5 日，是乙脑严重症状之一，发生率为 40%~60%。主要因高热、脑实质炎症及脑水肿所致。表现为先出现面部、眼肌、口唇的小抽搐，随后肢体抽搐、强直性痉挛，重型者可发生全身强直性抽搐，历时数分钟至数十分钟不等，均伴有意识障碍。

（4）呼吸衰竭：是乙脑主要的死亡原因。主要是中枢性呼吸衰竭，多见于重型患者，由于呼吸中枢损害、脑实质炎症、缺氧、脑水肿、脑疝、低钠性脑病等原因引起。表现为呼吸表浅、节律不齐、双吸气、叹息样呼吸、呼吸暂停、潮式呼吸以致呼吸停止。外周性呼吸衰竭通常由脊髓病变引起呼吸肌瘫痪或气道阻塞、肺部感染所致，表现为呼吸困难、呼吸频率改变、呼吸动力减弱、发绀，但节律始终整齐。中枢性呼吸衰竭和外周性呼吸衰竭可同时存在。脑疝患者根据发生的位置可有其特异性表现。小脑幕切迹疝（颞叶疝）表现为患侧瞳孔先缩小，随病情进展而逐渐扩大，患侧上眼睑下垂、眼球外斜，病变对侧肢体肌力减弱或麻痹，病理征阳性；由于脑干受压，可出现生命体征异常。枕骨大孔疝（小脑扁桃体疝）的生命体征紊乱出现较早，意识障碍出现较晚。患者可早期出现呼吸骤停而死亡。

高热、抽搐及呼吸衰竭是乙脑极期的三联症，常互为因果，相互影响，加重病情。多数患者在本期末体温下降，病情改善，进入恢复期；少数患者因严重并发症或脑部损害严重而死于本期。

（5）循环衰竭：少见，表现为血压下降、脉率细速、休克和胃肠道出血。产生原因多为心功能不全、有效循环血量减少、消化道失血、脑水肿和脑疝等。

3. 恢复期　极期过后患者体温逐渐下降，神经系统症状和体征逐渐好转，体温常在 2~5 日降至正常，一般 2 周左右完全恢复，重型患者需 1~6 个月才能逐渐恢复。有的患者有一短期"精神呆滞段"，以后言语、表情、运动及神经反射逐渐恢复正常。此阶段可表现为：持续低热、多汗、失眠、痴呆、失语、流涎、吞咽困难、瘫痪等，但经积极治疗后，常可在 6 个月内恢复，如半年后上述症状仍不能恢复，称后遗症。

4. 后遗症期　经过积极治疗后，仍有 5%~20% 的重型乙脑患者留有后遗症。主要表现为失语、肢体瘫痪、意识障碍、精神失常、痴呆和癫痫等。继续积极治疗，可有不同程度的恢复。

根据乙型脑炎病情轻重，临床可分为 4 型。

1. 轻型　体温在 39℃ 以下，神志始终清楚，无抽搐，可有轻度嗜睡，头痛及呕吐症状不严重，脑膜刺激征不明显。多在一周内恢复，无后遗症。

2. 中型（普通型）　体温在 39~40℃，有意识障碍如昏睡或浅昏迷，偶有抽搐，头痛、呕吐、脑膜刺激征明显，病理征可阳性。病程 7~14 天，多无恢复期症状。

3. 重型　体温持续在 40℃ 以上，昏迷，有反复或持续性抽搐，瞳孔缩小，浅反射消失，深反射先亢进后消失，病理征阳性，常有神经系统定位症状和体征，可有肢体瘫痪和呼吸衰竭。病程多在 2 周以上，恢复期常有不同程度的精神异常及瘫痪表现，部分人可有后遗症。

4. 极重型（暴发型）　本型少见。起病急骤，体温常于 1~2 天升至 40℃ 以上，反复或持续性强烈抽搐，伴深度昏迷，迅速出现中枢性呼吸衰竭及脑疝，病死率高，多在极期中死亡，幸存者常留有严重后遗症。

五、实验室检查

（一）血常规

白细胞计数一般在（10~20）×10⁹/L，中心粒细胞增至 80% 以上，核左移，嗜酸性粒细胞减少，少数患者血常规可正常。

（二）脑脊液

外观无色透明或微混浊，压力增高，白细胞计数增加，多数在（0.05~0.5）×10⁹/L，少数可高

达 $1 \times 10^9/L$ 以上，或始终正常；早期以中性粒细胞为主，随后则淋巴细胞增多。白细胞计数的高低与病情轻重及预后无关。蛋白轻度增高，糖正常或偏高，氯化物正常。脑脊液中免疫球蛋白测定有助于鉴别诊断。

（三）血清学检查

（1）特异性 IgM 抗体测定：该抗体在病后 3～4 天即可出现，脑脊液中最早在病程第 2 天即可检测到，2 周时达高峰，可作为早期诊断指标。检测的方法有酶联免疫吸附试验（ELISA）、间接免疫荧光法、2 – 巯基乙醇（2 – ME）耐性试验等。

（2）补体结合试验：补体结合抗体为 IgG 抗体，具有较高的特异性，多在发病后 2 周出现，5～6 周达高峰，抗体水平可维持 1 年左右，不能用于早期诊断，主要用于回顾性诊断或流行病学调查。

（3）血凝抑制试验：血凝抑制抗体出现较早，一般在病后 4～5 天出现，2 周时达高峰，抗体水平可维持一年以上。敏感性高，方法简便快捷，但试验要求严格，可出现假阳性反应（乙脑的凝血素抗原可与同属病毒登革热病毒、黄热病病毒出现弱的交叉反应），可用于临床诊断及流行病学调查。

（四）病原学检查

（1）病毒分离：病初可取血清或脑脊液接种乳鼠以分离病毒，但由于乙脑病毒主要存在于脑组织中，血及脑脊液中不易分离出病毒，故阳性率较低。在病程第一周内死亡病例的脑组织中可分离到病毒。

（2）病毒抗原及核酸的检测：在组织、血液或其他体液中通过直接免疫荧光或聚合酶链反应（PCR）可检测到乙脑病毒抗原或特异性核酸，即可作出确诊。

六、并发症

以支气管肺炎最为常见，多因昏迷患者呼吸道分泌物不易咳出或应用人工呼吸器后所致。其次为肺不张、败血症、尿路感染、褥疮等，重型患者应警惕应激性胃黏膜病变所致上消化道大出血的发生。

七、诊断

根据流行病学资料、临床症状和体征以及实验室检查结果的综合分析进行诊断，但确诊则需要依靠抗体检查或病原分离。

1. 流行病学　在乙脑流行区居住，在蚊虫叮咬季节发病或发病前 25 天内在蚊虫叮咬季节到过乙脑流行区。乙脑流行有明确的季节性和地域性，常发生于夏秋季，10 岁以下儿童多见，近年来成人发病有增加趋势。

2. 临床特点　乙脑起病急，可有高热、头痛、呕吐、意识障碍、抽搐、病理反射及脑膜刺激征阳性等临床表现。

3. 实验室检查　结合血常规、脑脊液检查、血清学检查，尤其是特异性 IgM 抗体检测可有助于诊断。急性期抗乙脑病毒 IgM 抗体阳性者，或恢复期血清中抗乙脑病毒 IgG 抗体或中和抗体滴度比急性期上升大于 4 倍者，或检测到乙脑病毒抗原、特异性核酸者均可明确诊断。

八、鉴别诊断

1. 中毒性菌痢　本病亦多见于夏秋季，且 10 岁以下儿童发病率高。但本病起病较乙脑更急，病初胃肠道症状出现之前即可有高热、神经系统症状（抽搐、惊厥、昏迷）和感染性休克，一般无脑膜刺激征，脑脊液多正常。大便或灌肠液可见镜下红细胞、脓细胞及巨噬细胞，培养有痢疾杆菌生长，可与乙脑相鉴别。

2. 化脓性脑膜炎　症状类似乙脑，但冬春季多见。病情发展迅速，重症患者在发病 1～2 天即进入昏迷，多以脑膜炎的表现为主，脑实质的病变表现不突出，脑脊液呈细菌性脑膜炎改变，涂片和培养可找到细菌，早期不典型病例，不易与乙脑鉴别，需密切观察病情和复查脑脊液。

3. 结核性脑膜炎　无季节性，起病缓慢，病程长。常有结核病史，脑膜刺激征较明显，而脑实质病变表现较轻。脑脊液检查表现为蛋白明显增高，氯化物明显下降，糖降低，薄膜涂片和培养可检出结核杆菌。胸片等影像学检查可发现结核病灶。

4. 钩端螺旋体病　本病脑膜炎型易与乙脑混淆，但本病多有疫水接触史，多有乏力、腓肠肌痛、结膜充血、腋下或腹股沟淋巴结肿大。

5. 其他　其他病毒性脑膜炎、脑型疟疾、脑血管意外、脊髓灰质炎等，应根据发病地区、临床表现及实验室检查予以鉴别。

九、治疗

目前尚无特效的抗病毒治疗药物，乙脑病情重，变化快，早期可试用利巴韦林、干扰素等。同时采取积极的对症支持治疗，维持水和电解质平衡，密切监测病情变化，处理好高热、抽搐，控制脑水肿和呼吸衰竭等危重症状，以降低死亡率及减少后遗症的发生。

1. 一般治疗　病室应安静，室温控制在30℃以下。密切监测患者精神、意识、体温、生命体征及瞳孔的变化。补充足够的营养和维生素，重型患者静脉输液不宜过多，以免加重脑水肿，一般成人每天补液为1 500~2 000mL，儿童每天50~80mL/kg，同时给予补充钾盐，纠正酸中毒。昏迷的患者应定时翻身、叩背、吸痰以防止肺部感染及褥疮的发生，抽搐的患者应设防护栏以防坠床。

2. 对症治疗　高热、抽搐、呼吸衰竭是危及患者生命的三大主要症状，并且互为因果，恶性循环。因而及时控制高热、抽搐、呼吸衰竭是抢救乙脑患者的关键。

（1）降温：高热患者采用物理降温为主，药物降温为辅，使体温控制在38℃以下。物理降温包括冰敷额部、枕部和体表大血管部位，如腋下、颈部及腹股沟等处，30%~50%乙醇或温水擦浴，冷水灌肠等。降温不宜过快、过猛，禁用冰水擦浴，以免引起寒战和虚脱。药物降温应防止用药过量导致大量出汗而引起循环衰竭。必要时可采用亚冬眠疗法，肌内注射氯丙嗪及异丙嗪各0.5~1mg/kg，每4~6小时一次，疗程一般为3~5天。同时加用物理降温，使体温降至38℃以下。氯丙嗪的缺点是导致呼吸道分泌物增多，抑制呼吸中枢及咳嗽反射，以致痰堵，故用药过程中应保持呼吸道通畅，密切监测生命体征。

（2）惊厥或抽搐处理：根据病因采取对症措施。①高热所致者，以降温为主；②脑水肿或脑疝所致者，给予脱水治疗。一般可用20%甘露醇静脉滴注或推注（20~30分钟内），每次1~1.5/kg，根据病情可每4~6小时重复使用，或可加50%葡萄糖、呋塞米、肾上腺皮质激素静脉注射，注意水与电解质平衡；③因缺氧所致者，应及时吸痰，保持呼吸道通畅，必要时可做气管切开；④脑实质病变引起的抽搐，可给予镇静剂或亚冬眠疗法。镇静剂在有抽搐先兆时即予以应用，并及时停药，注意给药时间。常用的镇静剂有地西泮，成人每次10~20mg，儿童每次0.1~0.3mg/kg（每次不超过10mg），肌内注射或缓慢静脉注射，还可用水合氯醛鼻饲或灌肠，成人每次1~29，儿童每次60~80mg/kg（每次不超过1g）。巴比妥钠可用于预防抽搐频繁的抽搐，可加用氢化可的松治疗；⑤电解质紊乱所致者，低钙引起的抽搐应及时补充钙剂，脑性低钠引起的可用3%的生理盐水静注。

（3）呼吸衰竭：①保持呼吸道通畅：定时吸痰、翻身叩背，必要时可用化痰药（α-糜蛋白酶、沐舒坦等）和糖皮质激素雾化吸入，必要时可采用气管插管及气管切开建立人工气道。②氧疗：增加吸入氧浓度来纠正患者缺氧状态，一般用鼻导管或面罩给氧。③应用脱水剂：脑水肿所致者应加强脱水治疗。④中枢性呼吸衰竭时可使用呼吸兴奋剂：首选洛贝林，成人每次3~6mg，儿童每次0.15~0.2mg/kg，肌内注射或静脉滴注；亦可选用尼可刹米，成人每次0.375~0.75g，儿童每次5~10mg/kg，肌内注射或静脉滴注；其他如盐酸哌醋甲酯（利他林）、二甲弗林（回苏林）等可交替或联合使用。⑤改善微循环：使用血管扩张剂可改善脑循环、减轻脑水肿、解除血管痉挛和兴奋呼吸中枢。常用东莨菪碱，成人每次0.3~0.5mg，儿童每次0.02~0.03mg/kg，或山莨菪碱（654-2），成人每次20mg，儿童每次0.5~1mg/kg，加入葡萄糖液中静脉滴注，10~30分钟重复一次，一般1~5天；此外，还可使用阿托品，酚妥拉明等。纳洛酮是特异性的吗啡受体拮抗剂，对退热、止痉、神志转清、纠正呼吸衰竭等方面有较好的作用，可早期应用。

（4）循环衰竭处理：给予补充血容量，应用升压药、强心剂、利尿药等，同时注意电解质平衡。

（5）其他：肾上腺皮质激素的使用目前尚未统一。有人认为激素具有抗炎、退热、降低毛细血管通透性和减少渗出，降低颅内压和防止脑水肿等作用。有人认为激素可抑制机体的免疫功能，增加继发感染机会，且疗效不显著。临床上应根据具体情况在重型患者的抢救中酌情使用。

3. 恢复期和后遗症治疗　此期应加强护理，防止褥疮和继发感染，进行适当锻炼，或结合物理疗法、中医治疗等。

十、预后

病死率在 10% 左右，轻型及普通型患者大多可恢复。重型患者病死率仍在 20% 以上，大多发生于极期。大多死于重度脑水肿、中枢性呼吸衰竭、脑疝等，幼儿及老年重型患者病死率高，存活患者可有 5%~10% 发生后遗症。

十一、预防

乙脑的预防应采取灭蚊、防蚊及预防接种为主的综合措施。

1. 控制传染源　及时隔离、治疗患者，直至体温正常方可解除隔离。注意搞好饲养场所环境卫生，人畜居地分开。

2. 切断传播途径　防蚊灭蚊是预防乙脑病毒传播的重要措施。猪是乙脑传播的主要中间宿主，乡村及饲养场所要积极做好牲畜场的环境卫生，有条件的对母猪及家禽可进行疫苗接种，并注意使用蚊帐等措施防止被蚊虫叮咬。

3. 保护易感人群　接种乙脑疫苗是保护易感人群强有力的措施。目前被推荐的乙脑疫苗是日本鼠脑提纯灭活疫苗和中国地鼠肾细胞灭活疫苗。我国使用的是后者及减毒活疫苗，保护率可达 60%~90%。接种对象主要是 10 岁以下儿童和从非流行区进入流行区的人员，一般接种 2 次，间隔 7~10 天，第二年可加强注射一次，连续 3 次加强后，可获得较持久的免疫力。我国目前大规模生产的减毒活疫苗价格低廉，不良反应少，免疫原性良好。

（赵正斌）

第二节　流行性脑脊髓膜炎

流行性脑脊髓膜炎（meningococcal meningitis）简称为流脑，是由脑膜炎奈瑟菌（N. meningitidis）引起的急性化脓性脑膜炎，为急性呼吸道传染病。主要临床表现为发热、头痛、呕吐、皮肤黏膜瘀点、瘀斑及脑膜刺激征，重者可有败血症性休克和脑膜脑炎。流脑感染进程迅速、病情严重，重者常可危及生命或留有后遗症。本病好发于冬春季，儿童为主，常呈散发。

一、病原学

脑膜炎奈瑟菌（又称脑膜炎球菌）属奈瑟氏菌（Neisseria）属，革兰染色阴性，呈肾形双球菌，直径为 0.6~1.0μm，常凹面相对，成对排列或四联排列，能产生毒力较强的内毒素，有荚膜，无鞭毛和芽孢。组成其细胞壁复合物有荚膜多糖、蛋白质、脂多糖、类脂质等多种成分。根据荚膜多糖免疫特异性的不同，国际上将脑膜炎球菌分成 13 个血清群，即 A，B，C，D，X，Y，Z，29E，W135，H，I，K，L 群等，在我国主要的流行菌群为 A 群，但近年来少数地区也出现 B 群和 C 群等血清群。

该菌为专性需氧菌，仅存在于人体，可从带菌者及患者鼻咽部、血液、脑脊液、皮肤瘀点中检出。培养条件要求较高，普通培养基上不生长，在含有血清或血液的培养基上或经加热（80℃以上）的血液琼脂培养基（巧克力血液培养基）上方能生长。该菌抵抗力很弱，对寒冷、干燥、热及一般消毒剂极为敏感，温度低于 30℃ 或高于 50℃ 均死亡。在体外极易自溶，故采集标本应注重保温并快速送检。

脑膜炎球菌对青霉素、链霉素、头孢类、磺胺等均敏感，但容易产生耐药，磺胺类药物耐药率高。

二、流行病学

（一）传染源

带菌者和患者是本病的传染源。本病隐性感染率高，流行期间人群带菌率可高达 50% 以上。由于病原菌存在于感染者的鼻咽部，大部分不出现临床症状，不易被发现，因此带菌者作为传染源的意义更重要。患者从潜伏期开始至发病后 10 日内具有传染性。

（二）传播途径

病原菌主要经咳嗽、打喷嚏借飞沫经呼吸道传播。由于该菌在体外生存力极弱，故通过玩具与用品等间接传播机会极少。但密切接触如亲吻、同睡、怀抱、喂乳等对 2 岁以下婴幼儿传播有重要意义。

（三）人群易感性

人群普遍易感，隐性感染率高。人群易感性与体内抗体水平密切相关，6 个月至 2 岁小儿因从母体内获得的抗体降到最低水平，故发病率最高，以后随年龄增加，发病率逐渐降低。人感染后产生的免疫力较为持久，各群之间虽有交叉免疫，但不持久。

（四）流行特征

流脑遍及世界各地，呈散发或大、小流行。以冬春季发病较多，一般从 11 ~ 12 月开始上升，次年 2 ~ 4 月达高峰，5 月起逐渐下降，但全年均可有散发病例。我国各地均有本病发生，曾先后发生过多次全国性大流行，自 1984 年广泛开展 A 群疫苗接种后，发病率逐年降低，但近几年有上升趋势。以往流行菌株以 A 群为主，近年 B 群和 C 群有增多趋势，在个别省份发生了 C 群引起的局部流行。由于人群免疫力及受染机会的不同，各地区的发病差异甚大，与居住的人口密度、居住条件、健康状况及隐性感染机会等有密切关系。

三、发病机制与病理改变

脑膜炎球菌通常寄居于健康人鼻咽腔，5% ~ 10% 的健康人鼻咽部带有本菌，流行期高达 20% ~ 70%，但带菌者 90% 并不发病，少数引起鼻咽炎，严重者造成菌血症，仅 1% ~ 2% 的人经血流或淋巴到达脊髓膜引起细菌性脑脊髓膜炎。

脑膜炎球菌自鼻咽部侵入人体，其致病因素主要有菌体的荚膜、菌毛、菌体产生的 IgA1 蛋白酶以及菌体细胞壁外壁层的脂寡糖即内毒素。内毒素可激活补体，血清炎症介质明显增加，产生循环障碍和休克，是本病致病的重要因素。脑膜炎球菌内毒素可引起小血管和毛细血管坏死性出血，激活凝血系统，在休克早期即可出现弥散性血管内凝血，继而加重微循环障碍、出血及休克，引起缺血性组织损伤，导致多器官功能衰竭。

脑膜炎球菌通过跨细胞途径侵犯脑膜，在基底膜被释放进入脑脊液，释放内毒素破坏血脑屏障，引起脑膜和脊髓膜化脓性炎症及颅内压升高，出现惊厥、昏迷等症状。

流脑在败血症期主要病变是血管内皮的损害，血管壁炎症、坏死及血栓形成，血管周围出血。皮肤黏膜、内脏器官也可有出血现象。严重败血症患者还可能引起肾上腺出血，即华－佛氏综合征。脑膜炎期主要病变在软脑膜和蛛网膜，表现为血管充血、出血、炎症及水肿，引起颅内压增高、脑脊液混浊。颅底部由于化脓性炎症的直接侵袭和炎症后粘连，可引起视神经、外展神经等脑神经损害，并出现相应的症状。

四、临床表现

潜伏期 1 ~ 10 天，一般为 2 ~ 3 天，短者仅为数小时。按病情分为以下各型：

1. 普通型　约占 90%。按病情可分为 4 期。

（1）前驱期（上呼吸道感染期）：约持续 1 ~ 2 日，多数患者无此期表现，部分表现为发热、咽痛、鼻炎和咳嗽等上呼吸道感染症状。

（2）败血症期：常无前驱症状，多数起病后迅速出现此期表现，可持续 1～2 天。患者突然出现高热、寒战、头痛、呕吐、乏力、肌肉酸痛、神志淡漠等全身中毒症状，70% 以上患者皮肤黏膜可出现瘀点、瘀斑。幼儿常表现为哭闹、拒食、烦躁、因皮肤感觉过敏而拒抱，以及惊厥等。

（3）脑膜脑炎期：多与败血症期症状同时出现，经积极治疗后通常在 2～5 日内进入恢复期。除高热及毒血症状外，主要表现为中枢神经系统症状，如剧烈头痛、喷射性呕吐、烦躁不安，以及颈项强直、布鲁津斯基征和凯尔尼格征等脑膜刺激征阳性，严重者可出现谵妄、抽搐及意识障碍。颅压增高明显者可有血压升高、脉搏减慢等。婴幼儿多不典型，前囟未闭者可隆起，脑膜刺激征可缺如或不明显。

（4）恢复期：经治疗后体温逐渐降至正常，皮肤瘀血、瘀斑消失或结痂愈合，症状逐渐好转，神经系统检查正常。病程中约 10% 患者可出现口唇疱疹。

2. 暴发型　病情凶险、进展迅速，如不及时治疗 6～24 小时即可危及生命，病死率高，儿童多见。可分为以下三种类型：

（1）休克型：又称"暴发型脑膜炎球菌败血症"。表现为急起寒战、高热或体温不升，严重中毒症状。短期内（12 小时内）出现全身广泛瘀点、瘀斑，可迅速融合扩大，或继以瘀斑中央坏死。随后出现面色苍白、唇及指端发绀、四肢厥冷、皮肤花斑状、脉搏细速、血压下降，易并发弥漫性血管内凝血。多无脑膜刺激征，脑脊液检查多无异常。

（2）脑膜脑炎型：主要表现为脑膜和脑实质损伤，患者常于 1～2 天内出现严重神经系统症状，除高热、头痛、呕吐症状外，意识障碍加深，可迅速出现昏迷。颅内压升高，可有惊厥、脑膜刺激征阳性、锥体束征阳性。部分患者可出现脑疝及其相应的症状。

（3）混合型：兼有上述二型的临床表现，常同时或先后出现，是本病最严重的一型。

3. 轻型　临床表现为低热、轻微头痛、咽痛等上呼吸道感染症状，皮肤黏膜可有少量细小出血点，亦可有脑膜刺激征。脑脊液可有轻度炎症改变，咽培养可有脑膜炎双球菌生长。

4. 慢性型　不多见，成年患者较多，病程常迁延数月之久。患者常有间歇性畏冷、寒战、发热发作，每次历时 12 小时后即缓解，相隔 1～4 天后再次发作。血培养可为阳性。

五、实验室检查

（一）血常规

白细胞计数一般在（10～20）×10^9/L，中性粒细胞增至 80% 甚至 90% 以上。

（二）脑脊液检查

是确诊的重要方法。病初或休克型患者，脑脊液多无明显变化，可表现为压力增高，应于 12～24 小时后复查。典型的流脑脑膜炎期，压力常增高，外观呈浑浊米汤样甚或脓样，白细胞数明显增高至 1 000×10^6/L 以上，并以多核细胞增高为主，糖及氯化物明显减少，蛋白含量升高。

（三）细菌学检查

是确诊的重要手段，应注意标本送检条件。

（1）涂片：取皮肤瘀点处的组织液或离心沉淀后的脑脊液做涂片染色。阳性率 60%～80%，是早期诊断的重要方法。

（2）细菌培养：应在使用抗菌药物前收集标本。取瘀斑组织液、血或脑脊液，进行培养。

（四）血清免疫学检查

常用对流免疫电泳法、乳胶凝集试验、反向间接血凝试验、ELISA 法等进行脑膜炎球菌抗原检测，主要用于早期诊断，阳性率可达 90% 以上。

（五）其他

如脑膜炎奈瑟菌核酸 DNA 特异性片段检测等。

六、并发症及后遗症

经早期积极抗菌治疗，并发症及后遗症已很少见。主要有继发感染及病灶迁徙，包括肺炎、中耳炎、化脓性关节炎等。因脑及周围组织粘连等可引起后遗症，包括硬脑膜下积液、脑积水、肢体瘫痪、癫痫等。

七、诊断

诊断流脑需根据流行病学资料、临床症状和体征以及实验室检查结果进行综合分析，确诊需依靠细菌学或流脑特异性血清免疫学检查。

1. 疑似病例

（1）有流脑流行病学史：冬春季节发病（2~4月为流行高峰），1周内有流脑患者密切接触史，或当地有本病发生或流行；既往未接种过流脑菌苗。

（2）临床表现、脑脊液检查符合化脓性脑膜炎表现。

2. 临床诊断病例

（1）有流脑流行病学史。

（2）临床表现及脑脊液检查符合化脓性脑膜炎表现，伴有皮肤黏膜瘀点、瘀斑。或虽无化脓性脑膜炎表现，但在感染中毒性休克表现的同时伴有迅速增多的皮肤黏膜瘀点、瘀斑。

3. 确诊病例 在临床诊断病例的基础上，细菌学或流脑特异性血清免疫学检查阳性。

八、鉴别诊断

从国内发表的流脑误诊报告来看，流脑病例比较容易误诊为上感、其他原因的败血症及各种原因的紫癜性疾病。而其他容易误诊为流脑的病例，主要有其他细菌导致的化脓性脑膜炎、结核性脑膜炎、脑脓肿等。

1. 其他细菌引起的化脓性脑膜炎 具有发病急、畏寒、高热、头痛、呕吐、抽搐、意识障碍、脑膜刺激征阳性等，类似流脑。但本病常有原发病灶，如肺炎、中耳炎、乳突炎、败血症、脑外伤、骨髓炎等，或继发于腰穿、麻醉、手术等有创操作后。发病无明显季节性，散发为主，无皮肤瘀点、瘀斑等。确诊主要依据细菌学检查。

2. 结核性脑膜炎 本病可有急性发作者，在流脑流行季节，急性发作者易误诊为流脑；慢性型流脑患者，又易误诊为本病。但本病大多有结核患者接触史，肺部或肺外有结核病灶。发病缓慢，病程较长，伴有低热、盗汗、消瘦等症状，皮肤无瘀点和瘀斑；外周血白细胞正常或稍高，淋巴细胞增多；脑脊液澄清或为毛玻璃状，细胞总数增多，以单核细胞为主，蛋白质增高，糖及氯化物下降；脑脊液涂片可检出抗酸染色阳性杆菌。

3. 虚性脑膜炎 某些急性发热性感染性疾病，如肺炎扁桃体炎、伤寒中毒性菌痢、脑型疟疾等有严重毒血症时，可出现脑膜刺激征，又称感染性中毒性脑病。但本病有显明的原发疾病存在，脑脊液除压力增高外，一般均正常（细胞总数可稍增，蛋白质量可轻度增加）。

九、治疗

（一）普通型

1. 病原治疗 一旦高度怀疑流脑应尽早（30分钟内）、足量应用敏感并能透过血－脑屏障的抗菌药物。

（1）青霉素：目前青霉素对脑膜炎球菌仍高度敏感，虽不易透过正常血－脑脊液屏障，但在脑膜有炎症时亦有10%~30%药物透过，故需大剂量才能达到脑脊液的有效浓度，临床上可获良好疗效。剂量成人每日800万~1 200万U，儿童每日20万~40万U/kg，分3~4次加入5%葡萄糖液内静脉滴注，疗程5~7日。

（2）头孢菌素类：第三代头孢菌素对脑膜炎球菌抗菌活性强，易透过血－脑脊液屏障，在脑脊液中浓度高。头孢噻肟（cefotaxime）剂量：成人每日 2~4g，儿童每日 50~150mg/kg，分 2~4 次肌内注射或静脉滴注。头孢曲松（ceftriaxone）剂量：成人每日每次 0.5~2g，病情严重者每 12 小时给药 1~2g，儿童每日 50~100mg/kg，分 2 次肌内注射或静脉滴注。疗程 3~5 天。

（3）氯霉素（chloramphenicol）：对脑膜炎球菌亦很敏感，且较易透过血－脑脊液屏障，脑脊液浓度为血浓度的 30%~50%。剂量：成人每日 2~4g，儿童每日 50mg/kg，根据病情可口服、肌内注射或静脉滴注，疗程 3~7 日。应注意其对骨髓抑制的不良反应，一般不作为首选。

（4）磺胺类药：由于近年来耐药菌株的增加，现已少用，仅用于该地区对磺胺药物敏感的流行菌株的患者，现多选用复方磺胺甲噁唑。

2. 一般对症治疗　早期诊断，就地住院隔离治疗，密切监护，加强护理，预防并发症。同时加强营养支持治疗及维持水电解质平衡。高热时可用物理降温和药物降温；颅内高压时予 20% 甘露醇 1~2/kg，快速静脉滴注；根据病情 4~6 小时一次，可重复使用，应用过程中应注意对肾脏的损害。

（二）暴发型流脑的治疗

1. 休克型治疗

（1）尽早应用抗菌药物：可联合应用抗生素、首剂可加倍。

（2）迅速纠正休克：①扩充血容量及纠正酸中毒治疗：最初 1 小时内成年人 1 000mL，儿童 10~20mL/kg，快速静脉滴注。输注液体为 5% 碳酸氢钠液 5mL/kg 和低分子右旋糖酐液。此后酌情使用晶体液和胶体液，24 小时输入液量 2 000~3 000mL 之间，儿童为 50~80mL/kg，其中含钠液体应占 1/2 左右，补液量应视具体情况。原则为"先盐后糖、先快后慢"。根据监测血 pH 或 CO_2 结合力，用 5% 碳酸氢钠液纠正酸中毒。②血管活性药物应用：在扩充血容量和纠正酸中毒基础上，正确使用血管活性药物以纠正异常的血流动力学改变和改善微循环，常用的药物为山莨菪碱、多巴胺、间羟胺等。

（3）DIC 的治疗：高度怀疑有 DIC 时宜尽早应用肝素，剂量为 0.5~1.0mg/kg，加入 10% 葡萄糖液 100mL 静脉滴注，以后可 4~6 小时重复一次。应用肝素时，用凝血时间监测，调整剂量，要求凝血时间维持在正常值的 2.5~3 倍为宜，如在 2 倍以下，可缩短间隔时间，增加剂量，如超过 3 倍，可延长间隔时间或减少剂量。高凝状态纠正后，应输入新鲜血液、血浆及应用维生素 K，补充被消耗的凝血因子。

（4）肾上腺皮质激素的使用：适应证为毒血症症状明显的患者，有利于纠正感染中毒性休克。地塞米松，剂量成人每日 10~20mg，儿童 0.2~0.5mg/kg，或氢化可的松 200~500mg/d，儿童剂量为 8~10mg/kg。静脉注射，一般不超过 3 天。

（5）治疗流脑原发病同时注意保护肺脏、肝脏、肾脏等重要器官。

2. 脑膜脑炎型的治疗

（1）抗生素的应用。

（2）防治脑水肿、脑疝：及早发现脑水肿，积极脱水治疗，预防发生脑疝。可用甘露醇治疗，用法同前，此外还可使用白蛋白、利尿剂、激素等药物治疗。

（3）防治呼吸衰竭：在积极治疗脑水肿的同时，保持呼吸道通畅，必要时气管插管，使用呼吸机治疗。

3. 混合型的治疗　此型患者病情复杂严重，治疗中应积极治疗休克，又要顾及脑水肿的治疗。因此应在积极抗感染治疗的同时，针对具体病情，有所侧重，二者兼顾。

十、预后

本病普通型预后好，如能及时诊断及治疗，多能治愈，并发症及后遗症少见。暴发型病死率高，其中脑膜脑炎型及混合型预后差。小于 1 岁的婴幼儿及老年人预后差。如能早期诊断，及时予以综合治疗，病死率可显著下降。

十一、预防

1. 控制传染源　早期发现患者，就当地医院进行呼吸道隔离与治疗，做好疫情报告。对患者所在社区、学校等疫源地和周围环境开展消毒处理，患者应隔离至症状消失后 3 日，或自发病后 1 周。

2. 切断传播途径　流行期间做好卫生宣传工作，搞好个人及环境卫生。室内保持清洁和通风。儿童避免到公共场所，提倡少集会，少走亲访友。

3. 保护易感人群　疫苗预防对象主要为 15 岁以下儿童。国内多年来应用 A 群荚膜多糖菌苗，接种后的保护率达 90% 以上，不良反应极少。剂量为 40 ~ 50μg，皮下注射。近年来由于 C 群流行，我国已经开始接种 A + C 结合菌苗。药物预防的重点对象为发生流行的集体单位、患者周围密切接触者或发病家庭密切接触的儿童。根据药敏结果进行预防用药，未知药敏结果时可服用利福平，成人每日 600mg，儿童 5 ~ 10mg7kg，分 2 次服用，连用 2 日。由于磺胺类药物耐药发生率较高，故一般不采用，仅用于对磺胺药物敏感的流行菌株的患者。另外头孢菌素类、喹诺酮类亦有良好的预防作用。

（赵正斌）

第三节　脊髓灰质炎

脊髓灰质炎（poliomyelitis）是由脊髓灰质炎病毒（poliovirus）引起的急性传染病。感染后大多无症状，有症状者临床主要表现为发热、上呼吸道症状、肢体疼痛、头痛等，随之出现肢体瘫痪，部分患者可发生弛缓性神经麻痹并留下瘫痪后遗症，儿童好发，普遍接种疫苗前尤以婴幼儿多见，俗称"小儿麻痹症（infantile paralysis）"。

一、病原学

脊髓灰质炎病毒为小核糖核酸病毒科（Picornaviridae），肠道病毒属（Enterovirus），电子显微镜下观察病毒呈小圆球形，直径 27 ~ 30nm。它的结构简单，核衣壳为立体对称 20 面体，含 60 个壳微粒，无包膜，仅仅由单链 RNA 组成，外面包被的蛋白壳称为核壳（capsid）。根据抗原不同可分为 Ⅰ、Ⅱ、Ⅲ血清型，各型间很少交叉免疫，分别可用相应的免疫血清做中和试验定型，3 型基因组核苷酸序列存在 36% ~ 52% 的差异。脊髓灰质炎病毒在外界环境中有较强的生存力，在污水和粪便中可存活数月，冰冻条件下可保存数年，在酸性环境中较稳定，不易被胃酸和胆汁灭活，耐乙醚和乙醇，但加热至 56℃ 30 分钟以上、紫外线照射 1 小时或在含氯 0.05mg/L 的水中 10 分钟以及甲醛、2% 碘酊、各种氧化剂如过氧化氢溶液、含氯石灰、高锰酸钾等均能灭活。该病毒可用人胚肾、人胚肺、猴肾、Hela、Vero 等多种细胞培养分离病毒及制备疫苗。氯化镁可增强该病毒对温度的抵抗力，故广泛用于保存减毒活疫苗。

二、流行病学

（一）传染源

人是脊髓灰质炎病毒的唯一传染源，隐性感染和轻症瘫痪型患者是本病的主要传染源，其中隐性感染者即无症状病毒携带者占 90% 以上，携带病毒一般为数周，此类人群难以被及时发现和隔离，在传播过程中具有重要作用。瘫痪型在传播上意义不大。

（二）传播途径

本病主要通过粪－口途径传播，而日常生活接触是主要传播方式，直接或间接污染病毒的双手、用品、玩具、衣服等皆可成为传播媒介。在发病前 3 ~ 5 天患者鼻咽分泌物及粪便内已可排出病毒。咽部主要在病初 1 周内排出病毒且主要通过飞沫传播而且时间短暂，粪便排出病毒不仅时间早，而且量多且持续带毒时间长达数月之久，因此通过污染的水、食物以及日常用品可使之播散。此外，口服的减毒活疫苗在通过粪便排出体外后，在外界环境中有可能恢复毒力，从而感染其他易感者。本病亦可通过空气飞沫传播。

（三）人群易感性

人群对本病普遍易感，感染后获持久免疫力并具有特异性。体液免疫在本病中起重要作用，血清中最早出现特异性 IgM，2 周后出现 IgG 和 IgA，特异性 IgG 抗体可通过胎盘、分泌型 IgA 通过母乳由母体传给新生儿，这种被动免疫在出生后 6 个月逐渐消失，年长儿大多经过隐性感染获得免疫力，抗体水平再度增长，故 6 个月以上小儿发病率逐渐增高，至 5 岁后又降低，到成人时多具一定免疫力。

在发展中国家本病地方性流行区，大多数婴儿自母体获得中和抗体，至 1 周岁时下降到最低点。由于地区环境卫生和个人卫生不理想，病毒传播广泛，由于显性感染和隐性感染，5 岁左右儿童绝大多数在出生后几年内就获得感染和免疫，因而不发生大流行。因此，在本病流行最严重的国家和地区，发病年龄较低。

（四）流行状况

本病遍及全球，多见于温带地区，但在普种疫苗地区发病率明显降低，也少有流行。我国自 20 世纪 60 年代开始服用减毒活疫苗以来，发病率迅速下降，到 90 年代大部分省市发病率均降至很低水平，2000 年 10 月，世界卫生组织西太平洋地区宣布成为无脊髓灰质炎区域，标志着我国已达到无脊髓灰质炎目标。2003 年，全球消灭脊髓灰质炎的进度较缓，甚至出现反弹现象，国外特别是与我国接壤的部分国家仍有脊髓灰质炎流行，脊髓灰质炎野病毒输入我国并引起流行的危险依然存在。然而，在实现无脊髓灰质炎目标后，随着预防接种的推广，人群免疫力迅速增长，发病率显著下降，本病仅见于未接种过疫苗者和与脊髓灰质炎减毒活疫苗糖丸接种者所接触的人当中，即所谓"疫苗相关病例"。世界卫生组织美洲区的多米尼加、海地和西太区的菲律宾又发生了由脊髓灰质炎疫苗衍生病毒引起的脊髓灰质炎流行。目前，全世界只有尼日利亚、印度、巴基斯坦和阿富汗等国是脊髓灰质炎高发国家。阿富汗因社会安全问题，该国东南部不能开展接种；印度脊髓灰质炎病毒仍有传播；尼日利亚北部地区和巴基斯坦接种率较低（<50%），近几年我国也发现了脊髓灰质炎疫苗变异为病毒导致的病例，这些对于保持无脊髓灰质炎目标以及全球消灭脊髓灰质炎工作提出了新的挑战。

三、发病机制与病理解剖

（一）发病机制

脊髓灰质炎发病机制分为两个阶段：第一阶段病毒经口咽或消化道进入体内，先在鼻咽部及胃肠道内复制，然后逐渐侵犯相关淋巴组织，大多数人感染后，机体可产生相应保护性抗体，病毒不进入血流，不出现症状或仅有轻微不适，表现为隐性感染。若机体抵抗力较低，病毒可入血先引起较轻的病毒血症（即第一次病毒血症），若病毒未侵犯神经系统，机体免疫系统又能清除病毒，患者可不出现神经系统症状，为顿挫型；少部分患者因病毒毒力强或血中抗体不足，病毒随血流扩散至全身淋巴组织或其他组织中进一步增殖，大量复制并再度入血形成较为严重的病毒血症（即第二次病毒血症），典型病例可进入发病机制的第二阶段，病毒通过血脑屏障，侵入中枢神经系统，在脊髓前角运动神经细胞中增殖，引起细胞坏死，若运动神经元受损严重，则导致肌肉瘫痪，引起瘫痪期症状。引起瘫痪的高危因素包括过度疲劳、剧烈运动、肌内注射、扁桃体摘除术和遗传因素等。在瘫痪刚发生的几日内病毒在脊髓的复制量可达最大，但 1 周后病毒即无法检出，而遗留的局部炎性反应则可持续存在达数月之久。除神经系统病变之外，肠壁及其他淋巴组织亦可发生退行性或增生性病变，偶见局灶性心肌炎、间质性肺炎及肝、肾等其他脏器病变。

脊髓灰质炎病毒选择性侵犯某些神经细胞，主要病理变化在中枢神经系统，病变主要在脊髓前角、延髓、脑桥和中脑，以脊髓损害为主，大部分脑干及脑神经核都受损，以网状结构、前庭核及小脑盖核的病变多见，大脑皮质很少出现病变。偶见交感神经节及周围神经节病变。脊髓病变以前角运动神经元最显著。通常脊髓颈段及腰段的前角灰白质细胞损害较多，故临床上常见四肢瘫痪。

（二）病理解剖

早期镜检可见神经细胞内染色体溶解，尼氏体（Nissl's bodies）消失，出现嗜酸性包涵体，伴周围组织充血、水肿和血管周围单核细胞浸润。严重者细胞核浓缩，细胞坏死，最后为吞噬细胞所清除。瘫痪主要由神经细胞不可逆性严重病变所致。临床上是否瘫痪、瘫痪轻重及其恢复程度主要由神经细胞病变的程度和部位决定，并非所有受累神经元都坏死，且损伤是可逆性的。起病 3～4 周后，水肿、炎症消退，神经细胞功能可逐渐恢复。

四、临床表现

潜伏期为 5～35 天，一般 9～12 天，临床上可表现多种类型：无症状型（隐性感染）、顿挫型、无瘫痪型及瘫痪型。

（一）无症状型（隐性感染）

该型多见，占全部感染者 90%～95%。感染后无症状出现，但在咽部和粪便中可分离出病毒，相隔 2～4 周的双份血清中可检出特异性中和抗体的 4 倍增长。

（二）顿挫型

该型占 4%～80%，表现为上呼吸道症状：发热、咽部不适、咽部淋巴组织充血、水肿；胃肠功能紊乱：恶心、呕吐、腹泻、腹部不适等；以及流感样症状。上述症状持续 1～3 天后可逐渐恢复。一般无中枢神经系统受累的症状和体征。该型临床表现缺乏特异性，经病毒分离及血清中的特异性抗体变化方可诊断。

（三）无瘫痪型

无瘫痪型与顿挫型相比，主要区别为脑膜刺激征的出现，脑膜刺激征阳性，脑脊液呈病毒性脑膜炎性改变。患者可表现为头痛、背痛、呕吐和颈背部强直，克氏征、布氏征阳性，患者通常在 3～5 天内热退，但脑膜刺激征可持续 2 周之久，在整个病程中无神经和肌肉功能的改变。本型临床表现与其他肠道病毒引起的脑膜炎难以鉴别，需经病毒学和血清学检查才能确诊。此外，全身症状也较顿挫型为重。

（四）瘫痪型

该型仅占 1%～2%，其特征主要在无瘫痪型临床表现的基础上，再加上累及脊髓前角灰质、脑或脑神经的病变。主要可分为以下各期：

1. 前驱期　本期症状与顿挫型相似，在儿童中以上呼吸道炎为主，在成人则以全身肌肉、骨.骼酸痛及皮肤感觉过敏为主。主要表现为发热、乏力、多汗，可伴咽痛、咳嗽等呼吸道症状或食欲下降、恶心、呕吐、腹痛等不适。大多数病例包括成年病例皆缺乏前驱期而进入瘫痪前期。

2. 瘫痪前期　可由前驱期直接进入，或在症状消失后 1～6 天出现体温再次上升，头痛、恶心呕吐，烦躁或嗜睡，感觉过敏、肢体强直灼痛。本期特征为发热、头痛、呕吐和肌肉疼痛、痉挛。发热贯穿在整个阶段。体检除了发现有三脚架征，即患儿坐起时因颈背强直不能屈曲，坐起时需双手后撑床上而呈"三脚架"样外，还可有 Hoyne 征和 Lasegue 征（膝关节伸直时，屈曲髋关节引起的疼痛）阳性。约半数患者有颈抵抗或凯尔尼格（Kernig）征、布鲁津斯基（Brudzinski）征阳性并出现脑脊液改变，表明病毒已进入中枢神经系统，并引起脑膜炎。可伴交感神经功能紊乱而出现面色潮红、多汗、括约肌功能障碍等表现。后期可有腱反射减弱或消失。本期通常持续 3～4 天，偶可短至 36 小时或长至 14 天。

3. 瘫痪期　通常于起病后 3～10 天出现肢体瘫痪，多于体温开始下降时出现，瘫痪前可有肌力减弱，伴腱反射减弱或消失，并逐渐加重。无感觉障碍，瘫痪早期可伴发热和肌痛，多数患者体温下降后瘫痪就不再发展。按累及病变的部位可分以下四型：

（1）脊髓型：最常见。表现为弛缓性瘫痪，不对称，腱反射消失，肌张力减退，因病变多在颈、腰部脊髓，故四肢瘫痪，尤以下肢瘫居多。近端肌群较远端肌群受累重，出现早。躯干肌群瘫痪时头不能直立，颈背无力，不能坐起和翻身。颈胸部脊髓病变严重时可累及呼吸肌而影响呼吸运动，表现为呼吸浅速、咳嗽无力等。在瘫痪发生后开始 2 周，局部常有疼痛感，进入恢复期疼痛逐渐消失。

（2）延髓型：即延髓性麻痹型，系延髓和脑桥受损所致。在瘫痪型中占 5% ~35%，约 85% 患者在起病前一个月内有扁桃体摘除史。单纯延髓型的发生率在瘫痪型中低于 10%，而且多见于儿童，在成人则延髓型常伴有脊髓症状。由于在脑干所处的受损部位不同，可产生不同症状，比如呼吸中枢受损时出现呼吸不规则，呼吸暂停，严重时出现呼吸衰竭。血管运动中枢受损时可有血压和脉率变化，乃至循环衰竭。脑神经受损时则出现相应的症状和体征，面神经及第 X 对脑神经损伤多见。

（3）脑型：少见。可单纯表现为脑炎，也可与延髓型或脊髓型同时存在。弥漫性的脑炎可表现为意识障碍、高热、谵妄、惊厥、昏迷、强直性瘫痪等。局灶性脑炎表现为大脑定位症状。

（4）混合型：以上几型同时存在为混合型。兼有脊髓瘫痪型和延髓瘫痪的临床表现，可出现肢体瘫痪、脑神经损害、呼吸中枢损害、血管运动中枢损害的各种表现的组合。

4. 恢复期　急性期过后 1~2 周瘫痪肢体逐渐恢复，肌力也逐步恢复。通常瘫痪型从远端肌群开始恢复，持续数周至数月，轻型病例 1~3 个月内可基本恢复，重者需 6~18 个月或更长时间。

5. 后遗症期　瘫痪 1~2 年后仍不恢复为后遗症。若不积极治疗，则长期瘫痪的肢体可发生肌肉萎缩，肢体畸形。部分瘫痪型病例在感染后 25~35 年，发生进行性神经肌肉软弱、肌肉萎缩、疼痛，受累肢体瘫痪加重，称为脊髓灰质炎后综合征（post‐poliomyelitis syndrome）。

五、并发症

脊髓灰质炎最主要的并发症为呼吸系统并发症，多见于延髓型呼吸麻痹患者，可继发肺炎、肺不张、急性肺水肿等。部分患者尸检可发现心肌病变，多由病毒直接引起，但仅根据临床表现较难确诊。消化系统并发症为消化道出血，肠麻痹，急性胃扩张等。其他并发症还包括尿潴留所致的尿路感染。长期卧床导致的褥疮及氮、钙负平衡，表现为骨质疏松、尿路结石和肾衰竭等。病毒亦可侵犯心肌，导致心电图 T 波、S‐T 段和 P‐R 间期改变，见于 10% ~20% 的患者。

六、实验室检查

（一）血常规

白细胞多正常，早期及继发感染时可增高，以中性粒细胞为主。急性期 1/3~1/2 患者血沉增快。

（二）脑脊液

顿挫型脑脊液通常正常，无瘫痪型或瘫痪型患者脑脊液改变类似于其他病毒所致的脑膜炎。前驱期脑脊液一般正常，至瘫痪前期颅压可略高，细胞数常增加，早期中性粒细胞为主，后以淋巴细胞为主，蛋白质在早期可以正常，以后逐渐增多，氯化物正常，糖正常或轻度增高。热退后细胞数迅速降至正常，蛋白可略高，呈蛋白‐细胞分离现象。少数患者脑脊液可始终正常。

（三）病毒分离

起病 1 周内鼻咽部分泌物及粪便中可分离出病毒，也可从血液或脑脊液中分离病毒，多次送检可增加阳性率，诊断价值也更大。在发达国家或本病发病率很低的地区，应注意分离疫苗相关病毒，但野毒株和疫苗相关病毒的鉴别需要在较高水平实验室中才能进行。

（四）免疫学检查

可用中和试验、补体结合试验及酶联免疫吸附试验（ELISA）等方法检测特异抗体，其中以中和试验较常用，阳性率及特异性均较高。尽可能采集双份血清，第一份血清在起病后尽早采集，相隔 2~3 周再采集第二份血清。血清或脑脊液抗脊髓灰质炎病毒 IgM 抗体阳性或 IgG 抗体效价升高 4 倍以上者具有诊断价值。

（五）分子诊断

近年来采用病毒 cDNA 做核酸杂交及用 RT‐PCR 检测病毒 RNA，均具有快速诊断的作用。

七、诊断

根据当地流行病学资料，未服用疫苗者接触患者后出现多汗、烦躁、感觉过敏、颈背疼痛、强直、腱反射消失等现象，应疑似本病。弛缓性瘫痪的出现有助于诊断。流行病学资料对诊断起重要作用，病毒分离和血清特异性抗体检测可确诊。

八、鉴别诊断

前驱期需和上呼吸道感染、流行性感冒、胃肠炎等鉴别。瘫痪前期患者可与各种病毒性脑炎、化脓性脑膜炎、结核性脑膜炎及流行性乙型脑炎相鉴别。瘫痪患者还应和感染性多发性神经根炎（吉兰-巴雷综合征）、急性脊髓炎、家族性周期性瘫痪、假性瘫痪，以及其他肠道病毒感染和骨关节病变引起的病变相鉴别。

九、治疗

本病无法治愈，目前也尚无特效抗病毒治疗方法。治疗原则主要是对症治疗、缓解症状、促进恢复、预防及处理并发症、康复治疗。

（一）前驱期及瘫痪前期

1. 一般治疗　卧床至热退后1周，避免各种引起瘫痪发生的因素，如剧烈活动、肌内注射、手术等。保证补液量及热量的供给。

2. 对症治疗　必要时可使用退热药物、镇静剂缓解全身肌肉痉挛和疼痛；适量的被动运动可减少肌肉萎缩、畸形发生。对发热较高、病情进展迅速者，可采用丙种球蛋白肌内注射，以中和血液内可能存在的病毒。肾上腺皮质激素如泼尼松（强的松）、地塞米松等有退热、减轻炎症和水肿等作用，可用于严重病例，疗程3~5天。

（二）瘫痪期

1. 保持功能体位　患者应躺在有床垫的硬板床上，瘫痪肢体应保持在功能位置上，以避免产生垂腕垂足等现象。卧床时保持身体成一直线，膝部略弯曲，髋部及脊柱用板或重物使之挺直，踝关节成90°。疼痛消失后应积极做主动和被动锻炼，以防止骨骼肌肉萎缩、畸形。

2. 营养补充　予以充足的营养及充足的水分，维持电解质平衡。

3. 药物促进功能恢复　使用神经细胞的营养药物如维生素 B_1、维生素 B_{12} 及促神经传导药物地巴唑；增进肌肉张力药物，如加兰他敏等，一般在急性期后使用。

4. 延髓型瘫痪　①保持气道通畅：采用头低位，避免误吸，最初几日可使用静脉途径补充营养。若气管内分泌物较多，应及时吸出，防止气道梗阻。②监测血气、电解质、血压等，发现问题及时处理。③声带麻痹、呼吸肌瘫痪者，需行气管切开术，必要时使用呼吸机辅助通气。

（三）恢复期及后遗症期

体温恢复正常，肌肉疼痛消失和瘫痪停止发展后应进行积极康复治疗。若畸形较严重，可行外科矫形治疗，此外还可通过中医按摩、针灸、推拿、康复锻炼及其他理疗措施促进瘫痪肌肉的功能恢复。

十、预防

（一）管理传染源

早期发现患者，及时疫情报告，进行详细的流行病学调查。患者自起病日起至少隔离40天，最初1周应同时强调呼吸道和胃肠道隔离，1周后单独采用消化道隔离即可。患者粪便、便盆、食具和居住环境按要求的方法进行消毒。密切接触者应医学观察20天，对于病毒携带者应按患者的要求隔离。

（二）切断传播途径

急性期患者粪便用20%含氯石灰乳剂，将粪便浸泡消毒1~2小时或用含氯消毒剂浸泡消毒后再排放，沾有粪便的尿布、衣裤应煮沸消毒，被服应日光曝晒。加强水、粪便和食品卫生管理。

（三）保护易感人群

1. 避免顿挫型变成瘫痪型　本病流行期间，儿童应少去人群众多场所，避免过分疲劳和受凉，推迟各种预防注射和不急需的手术等，以免促使顿挫型变成瘫痪型。

2. 主动免疫　主动免疫是预防本病的主要而有效的措施。自 1955 年采用疫苗预防脊髓灰质炎之后，发病率有非常显著地下降。

（1）减毒活疫苗（OPV）：口服，使用方便，95% 以上接种者可产生长期免疫，但由于是活病毒，故不可用于免疫功能缺陷者或免疫抑制剂治疗者。我国从 1960 年开始自制脊髓灰质炎减毒活疫苗，一种是三型单价糖丸，另一种是混合多价糖丸，为 Ⅰ、Ⅱ、Ⅲ 型混合物，目前普遍采用此型疫苗。一般首次免疫从 2 月龄开始，2、3、4 月龄各服 1 次，4 岁时再加强免疫一次。服用疫苗后 2 周，体内可产生特异性抗体，1~2 个月可达有效水平，三剂服用完成后产生的免疫力可维持 5 年，加强免疫 1 次可维持终身。在极少数情况下，疫苗株病毒可突变，重新具有对神经系统的毒性作用，导致受接种者或接触人群发生疫苗相关性麻痹性脊髓灰质炎（vaccine associated paralytic poliomyelitis，VAPP），在我国发生率约 1/125 万，但该疫苗的优点仍远远超过其缺点，在我国实践中口服疫苗的效果仍然是满意的。

（2）灭活疫苗（IPV）：较为安全，可用于免疫功能缺陷者及接受免疫抑制剂治疗者、可与白喉、百日咳、破伤风等疫苗混合注射、避免活病毒突变恢复毒力的可能性、不受肠道内其他病毒的干扰，接种后保护率可达 70%~90%。但价格昂贵，抗体产生缓慢，免疫维持时间短，需重复注射，肠道内无抗体产生，接种后不能防止感染和携带病毒，只能防止发病，灭活不完全可引起接种者发病。

3. 被动免疫　未服过疫苗的幼儿、孕妇、医务人员、免疫低下者、扁桃体摘除等局部手术后或先天性免疫缺陷的患者及儿童，若与患者密切接触，应及早肌内注射丙种球蛋白。推荐剂量 0.3~0.5mL/kg，每月 1 次，连用 2 次，免疫效果可维持 2 个月。

（袁剑峰）

第四节　狂犬病

狂犬病（rabies）是由狂犬病毒（rabies virus）引起的一种人畜共患的侵犯中枢神经系统为主的急性传染病。狂犬病毒通常由病畜通过唾液以咬伤方式传给人。狂躁型因有典型的恐水症状又名恐水症（hydrophobia）。该病是目前病死率最高的传染病，至今无特效药物治疗，一旦发病，病死率达 100%。通过注射狂犬疫苗预防狂犬病的发生非常重要。

一、病原学

狂犬病毒属弹状病毒科（Rhabdoviridae）拉沙病毒属（Lyssavirus），形似子弹，一端钝圆，另一端扁平，大小约 75nm×180nm，中心由单股负链 RNA 和核蛋白（N）构成核糖核蛋白（RNP），其表面有转录酶大蛋白（L）及磷蛋白（P，又称 Ns 蛋白）共同组成螺旋形对称的核衣壳复合体；外面是脂蛋白包膜，表面嵌有糖蛋白（G）刺突；在核衣壳与包膜之间还有基质蛋白（M）。狂犬病毒基因组由 11 928~11 932 个核苷酸组成，含 5 个结构基因，由 3′端至 5′端依次排列着 N、P、M、G 和 L 基因，分别编码糖蛋白、核蛋白、转录酶大蛋白、磷蛋白和基质蛋白等 5 个结构蛋白。糖蛋白（G）是病毒表面棘突的成分，有凝集细胞的能力，能与乙酰胆碱受体结合，决定了狂犬病毒的嗜神经性；能刺激机体产生中和抗体和诱导细胞免疫产生保护性免疫反应；狂犬病毒的致病性与 GP 的表达水平及诱导细胞凋亡的能力有密切关系。核蛋白（N）构成核酸的衣壳，是病毒颗粒的最主要成分之一，它不仅可保护基因组 RNA 免受核酸酶降解，也是狂犬病毒重要的抗原成分，是荧光免疫法检测的靶抗原，有助于临床诊断，但不能刺激机体产生中和抗体。磷蛋白即衣壳基质蛋白（matrix protein 1，M1P），也称为 Ns 蛋白，位于病毒核心壳与包膜之间，与核酸衣壳一起，是狂犬病毒属的特异性抗原。包膜基质蛋白（matrix protein 2，M2P）构成狂犬病毒包膜的重要成分。除上述 5 个结构蛋白外还有 2 个微小蛋白属非结构蛋白。

病毒可接种于鸡胚、鼠脑等，也可在地鼠肾细胞、人二倍体细胞培养中增生、传代。从患者或患病动物直接分离得到的病毒称为野毒株（wild virus）或街毒株（street strain），致病力强，能侵入脑和唾液腺中并在其神经细胞中繁殖。街毒株在动物脑内传代50代后其毒力减弱，对人和犬失去致病力，不能侵入脑和唾液腺中增生，但仍保持其免疫原性，可供制备疫苗，因其潜伏期固定在4~6日，称为固定毒株（fixed strain）。巴斯德首创用固定毒株制成减毒活疫苗，预防狂犬病。

在组织细胞内的狂犬病毒，于室温或4℃其传染性可保持1~2周，若置于中性甘油，在室温下可保存数周，在4℃可保存数月。病毒易为紫外线、苯扎溴铵（新洁尔灭）、碘酒、高锰酸钾、乙醇、甲醛等灭活，加热100℃，2分钟可灭活。

二、流行病学

（一）传染源

带狂犬病毒的动物是本病的传染源，我国狂犬病的主要传染源是病犬，占80%~90%，其次为猫、猪、牛、马等家畜。在发达国家地区由于对流浪狗控制及对家养狗的强制免疫，蝙蝠、浣熊、臭鼬、狼、狐狸等野生动物成为主要传染源。拉丁美洲的吸血蝙蝠及欧美的食虫蝙蝠等可携带病毒而不表现症状，此种蝙蝠可能是病毒在自然界的重要储存宿主。

一般来说，狂犬患者不是传染源，不形成人与人之间的传染，因其唾液中所含病毒量较少。一些貌似健康的犬或其他动物的唾液中也可带病毒，也能传播狂犬病。

（二）传播途径

病毒主要通过咬伤传播，也可由带病毒犬的唾液经各种伤口和抓伤、舔伤的黏膜和皮肤入侵，少数可在宰杀病犬、剥皮、切割等过程中被感染。蝙蝠群居洞穴中的含病毒气溶胶也可经呼吸道传播。器官移植也可传播狂犬病。

（三）人群易感性

人群普遍易感，兽医与动物饲养员尤其易感。人被病犬咬伤后发病率为15%~20%。被病兽咬伤后是否发病与下列因素有关：①咬伤部位：头、面、颈、手指处被咬伤后发病机会多；②咬伤的严重性：创口深而大者发病率高；③局部处理情况：咬伤后迅速彻底清洗者发病机会较少；④及时、全程、足量注射狂犬疫苗和免疫球蛋白者发病率低；⑤被咬伤者免疫功能低下或免疫缺陷者发病机会多。全年均可发病，但冬季较少，男多于女，以农村青少年居多。

（四）流行特征

该病在100多个国家存在，每年全球约有4万~5万人死于狂犬病，其中98%发生在发展中国家。我国属于狂犬病流行比较严重的国家之一，2013年人狂犬病病例报告死亡1 128例，病例报告主要集中在华南、西南地区，超过报告总数的一半，而长江以南地区报告病例超过总数的70%。报告病例数居前5位的省份依次为广西、广东、湖南、贵州、云南，合计占全国的48%。全国总体疫情逐年下降，但个别中低发省份报告病例数在上升，疫情地域分布仍呈现由南向北、由高发向低发地区蔓延的趋势。感染狂犬病多发生在动物狂犬病多发和有大量未被免疫动物的地区。农村及边远山区发病率高于城市。

三、发病机制与病理改变

（一）发病机制

狂犬病毒自皮肤或黏膜破损处入侵人体后，对神经组织有强大的亲和力，致病过程可分三阶段：①组织内病毒小量增生期：病毒先在伤口附近的肌细胞小量增殖，在局部可停留3天或更久，然后入侵人体近处的末梢神经；②侵入中枢神经期：病毒以较快的速度沿神经的轴突向中枢神经作向心性扩展，至脊髓的背根神经节大量繁殖，入侵脊髓并很快到达脑部，主要侵犯脑干、小脑等处的神经细胞；③向各器官扩散期：病毒从中枢神经向周围神经扩展，侵入各器官组织，尤以唾液腺、舌部味蕾、嗅神经上皮等处病毒量较多。由于迷走、舌咽及舌下脑神经核受损，致吞咽肌及呼吸肌痉挛，出现恐水、吞咽和呼吸困难等症状。交感神经受累时出现唾液分泌和出汗增多。迷走神经节、交感神经节和心脏神经节受损时，可引起患者心血管功能紊乱或者猝死。

狂犬病毒侵犯神经系统的原因：病毒侵犯的神经细胞的凋亡被抑制，被病毒感染的细胞继续存活，病毒得以不断传递到下一个神经细胞。特异性免疫 T 细胞虽可进入中枢神经系统但被破坏，使抗病毒免疫不能有效控制病毒，因此病毒不断被传递到新的神经元，并沿脊髓传到中枢神经系统。

（二）病理改变

病理改变主要为急性弥漫性脑脊髓炎，以大脑基底面海马回和脑干部位（中脑、脑桥和延髓）及小脑损害最为明显。外观有充血、水肿、微小出血等。镜下脑实质有非特异的神经细胞变性与炎性细胞浸润。具有特征性的病变是嗜酸性包涵体，称内基小体（Negri body），为狂犬病毒的集落，最常见于海马以及小脑浦肯野细胞（Purkinje cell）中。该小体位于细胞质内，呈圆形或椭圆形，直径 3 ~ 10μm，染色后呈樱桃红色，具有诊断意义。

四、临床表现

潜伏期长短不一，大多在 3 个月内发病，潜伏期可长达十年以上，潜伏期长短与年龄、伤口部位、伤口深浅、入侵病毒数量和毒力等因素相关。临床表现分为狂躁型和麻痹型，前者以急性或暴发性致死性脑炎为特征，后者呈脊髓神经及周围神经受损的表现。

狂躁型典型临床经过分为 3 期。

1. 前驱期　常有低热、倦怠、头痛、恶心、全身不适，继而恐惧不安，烦躁失眠，对声、光、风等刺激敏感而有喉头紧缩感。具有诊断意义的早期症状是在愈合的伤口及其神经支配区有烧灼、痒、痛、麻及蚁走等异样感觉，约发生于 50% ~80% 的病例。本期持续 2 ~4 天。

2. 兴奋期　表现为高度兴奋、恐惧不安、恐水、恐风。体温常升高（38 ~40℃甚至超过 40℃）。恐水为本病的特征，50% ~70% 典型患者虽渴极而不敢饮，见水、闻流水声、饮水，或仅提及饮水时均可引起咽喉肌严重痉挛。外界多种刺激如风、光、声也可引起咽肌痉挛。常因声带痉挛伴声嘶、说话吐词不清，严重发作时可出现全身肌肉阵发性抽搐，因呼吸肌痉挛致呼吸困难和发绀。患者常出现流涎、多汗、心率快、血压增高等交感神经功能亢进表现。因同时有过度流涎和吞咽困难而出现"泡沫嘴"。患者神志多清晰，可出现精神失常、幻视、幻听等。脑干和脑神经功能障碍可出现复视、面瘫和吞咽困难。括约肌功能障碍可出现排尿、排便困难。因累及下丘脑及杏仁核，患者可有性欲增强等改变。本期大约 1 ~3 天。

3. 麻痹期　患者肌肉痉挛逐渐停止，进入全身弛缓性瘫痪，患者由安静进入昏迷状态。最后因呼吸、循环衰竭死亡。该期持续时间较短，一般 6 ~18 小时。

麻痹型（静型）以脊髓或延髓受损为主的。该型患者无兴奋期和典型的恐水表现，常见高热、头痛、呕吐、腱反射消失、肢体软弱无力，共济失调和大、小便失禁，呈横断性脊髓炎或上行性麻痹等症状，最终因全身弛缓性瘫痪死亡。

本病全程一般不超过 6 天，一旦出现症状，病情进展迅速，几乎 100% 短期内死亡。

五、并发症

患者病程晚期常出现肺部感染和其他部位感染，呼吸中枢的感染可导致呼吸麻痹而死亡。可出现抗利尿激素异常分泌、气胸、纵隔气肿、心律不齐、心力衰竭、动静脉栓塞、上消化道出血和急性肾衰竭等。

六、实验室检查

1. 血、尿常规及脑脊液　外周血白细胞总数轻至中度增多，中性粒细胞一般占 80% 以上。尿常规可发现轻度蛋白尿，偶有透明管型。脑脊液压力稍增高，白细胞数轻度增高，一般不超过 200×10^6/L，以淋巴细胞为主，蛋白轻度增高，糖及氯化物正常。

2. 病原学检查

（1）病毒分离：取患者的唾液、脑脊液、皮肤或脑组织进行细胞培养或用乳小白鼠接种法分离病毒。

（2）内基小体检查：动物或死者的脑组织做切片染色，镜检找内基小体，阳性率70%～80%。

（3）核酸测定：取新鲜唾液和皮肤活检组织行反转录聚合酶链反应（RT－PCR）法测定狂犬病亏毒RNA。

3. 免疫学检查

（1）抗原检查：可取患者的脑脊液或唾液直接涂片、角膜印片或咬伤部位皮肤组织或脑组织通过免疫荧光法检测抗原，阳性率可达98%。此外，还可使用快速狂犬病酶联免疫吸附法检测抗原。

（2）抗体检查：存活一周以上者做血清中和试验或补体结合试验检测抗体、效价上升者有诊断意义。此外，中和抗体还是评价疫苗免疫力的指标。国内多采用酶联免疫吸附试验（ELISA）检测血清中特异性抗体，该抗体仅在疾病晚期出现。WHO推荐快速荧光灶抑制试验（rapid fluorescent focus inhibition test，RFFIT）检测血清中特异性抗体，特异性和敏感性高，但测试周期长、需要仪器设备多等缺点，不适合流行病学调查。

七、诊断

依据有被狂犬或病兽咬伤或抓伤史。出现典型症状如恐水、怕风、咽喉痉挛，或怕光、怕声、多汗、流涎和咬伤处出现麻木、感觉异常等即可作出临床诊断。麻痹型以横断性脊髓炎或上行性麻痹等症状为主要表现。确诊依靠检查病毒抗原，病毒核酸或尸检脑组织中的内基小体。

八、鉴别诊断

本需与破伤风、病毒性脑膜脑炎、脊髓灰质炎等鉴别。

九、治疗

狂犬病发病以后以对症支持等综合治疗为主。

1. 隔离患者　单室严格隔离患者，防止唾液污染，尽量保持患者安静，减少光、风、声等刺激。

2. 对症治疗　包括加强监护，镇静，解除痉挛，给氧，必要时气管切开，纠正酸中毒，补液，维持水、电解质平衡，纠正心律失常，稳定血压，出现脑水肿时给予脱水剂等。

3. 抗病毒治疗　临床曾应用α－干扰素、阿糖腺苷、大剂量人抗狂犬病免疫球蛋白治疗，均未获成功。还需进一步研究有效的抗病毒治疗药物。

十、预后

狂犬病是所有传染病中最凶险的病毒性疾病，一旦发病，病死率达100%。

十一、预防

1. 管理传染源　以犬的管理为主。捕杀野犬，管理和免疫家犬，并实行进出口动物检疫等措施。病死动物应予焚毁或深埋处理。

2. 伤口处理　应用20%肥皂水或0.1%苯扎溴铵（新洁尔灭）彻底冲洗伤口至少半小时，力求去除狗涎，挤出污血。彻底冲洗后用2%碘酒或75%酒精涂擦伤口，伤口一般不予缝合或包扎，以便排血引流。如有抗狂犬病免疫球蛋白或免疫血清，则应在伤口底部和周围行局部浸润注射。此外，尚需注意预防破伤风及细菌感染。

3. 预防接种

（1）疫苗接种：疫苗接种可用于暴露后预防，也可用于暴露前预防。我国为狂犬病流行地区，凡被犬咬伤者，或被其他可疑动物咬伤、抓伤者，或医务人员的皮肤破损处被狂犬病患者唾液沾污时均需作暴露后预防接种。暴露前预防主要用于高危人群，即兽医、山洞探险者，从事狂犬病毒研究人员和动物管理人员。世界卫生组织（World Health Organization，WHO）推荐使用的疫苗有：①人二倍体细胞疫苗，价格昂贵；②原代细胞培养疫苗，包括地鼠肾细胞疫苗、狗肾细胞疫苗和鸡胚细胞疫苗等；③传代细胞系疫苗，包括 Vero 细胞（非洲绿猴肾传代细胞）疫苗和 BHK 细胞（Baby Hamster Kidney cell，幼仓鼠肾细胞）疫苗。

我国批准的有地鼠肾细胞疫苗、鸡胚细胞疫苗和 Vero 细胞疫苗，暴露前预防：接种 3 次，每次 1mL，肌内注射，于 0、7、28 日进行；1~3 年加强注射一次。暴露后预防：接种 5 次，每次 2mL，肌内注射，于 0、3、7、14 和 28 日完成，如严重咬伤，可全程注射 10 针，于当日至第 6 日每日一针，随后于 10、14、30、90 日各注射一针。部分 Vero 细胞疫苗可应用 2 - 1 - 1 免疫程序：于 0 日在左右上臂三角肌肌内各注射一剂（共两剂），幼儿可在左右大腿前外侧区肌内各注射一剂（共两剂），7 日、21 日各注射本疫苗 1 剂，全程免疫共注射 4 剂，儿童用量相同。对下列情形之一的建议首剂狂犬病疫苗剂量加倍给予：①注射疫苗前 1 个月内注射过免疫球蛋白或抗血清者；②先天性或获得性免疫缺陷患者；③接受免疫抑制剂（包括抗疟疾药物）治疗的患者；④老年人及患慢性病者；⑤暴露后 48 小时或更长时间后才注射狂犬病疫苗的人员。

（2）免疫球蛋白注射：常用的制品有人抗狂犬病毒免疫球蛋白（human anti - rabies immunoglobulin，HRIG）和抗狂犬病马血清两种，以人抗狂犬病免疫球蛋白为佳。抗狂犬病马血清使用前应做皮肤过敏试验。

（袁剑峰）

第五节　朊粒病

朊粒病（prion diseases）是由朊粒引起的一类人和动物的致死性中枢神经系统慢性退行性疾病。其共同特征是有传染性，潜伏期长，可达数年至数十年，以进行性痴呆、共济失调、震颤等中枢神经系统症状为主要临床表现，最终死亡。病理变化主要表现为神经系统空泡样变，淀粉样斑块形成，脑组织海绵状，故以往将此类疾病命名为传染性海绵状脑病（transmissible spongiform encephalopathies，TES）。目前已知人和动物的朊粒病有十多种（表 7 - 1），本书仅介绍人类朊粒病。

表 7 - 1　人和动物的朊粒病

动物朊粒病
羊瘙痒病（scrapie of sheep and goat）
水貂传染性脑病（transmissible mink encephalopathy，TME）
鹿慢性消瘦症（chronic wasting disease of deer，CWD）
牛海绵状脑病（bovine spongiform encephalopathy，BSE）
猫海绵状脑病（feline spongiform encephalopathy，FSE）
人类朊粒病
库鲁病（Kuru disease）
克 - 雅病（Creutzfeldt - Jakob disease，CJD）
新变异型克 - 雅病（new variant Creutzfeldt - Jakob disease，nvCJD）
致死性散发性失眠症（fatal sporadic insomnia，FSI）
致死性家族性失眠症（fatal familial insomnia，FFI）
杰茨曼 - 斯脱司勒·史茵克综合征（Gerstmann - Straussler - Scheinker syndrome，GSS）

一、病原学

1980 年，美国科学家 Prusiner 从患有羊瘙痒病的羊脑中提纯出可使接种小鼠全部发病的感染因子，并确认该因子是不含核酸却能不停复制而具传染性的奇特蛋白质粒子，他将该致病因子命名为"Prion"

（取"protein"与"infection"两词首尾几个字母），称这种蛋白质为"Prion protein"，简称"PrP"。这一反传统的发现，被后来的多次其他实验证实。Prusiner因而荣获1997年诺贝尔医学和生理学奖。

Prion曾被译为非寻常病毒、蛋白浸染因子、感染性蛋白、朊病毒、朊蛋白等，目前得到国内学术界较为认可的名称是朊毒体或朊粒。朊粒能通过细菌滤器，既不是细菌，也不同于一般的病毒，是一种不含核酸的，由正常宿主细胞基因编码、构象异常、具有自我增殖能力和感染性的蛋白质，即朊蛋白（PrP）。能使核酸失活的物理方法（如煮沸、紫外线照射、电离辐射等）和化学方法〔如核酸酶、羟胺（核酸修饰剂）、锌离子〕作用均对其无影响。朊粒感染后组织的提纯制备物亦测不到核酸，但用蛋白酶K处理，可降低其感染性；氨基酸化学修饰剂、蛋白质变性剂（如尿酸、胍胺、苯酚等）可使其感染性不可逆地失活。提纯的朊粒具有典型的蛋白质紫外线吸收光谱，A280/A260比值为1.41，据此计算，最多只含有0.75%的核酸。

在正常情况下，PrP基因编码一个含253个氨基酸组成的前体蛋白，相对分子量33~35kD，称为细胞朊蛋白（cellular isoform of PrP，PrPc）。PrPc为正常的细胞蛋白，在中枢神经系统的神经元细胞及星形胶质细胞中以及外周神经组织、淋巴组织、白细胞和血小板中均有表达，其确切的生物学功能尚不清楚，可能与细胞的跨膜信号传导或细胞的黏附和识别有关，还有研究认为其参与了脑组织GU^{2+}的稳态平衡调节、细胞凋亡和信号转导以及体内核酸代谢过程，并有抗氧化及免疫调节功能，具有促进哺乳动物的神经细胞生长发育和成熟过程中神经前体细胞增殖的作用。PrPc对蛋白酶K敏感，可溶于非变性去污剂，没有致病性。

羊瘙痒病朊蛋白（scrapie isoform of PrP，PrPsc）是PrPc的异构体，由Balton和Prusine等用放射性碘化物检测法从仓鼠脑组织纯化的羊瘙痒病原体片段中发现，在人和动物朊粒病的脑组织中大量存在，PrPsc是PrPc的致病形式，相对分子量27~30kD，对蛋白酶有抗性，不溶于去污剂。

正常脑组织中只有PrPc，没有PrPsc，而患病脑组织中既有PrPc，又有PrPsc。PrPc和PrPsc的一级结构完全相同，本质差别在于空间结构存在明显的差异。PrPc含有约42%的α-螺旋结构和3%的β-折叠结构，而PrPsc则含有30%的α-螺旋结构和43%的β-折叠结构。这种构象的差异导致了Prpc和PrPsc的化学性质和生物学作用明显不同。

二、流行病学

（一）传染源

感染朊粒的动物和人可成为传染源。

（二）传播途径

1. 消化道感染 进食感染宿主的组织或其加工物，尤其是脑组织，可以导致朊粒的传播。疯牛病的发生，就是因为健康牛吃了含朊粒的病畜内脏加工物而感染发病。人类新变异型克-雅病（new variant CJD，nvCJD）就可能是患者食用了疯牛病的牛肉所致。

2. 医源性感染 人体的各种组织含有朊粒的可能性不同，危险性也不同。部分克-雅病患者就是通过医源性途径而感染，如器官移植（角膜、脊髓、硬脑膜）、垂体来源激素（生长激素、促性腺激素）的应用、接触污染的手术器械等，2004年英国报道了经输血而感染的nvCJD病例（表7-2，表7-3）。

表7-2 人体各组织中含prion的危险性

传染性	组织、分泌物和排泄物
高传染性	脑、脊髓、眼
低传染性	脑脊液、肾脏、肝脏、肺、淋巴结/脾脏、胎盘、血液
无传染性	眼泪、唾液、汗液、浆液性渗出物、乳汁、精液、脂肪组织、甲状腺、肾上腺、心肌、肠、骨骼肌、前列腺、睾丸、尿、粪便

表 7 - 3　已报道的医源性传播的克 - 雅病

传播方式	病例数	感染途径	平均潜伏期（范围）
器械操作			
神经外科手术	4	颅内	20 个月（15 ~ 18）
植入性脑电图	2	颅内	18 个月（16 ~ 20）
组织移植			
角膜移植	4	视神经	17 个月（16 ~ 18）
硬脑脊膜移植	136	脑组织表面	5.5 年（1.5 ~ 12）

3. 遗传突变　人类编码 PrP 的基因（PRNP）变异与家族易感性朊粒病相关，如人格斯特曼综合征是由于第 120 位的亮氨酸密码子被脯氨酸的密码子所替换而产生的变异引起。

（三）人群易感性

人对本病普遍易感。感染朊粒后，尚未发现保护性免疫的产生。

（四）流行特征

库鲁病是第一个被认真关注的人类朊粒病，主要在巴布亚 - 新几内亚东部高原 Fore 地区土著居民中流行，最高峰时，本病的罹患率达 1%，可能与当地妇女和儿童有食用已故亲人的内脏和脑组织的宗教习俗有关。随着此陋俗的废除，该病逐年减少，1959 年后无新发病例报道，现该病已绝迹。克 - 雅病在人群中的发病率仅为（0.6 ~ 0.8）/百万，但却呈持续上升的趋势。由于疯牛病的流行，英国于 1990 年开始监测人朊粒病，建立了克 - 雅病监测机构（NCJDSU）。截至 2010 年 3 月 1 日，英国共报道可疑克 - 雅病 2 592 例，确诊或疑似克 - 雅病的死亡病例 1 462 例，其中变异型克 - 雅病 168 例，2004 年英国还报告了 4 例经红细胞输注感染的新变异型克 - 雅病病例。日本 1999 年 4 月至 2004 年 9 月期间新发克 - 雅病病例 577 例。我国于 1989 年首次报道克雅病病例，至 2008 年 3 月发病人数已经超过 60 例，患者分布于全国 14 个省市。

三、发病机制与病理改变

（一）发病机制

朊粒的致病过程是：首先经一定传播途径（如进食患病动物的肉和内脏）侵入机体并进入脑组织，其后沉积于不同的神经元溶酶体内，导致被感染的脑细胞受损、坏死；释出的朊粒又侵犯其他脑细胞，使病变不断发展；病变的神经细胞死亡后，脑组织中留下大量小孔呈海绵状，并出现相应的临床症状，这就是所称的海绵状脑病。大量的朊粒病实验模型资料显示，在发生神经病理改变之前，PrPsc 已蓄积于神经细胞内，而且只有 PrPsc 蓄积的区域发生神经变性改变，PrPsc 蓄积量较高的区域，其相应的空泡形成数量亦较多。目前认为，PrPc 转化为 PrPsc 是朊粒病发生的基本条件，PrPsc 的蓄积是朊粒病产生的始动环节。

PrPc 转化为 PrPsc 的确切机制及 Prpsc 的增殖尚有争议，其转化增殖模型主要有"模板学说"和"核聚集学说"两种。

"模板学说"认为 PrPc 分子在随机摆动中部分构象变化形成不稳定的中间分子 PrP＊，而 PrP＊既能形成 PrPsc，又能回复到 PrPc 状态。正常情况下，只有极少量的 PrPsc 形成，不会发生疾病，但在有外源性 PrPsc 分子存在或有基因突变造成 PrPc 分子不稳定的遗传性朊粒病的个体中，PrPsc 可作为模板，催化 PrPc 转化为 PrPsc 二聚体。随后 PrPsc 二聚体解离，产生的 PrPsc 单体又可以作为模板与 PrPc 结合，产生更多的 PrPsc，从而完成 PrPsc 的增殖。但研究发现，简单混合在一起的 PrPc 并不能直接转化 PrPsc，提示这并不是一个简单的催化作用，这一过程可能有其他的"分子伴侣"参与，但目前对这些"分子伴侣"的本质尚不清楚。因此将其称为 X 蛋白（protein X，PrX）

"核聚集学说"又称"种子学说"，该学说认为在正常情况下组织中有少量的 PrPc 分子可以自发地转变为 PrPsc 分子，且该转化维持一种动态平衡。但在适宜情况下，PrPsc 单体可以相互聚集形成低级聚合物充当种子，通过黏附其他 PrPsc 而继续生长，形成更大的聚合物，这些聚合物碎裂后又变成新的种子，重复蛋白的聚集过程，从而产生更多的 PrPsc 聚集物，并在局部形成淀粉样蛋白沉淀。

关于朊粒病发病机制的认识主要源于实验性羊瘙痒症的研究。通过接种取自患病动物的脑、脾匀浆，羊瘙痒症能够实验性地在动物中传染。传染的途径有脑内、腹腔内、静脉内、皮下和口服接种，脑内接种感染的潜伏期最短，而且最有效和最敏感。外周途径接种，感染因子将首先在单核 - 吞噬细胞系统复制，如脾脏和淋巴结，再侵入中枢神经系统。脾脏在羊瘙痒症的发病上非常重要，例如脾切除或遗传性无脾动物，腹腔内接种感染物质后，其潜伏期明显延长，但脾切除对颅内接种的潜伏期无影响。实验提示，PrPsc 或 PrPsc 的一些片段能够导致神经细胞损伤，如引起神经细胞的凋亡，被认为是导致神经细胞死亡，出现退行性变的一个主要原因。

（二）病理变化

朊粒病都具有类似的或共同特点的神经病理变化，包括弥漫性神经细胞凋亡，反应性胶质细胞增生，淀粉样斑块形成和神经细胞空泡形成。这些变化使病理切片上观察到的脑组织呈海绵状改变，故此类疾病亦称为"传染性海绵状脑病"。大体形态改变是非特异性的，主要为脑皮质和小脑的萎缩，尸解发现死于克 - 雅病的患者脑重量只有 850g，而正常的脑重量有 1 200 ~ 1 500g。克 - 雅病的海绵状变性区域十分广泛，可以发生在中枢皮质、豆状核、尾状核、丘脑、海马、脑干和脊髓。海绵状变性的表现是在神经纤维上出现小的空泡，其直径为 20 ~ 200μm 不等，病变时间长者其空泡可互相融合，空泡也可发生在神经细胞的胞质内。病变区域无淋巴细胞和炎性细胞浸润，表明朊粒感染不激发宿主的体液和细胞免疫应答。胶质细胞表现为高度的萎缩和高度的增生。克 - 雅病患者可有淀粉样斑块形成，该斑块为 PrP 阳性的圆形嗜酸性结构，常出现于小脑部位。患者一般在出现临床症状时就有海绵样变性，而当星型胶质细胞增生发生和一些主要神经细胞坏死时，病情迅速发展、加重，并导致死亡。

四、临床表现

人类朊粒病可分为遗传性、传染性和散发性三种类型，其共同的临床特点是潜伏期长，可达数年至数十年，主要表现为中枢神经系统异常，预后差，患者发病后很快死亡。

（一）克 - 雅病和新变异型克 - 雅病

克 - 雅病是最常见的人类朊粒病，近 15% 的病例为家族性，不到 1% 的为传染性获得，85% 为散发性病例，病因不明。男、女性之比为 1 ：1.2，常累及 50 ~ 75 岁人群，平均发病年龄 65 岁左右，潜伏期 15 个月至 10 年。克 - 雅病的典型临床表现为进展迅速的痴呆、肌阵挛、皮质盲、小脑共济失调及锥体系和锥体外系征，偶有癫痫发作。80% 呈急性进展型，发病至死亡平均病程 7 ~ 9 个月。20% 为缓慢进展型，病程可长达 1.5 ~ 2 年，病程可分为 3 个阶段：

1. 前驱期　约为数周，主要为轻微的性格改变和非特异性的主诉，如头昏、失眠、偏执行为、意识模糊、食欲和体重下降、抑郁，少数患者可有视觉或听觉的异常。

2. 进展期　进行性的神经系统病情恶化，以小脑、锥体系和锥体外系的症状和体征为主。可表现为肢体僵直和震颤、感觉异常、共济失调、眼球震颤、语言障碍和失语等，并迅速进展为明显的精神衰退、进行性肌萎缩、半瘫、运动性失语，随之发生惊厥与昏迷。

3. 终末期　患者最终往往死于肺炎或自主神经功能衰竭。克 - 雅病患者的平均存活时间为 6 个月，约 90% 的患者于发病后 1 年内死亡。

1996 年，英国 NCJDSU 宣布发现 10 例临床与神经病理改变不同于经典克 - 雅病的病例，将其称为新变异型克 - 雅病。新变异型克 - 雅病与以往经典的克 - 雅病主要差异是：①人感染后潜伏期较长，可长达 15 年以上；②患者均较为年轻，中位年龄 29 岁，范围 14 ~ 41 岁；③临床表现为神情恍惚、口齿不清、共济失调、幻听、幻视、生活不能自理，进展性痴呆仅在后期出现；④平均存活时间 14 个月，范围为 7.5 ~ 22.5 个月；⑤无克 - 雅病特征性脑电波图；⑥患者的神经病理改变亦与克 - 雅病不一样，表现为脑组织发生神经细胞变性、减少或消失，形成广泛的空泡样改变，使脑组织呈海绵体化，星形胶质细胞和微小胶质细胞形成，有致病型蛋白积累，无炎性细胞浸润。最终脑功能衰退，导致死亡。各型克雅病的主要特点见表7-4。

表7-4 各型克雅病的主要特点

类型	散发型	遗传或家庭型	变异型	医源型
英文简写	sCJD	gCJD/fCJD	vCJD	iCJD
病因	不明，占CJD的85%	遗传突变，占5%~15%	食物或输血传播	医源性接触，占1%
病检来源	脑组织	脑组织	脑组织或扁桃体	脑组织
发病年龄	50~70岁（60岁）	不明确	12~74岁（29岁）	不明确
临床特点	快速进展，出现小脑、锥体外系征，生存期小于半年	进展缓慢，生存期相对较长	常首发精神症状，生存期较长，常大于半年	不明确
脑电图	周期性三相波多见	不明确	周期性三相波罕见	不明确
磁共振成像	T_2加权、FLAIR、DWI序列可见大脑皮质有广泛异常高信号，伴纹状体、丘脑等受累	不明确	T_2加权、FLAIR、DWI序列可见双侧丘脑后部的丘脑枕高信号	不明确

（二）库鲁病

库鲁病是一种亚急性、进行性小脑和脑干退行性病，潜伏期4~30年或更长，但一旦发病则迅速发展，常在6~9个月死亡。其最早期临床表现为小脑运动失调，一般为进行性，伴随有细微的躯干、肢端和头部震颤。在病程第2~3个月，震颤粗大且程度加剧，并出现进行性共济失调和运动障碍。早期智力正常，后期则出现痴呆，最终因吞咽困难、衰竭、感染而死亡。此病多发于妇女和儿童，主要由于食用已故亲人脑组织所致。

（三）杰茨曼-斯脱司勒-史茵克综合征

杰茨曼-斯脱司勒-史茵克综合征（Gerstmann - Staussler - Scheinker syndrome，GSS）是一种罕见的常染色体显性遗传朊粒病，其流行率仅千万分之一，患者存活时间相差较大，从2个月到12年不等。与CJD临床上的区别在于GSS主要表现为明显的运动失调，而CJD主要表现为痴呆，伴肌阵挛。Gss常在50岁前发病，临床表现以小脑病变为主，可伴有帕金森征、锥体系征和锥体外系征、耳聋、失明及凝视麻痹，仅在晚期出现痴呆。由于吞咽障碍，患者常死于吸入性肺炎所致的继发感染。

（四）致死性家族性失眠症

致死性家族性失眠症（FFI）是1986年新发现的一种遗传性朊粒病，非常罕见，呈亚急性经过，通常见于成人，发病年龄在25~61岁（平均48岁）。临床表现为难治性失眠，失眠可长达数周至数月，并呈进行性加重，随之出现进行性脑神经功能紊乱和运动障碍，注意力不集中，记忆减退，进行性梦样状态以及皮质醇、儿茶酚胺增高，泌乳素、生长激素等分泌紊乱。从发病到死亡通常为6~32个月，平均14个月。

五、实验室检查

（一）脑脊液

尽管脑脊液蛋白浓度可能有轻微升高，但脑脊液的常规和生化检查无特殊意义。脑蛋白14-3-3的检出，有较高的诊断价值。它是一种神经蛋白原，能维持其他蛋白构型的稳定性，正常脑组织中含量丰富，而正常脑脊液中不存在。当感染朊粒后，大量脑组织被破坏，可使脑蛋白泄漏于脑脊液中，其含量与脑组织破坏成正比，该方法的灵敏度和特异性均在92%以上。

（二）影像学

颅脑CT检查在克－雅病发病的初期无明显的异常，终末期出现脑萎缩，故诊断价值不大。部分克－雅病患者的MRI的T_2WI可见双侧尾状核、壳核对称性、均质的高信号。近年来，国内外学者普遍认为MRI弥散加权成像（DWI）在早期诊断克－雅病中具有重要的价值，典型的表现是双侧沿皮层沟回走形的改变和基底节区的异常高信号。这种改变与临床表现及脑电图所表现的周期性尖慢复合波（PSD）有较高的一致性，并且较临床症状和体征以及PSD表现更早，更敏感。因此，对临床可疑的克－雅病患者，DWI检查可以作为早期无创性诊断克－雅病的重要手段。

（三）脑电图

可出现特征性的周期性尖慢复合波，具有辅助诊断价值。

（四）组织病理学

尸检或活检脑组织切片观察，可发现脑组织呈海绵状改变，如空泡形成、淀粉样斑块、胶质细胞增生、神经细胞丢失等，有较大的临床诊断价值。电镜检查可发现异常脑纤维即羊瘙痒相关纤维（scrapie－associated fibrils，SAF）的存在，具辅助诊断价值。

（五）PrPsc检测

现将主要检查项目介绍如下：

1. 免疫组化　是目前确诊朊粒病最可靠的诊断方法，由于可以对PrPsc的沉积进行精确的解剖学定位，为临床病理学诊断提供了翔实的客观依据。但由于朊粒在体内的蓄积非常缓慢，早期的免疫组化对PrPsc的检出率非常低。新近的研究表明，应用免疫组化技术，在阑尾和扁桃体中活检标本中检测到PrPsc，能够用于新变异型克－雅病的早期诊断。1999年Hill等报告从朊粒病患者扁桃体等网状内皮系统标本中用Western－blot及PrP免疫组化方法查到PrPsc，因此可以作为早期诊断nvCJD（分子株型为第4型），但其他朊粒病则查不到。

2. 免疫印迹　该方法简便、快速，不受组织自溶的影响，能在病理学结果阴性或含糊的情况下检测出，还能显示其电泳分离图谱，具有早期诊断价值，是目前国际上诊断朊粒病最常用的方法。

3. 组织印迹技术　将灵敏的蛋白检测技术和解剖学组织保存技术结合起来，用于检测组织中微量的PrPsc，其灵敏度较高，甚至可以超过一般的免疫印迹法，已被广泛地用于朊粒的研究。

4. 斑点印迹技术　斑点印迹法灵敏度较低，但操作简便，对仪器设备要求低，适合大批量标本的筛查，易于普及推广。

5. 酶联免疫吸附试验（ELISA）　用单克隆抗体检测组织或体液中是否存在PrPsc，该方法具有灵敏、特异、简便、快捷、可定量、自动化等特点，非常适合大批量标本的普查筛选工作。目前报道的用于检测PrPsc的ELISA方法有间接法和双抗体夹心法。

6. 构象免疫分析技术（CDI）　是目前最新的经过改良的CDI技术，由直接CDI、ELISA、时间相关免疫分析（TRF）三项技术结合发展而来。通过检测空间构象的不同来区别致病和非致病的朊粒。检测时，朊粒被两种抗体夹在中间，当第一个抗体俘获朊粒后，让第二个抗体（检测蛋白）能有效地标记出朊粒。这种方法可提高灵敏度。

7. PrPsc蛋白错误折叠的循环扩增法（PMCA）　新近建立的一种检测微量PrPsc的技术，在概念上类似PCR扩增。即在体外将组织匀浆或生物体液与过量的PrPc孵育，如有PrPsc存在，则会以其为模板，诱导PrPc变构为PrPsc并形成不溶性凝聚物，凝聚物经超声作用后可产生多个小的结构单位，这些小单位可继续作为形成新PrPsc的模板，最终形成大量的PrPsc。对组织和体液中用其他方法无法检测到的，可用这种循环扩增的方法检测。

8. 基因分析　从患者外周血白细胞提取DNA来对PrP进行分子遗传学分析，以发现突变基因，可诊断家族性朊粒病。

六、诊断

（一）诊断依据

1. 流行病学资料　接受过植入性电极脑电图或神经外科手术史；使用过垂体来源激素；供者被发现有朊粒疾病的器官移植受者；或有朊粒病家族史者等。这些资料对诊断朊粒病有较大的帮助。

2. 临床特点　朊粒病本质上均为中枢神经系统的进行性退行性疾病，具有相似的独特临床表现，如共济失调、肌阵挛、痴呆、阳性锥体系和锥体外系征等。

3. 实验室检查　特征性的脑电图改变和病理检查均有重要的辅助诊断价值。结合临床表现，如有脑组织的海绵状改变，可作出朊粒病的临床诊断。脑脊液中标志性神经元损害物质浓度升高可证明临床可疑病例。通过免疫组化技术或分子生物学技术证实患者脑组织中 PrPsc 的存在，则能确诊朊粒病。

（二）诊断标准

1. CJD 的诊断标准　①拟诊 CJD，患者需有两年内进行性发展的痴呆以及脑电图检查特征性的周期性同步二或三相尖锐复合波（periodic sharp wave complexes，PSWCS）或脑蛋白 14-3-3 检测阳性，并至少具有以下 4 项中的 2 项，即肌阵挛、视觉或小脑功能障碍、锥体系或锥体外系功能障碍、无动性缄默；②可疑 CJD，即没有或者有不典型脑电图改变，其他标准与拟诊 CJD 相同；③确诊 CJD，必须依赖脑组织活检的海绵样病理学检查及 PrPsc 阳性的免疫学检测。

2. vCJD 的诊断标准　① I A：进展性神经精神症状（包括抑郁、焦虑、感情淡漠、戒断症状和妄想）；I B：病程 >6 个月；I C：常规检查不提示其他诊断；I D：没有潜在医源性暴露的历史。② II A：早期精神症状；II B：顽固性痛觉症状；II C：共济失调；II D：肌阵挛、舞蹈病、肌张力障碍；II E：痴呆。③ III A：脑电图没有散发性 CJD 的典型表现（即周期性三相复合波，1 次/s）或未行脑电图检查；III B：双侧丘脑后结节磁共振呈高信号成像。具备 I A 及神经病理发现海绵状改变和 PrPsc 过量沉积，同时伴全脑红色空斑变性者为确诊的 vCJD；具备 I 和 II 中的任意 4 条，以及同时具备 III A、III B 为高度可疑 vCJD，但不能确诊；具备 I 和 II 中的任意 4 条，以及具备 III A 为可疑 vCJD。

七、鉴别诊断

朊粒病应注意与其他神经系统疾病相鉴别，如阿尔茨海默病、多发性硬化等，其鉴别的关键在于脑组织是否存在海绵状改变和 PrPsc。

八、预后

本病预后极差，此类疾病毫无例外地都是致死性的。

九、治疗

迄今为止，对朊粒病尚缺乏特效治疗，主要措施为对症、支持治疗。现正试图研制使 PrPc 结构稳定的药物、改变蛋白质 X 与 PrPc 复合物形成的药物和破坏 PrPsc 的 β-折叠结构的药物，但仅为设想。研究发现海藻糖、二甲基亚砜、刚果红、多烯复合物、酚噻嗪、磷脂酶 C、寡肽等，在体内外均可抑制 PrPc 转化为 PrPsc 的活性，但大多难以透过血脑屏障。实验发现，抗疟疾药米帕林及抗精神病药氯丙嗪，亦可阻止 PrPc 向 PrPsc 转化。最新抗疟药奎纳克林的临床试验显示，虽然没有证据证明其可以直接延长患者的生存时间，但是干预组生存时间较对照组长。Haviv 等通过动物实验发现，降胆固醇药辛伐他汀可通过下调 COX-2 水平和激活小神经胶质细胞来延缓朊粒病进展，提高小鼠生存率。另外利用能分解磷脂酰基肌醇的磷脂酶可将 PrPsc 从细胞膜表面除去；使用螯合剂可除去 PrPsc 分子中的金属离子，改变其蛋白酶抗性和致病性。试用抗病毒剂阿昔洛韦、金刚烷胺、阿糖腺苷及干扰素等治疗朊粒病，但显效甚微。

十、预防

鉴于朊粒病目前尚无有效治疗，预防就显得尤为重要。

（一）控制传染源

由于医源性 CJD 大多是通过器官移植或使用生物制品所致，因此必须严格器官捐献的标准。朊粒病患者或任何神经系统退行性疾病患者、曾接受垂体来源激素治疗者、有朊粒病家族史者均不能作为器官组织或体液的供体，不能作为献血员。对遗传性朊粒病家族进行监测，给予遗传咨询和产前筛查。

（二）切断传播途径

朊粒是迄今为止对理化因子抵抗力最强的病原生物因子，常规用于处理患者血液和体液的预防措施均应该遵循。物理方法有蒸汽高压消毒 132℃ 1 小时，可使用的有效化学剂氢氧化钠、次氯酸钠、浓甲酸均可显著降低污染物的传染性。用 1mol/L 氢氧化钠（NaOH）浸泡污染物 1 小时，可完全灭活感染因子，含有效氯 16 500ppm 的次氯酸钠溶液处理 2 小时，预真空 134～138℃ 18 分钟，或预真空 132℃ 60 分钟，可使疯牛病的脑组织丧失传染性。

医务工作者，尤其是那些护理、治疗朊粒病或怀疑有朊粒病患者的医务人员，以及外科医生和病理科医生应该保持皮肤无破损，并严格遵守安全程序，手术和病理器械应该进行严格消毒，以减少该病的传播。欧美国家的有关机构已提出，神经外科的手术器械应为一次性使用器械，以免导致克雅病的传播。严格掌握输血指征，采用成分输血或去白细胞血。对可能感染朊粒患者的血液、组织或器官不得用于生物制品的生产。

对从有疯牛病流行的国家进口活牛或牛肉或其制品，必须进行严格和特殊的检疫。禁止用牛羊等反刍动物内脏，包括脑、脊髓、骨、肉等作为饲料喂养牛等动物。生产生物制品需用牛原料时，应考虑和了解这些牛材料来自国疯牛病流行情况。

鉴于朊粒病感染危害严重且难以对付，预防其发生发展一定要做到未雨绸缪，多方严加防范。包括各相关部门仔细查找和消除有可能导致朊粒传入的隐患，积极采取防范措施。同时也需要对我国的牛、羊等偶蹄动物进行更大范围的朊粒感染的风险因子调查。

（张翠芳）

第八章

泌尿系统感染性疾病

第一节　下尿路感染

膀胱炎常伴有尿道炎，统称为下尿路感染，占尿路感染总数的 50%～70%，许多泌尿系统疾病可引起膀胱炎，而泌尿系统外的疾病（如生殖器官炎症、胃肠道疾病和神经系统损害等），亦可使膀胱受累。

正常膀胱不易被细菌侵犯，因膀胱黏膜表面有黏液素，可黏附细菌，便于白细胞吞噬。细菌很少能通过血液侵入膀胱，同时尿道内、外括约肌亦能阻挡细菌从尿道上行到膀胱。尿液经常不断地从输尿管进入膀胱，再经膀胱排出体外，这种冲洗和稀释作用，使膀胱内不容易发生感染。若尿液 pH <6，尿素含量高，尿液渗透压偏高，也可以抑制细菌繁殖。

下尿路感染是指膀胱和尿道由细菌感染引发的炎症病变。又有膀胱炎、尿道炎之称。膀胱炎又分为急性膀胱炎和复发性膀胱炎。绝大多数是由革兰阴性菌引致，女性发生率是男性的 10 倍。

一、流行病学

国外资料显示性生活活跃的年轻女性膀胱炎的发生率最高；有 25%～35% 的 20～40 岁女性有过至少 1 次的尿路感染发作。国外的研究显示非复杂性膀胱炎在尿路解剖正常的健康女性的复发率是 27%～44%；复发性膀胱炎更多发生于健康年轻女性，其近 50% 的非复杂性尿路感染在一年内可发生复发性尿路感染。有研究报道复发性感染中膀胱炎与肾盂肾炎的患病率之比为（18∶1）～（29∶1）。

成年男性，除非存在易感因素，一般极少发生尿感。直到 50 岁以后因前列腺肥大的发生率高，才有较高的尿感患病率，约为 7%。总的来说，男性尿感的发病率远较女性低，男女之比约为 1∶8。

膀胱炎占尿路感染的 60%，只有尿路局部表现，无全身感染症状。常有白细胞尿，30% 有血尿。大肠埃希菌占 75%，葡萄球菌占 15%。

二、病因及发病机制

膀胱炎有多种因素引起：①膀胱内在因素：如膀胱内有结石、异物、肿瘤和留置导尿管等，破坏了膀胱黏膜防御能力，有利于细菌的侵犯。②膀胱颈部以下的尿路梗阻，引起排尿障碍，失去了尿液冲洗作用，残余尿则成为细菌生长的良好培养基。③神经系统损害：如神经系统疾病或者盆腔广泛手术（子宫或者直肠切除术）后，损伤支配膀胱的神经、造成排尿困难而引起感染。

膀胱感染的途径以上行性最常见，患病率女性高于男性，因女性尿道短，常被邻近阴道和肛门的内容物所污染。尿道口解剖异常，如尿道口后缘有隆起的处女膜（称为处女膜伞）阻挡或者尿道末端纤维环相对狭窄，这些梗阻因素可引起尿道膀胱反流；女性尿道口与阴道过于靠近，位于处女膜环的前缘（称为尿道处女膜融合），易受污染。新婚期性交可诱发膀胱炎，因性交时尿道口受压内陷或者损伤，尿道远端 1/3 处的细菌被挤入膀胱；也可能因性激素的变化，引起阴道和尿道黏膜防疫机制障碍而导致膀胱炎。男性前列腺精囊炎，女性尿道旁腺体炎亦可引起膀胱炎。尿道内应用器械检查或治疗时，细菌可随之进入膀胱。下行性感染是指膀胱炎继发于肾脏感染。膀胱感染可由邻近器官感染经淋巴传播或直接蔓延所引起。

膀胱炎可分为细菌性和非细菌性两种。细菌性者以大肠埃希菌属最为常见，其次是葡萄球菌。

三、临床表现

急性膀胱炎可突然发生或者缓慢发生，主要表现有排尿时尿道有烧灼感、尿频、夜尿、下腹坠胀及排尿困难，往往伴尿急，严重时类似尿失禁。尿浑浊、尿液中有脓细胞，有1/3患者出现血尿，常在排尿终末明显。耻骨上膀胱区有轻度压痛。少数患者可有腰痛、发热（通常不超过38℃）单纯急性膀胱炎，无全身症状，不发热，女性患者急性膀胱炎发生在新婚期，称之为"蜜月膀胱炎"。急性膀胱炎的病程较短，如及时治疗，症状多在1周左右消失。40%膀胱炎为自限性，在7～10d可自愈。膀胱炎治愈后可再发。再发的80%以上是重新感染。男性再发的原因多是因为存在慢性细菌性前列腺炎或者前列腺增生症。慢性膀胱炎有轻度的膀胱刺激症状，但经常反复发作。

四、辅助检查

（一）一般检查项目

1. 尿常规 一般来说，尿常规可作为门诊尿感的初步检查。肉眼观察尿色可清或浑浊，可有腐败气味，极少数患者（<5%）可有肉眼血尿；尿蛋白多为阴性或微量（±～+），如尿蛋白量较大，应注意有无肾小球疾病；镜下血尿见于40%～60%的急性尿感患者，尿红细胞数多为2～10/HP。对尿感诊断有较大意义的为白细胞尿（脓尿），指离心后尿沉渣镜检白细胞>5/HP，是尿感诊断的一个较为敏感的指标。

2. 尿细菌学检查 尿细菌学检查是诊断尿感的关键性手段。真性细菌尿和有意义细菌尿的含义略有不同，凡是清洁中段尿定量细菌培养≥10^5/mL均可称为有意义的细菌尿，真性细菌尿则除此之外，还要求确实排除了假阳性的可能，而且要求临床上有尿感的症状，如无症状者，则要求连续培养2次，且菌落计数均≥10^5/mL，而且2次菌种相同。

尿标本可取自清洁中段尿、导尿和膀胱穿刺尿，在门诊一般进行清洁中段尿定量培养。留取中段尿时必须注意操作的规范性，避免因操作的问题导致结果的误差。

对尿细菌培养的结果判断，必须结合临床表现，有时需要反复多次进行检查，假阳性结果的原因主要有：①中段尿收集不规范，尿液被粪便、白带等污染；②尿标本在室温放置超过1h才接种；③接种和检验技术上的误差等。假阴性结果可见于：①病者在近2周内曾用过抗生素；②尿液在膀胱内停留不足6h，细菌没有足够的时间繁殖；③收集中段尿时，消毒药不慎混入尿标本内；④饮水太多，尿液内细菌被稀释；⑤感染灶与尿路不通，如血源性肾盂肾炎的早期或尿路梗阻时，这种情况罕见；⑥有些尿感的排菌可为间歇性；⑦某些特殊细菌，如腐生寄生菌等引起的尿感，尿含菌量可<10^5/mL。

3. 尿白细胞排泄率 是较准确检测脓尿的方法，多采用1h尿细胞计数法，白细胞>30万/h为阳性，20万～30万/h者为可疑，应结合临床判断。

4. 血常规 急性肾盂肾炎患者，血白细胞计数可轻或中度增加，中性白细胞也常增多，有核左移。红细胞沉降率可加快。

5. 肾功能检查 急性肾盂肾炎可有尿浓缩功能障碍，于治疗后多可恢复。急性膀胱炎时，通常亦无上述改变。

6. 血生化检查 普通尿感的血生化检查多无明显异常。生化检查主要是排除一些引起尿感易发的代谢性疾病，如糖尿病、高尿酸血症、高钙血症和低钾血症等。

（二）特殊检查项目

一般情况下，普通的尿感经上述检查基本可以诊断。如果检查结果对诊断没有帮助或有可疑，或者已经诊断尿感且经过正规治疗后尿感仍然存在，则必须进行进一步检查，以寻找尿路复杂因素。

1. 膀胱穿刺尿细菌培养　如果连续 2 次清洁中段尿培养结果可疑，则可以考虑进行膀胱穿刺尿细菌培养。其他适应证还有：①疑为厌氧菌尿感；②中段尿结果是混合感染，但高度怀疑结果不可靠时；③临床上高度怀疑尿感，但尿含菌量低者；④高度怀疑尿感，而无条件做细菌定量培养时，可用膀胱穿刺尿定性培养来诊断。

2. X 线检查　尿路 X 线检查的主要目的是了解尿路情况，及时发现引起尿感反复发作的不利因素如结石、梗阻、反流、畸形等。有些因素经适当的内或外科处理可以纠正。在女性，其适应证为再发性尿感或急性尿感经 7 ~ 10d 抗菌治疗无效者。对于首次发作的急性女性尿感患者，一般不需要进行尿路 X 线检查。对于男性尿感患者，无论是初发还是复发，均应进行尿路 X 线检查，以排除尿路解剖和功能上的异常。X 线检查项目包括腹部 X 线平片、静脉肾盂造影、排尿期膀胱尿管造影等，必要时进行逆行肾盂造影。一般来说，在尿感急性期，不宜做静脉肾盂造影及逆行肾盂造影。

3. B 超和（或）CT 检查　尿路 B 超检查的目的与 X 线检查是一致的，尤其适用于急性期尿感患者。如 X 线和 B 超检查均不能明确病变的性质，可考虑进行 CT 检查，CT 检查对细小病变的分辨率高于 B 超。

4. 其他病原体的培养和分离　虽然 95% 以上的尿感是由革兰阴性杆菌所引起的，但真菌、病毒、衣原体、支原体等都可引起尿感。因此，对于临床上高度怀疑尿感但多次细菌培养均呈阴性者，则应考虑进行其他病原体的培养或病毒的分离。

（三）尿路感染定位诊断方法

通过尿培养可以诊断尿路感染，真性菌尿表明尿路细菌感染存在，但并不能区别细菌是来自上尿路（肾盂肾炎）还是下尿路（膀胱炎），由于肾盂肾炎与膀胱炎的治疗及预后不同，因此，应用尿路感染的定位诊断方法对两者进行鉴别，具有重要的临床意义。

1. 临床表现定位　患者的临床症状有助予定位诊断，如有寒战、发热（>38.5℃）、腰痛，肾区叩痛和（或）压痛等症状者常为急性肾盂肾炎的特征。此外，在临床治愈后，重新感染者，常为膀胱炎（重新感染是在治疗后细菌已消失，但停止治疗后与前次不同的致病菌重新引起感染，一般于停药 6 周后发生）；复发者，则常为肾盂肾炎（复发是指在治疗后细菌尿消失，但停药 6 周内复发，致病菌与前次相同）。一般来说，仅根据临床表现来进行定位常不够准确，因为上尿路感染与下尿路感染的临床症状多有重叠。

2. 实验室检查定位　主要有以下数种方法。

（1）输尿管导管法：是一种直接的定位方法。通过膀胱镜插入输尿管导管，收集输尿道管尿行培养（Stnmey 法）。该法不仅诊断准确性高，而且可以区分是哪一侧肾脏感染。但膀胱镜检查是创伤性检查方法，患者比较痛苦，操作复杂，临床上不能作为常规定位检查手段，目前仅偶用于需做患侧肾切除术，术前定位确定是哪一侧肾脏发生了感染。

（2）膀胱冲洗后尿培养法：也是一种直接的定位方法。该法比较简便和准确，近年常用。该方法与输尿管导尿法所得结果基本相符。

（3）静脉肾盂造影（IVP）：急性肾盂肾炎时 IVP 一般无异常发现或仅显示肾影稍大。对于慢性肾盂肾炎患者行 IVP 检查的概率虽高，但是阳性率不高。IVP 对肾脏感染的诊断敏感性比较低。

（4）肾图：尿路感染肾图检查既可正常也可异常。肾图异常提示尿路感染或其基础病变在肾内，通过检查可了解病变的程度、部位及何处损伤较重等。

（5）肾显像：枸橼酸^{67}镓静脉注入 24h 后，正常肾区应基本无放射性物质存留，当发生肾盂肾炎、间质性肾炎等可以有肾内局部或弥散的放射性物质异常存留。急性肾盂肾炎的显像阳性率可达 85%，但特异性不高，恶性肿瘤、急性肾小管坏死、急性肾衰竭、血管炎、结节病、淀粉样变等也可以有异常存留。一般不采用这种方法进行诊断。只有当尿培养阳性时，才采用该方法对肾内炎症病变进行定位。反复尿路感染，特别对小儿，肾图、肾显像和膀胱输尿管反流检查有助于了解有无泌尿系畸形、梗阻或尿液反流等病因的存在。

其他包括：抗体包裹细菌检查、尿酶测定〔尿 β_2 微球蛋白测定、Tamm – Horsfall（TH）蛋白及抗体测定〕、尿渗透压测定等。

五、诊断和鉴别诊断

（一）诊断

1. 尿感　从无症状的菌尿到各种类型的尿路感染，其临床表现多种多样，轻重不一，上、下尿路感染的临床表现常有重叠，一旦确诊为尿路感染，应尽可能明确感染部位。1985 年第二届全国肾脏病学术会议确立的尿路感染的诊断标准为：①清洁中段尿（要求尿停留在膀胱中 4~6h 或以上）细菌定量培养，菌落数超过或等于 10^5/mL。②清洁离心中段尿沉渣白细胞数超过 10/高倍视野，或有尿路感染症状者。具备上述①②可以确诊。若无②则应该再行尿菌落数计数复查，如仍超过或等于 10^5/mL，且两次细菌相同者，可以确诊。③膀胱穿刺尿培养，如细菌阳性（不论菌落数多少），也可以确诊。④尿菌培养计数有困难者，可用治疗前清晨清洁中段尿（尿停留膀胱 4~6h 或以上）正规方法的离心尿沉渣革兰染色找细菌，如细菌超过 1/油镜视野，结合临床尿路感染症状，也可确诊。⑤尿细菌数在或超过 10^4~10^5/mL 者，应复查，如仍为或超过 10^4~10^5/mL，应结合临床表现诊断或行膀胱穿刺尿培养确诊。

2. 尿路感染的定位　可以根据患者的临床表现和对治疗的反应判断。上尿路感染通常发热 38.5℃以上，有寒战、明显腰痛、肾区叩痛和（或）压痛及毒血症症状。下尿路感染主要表现为膀胱刺激症状，即尿频、尿急、尿痛、白细胞尿，偶有血尿，甚至肉眼血尿和膀胱区不适。用单剂量抗生素治疗尿路感染患者，膀胱炎可全部治愈，治疗失败者多数为肾盂肾炎。1985 年第二届全国肾脏病学术会议通过的上、下尿路感染的鉴别标准为：①尿抗体包裹细菌检查阳性多为肾盂肾炎，阴性者多为膀胱炎；②膀胱灭菌后的尿标本细菌培养阳性者为肾盂肾炎，阴性者多为膀胱炎；③参考临床症状：有发热 38.5℃以上或者腰痛、肾区压痛及尿中有白细胞管型者多为肾盂肾炎（多在停药 6 周后复发）；④经治疗后仍有肾功能损害且能排除其他原因所致者，或肾盂造影有异常改变者为肾盂肾炎。

（二）鉴别诊断

急性细菌性膀胱炎与下述疾病鉴别。

1. 急性肾盂肾炎　除有膀胱刺激症状外，还有寒战、高热和肾区叩痛及治疗反应来判断。

2. 结核性膀胱炎　结核性膀胱炎发展缓慢，治疗的反应不佳，尿结核杆菌培养阳性；有泌尿系统结核病的影像学证据；膀胱镜检查有典型的结核性膀胱炎表现和（或）病理活检发现结核结节和（或）肉芽肿形成。

3. 间质性膀胱炎　间质性膀胱炎尿液清晰，极少有脓细胞，无细菌，膀胱充盈时有剧痛，耻骨上膀胱区可触及饱满而又压痛的膀胱。

4. 嗜酸性膀胱炎　嗜酸性膀胱炎的临床表现与一般膀胱炎相似，区别在于前者尿中有嗜酸性粒细胞，并大量浸润膀胱黏膜。

5. 腺性膀胱炎　腺性膀胱炎主要依靠膀胱镜检查和活体组织检查。

六、治疗

急性膀胱炎患者，需要卧床休息，多饮水，避免刺激性食物，热水坐浴可改善会阴部血液循环，减轻症状。用碳酸氢钠或者枸橼酸钾碱性药物，碱化尿液，缓解膀胱痉挛。根据致病菌属，选用合适的抗菌药物。经治疗后，病情一般可迅速好转，尿中脓细胞消失，细菌培养转阴。单纯膀胱炎国外提倡单次剂量或者三日疗程，避免不必要的长期服用抗生素而引起耐药菌产生，但要加强预防复发的措施。治疗主要用以下方法。

1. 单剂抗菌疗法　大多数膀胱炎患者经大剂量单剂抗菌治疗后 1~2d，尿菌就会转阴，因此目前国内、外学者均推荐用单剂抗生素治疗无复杂因素存在的膀胱炎。通常用磺胺甲噁唑（SMZ）2.0g、甲氧苄啶（TMP）0.4g、碳酸氢钠 1.0g，顿服（简称 STS 单剂）。此外，也有报道用卡那霉素 1.0g 肌内注射或阿莫西林 1.0g 顿服治疗膀胱炎。单剂疗法的优点是：①方法简便，患者易于接受；②对绝大部分尿感有效；③医疗费用低；④极少发生药物不良反应；⑤极少产生耐药菌株，并且有助于尿感的定位诊断。如无明显发热、腰痛、而以膀胱刺激征为主要表现的尿感，单剂抗菌疗法是较佳的选择方案，但必须于治疗后追踪 6 周，如有复发，则多为肾盂肾炎，应给予抗菌药 2～6 周。复发患者多数在停药 1 周后复发。单剂疗法不适用于妊娠妇女、糖尿病患者、机体免疫力低下者、复杂性尿感（即尿路有器质性或功能性梗阻因素）及上尿路感染患者。此外，男性患者也不宜应用此疗法。

2. 三天抗菌疗法　据国外的报道。采用 STS（即成年人每次口服 SMZ 1.0g，TMP 0.2g 及碳酸氢钠 1.0g，每日 2 次）、阿莫西林或诺氟沙星 3d 疗法对膀胱炎的治愈率与较长疗程治疗相似，但不良反应少。其适应证、禁忌证与单剂抗菌疗法相同。国内也有报道，对于首次发生的下尿路感染可给予单剂疗法，对有多次尿感发作者，应给予 3d 疗法，后者对于预防再发有帮助。

应该指出的是，从现有的资料来看，3d 疗法总体优于单剂疗法，不管是甲氧苄啶＋磺胺甲噁唑还是喹诺酮类，只要对致病菌敏感，两种疗法在清除膀胱内感染的效果是相同的。但是单剂疗法在清除阴道和肠道内的致病菌方面就明显不如 3d 疗法有效，这就是单剂疗法容易复发的重要原因。

短程疗法主要用于治疗表浅黏膜感染。因此，短程疗法不能用于以下高度怀疑深部组织感染的患者如男性尿感患者（怀疑前列腺炎者）、肾盂肾炎患者、留置尿管的患者、高度怀疑耐药菌感染的患者。

3. 女性急性非复杂性膀胱炎的处理　健康妇女以急性非复杂性膀胱炎常见，病原体明确，病原体对药物较敏感。短程疗法为不良反应少，效果好，效价比高的治疗方法，可减少实验室检查和就诊率。对有尿频、尿痛（无阴道炎证据）的患者首先选择短程疗法。如果已经留了尿标本，可以进行白细胞酯酶测定，敏感性为 75%～96%。完成疗程后，如果患者没有症状，无须进一步处理。如果患者仍有症状，应做尿常规和细菌培养。如果有症状的患者，尿常规和细菌培养阴性，无明确的微生物病原体存在，应注意尿路局部损伤、个人卫生、对某些物质如衣服染料过敏以及妇科疾病的因素。如果患者有脓尿而无菌尿，考虑衣原体感染，尤其是性生活活跃、有多个性伴侣的女性。如果经过短程疗法后患者有症状性菌尿（非耐药菌株），应考虑隐匿性肾感染，须行长程治疗，初始 14d，如有必要可延长。如果是非耐药菌株，氟喹诺酮类或甲氧苄啶＋磺胺甲噁唑是有效的药物。

七、并发症

少数女孩患急性膀胱炎伴有膀胱输尿管反流，感染可上升而引起急性肾盂肾炎，成年人中较少见。

少数糖尿病患者因留置尿管而引起膀胱炎，有时可并发气性膀胱炎，膀胱内气体多为产气杆菌所引起。

八、随访

复诊时处理：无尿路刺激征，也应做尿培养。①尿培养阴性：1 个月后再复诊 1 次。②尿培养阳性：若为同一种致病菌，为尿感复发。可能是隐匿性肾盂肾炎，予以 14d 疗程，据药敏用药。若症状不消失，尿脓细胞继续存在，培养仍为阳性，应考虑细菌耐药或有感染的诱因，要及时调整更合适的抗菌药物，以期早日达到彻底治愈。感染控制后，尤其对久治不愈或反复发作的慢性膀胱炎，则需要做详细全面的泌尿系检查，解除梗阻，控制原发病灶，使尿路通畅。

九、预后

要注意个人卫生，使致病细菌不能潜伏在外阴部。由于性生活后引起的女性膀胱炎，建议性交后和次晨排尿；若同时服用磺胺药物 1g 或呋喃妥因 100mg，也有预防作用。

急性膀胱炎经及时而适当治疗后，都能迅速治愈。对慢性膀胱炎，如能清除原发病灶，解除梗阻，并对症治疗，大多数病例能获得痊愈，但需要较长时间。

（李　立）

第二节 急性肾盂肾炎

急性肾盂肾炎是指肾盂黏膜及肾实质的急性感染性疾病，主要由大肠埃希菌引起。多为急性起病，临床症状短期内出现，其病情轻重不一。有些患者可能有明显的诱因，所以在采集病史的时候应注意询问其近期有无尿路器械使用史（包括膀胱镜检查、逆行肾盂造影、导尿和留置尿管等），妇科检查史等。肾盂肾炎多由上行感染所致，故多伴有膀胱炎，患者出现尿频、尿急、尿痛等尿路刺激症状。尿液浑浊，偶有血尿。全身症状包括寒战、发热，体温可达38℃以上，疲乏无力、食欲减退，可有恶心、呕吐，或有腹痛。局部体征一侧或两侧肾区疼痛，脊肋区有叩击痛及压痛。原有糖尿病或尿路梗阻者并发急性肾盂肾炎，可发生急性肾乳头坏死，患者除有败血症样严重全身症状及血尿、脓尿之外，有时由于坏死乳头脱落引起肾绞痛，部分患者还出现少尿或尿闭及急性肾衰竭。

一、流行病学

急性肾盂肾炎发病率无确切报道，美国和韩国估计女性每年的发病率分别为0.276%和0.367%。以人口为基数，加拿大Manitoba省统计1989—1992年急性肾盂肾炎患者住院率，任何年龄组急性肾盂肾炎住院率为10.9/10 000（女性人群），>60岁年龄组则为175/10 000（女性人群）；任何年龄组男性急性肾盂肾炎住院率为3.3/10 000。

成年男性，除非存在易感因素，一般极少发生尿感。直到50岁以后因前列腺肥大的发生率高，才有较高的尿感发病率，约为7%。总的来说，男性尿感的患病率远较女性低，约为1：8。

二、病因及发病机制

肾盂肾炎是由各种病原微生物感染直接引起肾盂黏膜和肾实质的炎症。主要为非特殊性细菌，其中以大肠埃希菌为最多（占60%~80%），其次为变形杆菌、葡萄球菌、粪链球菌、少数为铜绿假单胞菌；偶为真菌、原虫、衣原体或病毒感染。

绝大多数尿感由细菌上行感染引起，即细菌经尿道上行至膀胱，乃至肾盂引起感染。细菌进入膀胱后，有30%~50%可经输尿管上行引起肾盂肾炎。有些学者认为，某些致病菌的纤毛可附着于尿道黏膜，而上行至肾盂。致病菌反流至肾盂后，可从肾盂通过肾乳头的Bellini管，沿着集合管上行播散，由于肾髓质血流供应较少，加上高渗和含氨浓度高，影响了吞噬细胞和补体的活力，局部的杀菌功能较差，故细菌容易在肾髓质生长，造成感染。

机体的防御功能，机体对细菌入侵尿路有一系列的防卫机制，如尿路的冲洗作用，膀胱天然的黏膜防御机制，尿液及其成分的抗菌活性，男性前列腺液具有抗革兰阴性杆菌的作用，尿道括约肌的天然屏障作用。当这些自身的防卫功能受到损伤后会增加肾盂肾炎的机会。

一些常见的易感因素也会增加肾盂肾炎的发生，如尿路梗阻，膀胱输尿管反流及其他尿路畸形和结构异常，尿路器械的使用，妊娠，近期使用免疫抑制药等。

三、临床表现

常发生于生育年龄的妇女，临床表现有两组症状群：①泌尿系统症状：包括尿频、尿急、尿痛等膀胱刺激征，腰痛和（或）下腹部痛、肋脊角及输尿管点压痛，肾区压痛和叩痛；②全身感染的症状：如寒战、发热、头痛、恶心、呕吐、食欲下降等，常伴有血白细胞计数升高和血沉增快。一般无高血压和氮质血症。必须指出，有些肾盂肾炎患者的临床表现与膀胱炎相似，且两者的临床症状多有重叠，故仅凭临床表现很难鉴别，需进一步做定位检查方能确认。

不典型尿感的临床表现可多样化，较常见的有以下几种：①以全身急性感染症状为主，如寒战、发热、恶心、呕吐等为主要表现，而尿路局部症状，如尿频、排尿困难、腰痛等不明显，易误诊为感冒、伤寒、败血症等；②尿路症状不明显，而主要表现为急性腹痛和胃肠功能紊乱的症状，易误诊为阑尾炎，胆囊炎、急性胃炎等；③以血尿、轻度发热和腰痛等为主要表现，易误诊为肾结核；④无明显的尿路症状，仅表现为背痛或腰痛；⑤少数人表现为肾绞痛、血尿，易误诊为尿路结石；⑥完全无临床症状，但尿细菌定量培养，菌落≥10^5/mL，常见于青年女性、尿路器械检查后或原有慢性肾脏疾病并发尿感者。

四、辅助检查

1. 一般检查项目　见"下尿路感染"节。

2. 特殊检查项目　见"下尿路感染"节。

3. 定位诊断　见"下尿路感染"节。

五、诊断和鉴别诊断

（一）诊断要点

1. 病史询问

（1）尿路感染相关症状：如有膀胱刺激症状，即尿频、尿急、尿痛，白细胞尿，偶可有血尿，甚至肉眼血尿，膀胱区可有不适。寒战、发热（>38.5℃）、腰部胀痛，肾区叩痛和（或）压痛等症状的特点、持续时间及其伴随症状。

（2）既往史：药物史及相关病史等（如是否留置导尿管或近期有无尿道腔内操作史、有无糖尿病或免疫抑制疾病、有无尿道功能或解剖结构异常等），以排除复杂性尿路感染。

（3）患者的一般情况：如睡眠、饮食等。

2. 实验室检查　尿感的诊断不能单纯依靠临床症状和体征，而要依靠实验室检查。

（1）有真性细菌尿者，均可诊断为尿感。

（2）实验室检查定位：①膀胱冲洗后尿培养法是尿感的直接定位方法。简便和准确。②尿沉渣镜检如能发现白细胞管型则是肾盂肾炎的有力证据。

3. 影像学检查　当治疗效果不理想时，可考虑行静脉尿路造影、B超或CT等，以发现可能存在的尿路解剖结构或功能异常。

（二）鉴别诊断

急性肾盂肾炎与下述疾病鉴别。

1. 急性细菌性膀胱炎　是成年女性尿路感染的主要类型，占尿路感染总数的50%～70%。发病诱因多为性生活，妇科手术，月经后及老年妇女有外阴瘙痒以及妇科疾病等。致病菌以大肠埃希菌多见，约25%年轻女性患者由葡萄球菌引起。主要表现为膀胱刺激征，即尿频、尿急和尿痛，以及膀胱区不适。偶可见到肉眼血尿。一般无全身症状，偶有腰痛和低热。

2. 发热性疾病（如流感、疟疾、败血症、伤寒等）　如急性肾盂肾炎患者发热等全身感染症状突出，而尿路局部症状不明显时，易与发热性疾病混淆，约占误诊病例的40%。但如能详询病史，注意尿感的局部症状，并做尿沉渣和细菌学检查，不难鉴别。

3. 腹部器官炎症（如急性阑尾炎、女性附件炎等）　有些肾盂肾炎患者无明显的尿路刺激症状，而表现为腹痛、恶心、呕吐、发热和血白细胞增多等，易误诊为急性胃肠炎、阑尾炎及女性附件炎等。详细询问病史，及时行尿常规和尿细菌学检查，可资鉴别。

4. 急性尿道综合征　主要表现为下尿路的刺激症状，如尿频、尿急、尿痛或排尿不适、膀胱区疼痛等。对仅有尿路刺激症状，而无脓尿及细菌尿的患者，应考虑为无菌性尿道综合征。此外，如患者同时有尿白细胞增多，但尿液普通细菌培养阴性，还应注意排除感染性尿道综合征（衣原体或支原体感染）的可能。

5. 肾结核　下列情况应注意肾结核的可能：①慢性膀胱刺激症状，抗生素治疗无效，病情呈进行性加重者；②脓尿、酸性尿，普通细菌学检查阴性；③有肾外结核的证据，尿镜检有红细胞尿者；④附睾、精索或前列腺结核；⑤尿路感染经有效的抗生素治疗，普通细菌培养转阴，但脓尿仍持续存在者。应高度注意肾结核存在的可能性，并做相应检查。有下列 3 项之一者可确立肾结核的诊断：①临床表现 + 尿结核菌培养阳性；②X 线片典型的肾结核表现；③膀胱镜检查有典型的结核性膀胱炎。

六、治疗

急性肾盂肾炎常累及肾实质，有发生菌血症的危险性，应选用在尿液及血液中均有较高浓度的抗菌药物。对于轻、中度患者可通过口服给药。对发热超过 38.5℃、肋脊角压痛、血白细胞升高等或出现严重的全身中毒症状、疑有脓毒症者，首先应予以胃肠外给药（静脉滴注或肌内注射），在退热 72h 后，再改用口服抗菌药物（喹诺酮类、第二代或第三代头孢菌素类等）完成 2 周疗程，疗程结束后如尿菌仍阳性，此时应参考药敏试验选用有效的和强有力的抗生素，治疗 4～6 周。其治疗原则是：①控制或预防全身脓毒症的发生；②消灭侵入的致病菌；③预防再发。

七、并发症

急性肾盂肾炎的严重并发症主要有以下几种。

1. 肾乳头坏死　是肾盂肾炎的严重并发症之一，常发生于严重肾盂肾炎伴有糖尿病或尿路梗阻以及妊娠的肾盂肾炎患者。可并发革兰阴性杆菌败血症，或导致急性肾衰竭。

2. 肾脓肿和肾周脓肿　有统计数据显示肾脓肿占住院患者的（1～10）/万人。患者除原有肾盂肾炎症状加剧外，常有持续发热、寒战、明显的单侧腰痛和压痛，有个别患者可在腹部触到肿块。肾周脓肿者向健侧弯腰时，可使疼痛加剧。腹部 X 线平片、肾盂造影和肾断层照片有助于诊断。

3. 肾盂肾炎并发感染性结石　变形杆菌等分解尿素的细菌所致之肾盂肾炎常引起结石（占结石病因的 15.4%），称感染性肾石。常呈鹿角形，多为双侧性，结石的小裂隙常藏有致病菌。因抗菌药不易到达该处，易导致尿感治疗失败。感染加上尿梗阻，易导致肾实质较快破坏，肾功能损害。

4. 革兰阴性杆菌败血症　尿感是革兰阴性杆菌败血症的主要原因之一，多发生于尿感，使用膀胱镜检查或使用导尿管后（长期留置导尿管者更容易发生），严重的复杂性尿感，特别是并发急性肾乳头坏死者更易发生革兰阴性杆菌败血症。偶可见于严重的非复杂性肾盂肾炎。革兰阴性杆菌败血症来势凶险，突然寒战、高热，常引起休克，预后差，病死率高达 50%。但某些有老年前列腺肥大或全身衰竭的患者，症状可不典型，临床上可无发热和白细胞升高，应予以注意。其治疗同一般革兰阴性杆菌败血症。

导致肾盂肾炎死亡的短期独立危险因素包括：年龄 >65 岁、败血症休克、久病体弱者及应用免疫抑制药。存在慢性肾脏病、糖尿病及应用免疫抑制药可使预后恶化。

八、随访

急性肾盂肾炎患者服用抗菌药物（喹诺酮类、第二代或第三代头孢菌素类等）完成 2 周疗程，用药期间，每 1～2 周做尿培养，观察尿菌是否转阴；若经治疗仍持续发热，则应注意是否存在并发症如肾盂积脓、肾周脓肿等，必要时做肾脏 B 超检查；疗程结束和停药后第 2、6 周要分别做尿细菌定量培养，以后每月复查 1 次，共随访 1 年。随访过程中发现尿路感染复发应及时再治疗；急性期、感染症状重者应卧床休息，鼓励患者多饮水，勤排尿；膀胱刺激症状明显者可给予碳酸氢钠 1.0g，每日 3 次口服，以碱化尿液，增强氨基苷类等抗生素、青霉素类、红霉素及磺胺类药物的疗效。

九、预后

急性肾盂肾炎患者一定要积极治疗，直至痊愈，防止反复感染。急性期不要因症状消失而中断治疗。日常生活中注意多喝水，勤排尿，不要憋尿，并要注意个人卫生，预防泌尿系感染的发生。急性肾盂肾炎选用敏感有效的抗生素治疗是可以痊愈的。需要注意足够的治疗疗程并在痊愈后注意预防，避免复发或迁延成慢性。

（袁剑峰）

第三节 慢性肾盂肾炎

慢性肾盂肾炎（chronic pyelonephritis）多由反复或持续感染导致肾脏结构和功能受损，并以肾盂肾盏形成瘢痕为重要特征。目前主要分三个类型：①伴有反流的慢性肾盂肾炎（反流性肾病）；②伴有阻塞的慢性肾盂肾炎（梗阻性慢性肾盂肾炎）；③比例较少的特发性慢性肾盂肾炎。

一、流行病学

慢性肾盂肾炎为临床常见病、多发病。国外文献报道，对 18 万人健康普查结果统计，肾盂肾炎发病率为 0.92%，多见于女性。欧洲透析和移植协会数据报道，22% 的终末期肾病成年人患有慢性肾盂肾炎。Schwartz 等对 95 个肾移植前行肾切除标本进行大体、显微镜和细菌学检查后发现，慢性肾盂肾炎阳性率为 11%。Kincaid 等对 147 个移植前肾切除的肾标本系列研究发现 30 侧（20%）患者有慢性肾盂肾炎。

二、病因及发病机制

慢性肾盂肾炎的病因很多：部分患者在儿童时期曾有过急性尿路感染史，经治疗后，症状消失，但仍有"无症状菌尿"，到成年时逐渐发展为慢性肾盂肾炎。部分急性肾盂肾炎患者治愈后，经尿道器械检查后而再次诱发感染。细菌引起的尿路感染未得到有效治疗，迁延进展。另外尿流不畅和膀胱输尿管反流也是导致慢性肾盂肾炎的主要原因。

慢性肾盂肾炎的发生机制：目前认为主要涉及细菌致病力、机体抵抗力、炎症和免疫反应等方面。致肾盂肾炎大肠埃希菌或尿道致病性大肠埃希菌含有 P 菌毛，可产生较强的尿道黏膜上皮黏附力，而 L 细菌可在髓质高渗环境长期存活并产生持续性细菌抗原，介导慢性肾损伤的发生。慢性肾盂肾炎患者自身尿路抵抗力常由于各种因素遭到削弱，其中，以膀胱输尿管反流和尿路梗阻最为常见。肾间质的炎症细胞浸润可能通过释放细胞因子及超氧化物造成肾组织损伤，参与了慢性肾盂肾炎病理改变的形成。因此在有尿路梗阻、畸形及机体免疫功能低下等易感因素存在下，抗菌治疗未能彻底控制急性肾盂肾炎期形成的肾盂黏膜下的炎症或小脓肿，引起持续免疫炎症反应，可留下小瘢痕，最终导致慢性肾盂肾炎发生和发展。

三、临床表现

慢性肾盂肾炎起病可很隐匿，临床表现主要有以下两方面。

1. 尿路刺激症状及非特异表现　仅少数患者可间歇性出现尿急、尿频、尿痛；多数患者尿路感染症状并不太明显，表现为间歇性无症状细菌尿，和（或）轻度尿频、排尿不适、腰痛、腹痛、伴乏力、间歇性低热、恶心、厌食等。

2. 慢性肾小管间质浓缩稀释功能受损表现　多尿、夜尿增多、低渗和低比重尿、肾小管性酸中毒、高血压等。上述肾小管间质病变表现通常在血肌酐 $200 \sim 300 \mu mol/L$ 时已出现，与肾功能损害的程度不平行。

四、辅助检查

1. 血常规　红细胞计数和血红蛋白可轻度降低。急性发作时白细胞计数和中性粒细胞比例可增高。

2. 尿液检查　可发现白细胞尿、低渗尿、低比重尿。尿酶、尿钠升高等。部分患者可有少量蛋白尿。若 24h 尿蛋白含量 > 3.0g，提示非本病诊断的可能。若发现白细胞管型有助于诊断，但非本病特异性表现。

3. 尿细胞计数　近年多应用 1h 尿细胞计数法，其评判标准：白细胞 > 30 万/h 为阳性，< 20 万/h 为阴性，20 万 ~ 30 万/h 需结合临床判断。

4. 尿细菌学检查　急性发作时，清洁中段尿细菌培养同急性肾盂肾炎，可有真性细菌尿，但阳性率较低，一次尿检阴性和细菌培养阴性不能排除慢性肾盂肾炎的可能。

5. 肾功能检查　一般无肾功能障碍，晚期则出现不同程度血清肌酐和血尿素氮升高。

6. 影像学　①静脉肾盂造影（IVP）：见肾脏体积变小，形态不规则，肾盂肾盏扩张、变钝，肾乳头收缩，皮质的瘢痕常位于肾脏的上、下极。②排尿性膀胱尿路造影：有些患者可见不同程度膀胱输尿管反流。③膀胱镜：可观察输尿管开口位置和形态改变，有助于膀胱输尿管反流的诊断。④超声波：可以显示双肾大小不等，有瘢痕形成，并可发现结石等。

五、诊断和鉴别诊断

（一）慢性肾盂肾炎的诊断

（1）病史中常有超过半年以上且持续有细菌尿或频繁尿感复发；泌尿系统存在功能性或器质性异常；全身性疾病或病理、生理状态致全身或尿路局部免疫功能低下。

（2）早期即有肾小管功能减退，经治疗症状消失后，肾小管功能仍未恢复（浓缩功能差、尿比重低等），晚期表现为慢性肾衰竭。

（3）静脉肾盂造影发现肾盂肾盏变形、扩张，肾实质变薄，输尿管扩张，位于肾脏上下极的瘢痕对慢性肾盂肾炎的诊断具有特征性意义。

（4）肾外形凹凸不平，两肾大小不等。

（二）慢性肾盂肾炎的鉴别诊断

1. 下尿路感染　如尿蛋白、Tamm-Horsfall 蛋白、β_2 微球蛋白等增高，尿沉渣抗体包裹细菌阳性，白细胞管型及肾形态和功能异常，均支持慢性肾盂肾炎。必要时可行膀胱冲洗灭菌培养，若膀胱冲洗灭菌 10min 后留取的膀胱尿菌数极少，则为膀胱炎；如菌数与灭菌前相似，则为肾盂肾炎。

2. 尿道综合征　好发于中青年女性，以明显的尿路刺激征为主要表现，容易反复发作，尿中白细胞偶可轻度增多，常被误诊为不典型慢性肾盂肾炎而长期盲目应用抗菌药物治疗，须予以鉴别。最有效鉴别依据是尿道综合征多次中段尿定量培养，无真性细菌尿、排除假阴性可能，并排除厌氧菌、结核菌和真菌感染后可确定为尿道综合征。

3. 肾、泌尿道结核　肾、泌尿道结核患者50%以上有肾外结核病史或病灶存在，膀胱刺激症状显著而持久，常伴有结核中毒症状。尿液检查常有血尿和脓尿，尿沉渣涂片可发现抗酸杆菌，尿普通细菌培养阴性，尿结核菌培养阳性，X 线检查有时可见肾区有结核病灶钙化影或虫蚀样破坏性缺损区等可资鉴别。必要时可行静脉肾盂造影及膀胱镜检查。

4. 慢性肾小球肾炎　隐匿性肾小球肾炎，其临床表现和全身感染症状与尿路刺激症状不明显的不典型慢性肾盂肾炎相似，特别当慢性肾小球肾炎患者并发尿路感染，或晚期两病均出现慢性肾功能不全时，较难鉴别。全身水肿，无明显膀胱刺激征；尿蛋白含量较多、以中分子以上蛋白为主，白细胞少；肾小球滤过功能受损早于且重于肾小管功能受损；以及肾 X 线检查显示两肾对称性缩小，外形光整，无肾盂肾盏变形等考虑慢性肾小球肾炎诊断。而病程中尿路刺激症状明显；尿液检查白细胞升高明显，可有少量蛋白尿、以小分子为主；中段尿细菌培养阳性；肾小管功能损害早于且重于肾小球功能损害，以及肾 X 线检查两肾大小不等、外形不平、肾盂肾盏变形等支持慢性肾盂肾炎。

5. 非感染性慢性间质性肾炎　多起病隐匿，临床表现多样，尿常规和肾功能检查与慢性肾盂肾炎相似，易混淆。但非感染性慢性间质性肾炎多有较长期尿路梗阻或接触肾毒性物质史；肾小管功能障碍为突出表现；轻度肾小管性蛋白尿。而慢性肾盂肾炎主要表现为尿路刺激症状，病史或细菌学有支持尿路感染证据；静脉肾盂造影有慢性肾盂肾炎征象。若仍难以鉴别，可考虑行肾活检。

6. 高血压病　对于以高血压为主要表现的慢性肾盂肾炎，其临床表现无明显泌尿系统症状，应与原发性高血压相鉴别。仔细询问过往病史和现在临床症状，特别注意泌尿系统症状、体征，全面完善相关各项检查，反复尿常规和细菌学检查，必要时行肾 X 线检查或静脉肾盂造影，常可鉴别。

六、治疗

慢性肾盂肾炎的临床过程反复、迁延进展。延误诊断及治疗不恰当会最终导致终末期肾衰竭。故一旦诊断明确，应积极控制感染，缓解症状，并尽可能纠正和去除患者存在的泌尿系统功能和解剖异常。

（一）一般治疗

注意适当休息，增加营养，提高机体防御能力。多饮水、勤排尿，以降低髓质渗透压，提高机体吞噬细菌的能力，并冲刷掉膀胱内的细菌，以减轻排尿不适症状。若膀胱刺激症状明显可给予碳酸氢钠 1g，3/d，碱化尿液，缓解症状。

（二）纠正和去除复杂因素

认真寻找复杂因素，积极去除反流、结石、梗阻、畸形等功能或解剖病因。对有严重膀胱输尿管反流的患者宜选择外科治疗以纠正尿液反流，定期排空膀胱，"二次排尿"，必要时可给予长程小剂量抑菌治疗。对糖尿病、其他肾脏病等慢性疾病，须积极治疗。

（三）抗感染治疗

急性发作时根据急性肾盂肾炎处理原则治疗。对于反复发作者，治疗前应通过尿细菌培养确定病原菌，明确复发或再感染。根据病情、尿细菌培养和药敏结果，选择最有效且毒性小的抗生素。常用药物有喹诺酮类、磺胺类、β-内酰胺类、大环内酯类、呋喃妥因等。多采用两种药物联合使用的方法，疗程至少维持 2~3 周。若用药 3~5d 或以后症状无改善，应考虑更换其他抗生素。也可依据药敏结果，将数种抗生素分为 2~3 组，轮流使用，每组使用 1 个疗程，停药 1 周，再开始下一组药物治疗。对于 1 年内尿感发作 3 次及以上的复发性尿感，可采用长疗程低剂量抑菌治疗：每晚临睡前排尿后口服 1 片复方磺胺甲噁唑或 50mg 呋喃妥因或低剂量的喹诺酮类，可持续用 1 年或更长时间，以控制复发，约 60% 患者菌尿转阴。对菌尿转阴 6 周后，另一种与先前不同的致病菌侵入引起的再感染，可按照首次发作的治疗方法处理，同时全面检查有无易感因素存在并予以纠正。对细菌耐药性产生、病变部位瘢痕形成明显、局部血供差、病灶内抗菌药物浓度不足的情况，可使用较大剂量杀菌类敏感抗生素，如加有酶抑制药的青霉素类制剂，疗程 6 周。对于无症状性菌尿是否需要治疗，意见尚不统一，一般主张使用抗菌药物单次大剂量治疗，如复方磺胺甲噁唑 2.5g，或呋喃妥因 0.2g 或阿莫西林（羟氨苄青霉素）3g，一次顿服。

（四）保护肾功能

对病程晚期已出现慢性肾衰竭者，应给予低蛋白饮食、控制高血压、纠酸及使用 ACEI/ARB 等延缓肾功能受损的措施。禁用有肾脏毒性的药物。

七、并发症

慢性肾盂肾炎主要并发症有如下。
（1）肾乳头坏死。
（2）肾周围脓肿。
（3）感染性结石。
（4）革兰阴性杆菌败血症。
（5）高血压。
（6）慢性肾衰竭。

八、随访

慢性肾盂肾炎多在停药后 2 个月内复发，因此，在尿菌转阴停药后的 2 个月内要追踪观察，每月复查尿常规和尿细菌培养，若尿菌持续阴性，可停药继续追踪观察。

九、预后

慢性肾盂肾炎的预后很大程度上取决于患者是否有导致发病的易感因素。另外与是否及时、有效治疗有关。若无明显的易感因素，急性期易被治愈，慢性期也可获得较好疗效而不易再发；反之，如有明显的易感因素，急性期则难以治愈，慢性期疗效更差，且常再发，影响肾功能而预后不良。

（袁剑峰）

第四节　肾结核

肾结核是全身结核病的一部分，绝大部分继发于肺结核，泌尿生殖道是主要的好发部位。泌尿系结核病从肾开始，以后蔓延到输尿管、膀胱和尿道。常因肺结核的无症状性菌血症所致。肾脏活动性结核可能数年内无临床表现，而常常是某一时期内有轻微的活动性肺结核表现。随着人民生活水平、健康水平的不断提高以及各种有效的抗结核药物的相继问世和应用，肾结核的发病率逐年下降，但仍有部分肾结核因症状隐匿或因患者未坚持长期治疗以及常用抗结核药物而致耐药菌株产生而导致肾脏的不可逆损害，因此，我们对该病仍应给予高度重视。

一、流行病学

近年来，随着全球结核病疫情的反弹，肾结核的发病也有所回升。据世界卫生组织估计，全世界每年新发生结核病患者约1 000万人，其中肾结核占8%～20%。由于喹诺酮类抗生素的应用等原因，不典型肾结核所占比例逐年上升，给肾结核的早期诊断带来困难，最终导致肾功能丧失。

Carrillo等报道，西方发达国家结核病发病率13/10万，其中8%～10%肺结核患者可发生肾结核，多见于老年人；而发展中国家发病率400/10万，其中15%～20%肺结核患者可发展为肾结核，青少年或壮年发病率高。大部分肾结核，特别是早期病例，可通过药物治愈，早诊断、早治疗可大大减少失肾率。

窦科等报道，326例肾结核中，就诊年龄中位数为38岁，集中于21～40岁（54.6%）及41～60岁（38.3%）两个年龄段，可能与我国人口老龄化、肾结核临床不典型病例的增加，致使患者入院治疗时的年龄后移，且早期诊断较为困难有关。

二、病因及发病机制

肾结核的病原体是结核分枝杆菌。结核杆菌可经血液、尿液、淋巴管和直接蔓延到达肾脏，其中血行感染是公认的最主要的途径，原发病灶几乎都在肺内，其次为附睾、女性生殖器及附件、骨关节和淋巴结，偶见继发于肠和全身粟粒性结核。

原发病灶的结核杆菌经过血行进入肾脏，主要在肾小球的毛细血管丛中发展为结核病，形成双侧肾皮质多发性微结核病灶。其中大部分可全部愈合，不引起任何临床症状。这种在双侧肾皮质引起粟粒性结核病灶称为病理性肾结核。患者如机体免疫力较高，双侧肾皮质结核病灶可完全愈合，不发展为临床肾结核；相反，如机体免疫力较差，病灶不愈合，结核杆菌经肾小管侵犯髓质，发展为肾髓质结核，形成临床肾结核病，且多为单侧性。如病变继续进行性发展，肾乳头溃破、坏死，病变蔓延至肾盏形成空洞性溃疡。病变可随尿流直接蔓延播散、淋巴管散布或肾盂播散，累及全肾。有时病灶发生纤维化、钙化，可引起肾小盏颈部瘢痕狭窄，使肾盏形成闭合性脓腔，使病变加速发展，成为无功能脓肾。病变扩展至肾周围时，可发生肾周围寒性脓肿。肾结核病灶的钙化多呈散在钙化灶，亦可使全肾成为弥漫性的钙化肾。结核病灶的钙化常与结核病变的损害程度一致。结核杆菌随尿流播散，可引起输尿管，膀胱结核。

输尿管结核亦可发生干酪样坏死、纤维化和钙化。输尿管结核纤维化后管腔狭窄，影响尿流，加重肾结核病变的发展，可发展成为结核性脓肾。偶见输尿管完全闭合，含有结核杆菌的尿液不能进入膀胱，膀胱病变反而好转，膀胱刺激征缓解，尿常规无明显改变，即所谓"肾自截"。

膀胱结核继发于肾结核，病变从输尿管开口处开始。膀胱黏膜结核呈充血、散在浅黄色粟粒样结核结节，继而形成片状溃疡。病变侵犯健侧输尿管口或末段输尿管时，导致健侧肾的尿流发生障碍，形成肾输尿管积水。病变严重发生广泛纤维化时，可形成挛缩性膀胱，膀胱容量多不足 50mL，多有健侧输尿管口狭窄或闭合不全，从而引起肾积水。

尿道结核可从膀胱结核蔓延而引起，亦可因前列腺精囊结核形成空洞破坏后尿道所致。尿道结核亦可因纤维化而发生狭窄、排尿困难。

男性肾结核患者中有 50%～70% 并发生殖系统结核病，在临床上最明显的是附睾结核，约 40% 的附睾结核出现在肾结核之前或同时出现。

三、临床表现

肾结核好发于成年人，多见于青壮年，男：女比例约为 2：1。临床表现取决于病变范围，以及输尿管、膀胱继发结核的严重程度。

早期病变局限于肾实质时，可无临床表现，故本病早期多无明显症状及尿改变，多可愈合，这时尿检查可发现结核杆菌，是这个阶段唯一的有异常的检查结果。

结核病变发展到肾髓质时才成为临床肾结核病。由于双肾病灶的发展不一致，故临床上 90% 表现为单侧性肾结核。早期仅有尿改变，当干酪样病灶向肾盏穿破后，可出现无症状性血尿、微量蛋白尿、白细胞尿、尿结核杆菌阳性等。

当病变蔓延至膀胱时，可出现尿频、尿急、排尿困难等膀胱刺激征。膀胱刺激征是肾结核最常见（约占 78%）的首发症状，特别是尿频，早期因结核杆菌和脓尿刺激所致，晚期则是膀胱挛缩引起。

其次为血尿，占 50%～85%，68% 患者有肉眼血尿。常因结核性膀胱炎、结核溃疡出血引起，多为终末血尿，有时可表现为全程血尿，在排尿终末时加重。多在膀胱刺激征发生后出现。

肾结核患者均有脓尿，尿呈米汤样浑浊，可混有血丝或呈脓血尿。

在病变发展至相当严重时，有些患者可出现发热、盗汗、消瘦等结核病表现。晚期双肾结核或一侧肾结核，并发对侧严重肾积水时，可出现贫血、水肿、食欲缺乏、恶心呕吐等慢性肾衰竭症状，亦有突然发生急性无尿者。

肾结核的主要病变在肾脏，但病肾本身的症状并不多见，仅有少数患者有肾区疼痛和腰部肿物，常伴有发热，这时肾脏多已严重破坏，成为结核性肾脓肿。

除晚期病例外，肾结核患者全身情况多不受影响，体检时多无异常体征，部分患者可有肾区压痛和（或）叩击痛。约 50% 患者有陈旧性肺结核病灶，部分可有淋巴结核或骨关节结核，并发附睾结核也较常见。并发尿路普通细菌感染和肾结石的发生率较一般人群高，肾结核伴有混合性尿路感染者可达 1/3～1/2。晚期病例可有继发性高血压。

四、辅助检查

（一）尿液检查

对肾结核的诊断有决定性的意义。

1. 尿常规　新鲜排出的尿呈酸性尿，是肾结核尿液的特点。尿蛋白 ±～+，常有镜下脓尿和血尿。但是在发生混合性尿路感染时则尿液可呈碱性反应，镜下可见大量的白细胞。

2. 尿沉渣找抗酸杆菌　由于肾结核的结核杆菌常呈间断、少量的从尿中排泄，故应连续多次检查（至少 3 次）。50%～70% 的病例阳性，清晨第一次尿与留 24h 尿检查结核杆菌结果相似。但应注意，约有 12% 的假阳性，主要有阴垢杆菌、非典型分枝杆菌污染尿液导致假阳性，不能依靠一次阳性结果，尤其不能依靠找到几条抗酸杆菌便确定诊断。故阳性仅有参考价值，不能作为确诊依据。

3. 尿结核杆菌培养　阳性率达 90%，培养出结核杆菌是确诊肾结核的关键。但培养时间较长，需 1～2 个月才能得到结果，一般认为，结核杆菌向尿中的排泄是间歇性的，应在抗结核治疗前至少留 3

次晨尿做结核杆菌培养。凡对结核杆菌有抑制的药物，应先停药1周，可提高阳性率。

4. 尿结核杆菌豚鼠接种　其结果对诊断肾结核的价值更高，可作为肾结核确诊的依据，其阳性率高达90%以上。但费时较长，需2个月才能得到结果。

5. 其他　①尿 TB – DNA – PCR：特异性、敏感性高，可检出 1~10 个细菌水平，但假阳性率高，阴性意义较大；②尿 PPD – IgG：阳性率可达 89.1%，但阳性只提示既往有结核感染，特异性差；而且晚期病例肾功能严重损害不能分泌尿液，或肾结核并发输尿管梗阻，病例尿液不能排出，所检尿液来自健侧肾脏时，可出现假阴性。

（二）X 线腹部平片

可见肾外形增大或呈分叶状，晚期缩小、钙化。4.5%~31% 可显示肾结核的特征性改变：片状、云絮状或斑块状钙化灶，其分布不规则、不定型，常限于一侧肾脏。若钙化遍及结核肾的全部，甚至输尿管时，即形成所谓"肾自截"。早期诊断价值不大，约40%无异常表现。

（三）静脉肾盂造影（IVP）

除可明确肾脏病变外，还可以了解肾脏功能。早期可完全正常，当肾实质有明显的破坏时，IVP 可在 63%~90% 的病例中发现异常。最先出现肾盏变钝，局限在肾乳头和肾小盏的病变为杯口模糊，边缘毛糙，不整齐，如虫蚀样变，或其漏斗部由于炎症病变或瘢痕收缩，使小盏变形、缩小或消失；随后是肾乳头小空洞形成、干酪性病灶内可有散在性钙化影。如病变广泛，可见肾盏完全破坏，干酪坏死呈现边缘不齐的"棉桃样"结核性空洞；局限的结核性脓肿亦可使肾盏、肾盂变形或出现压迹。其他还可见到肾集合系统狭窄、皮质瘢痕和充盈缺损等。晚期可见整个肾脏钙化（肾自截），多个肾盏不显影或呈大空洞。若全肾破坏，形成脓肾，肾功能丧失，则静脉肾盂造影检查时患肾不显影。输尿管结核可表现为输尿管管壁不规则，管腔粗细不均，狭窄及失去正常的柔软弯曲度，呈现僵直索状管道的"腊肠状""串珠状"特征性改变。IVP 发现空洞形成和尿路狭窄，为诊断肾结核的强有力依据。可据此和肾结石、肾癌、单纯性肾积水、反流性肾病区别。

（四）逆行造影

患肾功能受损，IVP 显影不佳或 IVP 有可疑病变，必要时可考虑逆行肾盂造影。

（五）CT

可提供病肾的结构和功能资料，对钙化、肾功能异常肾盂扩张较为敏感，能显示实质瘢痕及干酪样坏死灶，尤适用于一侧肾不显影或肾盏不显影，并有助于肾结核和肾肿瘤的鉴别。对肾结核的诊断有重要意义，对诊断肾内播散和肾周围脓肿亦有帮助。主要表现为大小不等的单发或多发性低密度区，边缘模糊，CT 值为 0~15Hu；可有肾盂肾盏扩大、变形，钙化灶，输尿管粗细不一，呈条状、索状边缘清楚等表现。

（六）B 超

可表现为肾囊肿（单个或多个无回声区，边缘不规则，内有云雾状回声，周边可有斑点状强回声）、肾积水、肾积脓、肾钙化和上述混合性病变，此外，可利用超声引导，细针穿刺脓腔和抽吸坏死组织，进行细胞学、细菌学检查对诊断有帮助。亦可在 B 超引导下做肾盂穿刺造影，适应证为不能进行静脉或逆行肾盂造影，难以明确的病变，又不能肯定病变性质的病例。可在 B 超引导下进行直接肾盂穿刺后注入造影剂，同样可显示肾脏结核或其他病变的典型表现，起到决定诊断的作用。目前由于超声检查技术的提高，是一个安全准确的检查方法。

（七）膀胱镜检查

膀胱镜检查是了解膀胱黏膜病理改变的最直观方法，是肾结核的重要诊断手段，可以直接看到膀胱内的典型结核变化而确立诊断。病变多围绕在病肾同侧输尿管口周围，然后向膀胱三角区和其他部位蔓延。膀胱镜可见黏膜广泛充血水肿，有小溃疡和结核结节，黏膜壁易出血，输尿管口向上回缩成洞穴样变化，病理活检示干酪样坏死、结核结节、结核性肉芽肿。在膀胱镜检查的同时还可做两侧逆行插管，分别将输尿管导管插入双侧肾盂，收集两侧肾盂尿液进行尿常规、结核杆菌培养和结核杆菌豚鼠接种检查。由于这些是分肾检查数据，故其诊断价值更有意义。在逆行插管后还可在双侧输尿管导管内注入造影剂进行逆行肾盂造影，了解双肾情况。大多患者可以明确病灶的性质、发生的部位和严重程度。下列情况不宜做膀胱镜检查：①膀胱挛缩至膀胱容量过小（<100mL）时难以看清膀胱内情况；②严重的膀胱刺激征。

（八）其他检查

①结核菌素试验：结核菌素试验是检查人体有无受到结核杆菌感染的一种检查方法，最常应用于肺结核病，但对全身其他器官的结核病变亦同样有参考价值。结核菌素的纯蛋白衍生物（purified protein derivative，PPD）由旧结素滤液中提取结核蛋白精制而成，为纯化结核菌素，不产生非特异性反应。皮内注射0.1mL（5U）硬结平均直径≥5mm为阳性反应（表8-1）。结核菌素试验阳性反应仅表示曾有结核感染，并不一定现在患病。若呈强阳性反应，常表现为活动性结核病。结核菌素试验阴性反应除表现没有结核菌感染外，尚应考虑以下情况：应用糖皮质激素等免疫抑制药物，或营养不良、严重结核病、各种重危患者、淋巴细胞免疫系统缺陷（如白血病、淋巴瘤、结节病、艾滋病等）患者或年老体衰者对结核菌素无反应，或仅出现弱阳性。②分枝杆菌抗体：在活动期结核病患者为阳性。③红细胞沉降率（简称血沉）：肾结核时慢性长期的病变，是一种消耗性疾病，因此血沉检查可以增快。但血沉对肾结核疾病并无特异性，血沉正常亦不能排出活动性结核，然对膀胱炎患者伴血沉增快常能提示有肾结核之可能，故可作为筛选检查之一。④X线胸片可发现肺有陈旧性结核灶。⑤血结核菌抗体测定（PPD-IgG）阳性，表示有过结核菌素感染。

表8-1　PPD试验的阳性标准

前臂局部红肿硬块直径	反应	符号
<5mm	阴性	-
5~10mm	阳性	+
11~20mm	阳性	+ +
>20mm	强阳性	+ + +
局部发生水疱或坏死	强阳性	+ + + +

五、诊断与鉴别诊断

（一）诊断

肾结核起病潜隐，常易忽视，能否早期诊断，有赖于医生的警惕性。有如下情况存在时，应怀疑有肾结核存在，应做进一步检查：①慢性膀胱刺激征，经抗生素治疗无效，尤其呈进行性加重者；②尿路感染经有效的抗菌治疗，细菌阴转，而脓尿持续存在；③脓尿、酸性尿，普通细菌培养阴性；④有不明原因的脓尿和（或）血尿而普通细菌培养多次阴性；⑤有肾外结核，排尿检查有红细胞尿者；⑥男性附睾、精囊或前列腺发现硬结，阴囊有慢性窦道者。

有下列3项之中任何一项可确诊：①不明原因的膀胱刺激征，尿结核杆菌培养阳性；②有泌尿系统结核病的影像学证据；③膀胱镜检查有典型的结核性膀胱炎表现和（或）病理活检发现结核结节和（或）肉芽肿形成。

肾结核的早期诊断，不能单纯依靠临床症状，而应重视实验室检查。肾结核的早期，尿常规已有异常表现，如血尿和（或）脓尿，此时反复做结核杆菌培养，多能早期确诊（临床前期肾结核）。晨尿或24h尿沉渣找抗酸杆菌、PPD皮试、尿TB-DNA-PCR检查、尿PPD-IgG测定，亦有助于诊断。IVP对晚期肾结核的诊断有重要价值。此外，还可检查肺、生殖系统、淋巴结、骨关节等是否有肾外结核病存在。

（二）鉴别诊断

本病主要是膀胱炎和血尿的鉴别诊断，应与非特异性膀胱炎、肾盂肾炎、泌尿系统结石鉴别，有时两者可共存，值得注意。肾结核有时可与肾肿瘤、肾囊肿混淆，需做 IVP、CT、B 超，必要时做肾动脉造影加以鉴别。

六、治疗

肾结核在治疗上必须重视全身治疗并结合局部肾脏病变情况全面考虑，以选择最恰当的治疗方法才能收到比较满意的效果。

（一）一般治疗

包括充分的休息和营养，除需手术治疗者外，一般可在门诊治疗和观察。

（二）抗结核治疗

1. 标准疗法　若患者体内的结核杆菌对药物敏感，可采用标准疗法，分为两个阶段：①异烟肼＋利福平＋吡嗪酰胺治疗 2 个月；②异烟肼＋利福平治疗 4 个月。无法耐受吡嗪酰胺的患者可用异烟肼＋利福平治疗 9 个月。丘少鹏等报道，281 例肾结核患者，接受异烟肼＋利福平＋吡嗪酰胺三联治疗（疗程 6～8 个月），治愈率为 82%。

2. 强化治疗　适用于耐药性结核患者，治疗方案依据体外药敏实验。至少使用 2 种药物，并至少涵盖 1 种一线杀菌药。如果分离菌对 2 种杀菌药较为敏感，且患者能耐受，通常疗程为 6～9 个月。如果分离菌仅对 1 种杀菌药敏感，联合使用的辅助药剂为乙胺丁醇或氟喹诺酮，疗程至少延长至 12 个月。对于耐多种抗生素的结核杆菌引起的感染，应使用由二线杀菌药组成的多种药物治疗，疗程持续 24 个月。

常见抗结核药：由于各种抗结核药物有其药理特点，药物应用的要求和注意点也各有不同。

（三）手术治疗

手术治疗的指征：①一侧肾病变极严重，估计抗结核药物不能消灭结核菌和恢复肾功能而对侧肾功能无明显损害者；②进行性输尿管狭窄，造成尿路梗阻者；③肾血管受腐蚀，导致严重尿路出血者；④结核性闭合性脓腔，或有顽固性瘘管者。

双侧肾结核，若病情较重或肾外有活动性结核者，即使有手术指征，亦应暂缓手术。应治疗至病情稳定或有一侧肾显著好转后，方能手术，术前、术后必须进行积极抗结核疗。

七、并发症

（一）膀胱挛缩

膀胱挛缩产生的原因与病理变化从肾结核而来的结核杆菌经常反复侵袭膀胱，造成严重的结核性膀胱炎，在膀胱的黏膜膀胱肌层产生充血水肿、结核结节、结核溃疡、结核性肉芽，有大量淋巴细胞浸润和纤维组织形成，最后造成膀胱挛缩。在膀胱挛缩后，膀胱壁失去正常弹性，容量显著缩小。一般认为挛缩膀胱的容量在 50mL 以下。严重者膀胱可缩到数毫升容量。由于膀胱反复经常受到结核杆菌的感染，因此，膀胱内的病理变化是急性与慢性，炎症与纤维化反复交杂的并存过程。膀胱挛缩的患病率据上海中山医院 837 例肾结核的统计为 9.67%。

（二）对侧肾积水

对侧肾积水是肾结核的晚期并发症，由膀胱结核所引起。根据吴阶平（1954）报道，其发病率为 13%；1963 年综合 4 748 例肾结核病例中，继发对侧肾积水者占 13.4%。

（三）结核性膀胱自发破裂

膀胱自发破裂较少见，国外文献报道 80 例中有 10 例（12.5%），国内报道 23 例中有 15 例为结核性膀胱自发破裂，因此临床上应予重视。

八、随访

抗结核治疗 2 个月后，应连续 3d 行尿结核杆菌培养。如果培养仍为阳性，应根据药敏试验调整治疗方案。在疗程结束后，所有患者应连续 3 次留取晨尿样本行结核杆菌培养，3 个月及 1 年以后各应复查 1 次。在 2 个月末和治疗完成后应复查静脉肾盂尿路造影术以明确有无梗阻。因为结核杆菌可隐藏在钙化灶内，可能加重肾脏损害；肾脏钙化的患者应每年连续 3 次晨尿标本行结核杆菌培养和腹部 X 线片，需持续随访观察 10 年。

九、预后

影响肾结核预后的因素有下列几种：

1. 全身情况和泌尿系外的结核病状况　肾结核患者如果全身情况良好，泌尿系外结核病轻而稳定，则肾结核治疗效果较好。若全身情况不好，又有其他器官严重结核，则肾结核预后不好。

2. 膀胱结核的有无和结核病变的严重程度　膀胱结核的严重程度对预后的影响极大。肾结核在病灶波及膀胱之前进行病肾切除，或在早期输尿管阻塞的肾结核病例切除病肾，则患者可全部恢复，但结核性膀胱炎存在之时间与预后亦有很大关系。实际上炎症时间的长短提示炎症深入膀胱壁之深浅，代表着膀胱挛缩的机会。

3. 对侧肾有无结核病变和功能情况　结核肾脏切除的患者，其对侧肾的情况对预后至关重要。

4. 治疗的时机和正确性　随着抗结核药的不断发展，肾结核的治疗原则有了显著改变，大多数病例可以通过药物治疗得到痊愈。早期诊断和及时的确切治疗是治疗肾结核的关键。治疗措施必须符合具体情况的要求才能取得好的效果。对有些病例，如无功能肾或功能很差的一侧肾结核，或一些血运差、封闭堵塞性空洞，或病变广泛、破坏严重的病灶，抗结核药不能进入的病例，均需施行手术治疗。尤其是要掌握结核性膀胱炎的程度比较轻、炎症的时间较短对结核性病肾及时手术处理可以取得满意效果。对于肾结核发生晚期并发症的病例，也必须采用手术进行治疗。

（张建锐）

第五节　乙型肝炎相关性肾小球肾炎

乙型肝炎相关性肾小球肾炎（hepaitis B virus associated glomerulonephritis，HBV – GN）简称乙肝相关性肾炎（HBV 相关性肾炎），是指乙型肝炎病毒（HBV）感染人体后，通过免疫反应形成免疫复合物损伤肾小球，或乙型肝炎病毒直接侵袭肾组织而引起的肾小球肾炎。

一、流行病学

我国是乙肝感染的高发区，HBV – GN 是 HBV 感染的肝外表现之一，也是我国继发性肾脏病的重要病因。目前对于乙肝患者中 HBV – GN 的发病率以及肾脏疾病中 HBV – GN 的患病率无大规模的流行病学调查资料，根据解放军总医院 1995—2008 年的资料显示，HBV – GN 占同期肾活检 5.6%。

二、病因及发病机制

目前 HBV – GN 的发病机制尚未明确，以往观点大多认为其发病的主要原因是抗原抗体复合物沉积于肾小球造成损伤，目前有学者提出其发病是由免疫介导的，并且是病毒、宿主、环境因素相互作用的结果。总结目前研究的进展，HBV – GN 的发病机制有以下几点。

（一）HBV 抗原与抗体复合物的沉积

1. 循环免疫复合物　人在感染 HBV 后产生抗体，就可能与抗原在血清中形成免疫复合物，沉积于肾小球毛细血管襻，并可激活补体造成免疫损伤。目前发现沉积于肾脏的 HBV 抗原有 HBsAg、HBeAg 及 HBcAg。HBeAg 被认为在 HBV 所致的膜性肾病的发病中起重要作用。HBeAg 分子量小［（3.0 ~

9.0）×10^4]，其所形成的复合物分子量也较小（2.5×10^5），HBeAg 虽亦带负电荷，抗 HBe 却带有强大的正电荷，所形成的复合物可以通过基底膜沉积于上皮下，引起膜性肾病（HBV - MN/HBV - MGN）。HBV - MN 患者的血清 HBeAg 阳性率较高，HBV - MGN 的临床缓解往往伴随 HBeAg 转阴，这些均支持免疫复合物沉积在 HBV - GN 发病中作用。

2. 原位免疫复合物 有不同观点认为，HBe - Ab 先定位于上皮下，然后吸引 HBeAg 穿过基底膜与之结合。同时，国内外许多学者通过原位杂交的方法在肾小球系膜细胞、上皮细胞及肾小管上皮细胞均发现 HBV DNA 及 HBV RNA，国内学者研究表明在膜性肾炎患者肾小球毛细血管襻、肾小管、间质可检出 HBsAg、HBcAg 沉积，因 HBcAg 不出现于血循环而仅存在于细胞内，表明 HBV 感染肾组织后增殖复制并原位表达其蛋白产物的可能，并可与抗体结合形成免疫复合物致病。

（二）病毒直接感染肾脏细胞

通过 Southern 印迹技术、原位 PCR 和 PCR 后位杂交技术等方法，许多学者在 HBV - GN 患者肾组织中检测到 HBV DNA，阳性率在 73% ~85%。有的还检测出病毒复制中间体甚至 RNA。肾组织中 HBV DNA 的存在提示 HBV 直接感染肾脏细胞致病的可能性。HBV DNA 主要分布于肾小管上皮细胞中，呈胞质型、浆核混合型，以胞质型为主；也存在于肾小球上皮细胞和系膜细胞的细胞质及细胞核内，一些病例的肾间质中也同时存在。目前，部分观点认为 HBV 通过原位复制，并在肾组织中表达 HBV 抗原，进而引起持续的免疫损伤及病理改变。但 HBV DNA 具体的直接致病机制仍不明确。

（三）机体免疫系统功能异常

慢性 HBV 病毒携带者发生 HBV - GN 有可能不仅是病毒直接效应所致。肾脏病的发生可能是潜在的免疫系统异常的最终结果，或者是遗传因素增加了某些慢性 HBV 携带者发展至 HBV - GN 的可能性。HBV 在肝细胞中复制，可能改变自身抗原成分且随肝细胞破坏释放入血，导致自身免疫。有研究显示 HBV - MN 的患者与 HBV 病毒携带者相比，杀伤性 T 细胞的活性是降低的，并且 HBV - MN 患者由 Th1 细胞分泌的 IL - 2、IFN - γ 也明显减少。而 HBV - MN 患者 Th2 细胞分泌的 IL - 10 与 HBeAg + /HBsAg + 不患有 HBV - GN 的人群相比增多。这些 T 辅助细胞及细胞因子的变化可以导致机体特异性抗体产生不足，进而不能清除游离的 HBV。

（四）遗传因素

HBV - GN 的发病是多因素导致的，遗传因素也参与其中。Bhimma 等通过对 30 例患有 HBV - MN 的黑种人儿童与统一人群的健康献血者的 HLA - Ⅰ 及 HLA - Ⅱ 检测，发现 HLA - DQB1*0603 在前者中的表达较后者明显增加且差别具有显著性，提示其可能是发生 HBV 相关膜性肾病的遗传因素。

三、临床表现及肾脏病理

HBV - GN 的临床表现多样，患者发病常隐匿，多数患者表现为肾病综合征，有的可表现为蛋白尿、血尿，并可伴有高血压及肾功能不全。水肿为常见的主诉。几乎所有患者均可出现镜下血尿或蛋白尿。HBV - GN 患者与慢性活动性肝炎患者相比，其肝功能常可表现为正常，部分可并发慢性迁延性肝炎、慢性活动性肝炎、肝硬化甚至重型肝炎。同时对 HBV - GN 患者进行肝脏、肾脏活检显示，其抗原存在类型及多少有差别，可见 HBV 感染所致肝肾损害存在不一致性。

HBV - GN 的病理类型多种多样，膜性肾病是 HBV - GN 常见的病理类型，其他病理类型包括系膜增生性肾炎、膜增生性肾炎、IgA 肾病、微小病变、新月体肾炎及 FSGS 均可出现于 HBV - GN 的患者。HBV - GN 与同类型的原发肾小球疾病病理表现存在不同，常见免疫复合物多部位沉积。HBV - GN 免疫荧光检查可见多种免疫球蛋白、补体、纤维蛋白原沉积，不仅沉积于系膜区，也有沉积于肾小球毛细血管壁。电镜检查时可发现病毒样颗粒，并可见管状网状包涵体，肾小球毛细血管壁和系膜区的不同部位出现体积和密度均不相同的电子致密物，这种致密物的位置、体积和密度均较原发性肾小球疾病复杂。肾组织中 HBV 抗原 HBsAg、HBcAg、HBeAg 一个或多个阳性。

四、辅助检查

对怀疑 HBV – GN 的患者应行 HBV 标志物及 HBV DNA 定量的检测，同时应评估肝病的情况。没有肾活检禁忌证的患者应行肾活检明确病理类型。其他检查与原发性肾小球肾炎的相同。

五、诊断及鉴别诊断

目前国际上仍无统一的对于 HBV – GN 的诊断标准。我国主要依据 1989 年乙型肝炎病毒相关性肾炎座谈会拟定的诊断标准：①血清 HBV 抗原阳性；②患肾小球肾炎，并可除外狼疮性肾炎等继发性肾小球疾病；③肾切片中找到 HBV 抗原。其中，第 3 条最为基本，缺此不可诊断。这与美国制订的诊断标准很相近，其诊断标准为：①血清学 HBV 抗原或 HBV 抗体阳性；②免疫复合物型肾小球肾炎，病理证实肾小球内有至少一种 HBV 抗原存在；③可以获得的话，存在相关的临床病史。

临床诊断中另一个需要注意的是假阳性与假阴性的问题：检测肾切片上 HBV 抗原常采用直、间接免疫荧光检查，但也有应用免疫组化及免疫电镜检查，进行这些检查时抗体一定要纯，且最好用单克隆抗体，以防止假阳性的出现。另外为了让避免肾组织中有抗球蛋白活性的 IgM 与试剂抗体分子的 Fc 段结合造成假阳性可先用醋酸洗脱术洗掉切片上的抗体，最理想的方法是将试剂改为抗 F（ab）$_2$ 片段的抗体。假阴性在排除检验错误的因素后应注意：当肾切片上 HBV 抗原位点完全被抗体中和时也可出现假阴性，所以当确定患者感染 HBV 且血清中 HBV 抗体滴度高，怀疑 HBV – GN 而肾脏 HBV 标志物检查阴性时，应将肾切片上抗体洗脱再查 HBV 抗原，以排除假阴性的影响。

HBV – GN 与原发性肾小球疾病的鉴别主要依靠肾脏病理检查，对血清 HBV 标志物阳性的患者，要考虑 HBV – GN 的可能，确诊需要依靠肾组织中 HBV 抗原的检查。

六、治疗

HBV – GN 为慢性继发性肾小球疾病，虽可根据一般继发性肾小球疾病的诊疗原则，但目前对于 HBV – GN 尚无统一、明确的治疗方案，应用于临床治疗的药物主要有以下几种。

1. 干扰素 – α　INF – α 可抑制 HBV 复制，减少 HBeAg 在肾小球的沉积，减轻其所形成的免疫复合物导致的损伤，从而达到治疗 HBV – GN 的目的。INF – α 的治疗效果与病理类型、病毒复制数量、HBV 抗原沉积的类型、病程长短及机体免疫力等因素密切相关。

2. 核苷类药物　核苷类药物作用于乙肝病毒的 DNA 多聚酶，从而抑制 DNA 合成和病毒复制。目前治疗 HBV – GN 临床较常应用的药物为拉米夫定、阿德福韦酯、恩替卡韦等。应用核苷类药物可以降低 HBV 病毒复制，降低尿蛋白，但随用药时间的延长患者发生病毒耐药变异的比例增高。因此在应用核苷类似物治疗 HBV – GN 患者时应每 3 ~ 6 个月检测 1 次 HBV – DNA，判定其是否已出现耐药。要注意，阿德福韦通过肾脏排泄，且近端小管存在有机离子转运体可重吸收使其在肾小管上皮细胞内聚集，引起肾小管损伤。

3. 糖皮质激素　激素可延缓宿主对病毒的清除能力，加速病毒复制，使 HBV 感染持续，导致肝炎的复发，甚至加重肾小球硬化。目前多不主张单独应用激素治疗 HBV – GN，尤其是 HBV 复制且肝炎活动时应积极抗病毒和保肝治疗。如果 HBV 无复制且肝功能正常，可谨慎试用糖皮质激素，但仍需密切观察 HBV 复制和肝功能的变化。

4. 免疫抑制药　一般不提倡使用免疫抑制药，有研究报道激素联合免疫抑制药可减轻 HBV – GN 患者的蛋白尿，延缓肾功能恶化，但对于疗程、疗效、停药后是否复发及长期应用中安全性等问题还有待进一步研究。

5. 中医药治疗　中医早在几年前就有"肝肾同源，乙癸同源"的说法，HBV – GN 为肝肾两脏器同时病变，"子病及母"。在抗病毒治疗的基础上根据患者的中医症型加用护肝活血排毒益肾汤、肝肾饮子、茵陈蒿汤合、柴胡疏肝散、真武汤、合五苓散等可促进疾病的缓解。

七、预后

HBV – GN 的预后与病理类型有关，HBV 相关性膜性肾病有自发缓解的倾向，当血中 HBeAg 转阴，HBV DNA 复制下降时，蛋白尿及肝功能异常也相继改善。HBV – GN 是一种慢性进展性疾病，尤其是 HBV 相关膜性增生性肾小球肾炎，可逐渐发展为肾功能不全，最终导致肾衰竭。

（张翠芳）

第六节　丙型肝炎相关性肾小球肾炎

丙型肝炎相关性肾小球肾炎（Hepatitis C virus associated glomerulonephritis，HCV – GN），简称 HCV 相关性肾炎，是指丙型肝炎病毒感染人体后，通过免疫反应形成免疫复合物损伤肾小球，常伴有冷球蛋白血症。目前对于 HCV 感染患者中 HCV – GN 的发病率尚无流行病学资料。

一、临床表现

肾脏的表现可见血尿、蛋白尿和高血压，小部分患者表现为肾病综合征和肾功能减退。肾外表现约一半的患者有混合冷球蛋白血症的症状，如关节痛、紫癜、末梢神经病等。实验室检查可见抗 HCV – IgG 阳性，血 HCV RNA 阳性，血清转氨酶可以升高或正常，肝活检常示慢性活动性肝炎。可由类风湿因子阳性、冷球蛋白血症。低补体血症，主要是 C4 水平降低。

HCV – GN 常见的病理类型为膜增生性肾炎（HCV – MPGN），其他病理类型包括膜性肾病（HCV – MN）、毛细血管内肾小球肾炎、IgA 肾病等。在冷球蛋白血症性 HCV 相关膜增生性肾炎中，除膜增生性肾炎的特点外，电镜下还可见肾组织中有环状、细纤维、圆柱状的以及免疫触须样结构。HCV – MN 为不典型膜性肾病，常伴系膜增生。

二、诊断

血清 HCV 抗体和（或）HCV RNA 阳性为必要条件，由于目前在患者肾小球中找到 HCV 抗原或 HCV RNA 还非常困难，HCV – GN 的确诊须依据典型肾脏病理的光镜、免疫荧光及电镜检查。

三、治疗

对于 HCV – GN 的治疗尚无统一的观点，针对 HCV 感染的治疗，如 α – 干扰素、利巴韦林等对 HCV – GN 的疗效尚不确切。对于严重肾病综合征、肾功能减退及病理上细胞性新月体形成的患者，可试用糖皮质激素和免疫抑制药的方法，但要检测慢性丙型肝炎的病情变化。

（苏宏正）

第七节　流行性出血热

流行性出血热（epidemic hemorrhagic fever，EHF）是由汉坦病毒（Hantavirus，HV）引起的、经鼠传播的自然疫源性疾病，临床上以发热、出血、低血压、肾损害为主要表现。1982 年世界卫生组织（WHO）将具有发热、出血、肾损害为特征的病毒性疾病统称为肾综合征出血热（hemorrhagic fever with renal syndromes，HFRS）。该病以多宿主、多传播途径、多器官组织受损为特点，广泛流行于亚欧许多国家，我国是流行最严重的国家，每年发病数占世界汉坦病毒感染病例的 90％ 以上。

一、流行病学

（一）传染源

鼠类是主要的传染源，黑线姬鼠是亚洲地区的主要传染源，在我国农村的主要传染源是黑线姬鼠和褐家鼠，城市的主要传染源是褐家鼠，宠物鼠也可能是传染途径之一。此外，近年已在猫、狗、兔等动物中分离出本病毒或其抗原，提示本病毒的宿主动物范围较广。

（二）传播途径

动物源传播是本病主要的传播方式，人类通过接触带病毒的宿主动物或其分泌物致病，此外，病毒也可通过虫媒传播、垂直传播致病。

（三）易感人群

人群普遍易感，但主要以青壮年、农民多见。

（四）流行特征

四季均可发病，但有明显季节性。黑线姬鼠型以 11 月至次年 1 月为高峰，5 ~ 7 月份为小高峰；家鼠型以 3 ~ 5 月份为高峰；在混合型疫区，高发季节为冬春季。我国除青海未发现病例外，其余省（区、市）均曾有过病例报道。

二、病因及发病机制

（一）病因

HV 为有包膜、单股负链 RNA 病毒，其基因 RNA 可分为大、中、小 3 个片段，即 L、M 和 S，分别编码 RNA 多聚酶、包膜糖蛋白 G1 和 G2，及核衣壳蛋白。

（二）发病机制

HV 感染人体后以毛细血管和小血管的内皮细胞为主要靶细胞，HFRS 的主要病理基础为血管内皮屏障功能的破坏及病毒直接损害和免疫反应介导的毛细血管通透性增加，然而迄今血管内皮损伤的具体机制仍未明确。现有研究表明，β_3 整合素在其中起着重要作用。HV 是以 CD55 和 β_3 整合素为受体进入细胞的，而 β_3 整合素不仅在 HV 进入细胞时起作用，而且其在调节血管通透性与止血方面也有作用。β_3 整合素通过与 VEGF（血管内皮生长因子）受体形成功能复合体而影响内皮细胞的通透性，HV 与 β_3 整合素的相互作用破坏了功能复合体从而导致内皮细胞通透性增加，而封闭功能复合体可以降低内皮细胞的通透性。β_3 整合素也是血小板上分布最丰富的受体，HV 通过与 β_3 整合素的作用影响血小板的功能，导致血小板的减少。此外，内皮细胞间紧密连接的破坏、上皮细胞钙黏蛋白的分解、机体继发免疫应答及多种细胞因子和炎症介质的释放也在本病中起着重要作用。而本病导致肾损伤的机制主要包括：①血容量减少导致的肾脏血供障碍；②肾脏免疫损伤；③血浆外渗引起的肾脏间质水肿和出血；④低血压和 DIC 导致的肾缺血坏死；⑤肾素血管紧张素系统的过度激活；⑥肾小管管腔堵塞。

三、病理

HFRS 基本病变是小血管（包括小动脉、小静脉和毛细血管）的广泛损害。肾脏肉眼可见双肾增大，肾脂肪囊水肿、出血；肾皮质苍白、肾髓质极度充血和出血。肾脏病理多为急性肾小管坏死，主要以肾小管间质和血管损害为主，而小球病变较轻微。光镜下小血管内皮细胞肿胀，管壁纤维素样坏死，管腔内微血栓形成。血管周围单核细胞浸润。肾髓质间质水肿、出血及炎症细胞浸润，小管上皮细胞不同程度变性，严重者出现广泛肾小管坏死，其管腔内较多红细胞和管型。

四、临床表现

潜伏期为 4 ~ 46d，一般为 2 周。典型病例的病程包括发热期、低血压休克期、少尿期、多尿期和恢复期 5 期，突出表现是发热、出血和肾损害。非典型和轻型病例可以出现越期现象，可仅有发热期和多尿期，重症患者可以出现 2 期或 3 期的交叉重叠。

（一）发热期

起病多急骤，发热常在 39 ~ 40℃，以稽留热和弛张热多见，常持续 3 ~ 7d。主要表现有全身中毒症状、毛细血管损伤、肾损害。特征性的全身中毒症状表现为"三痛"：头痛、眼眶痛、腰背痛；毛细血管损伤主要表现为"三红"：颜面、颈部、上胸部处皮肤显著充血、潮红，状如日晒，压之可褪色，似酒醉貌。出血表现为软腭、口腔黏膜、眼结膜以及皮肤出血点。腋下、前胸及后背皮肤，呈条索样、鞭击样、挠抓样或串珠样瘀点或瘀斑。肾损害多在病后 3~5d 出现，主要表现为蛋白尿，可伴镜下血尿，有时可出现大量蛋白尿（>3g/d）。开始出现肾小球滤过功能和肾小管功能受损。

（二）低血压休克期

发生于病程的第 4~6 天，也可出现于发热期。轻者血压略有波动，持续时间短，重症患者可发生休克及 DIC。临床表现为心率加快，肢端发凉，尿量减少，烦躁不安，意识不清，口唇及四肢末端发绀，呼吸短促，出血加重。患者出现少尿、BUN 升高，其中 BUN 升高可发生在休克和低血压出现之前，尿检可见大量蛋白、管型、红细胞及白细胞，病情严重者可见由血浆及细胞碎屑凝聚而成的膜状物，是本病的特征性表现。一般持续 1~3d。

（三）少尿期

发生于病程的第 5~7 天，患者出现少尿（尿量 <400mL/24h）或无尿（尿量 <100mL/24h）。此期胃肠道症状、精神神经症状、出血症状最为严重，少数患者可有颅内及其他内脏出血，此期病死率最高，一半以上的患者死亡于该期。少尿的程度与疾病的严重程度相关，主要表现为 BUN、Cr 急剧上升，酸中毒，电解质紊乱（包括高钾、高磷血症、低钙血症等）。患者由于尿量减少和渗出血管外的体液大量回流，血容量增加，血压升高。患者可表现为典型的高分解型急性肾衰竭、充血性心力衰竭、抽搐、脑及肺水肿或急性呼吸功能衰竭。本期可持续 1~4d，重者可达 1 周。

（四）多尿期

一般出现在病程的第 9~14 天，持续几天至几周。随着尿量的增多，大多数患者病情逐步改善，根据尿量和氮质血症情况可分为 3 期。

1. 移行期　每日尿量 500~2 000mL，但血尿素氮和肌酐上升，症状加重。

2. 多尿早期　每日尿量 >2 000mL，氮质血症仍未改善，症状仍重。

3. 多尿后期　每日尿量 3 000mL，并逐日增加，甚至可达 10 000mL，氮质血症逐步减轻，尿蛋白逐渐减少。

此期并发症为各种水、电解质紊乱和感染，特别是低钾血症，少数患者由于大量利尿可导致液体负平衡和低血压。若发生继发感染、大出血、严重水电解质失衡可诱发第 2 次肾衰竭，显著提高患者死亡率。

（五）恢复期

一般持续 2~3 个月，患者尿量恢复至 2 000mL 以内。除尿浓缩功能减退外，患者还可伴有肌无力和震颤。多数患者可恢复尿液浓缩功能，少数患者遗留轻度小管功能异常，多见于重症患者或老年患者。

（六）临床分型

按病情轻重可分为 4 型。

1. 轻型　①体温 39℃ 以下，全身中毒症状轻；②血压基本正常；③出血现象少；④肾损害较轻，尿蛋白在 "+~++"，无明显少尿期。

2. 中型　①体温在 39~40℃，中毒症状较重，外渗现象明显；②收缩压低于 12.0kPa（90mmHg），或脉压 <3.5kPa（26mmHg）；③皮肤、黏膜出血现象明显；④肾损明显，尿蛋白可达 "+++"，有明显少尿期。

3. 重型　①体温 ≥40℃，全身中毒症状及外渗现象严重，或出现中毒性精神症状；②收缩压低于 9.3kPa（70mmHg）或脉压小于 3.5kPa（26mmHg）；③皮肤、黏膜出血现象较重。如皮肤瘀斑、腔道出血；④肾损严重，少尿期持续在 5d 以内或无尿 2d 以内。

4. **危重型** 在重型基础上，出现以下任何严重症综合征。①难治性休克；②出血现象严重，有重要脏器出血；③肾损极为严重，少尿超过5d以上，或无尿2d以上；④心力衰竭、肺水肿；⑤中枢神经系统并发症；⑥严重继发感染。

为了更有效地管理患者，更好地早期识别危重患者，有必要对病情严重程度进行预测。在临床指标方面，较低的血小板计数往往与严重的肾脏损害相关。此外，血清炎症因子和细胞因子水平越高病情越重。与轻症患者相比，重症患者的白细胞介素 – 6（IL – 6）、白细胞介素 – 10（IL – 10）、肿瘤坏死因子 – α（TNF – α）水平明显升高。此外，补体水平（C5b – 9 的升高和 C3 的下降）与临床和实验室的改善呈负相关。

五、辅助检查

1. **血常规** 早期白细胞总数正常或偏低，病程第 3~4 天后明显增高，中性粒细胞在早期开始增多，重症患者可出现类白血病反应。可出现较多异型淋巴细胞。红细胞和血红蛋白在发热和低血压休克期明显增高，血小板计数明显减少，黏附和聚集功能降低，并可见异型血小板。

2. **尿常规** 可见蛋白、红细胞、白细胞及管型。最早在病程第 2 天可出现蛋白尿，蛋白含量及持续时间与肾脏损害的程度呈正相关。部分患者尿中可出现膜状物，尿沉渣中可发现巨大的融合细胞，此细胞中能检出病毒抗原。多尿期和恢复期可出现尿比重降低。

3. **血液生化** 血尿素氮和肌酐升高，可伴有 C 反应蛋白、ALT 和 AST 升高，多数患者在休克期及少尿期以代谢性酸中毒为主，血钠、氯、钙在本病各期中多降低，而血钾在发热期和休克期处于低水平，少尿期升高，多尿期又降低。肾小管功能检查示尿 β_2 – MG、溶菌酶和 N 乙酰 – β – D 氨基葡萄糖苷酶（NAG）升高。

4. **凝血功能** 凝血功能检查发现高凝期 PT 缩短，血纤维蛋白原升高，纤维蛋白降解产物可升高，消耗性低凝期则出现纤维蛋白原降低，PT 和 APTT 延长。

5. **血清学和病毒核酸检测** 患者血中特异性抗体和病毒抗原的检测对本病有确诊的作用。ELISA 法检测早期患者特异性 IgM 抗体阳性（1∶20 阳性）或 IgG 双份血清（间隔1 周以上采集）滴度 4 倍以上增高有诊断意义，IgM 抗体检测是一种急性感染诊断的重要方法，尤其是对于二次感染的检测。另外，采用 RT – PCR（反转录 PCR）等分子生物学方法检测患者血或尿中病毒核酸，具有特异性强、敏感性高等特点，有助于疾病的早期诊断。但是汉坦病毒 RNA 在患者体内存在时间短，甚至在一些患者体内检测不到，所以此方法只能作为血清检测的补充。总之，实验室测试中联合使用 ELISA 法检测 IgM 抗体和 RT – PCR 法检测病毒核酸既敏感又特异，RT – PCR 可在患者仍处于潜伏期或疾病早期时检测结果阳性，而此时 IgM 抗体往往为阴性，从而早期确诊该病，这对重症患者尤其重要。

6. **其他检查** 患者心电图可出现传导阻滞、心肌损害等表现，高血钾时可出现 T 波高尖，脑水肿时可见视盘水肿，B 超可见两个肾大（100%），肝脾大（50%），胸腔积液（14.3%）和腹腔积液（28.6%），膀胱壁增厚（14.3%），胆囊肿大（7%），与胰腺水肿（7%）。

六、诊断及鉴别诊断

（一）HFRS 的诊断

根据流行病学资料、临床表现和辅助检查一般可做出诊断。

1. **流行病学** 在本病流行季节、流行地区发病，或于发病前 2 个月内曾到疫区居住或逗留过；与本病宿主动物及其排泄物直接或间接接触史，或有接触实验动物史者。

2. **临床表现** 有发热、出血、肾损害的表现；临床表现有"三红"和"三痛"；临床经过表现为"5 期"。

3. **辅助检查** 外周血白细胞总数及分类的变化，血小板减少，尿检及肾功异常。血中特异性抗体和病毒抗原的检测阳性对本病有确诊的作用。

典型的肾综合征出血热依靠临床表现诊断并不困难，任何不明原因的急性肾功能不全，均应考虑到本病，尤其是并发特异性皮肤改变、血小板减少和发热者。若上述患者来自本病高发区或近期有密切接触史，应尽快安排病毒学检查。不同患者的临床经过差异甚大，但均存在肾损害，从一过性蛋白尿、肌酐升高到典型的高分解型急性肾衰竭均可存在。本病患者热退后症状反而加重，是与其他感染性疾病不同的特点，有助于诊断。

（二）鉴别诊断

许多患者的临床表现不典型，主要需要与并发急性肾损伤的疾病相鉴别。

1. ANCA 相关性血管炎　可有发热、急性肾损伤、结膜充血、多系统受累，但一般无血小板减少，且血清 ANCA 阳性、肾活检为寡免疫型新月体肾炎。

2. 狼疮性肾炎　多系统受累，可表现为发热、血小板减少、急性肾损伤。但急性肾损伤时肾活检免疫荧光为"满堂亮"，光镜可表现为弥漫增生性狼疮性肾炎，也可并发新月体。血清抗核抗体等多种自身抗体阳性有助于鉴别。

3. 急性肾间质小管病　特发性者又称肾小管间质性肾炎——眼葡萄膜炎（TINU）综合征，可表现为结膜充血、急性肾损伤，眼裂隙灯检查为眼色素膜炎；药物相关者多有相关用药史。上述患者可有低血钾和肾性糖尿等小管受累证据，有皮疹、外周血嗜酸性细胞增高和非感染性白细胞尿，肾活检可见包括嗜酸性细胞在内的炎细胞浸润。

4. 急性发热传染性疾病　本病早期应与上呼吸道感染、败血症、伤寒、钩端螺旋体病相区别。依靠本病典型的临床表现和独特的病期经过，以及血清学检测，均有助于诊断。

5. 血液系统疾病　需与血小板减少性紫癜、过敏性紫癜、急性白血病相鉴别。

6. 其他　并发黄疸和肝功异常者需注意与其他病毒性肝炎相鉴别，但后者早期无休克表现，尿检及血白细胞正常。

七、治疗

本病治疗上以对症支持及综合治疗为主，主要包括水/电解质管理、血压支持、呼吸支持以及必要时的肾脏替代治疗。其基本原则是早发现、早休息、早治疗和就近治疗。肾损害本身就是流行性出血热的组成部分，通过对本病的积极治疗，如疾病早期的抗病毒治疗，对出血、休克、DIC 的积极防治，本身就可以减轻肾损害，减少急性肾损害的发生。

（一）发热期

1. 一般治疗　早期卧床休息，给高热量、高维生素的易消化饮食。早期成人一般补液量为 2 500mL 左右，呕吐、腹泻者可酌情增加，尽量口服。发热后期（病程第 3～4 日）多有血液浓缩，应给予静脉补液。补液量参照体温、血液浓缩程度及血压情况，以平衡盐液为主兼顾热量补充。部分患者发热后期酸中毒症状重，有恶心、呕吐，应依照病情调整酸碱平衡，以维持内环境相对稳定。

2. 抗病毒药物　利巴韦林在体外试验中对 HV 有效，但是并不一定在体内同样有效。我国的研究资料表明在起病后 1 周内使用利巴韦林可以减轻疾病严重程度和死亡率，其作用机制并不完全清楚，可能是通过使 HV 的 RNA 变异产生无功能的基因组，从而阻止病毒核酸复制。另外还可试用干扰素治疗，但证据不多。在中国和俄罗斯用于治疗流行性感冒的阿比朵尔可以抑制 HV 融合和诱导干扰素产生。此外，一些以病毒复制各个阶段为治疗靶点的小分子和肽类药物正在研制中，这些药物可能阻止汉坦病毒对血管内皮通透性的损害。

3. 糖皮质激素　由于免疫损伤在 HFRS 发病中的作用，而激素具有抗炎和保护血管壁的作用，并能稳定溶酶体膜、降低体温中枢对内源性致热原的敏感性等，因此可以考虑使用。目前缺乏支持其使用的证据，一项1990 年的包含 100 例患者的随机双盲前瞻性研究未发现激素治疗的益处，一项 2013 年在智利的 60 例汉坦病毒肺综合征患者中进行的随机双盲前瞻性研究中同样未能证实大剂量甲泼松龙治疗的益处，而近来的一些病例报告显示使用激素有助于使血小板上升并改善呼吸功能，因此需要进一步的研究。高热、中毒症状重者可选用氢化可的松，每日 100～200mg，疗程 3～5d。

（二）低血压期

以积极补充血容量为主，调节血浆胶体渗透压，纠正酸中毒，改善血管舒缩功能。

1. 补充血容量　早期、快速、适量补充血容量是治疗低血压休克的关键性措施。由于 HFRS 时血浆蛋白大量外渗，故补充适量胶体液尤其重要。常用溶液为 10% 低分子右旋糖酐，有扩充血容量、提高血浆渗透压、抗血浆外渗、减少红细胞与血小板间的聚集、疏通微循环、改善组织灌注和渗透性利尿等作用。每日补液量不宜多于 2 500 ~ 3 000mL。

2. 调整酸碱平衡　有酸中毒时可选用 5% 碳酸氢钠溶液。

3. 调节血浆胶体渗透压　由于休克时胶体渗透压明显降低，大量液体外渗，单纯补充晶体液容易使胶体渗透压进一步下降，大量液体快速渗出血管外，造成血压不稳和内脏、浆膜腔进行性水肿的恶性循环，诱发肺水肿。故可使用白蛋白或血浆以提高胶渗压。

4. 血管活性药物的应用　经上述处理血压回升不满意者，可根据休克类型来选用血管活性药物如去甲肾上腺素、间羟胺、多巴胺等。

（三）少尿期

旨在稳定机体内环境，做好水平衡，防治急性肾小管坏死，促进肾功能恢复。应区别是肾前性抑或肾性少尿，确定系肾性少尿后，严格控制入量，可按急性肾衰竭处理。

1. 矫正水、电解质及酸碱平衡紊乱　但本病少尿期补液有其特殊性，发热期和低血压期外渗的液体在少尿期已经返回血管内，此时应严格限水。同时可给予呋塞米利尿治疗。

2. 肾脏替代治疗　本病透析指征较一般急性肾衰竭并无不同，但应适当放宽。凡进入少尿期后病情进展迅速、早期出现严重意识障碍、持续呕吐、肌酐上升速度快（每日超过 176μmol/L）者，可不拘于少尿天数及血液生化指标，宜尽早透析。可选择血液透析或腹膜透析。CRRT 具有溶质清除率高、血流动力学稳定、能滤过和吸附某些炎症因子的特点，能更好地维持水、电解质和酸碱平衡，更适合伴有多脏器功能障碍和 ARDS 的重症患者。在透析过程中要注意缓慢超滤，本病患者有明显的出血倾向，需视情况调整肝素用量，使用低分子肝素、枸橼酸透析或无肝素透析。无条件血液透析者或颅内出血者可行腹膜透析。

（四）多尿期

调节水、电解质平衡，防治感染，加强支持疗法。适量补液，多尿开始后（尿量增至每日 3 000 mL）补液量可为每日尿量的 2/3，以免延长多尿期。同时注意维持电解质平衡。补液以口服为主，必要时可缓慢静脉滴入，同时注意钾、钠、钙等电解质补充。鼓励患者食用营养丰富、易消化、含钾量较高的饮食。

八、并发症

（一）继发感染

密切观察体温、脉搏、血压、呼吸变化，及时检查血常规，以便早期发现感染病灶。有证据表明预防性应用抗生素可能加重 HFRS 患者的病情，因此，除非有明确感染否则不使用抗生素。首选青霉素、头孢菌素等对肾功能损害小的药物。如果已经并发感染，尽量根据药敏结果选择抗生素。

（二）出血

少尿期出血最为常见，因出血倾向贯穿 HFRS 病程始终，应密切监测出凝血指标、血小板，准确判断，有区别地处理。一旦并发大出血，应鉴别出血原因有针对性地治疗。消化道出血可选用质子泵抑制药或 H_2 受体拮抗药，凝血酶或去甲肾上腺素稀释后口服，生长抑素持续静脉滴注等。有明显出血者应输血，因血小板数减少出血者，应输注血小板。如为 DIC 引起大出血则按所处 DIC 不同阶段给予相应处理，可输入新鲜冷冻血浆和其他凝血因子。在凝血异常纠正前 NSAID 药物和抗凝治疗都是禁忌。

（三）急性左心衰竭、肺水肿

是急诊血液透析的指征，效果较好。

（四）急性呼吸窘迫综合征

除常规氧疗和机械通气外，既往经验认为使用体外膜氧合（extracorporeal membrane oxygenation，ECMO）治疗死亡率100%的重症患者取得成功，38例患者中23例生存。因此，对于这些患者应该预留 ECMO 的静脉置管位置。

（五）抽搐

常见原因是尿毒症和中枢神经系统并发症，除对因治疗外，可静脉缓慢推注地西泮 5～10mg 后维持，要注意呼吸抑制。

九、预后

如能早期诊断，按"三早一就"（即早发现、早休息、早治疗和就近治疗）原则进行综合治疗，大多数 HFRS 患者可以痊愈，对重症及老年患者尤其要强调门诊追踪复查。

（苏宏正）

第九章

胃肠道感染和食物中毒

第一节 病毒性胃肠炎

一、概述

病毒性胃肠炎（viral gastroenteritis）又称病毒性腹泻，是一组由多种病毒引起的急性肠道传染病。各种病毒所致胃肠炎的临床表现基本类似。引起病毒性胃肠炎的病毒主要有轮状病毒（rotavirus）、诺如病毒（norovirus）、肠腺病毒（enteric adenovirus）和星状病毒（astrovirus）等。

（一）病原体简介

轮状病毒由 Bishop 等于 1973 年首次在急性非细菌性胃肠炎儿童十二指肠黏膜超薄切片中发现。轮状病毒归属呼肠病毒科轮状病毒属。成熟病毒颗粒呈球形，二十面体立体对称，无包膜，直径 60 ~ 80nm。基因组为节段性双链 RNA 病毒，全长约 18 550bp。

诺如病毒由 Kapikian 等于 1972 年首次用免疫电镜在患者的粪便中检测到。诺如病毒归属人类杯状病毒科（human caliciviridae），诺瓦克病毒（Norwalk virus）是诺如病毒属的原型代表株。诺如病毒呈球形，20 面体对称，无包膜，表面粗糙，直径 26 ~ 35nm。电镜下缺乏显著的形态学特征，负染色电镜照片具有典型的羽状外缘、表面有凹痕。基因组为单股正链 RNA，全长约 7 642bp。

1953 年，Rowe 等采用电镜首次从一名儿童的腺样体发现腺病毒。目前已经发现人类腺病毒有 51 个血清型，分别归属于哺乳类腺病毒属（Mastadenovirus）的 A ~ F 亚属。其中血清型 40 和 41 感染主要引起腺病毒性胃肠炎，称为肠腺病毒，归属于 F 亚属。腺病毒核衣壳呈规则 20 面体，无胞膜，直径 80 ~ 110nm。基因组为线状双链 DNA，长约 36kb。

星状病毒于 1975 年由 Appleton 和 Higgins 采用电镜在腹泻儿童的粪便标本中首次发现，因其颗粒在电镜下呈星形外观而谓之。星状病毒科包括哺乳类星状病毒（Mamastroviruses）和鸟星状病毒（Avastroviruses）两个属，分别感染哺乳动物和鸟类。星状病毒呈球形，核衣壳为规则 20 面体，无胞膜。自然感染获得的病毒颗粒直径为 28nm，约 10% 的病毒颗粒有特征性的 5 ~ 6 个角；细胞培养获得的病毒颗粒直径为 41nm，包括 10nm 的刺突。基因组长约 6.8kbp。

（二）流行特征

患病和隐性感染的人和动物为轮状病毒性胃肠炎的主要传染源。最常见的传播方式是粪 - 口途径。轮状病毒常通过污染物品如玩具和台面而传播，可通过污染水体而造成暴发流行。轮状病毒也可通过飞沫传播。轮状病毒性胃肠炎为世界性传染病，是发展中国家婴幼儿腹泻最常见的原因，也是发达国家婴幼儿腹泻住院的主要原因。轮状病毒性胃肠炎在热带地区无明显的季节高峰；在亚热带和温带地区多流行于干燥和寒冷季节，流行多发生在 11 ~ 4 月份，流行高峰多在 11 ~ 12 月份。轮状病毒性胃肠炎具有年龄依赖性，多发生在 4 ~ 24 月龄的儿童，几乎所有儿童在 5 岁以前经历过至少一次轮状病毒感染。成年人轮状病毒感染流行非常少见。

患者、隐性感染者和健康携带者均可为诺如病毒性胃肠炎的传染源；人类是唯一已知传染源。粪－口传播为主要传播方式，气溶胶传播和接触传播为辅助传播方式。流行地区极为广泛，分布于各大洲。已经证明，诺如病毒感染在我国普遍存在。流行时间表现为全年散发，无明显季节性，但有冬季或冬春季高峰。受累人群以学龄期儿童和成年人为主。基因Ⅰ群感染主要是学龄期儿童和成年人，而基因Ⅱ群感染主要是学龄前期儿童和婴幼儿。诺如病毒感染多以集体机构爆发流行的形式出现。

患者、隐性感染者和病毒携带者是腺病毒性胃肠炎的主要传染源。腺病毒有多种宿主动物，但很少有动物作为传染源的报道。粪－口传播是主要传播方式，易感者通过接触带病毒粪便污染的物品或食品而传播。虽然浮体传播和水体传播在腺病毒性胃肠炎传播中的作用非常有限。腺病毒性胃肠炎属世界性传染病。肠腺病毒和星状病毒感染是婴幼儿腹泻的第2位原因，仅次于轮状病毒。腺病毒血清型40感染没有明显的季节性，血清型41感染则多发于晚秋。约90%的腺病毒性胃肠炎发生在3岁以下婴幼儿，大多数病例集中在24~36月龄。腺病毒性胃肠炎最常见的流行环境是社区、托幼中心和医院，以散发或爆发形式流行。

患者、隐性感染者和病毒携带者是星状病毒性胃肠炎的主要传染源。已经证实粪－口传播是主要传播方式，接触传播为辅助传播方式，水体污染和食品污染偶可造成爆发。星状病毒性胃肠炎属世界性传染病，人类星状病毒血清型1（HastV21）是流行最广泛的血清型。星状病毒和肠腺病毒感染是婴幼儿腹泻的第2位原因，仅次于轮状病毒。星状病毒性胃肠炎在热带地区主要流行于雨季；在亚热带和温带地区多流行于干燥和寒冷季节，流行多发生在11~5月份，流行高峰多在3~4月份。星状病毒性胃肠炎的年龄分布尚不清楚，但有研究指出，星状病毒性胃肠炎主要发生在年龄<5岁的儿童，也可见于托老院的老年人。

（三）临床特点

轮状病毒性胃肠炎的潜伏期通常为1~2天。症状期通常持续3~8天。疾病谱从隐性感染到严重脱水。约50%的轮状病毒感染无明显不适。显性感染的特点为起病急，先出现发热和呕吐，随后出现喷射性水样腹泻。腹泻频度每天10次左右。显性感染的严重度，轻度、中度和重度分别占62%、35%和3%；约7%的患儿需要住院。

诺如病毒性胃肠炎的潜伏期通常为12~48小时，平均24~48小时。病程较短，持续12~60小时，平均24~48小时。急性起病，首发症状表现为腹部痉挛、恶心、呕吐或腹泻，其中腹部痉挛出现的比例约占50%，恶心、呕吐或腹泻出现的比例65%~75%；25%~35%的患者伴畏寒、发热、头痛和乏力。原发患者多表现为呕吐，可为唯一症状；成人和续发患者多表现为水样腹泻。儿童患者多表现为呕吐，成人患者多表现为腹泻。严重呕吐和（或）腹泻患者可出现脱水，但死亡病例罕见。死亡主要见于出现严重脱水的婴幼儿、体弱或老年患者。没有长期腹泻或后遗症的报道。

腺病毒性胃肠炎的潜伏期3~10天，病程多超过1周。腹泻为腺病毒性胃肠炎的最突出症状，多表现为黄水或清水样腹泻，呕吐为腺病毒性胃肠炎的另一突出症状。腺病毒性胃肠炎可伴有发热和腹痛，发热多为中低热，腹痛多呈痉挛性。腺病毒性胃肠炎的住院率超过50%。

星状病毒性胃肠炎的潜伏期为1~4天，腹泻持续时间2~6天。其临床特点为轻度水样腹泻，相当于轮状病毒性胃肠炎的轻型，可伴有发热、厌食、恶心和腹痛。虽然星状病毒性胃肠炎很少导致脱水或住院，但有营养不良、免疫缺陷、联合感染和基础肠道疾病的患儿病情较重。

（四）实验室检查特点

电镜是确诊各种病毒性胃肠炎的金标准，但灵敏度低，通常不用于临床诊断。

轮状病毒感染后5天，血清可检测出特异性IgM抗体，有一定的诊断价值。轮状病毒株的电泳型（electropherotype）可通过RNA电泳（进入11个不同的条带）来确定，主要用于流行病学调查。

血清学试验不能用于诺如病毒性胃肠炎的诊断。反转录PCR（RT－PCR）检测病毒核酸具有快速、准确、灵敏度高的优点，常规以RNA依赖的RNA多聚酶基因作为检测模板，但近年发现该基因也有显著异质性。

采集发病初期和恢复期（2~3周后）双份血清，检测型特异性抗体滴度的消长也可作为腺病毒性胃肠炎的确诊依据。用 PCR 检测腺病毒 DNA 具有很高的灵敏度和特异度。采用 SDS/EDTA 预处理的色谱试纸条收集大便标本中的腺病毒 DNA，不仅能够长期保存，而且检出率很高。

星状病毒血清学检测可用于流行病学调查，很少用于临床诊断。用 RT-PCR 检测星状病毒 RNA 具有比酶免疫检测（EIA）病毒抗原和电镜颗粒更高的灵敏度和特异度，并可用于病毒分型、临床诊断和流行病学调查。

（五）诊断要点

起病急，以恶心、呕吐、腹痛、腹泻和水样便为主要表现，不管是否有发热，粪便检查常见病原性细菌和原虫阴性，应想到病毒性胃肠炎的可能。

各种病毒性胃肠炎的临床特点和流行病和流行特征对病因诊断有一定参考价值。确诊有赖于病毒分离。病毒性胃肠炎流行期间，血清学和分子生物学诊断很少使用。

二、治疗原则和目标

（一）治疗原则

病毒性胃肠炎为自限性疾病，多数患者预后良好；婴幼儿患者病情较重，需要及时治疗。目前尚无特效的治疗药物。支持治疗，即补充丢失的液体和电解质，预防和治疗脱水和电解质紊乱仍是轮状病毒性胃肠炎的主要治疗原则。

（二）治疗目标

病毒性胃肠炎一般预后良好，可达到治愈目的，在治疗原发病的同时应积极防治并发症，预防和治疗脱水和电解质紊乱，最大限度地减少病死率。

三、常规治疗方案

（一）一般治疗

有发热的患儿不推荐使用阿司匹林，因为可能导致 Reye's 综合征；头痛和乏力非常严重者可使用乙酰氨基酚。大多数急性胃肠炎所致脱水的患儿对口服补液盐治疗有效。因此，口服补液盐被推荐为一线治疗；静脉补液治疗只被推荐用于严重脱水的情况。严重呕吐或不能饮水时，可采用静脉补液或通过鼻胃管应用口服补液盐治疗。要维持肠道微生态，纠正菌群失调和易位可使用双歧杆菌、乳酸菌和粪球菌。应用肠黏膜保护剂蒙脱石（思密达）覆盖于肠黏膜，防御病毒及其毒素进一步攻击；固定病毒体，尤其适用于儿童急性腹泻，也用于肠易激惹综合征（IBS）。

（二）液体疗法

通过补充（或限制）某些液体维持体液平衡的治疗方法。广义上也包括静脉营养、胶体液的输入、输血或腹膜透析等。

（1）补液原则：先盐后糖，先快后慢，见惊补钙，见酸补碱，见尿补钾。

（2）补液途径：①胃肠道：尽量采用口服补液，在口服或吸收液体发生困难时，可采用其他方法；必要时可采用胃管点滴输液。②胃肠道外：静脉输液最常用。

（3）液体种类：常用液体大致分为两种：①非电解质液：包括饮用白开水及静脉输入 5%~10% 葡萄糖注射液。主要功能是补充由呼吸、皮肤蒸发所失水分及排尿丢失的液体；纠正体液高渗状态；不能补充体液丢失。②等渗含钠液：包括生理盐水、林格液等。主要功能是补充体液损失，纠正体液低渗状态及酸碱平衡紊乱；不能用以补充不显性丢失及排稀释尿时所需的液体。

基本液体的张力：张力为等渗液体的水渗透压倍数。①等张溶液：5% 葡萄糖溶液、0.9% 氯化钠溶液、1.4% 碳酸氢钠溶液、1/6mol 乳酸钠溶液。②高张溶液：10% 葡萄糖溶液（2张）、10% 氯化钠溶液（11张）、5% 碳酸氢钠溶液（3.5张）、10% 氯化钾溶液（8.9张）。说明：5% 葡萄糖溶液和 10% 葡萄糖溶液的即时张力分别为 1 张和 2 张，但进入机体后最终被氧化和提供热量。因此，其总张力为 0 张。

常用组合液体的配制：①口服补液盐：世界卫生组织推荐的口服补液盐（ORS）适用于急性腹泻所致的轻、中度脱水，其配方是：氯化钠 3.5g、碳酸氢钠 2.5g、氯化钾 1.5g 及无水葡萄糖 20g，加饮用水至 1 升。②等张溶液：2 ：1 溶液：2 份 0.9% 氯化钠溶液 + 1 份 1.4% 碳酸氢钠溶液。③1/2 张溶液：1 ：1 溶液：1 份 0.9% 氯化钠溶液 + 1 份 5% 葡萄糖溶液；2 ：3 ：1 溶液：2 份 0.9% 氯化钠溶液 + 3 份 5% 葡萄糖溶液 + 1 份 1.4% 碳酸氢钠溶液。④1/3 张溶液：1 ：2 溶液：1 份 0.9% 氯化钠溶液 + 2 份 5% 葡萄糖溶液；2 ：6 ：1 溶液：1 份 0.9% 氯化钠溶液 + 6 份 5% 葡萄糖溶液 + 1 份 1.4% 碳酸氢钠溶液。⑤2/3 张溶液：4 ：3 ：2 溶液：4 份 0.9% 氯化钠溶液 + 3 份 5% 葡萄糖溶液 + 2 份 1.4% 碳酸氢钠溶液。⑥1/5 张溶液：1 ：4 溶液：1 份 0.9% 氯化钠溶液 + 4 份 5% 葡萄糖溶液；生理维持液：1 ：4 溶液 + 10% 氯化钾溶液 15mL/L。说明：基本液体的份数以体积为单位。

（4）补液内容：包括累积丢失量、继续丢失量和生理需要量。①累积丢失量：累积丢失量与脱水程度有关。脱水程度的判断（表 9－1）。轻度脱水 90～120mL/kg，中度脱水 120～150mL/kg，重度脱水 150～180mL/kg。儿童体液总量随年龄增长逐渐减少而达成人水平，故学龄前和学龄儿童应分别用依据脱水估计量的 3/4 和 2/3。补充液体张力根据脱水的性质决定：等渗性脱水用 1/2 张，低渗性脱水用 2/3 张，高渗性脱水用 1/3 张。②继续丢失量：10～40mL/kg；补充液体张力为 1/3 张。③生理需要量：机体每日生理需要液量与其代谢热量有关，环境温度、湿度、对流条件改变或机体情况变化（如体温升高、呼吸增快等）均可影响生理需要量。在补充生理液量的同时，需补充电解质的丢失。液体疗法时，生理需要液量可按基础代谢热量计算，并需根据患者及环境情况作适当调整，如高热、多汗时液量需适当增加；长期雾化吸入，抗利尿激素分泌异常综合征时需减少用量。生理需要液量一般为 60mL/kg；补充液体张力为 1/3～1/5 张或生理维持液。

表 9－1　脱水程度的判断

症状和体征	脱水程度		
	轻度	中度	重度
精神状态	正常或机敏	不安或烦躁	淡漠或嗜睡
口渴	无意或拒绝饮水	意向或渴望饮水	无力或不能饮水
心率	正常	正常或增加	过速或过缓
脉搏	正常	正常或减弱	纤细或消失
呼吸	正常	正常或加快	深大
眼窝	正常	似乎下陷	明显下陷
泪液	存在	减少	缺失
唇舌	湿润	干燥	焦燥
皮肤回缩	立即	缓慢（<2 秒）	迟滞（>2 秒）
血管充盈	立即	缓慢（<2 秒）	迟滞（>2 秒）
肢端	温暖	冰凉	发绀
尿量	正常	减少	无尿

（5）补液速度：第 1 天内补液的 3 个部分和 2 个阶段。第 1 个阶段为前 8～12 小时，8～10mL/（kg·h），主要补充累积丢失量；重度脱水或中度伴外周循环障碍者，应首先在头半小时内扩容；低钠血症的纠正速度可稍快，高钠血症则宜稍慢。第 2 个阶段为后 12～16 小时，4～5mL/（kg·h），主要补充继续丢失量和生理需要量。

（6）注意事项：①口服补液盐主要用于腹泻时脱水的预防、轻度脱水、中度脱水而无明显周围循环障碍者；有明显呕吐、腹胀、休克、心肾功能不全、新生儿、有严重并发症者不宜使用。②第 2 天补液的内容主要是补充继续丢失量和生理需要量。③根据血液分析和血浆电解质检查，进行适当纠酸、补钙、补镁和补钾。若 pH < 7.3 或有重度酸中毒，需另加碱液纠正。若无条件行血气分析，可按提高血浆［HCO_3^-］5mmol/L 计算，5% $NaHCO_3$ 1mL/kg 可提高［HCO_3^-］1mmol/L。轻度低钾每日口服氯化钾 20 ~ 30mg/kg；重度低钾需静脉补钾，浓度常为 0.2%（不超过 0.3%），全日氯化钾总量 30 ~ 45mg/kg，均匀分布于全日静脉补液中，时间不宜短于 8 小时。若低钙可用 10% 葡萄糖酸钙 5 ~ 10mL，稀释 1 倍后缓慢静脉推注。然后根据病情及血钙调整用量。低镁可用 25% 硫酸镁每次 0.1mg/kg，深部肌内注射，3 ~ 4 次/天，症状缓解后停用。补钾应遵循见尿补钾的原则。

四、预防和随访

应采取以切断传播途径为主的综合性预防原则。减少水源和食品污染以及做好隔离消毒工作为最重要的措施。

轮状病毒性胃肠炎流行期间，采用被动免疫如提倡母乳喂养有一定预防作用，但母乳喂养不能提供全部保护，只能推迟轮状病毒感染的发病年龄。轮状病毒疫苗已经在临床推广使用，4 ~ 24 个月的儿童口服含各型轮状病毒的减毒疫苗可刺激肠道局部产生 IgA 抗体，为目前最为有效的预防措施。

预防诺如病毒性胃肠炎应遵循以切断传播途径为主的综合性原则。最重要的措施是减少水源和食品污染；加大食品卫生执法力度和加强对供水单位的管理，确保饮食卫生和饮用水安全；加强宣传，重点教育群众尽量不吃或半生吃海产品等食物；做好疫情监测和规范疫情报告。

腺病毒性胃肠炎流行期间，隔离患儿对限制扩大流行非常重要。肠腺病毒的主要传播方式为粪 – 口途径，洗手是关键，不饮生水很重要，免饮生水可以防止腺病毒污染水源而扩散。

虽然各种病毒性胃肠炎症状轻重不一，病程长短不一，但病程自限，预后良好。痊愈后一般不需要随访。

（张建锐）

第二节　细菌性胃肠炎

一、概述

细菌性胃肠炎广义系指各种细菌感染引起的一组急性肠道传染病，是发展中国家婴幼儿罹患和死亡的主要原因之一，也是各种常见的食物细菌感染或细菌性食物中毒的主要表现。为《中华人民共和国传染病防治法》中规定的丙类传染病。较常见的如沙门菌肠炎、肠致泻性大肠埃希菌肠炎、致泻性弧菌肠炎、空肠弯曲菌肠炎、小肠结肠炎耶尔森菌肠炎、轮状病毒肠炎、蓝氏贾第鞭毛虫肠炎等。其临床表现均可有腹痛、腹泻，并可有发热、恶心、呕吐等症状；处理原则亦相似，但不同病原体引起之腹泻，在流行病学、发病机制、临床表现及治疗上又有不同特点。有的为炎症型腹泻，有的为分泌型腹泻，最后确诊须依赖病原学检查。

本文内容主要参照中华人民共和国制定的《感染性腹泻的诊断标准及处理原则［GB17012 – 1997］》。

1. 分类　按照病原体侵袭或刺激肠上皮细胞，细菌性胃肠炎分为：

（1）炎症型腹泻（inflammatory diarrhea）：指病原体侵袭肠上皮细胞，引起炎症而导致的腹泻。常伴有发热，粪便多为黏液便或脓血便，镜检有较多的红白细胞，如侵袭性大肠埃希菌肠炎、弯曲菌肠炎等。

（2）分泌型腹泻（secretory diarrhea）：指病原体刺激肠上皮细胞，引起肠液分泌增多和（或）吸收障碍而导致的腹泻。患者多不伴有发热，粪便多为稀水便。镜检红白细胞不多，如肠产毒大肠埃希菌肠炎、轮状病毒肠炎等。

细菌性胃肠炎常见的主要病原体见图 9 – 1。

2. 流行特征　各类人群普遍易感，一般来说，患腹泻病后可以获得一定水平的免疫力，但通常持续时间不长，而且免疫力也不稳固。因此，人们一生中甚至一年中可多次发病。儿童、老年人及免疫抑制或慢性疾病患者为细菌感染性腹泻的高危人群，外出旅游者也是特殊的高危人群。

就地区性分布而言，细菌性胃肠炎是一种世界性分布的传染性疾病，但发展中国家的流行比发达国家严重。

就流行强度来说，可以表现为散发、爆发或流行。一般而言，经水和食物传播的细菌性胃肠炎以爆发和流行为主，尤其是霍乱、痢疾、沙门菌感染、致泻性弧菌感染、致泻性大肠埃希菌感染等。在流行季节和流行地区可以表现为爆发或流行，而在非流行季节和地区常表现为散发。卫生状况较差、人口密度高的地区和人群容易发生爆发和流行。我国发病率最高的感染性腹泻是由志贺菌或轮状病毒引起的，其次为大肠埃希菌或空肠弯曲菌引起的。在沿海地区，由于经常进食海产品，由副溶血性弧菌、沙门菌属所致的急性细菌性胃肠炎比较多见。

从季节特点来看，本病全年均可发病，但具有明显的季节高峰。如沙门菌属感染、致病性大肠埃希菌肠炎、空肠弯曲菌肠炎等症一般好发于夏秋季节，发病高峰季节随地区和病原体的不同也可以有一些变化。

3. 传染源　细菌性胃肠炎的传染源主要是患者及病原携带者，少数家禽、家畜也可能是传染源。此病主要经"粪－口"途径传播，由于传播因素的复杂性导致传播途径的多样化，如通过被污染的食品、水、生活用品而传播；人与人或人与动物密切接触也可被感染。如果日常膳食中的肉类、蛋类、乳类、海产品等食品受到了腹泻病原体的污染，而人们在食用时又未能煮熟、蒸透，就容易导致细菌性胃肠炎的发生（图9-1）。

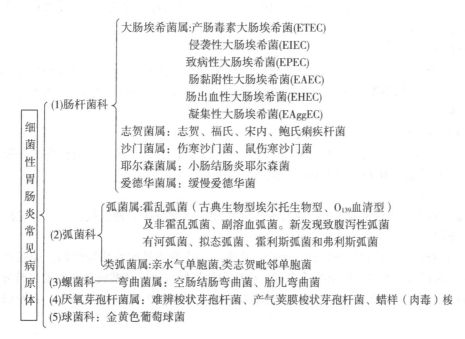

图9-1　细菌性胃肠炎常见主要病原体

4. 细菌性胃肠炎的发病机制

（1）肠毒素的产生：已知多种病原菌进入肠道后，并不侵入肠上皮细胞，仅在小肠内繁殖，并黏附于黏膜，释放致病性肠毒素。肠毒素为外毒素，能在肠道中引起分泌性反应。大多数肠毒素通过细胞毒或非细胞毒机制使黏膜的分泌增加。非细胞毒性肠毒素称为细胞兴奋素（cytotonic），或细胞兴奋型肠毒素；细胞毒性肠毒素称为细胞毒素（cytotoxin），或细胞毒素型肠毒素。各种细菌产生的肠毒素不尽相同。

（2）侵袭和破化上皮细胞：侵袭性病原菌通过其侵袭力，可直接侵入上皮细胞，并在其内生长繁殖，从而引起细胞发生功能障碍和坏死。

（3）侵入黏膜固有层和肠系膜淋巴结：沙门菌属是重要的肠道致病菌，除伤寒沙门菌外，该类细菌可侵入肠上皮细胞，通过吞饮囊穿过细胞，进入肠壁固有层，引起造成固有层大量多形核白细胞聚集的趋化反应和炎性病变，导致渗出性腹泻。并可迅速进入肠系膜淋巴结内，甚至引起全身感染或菌血症。除沙门菌外，以上过程也见于空肠弯曲菌、耶尔森菌及少数志贺菌。

（4）穿透黏膜固有层和侵及全身：伤寒沙门菌、副伤寒沙门菌和其他部分沙门菌等肠道致病菌，可穿透黏膜上皮到达固有层引起巨噬细胞的聚集如形成伤寒结节，并可在肠壁与肠系膜淋巴结内繁殖，然后经胸导管进入血循环而引起菌血症或迁徙性病变，而肠上皮细胞病变轻微。

（5）黏附作用：病原体黏附于肠黏膜，不侵入上皮细胞，不损害肠黏膜，也不产生肠毒素，而是通过其菌毛抗原的定居因子，黏附于上皮细胞刷状缘，可瓦解微绒毛，并使之变钝、扭曲、变形、液化，致使肠黏膜吸收面积减少及刷状缘表面酶含量减少，造成吸收障碍，从而导致吸收障碍性腹泻或渗透性腹泻。

5. 诊断原则　由于引起腹泻的病因比较复杂，除细菌、病毒、寄生虫等病原体可引起感染性腹泻外，其他因素，如化学药品等还可引起非感染性腹泻，故感染性腹泻的诊断须依据流行病学资料、临床表现和粪便常规检查来综合诊断。而其病原确诊须依据粪便检测相关病原体，或特异性抗原核酸，或从血清中检测出特异性抗体。

6. 诊断标准

（1）流行病学资料：一年四季均可发病，一般夏秋季多发。有不洁饮食（水）和（或）与腹泻患者、腹泻动物、带菌动物接触史，或有去不发达不卫生地区旅游史。如为食物源性则常为集体发病及有共进可疑食物史。某些沙门菌（如鼠伤寒沙门菌等）、肠道致泻性大肠埃希菌（EPEC）等感染则可在婴儿室内引起爆发流行。

（2）临床表现

1）腹泻，大便每天≥3次，粪便的性状异常，可为稀便、水样便，亦可为黏液便、脓血便及血便，可伴有恶心、呕吐、食欲不振、发热、腹痛及全身不适等。病情严重者，因大量丢失水分引起脱水、电解质紊乱甚至休克。

2）已除外霍乱、痢疾、伤寒、副伤寒。

3）并发症可有溶血性尿毒综合征（HUS）、吉兰－巴雷综合征（GBS）、血栓性血小板减少性紫癜（TTP）和瑞特尔综合征（Reiter syndrome）等。

（3）实验室检查

1）粪便常规检查：粪便可为稀便、水样便、黏液便、血便或脓血便。镜检可有多量红白细胞，亦可有少量或无细胞。

2）病原学检查：粪便中可检出霍乱、痢疾、伤寒、副伤寒以外的致病微生物，如肠致泻性大肠埃希菌、沙门菌、轮状病毒或蓝氏贾第鞭毛虫等。或检出特异性抗原、核酸或从血清检出特异性抗体。临床诊断：具备临床表现1）、2）和3）者，可作临床诊断，实验室检查1）供参考。病原确诊：临床诊断加实验室检查2）。

二、常见的细菌性胃肠炎简介

（一）沙门菌属胃肠炎

1. 病原体　沙门菌属有2 000个血清型，我国已发现100多个。致病性最强的是猪霍乱沙门菌，其次是鼠伤寒沙门菌和肠炎沙门菌。沙门菌为具有鞭毛、能运动的革兰阴性杆菌，不耐热，55℃1小时或60℃15～30分钟可被杀灭，100℃立即死亡。自然界中广泛存在，存活力较强，该菌在适宜的基质上、20～30℃条件下可迅速繁殖，经2～3小时即可达到引起中毒的细菌数量。

2. 传播媒介　主要是肉类，其次是蛋类、奶类及其他动物性食品。肉类主要来自动物生前感染。一般情况下，畜禽类的肠道内都带有沙门菌，在其抵抗力低下时，即可通过血液循环引起全身感染，使肉尸和内脏大量带菌。另外宰杀后经各种途径使肉尸受到污染。蛋类可在卵巢和产蛋过程中被污染。带菌的牛羊所产的奶中也含有大量沙门菌，或受到带菌挤奶员、不卫生的容器具的污染。

带有沙门菌的食品，在较高温度下久存，细菌可在食品上大量繁殖，如果烹调时食品加热不彻底，或熟食品再次受到污染，食用前又未加热，即可因食入大量活菌而发生中毒。

3. 中毒机制　大量细菌进入机体后，可在小肠或结肠内继续繁殖，破坏肠黏膜，并通过淋巴系统进入血流，引起全身感染，出现菌血症。当沙门菌在淋巴结和网状内皮系统被破坏后，释放出毒力很强的内毒素，与活菌共同侵犯肠黏膜，引起炎症改变，抑制水和电解质的吸收，从而出现胃肠炎症状。

4. 临床表现　进入机体活菌数量达到 10 万~10 亿个才会出现临床症状，潜伏期 6 小时~3 天，一般为 12~24 小时。临床表现依症状不同可分为 5 型：胃肠炎型、类霍乱型、类伤寒型、类感冒型和类败血症型。其中以胃肠炎型最为多见，表现为：体温升高（38~40℃）、恶心、呕吐、痉挛性腹痛、腹泻，大便多为黄绿色水样便，一日 7~8 次，大便有恶臭，内有未消化的食物残渣，偶带脓血。病程 3~5 天，一般两天后停止腹泻，食欲恢复正常，预后良好。

（二）变形杆菌性胃肠炎

1. 病原体　可引起细菌性胃肠炎的有普通变形杆菌、奇异变形杆菌和摩根变形杆菌等。变形杆菌属在自然界广泛存在于土壤、污水和植物以及人和动物肠道中。健康人变形杆菌带菌率为 1.3%~10.4%，腹泻患者为 13.3%~52%，动物为 0.9%~62.7%。因此，食品受到污染的机会很多，食品中的变形杆菌主要来自外界的污染。

2. 传播媒介　引起中毒的食品以动物性食品为主，尤其以水产类食品更为多见；也见于凉拌菜、剩饭菜和豆制品。

3. 发病机制　基本同沙门菌。摩根变形杆菌可产生脱羧酶，能分解组胺酸形成组胺，每千克体重随摄入 1.5mg 组胺时，可发生过敏型组胺中毒。

4. 临床表现

（1）急性胃肠炎型：潜伏期一般为 10~12 小时，主要表现为恶心、呕吐、头晕、头痛、乏力、阵发性剧烈腹痛、腹泻；腹泻为水样便伴有黏液，有恶臭，一天 10 余次。体温一般在 39℃ 以下，病程 1~2 天，也有 3~4 天者。预后一般良好。

（2）过敏型潜伏期短，一般为 30 分钟~2 小时，主要表现为面部和上身皮肤潮红、头晕、头痛并有荨麻疹。病程为 1~2 天。

（3）混合型：上述两型症状同时存在。

（三）副溶血性弧菌食物中毒

1. 病原体　副溶血性弧菌最适生长的 pH 为 7.5~8.5，温度 37℃，不耐高温，80℃ 1 分钟或 56℃ 5 分钟即可杀灭。对酸敏感，在 2% 醋酸中或 50% 的食醋中 1 分钟即可死亡。

2. 传播媒介　副溶血性弧菌广泛存在于海岸和海水中，海生动植物常会受到污染而带菌。引起中毒的食品除鱼、虾、蟹、贝等海产品外，肉类、咸菜、凉拌菜也可因受到污染而引起中毒。带用少量该菌的食物，在适宜的温度下，经 3~4 小时细菌可急剧增加至中毒数量。

3. 中毒机制　随食物进入人体 10^6 个以上的活菌，在肠道内继续繁殖，侵入肠上皮细胞，引起肠黏膜上皮细胞和黏膜下组织病变，数小时后出现急性胃肠炎症状。该菌破坏后可释放肠毒素和耐热性溶血素，后者是具有心脏毒性。

4. 临床表现　潜伏期多为 10 小时左右，一般 8~40 小时，主要症状有恶心、呕吐、上腹部阵发性剧烈腹痛、频繁腹泻、洗肉水样或带黏液便，无里急后重，每日 5~6 次，体温 39℃。重症患者可有脱水、血压下降、意识不清等。病程 2~4 天，一般预后良好，无后遗症，少数患者因休克、昏迷而死亡。

（四）肉毒杆菌胃肠炎

1. 病原体　肉毒梭状芽孢杆菌 180℃ 5~15 分钟或湿热 100℃ 6 小时方被杀灭。10% 盐酸 1 小时或 20% 甲醛 24 小时方能杀死芽孢。在适宜条件（无氧、发酵、适宜的营养基质、18~30℃）下肉毒梭菌可迅速生长，大量繁殖，同时产生一种以神经毒性为主要特征的可溶性剧毒的肉毒毒素（外毒素）。该毒素毒性极强，1μg 即可使人致死。依据毒素的抗原性不同可分成 A~G 7 型，人类肉毒中毒主要是由 A、B、E 3 型所致。

2. 传播媒介　可因饮食习惯和膳食结构不同而异。国外多为火腿、香肠、罐头食品；我国主要见于家庭自制发酵豆、面制品（豆酱、面酱、红豆腐、臭豆腐、豆豉等），也见于肉类和其他食品。

3. 中毒机制　肉毒毒素经消化道吸收后进入血液循环，主要作用于中枢神经系统脑神经核、神经肌肉接头处及自主神经末梢，阻止神经末梢释放乙酰胆碱，引起肌肉麻痹和神经功能不全。

4. 临床表现　潜伏期 6 小时~10 天，一般 1~4 天。早期有全身乏力、头晕、食欲不振，以后逐渐出现视力模糊、眼睑下垂、复视、瞳孔散大等神经麻痹症状；重症患者则出现吞咽、咀嚼、语言、呼吸困难，头下垂，运动失调，心力衰竭等。体温、血压正常，无感觉障碍，意识清楚。病死清楚。病死率较高，多死于发病后 10 天内。经积极治疗后逐渐恢复健康，一般无后遗症。

（五）葡萄球菌食物中毒

1. 病原体　葡萄球菌广泛分布于自然界，健康人的皮肤和鼻咽部、化脓灶都有该菌存在。该菌为革兰阳性球菌，不耐热，但能耐受干燥和低温。在 28~38℃ 生长良好，繁殖的最适温度为 37℃，最适 pH7.4，在含 20%~30% CO_2 条件下有利于产生大量肠毒素。肠毒素（外毒素）是一种蛋白质，已知有 A~E 5 种抗原型，A 型的毒力最强，食物中毒多由此型所致。该肠毒素耐热性强，在食品中一般烹调方法不能破坏，须经 100℃ 2 小时方可破坏。

2. 传播媒介　主要为肉制品、剩饭、凉糕、奶及其制品。

3. 中毒机制　仅随食物摄入活细菌而无葡萄球菌肠毒素不会引起食物中毒，只有摄入达中毒剂量的该菌肠毒素才会致病。肠毒素作用于胃肠黏膜，引起充血、水肿、甚至糜烂等炎症改变及水与电解质代谢紊乱，出现腹泻；同时刺激迷走神经的内脏分支而引起反射性呕吐。

4. 临床表现　潜伏期一般为 1~6 小时，多为 2~4 小时。主要症状有恶心、剧烈反复呕吐、上腹部疼痛、水样便，体温正常或低热。病程短，1~2 天即可恢复健康，预后一般良好。

三、防治原则

1. 治疗原则及病原体治疗　针对不同腹泻类型，治疗应有所侧重，分泌性腹泻以补液疗法为主，病因治疗为辅；侵袭性腹泻除补液外，尚需积极进行病因治疗；病毒性腹泻大部分为自限性，对小儿与衰弱者应注意纠正脱水等。

（1）病毒及细菌毒素（如食物中毒等）引起的腹泻一般不需用抗菌药物。

（2）腹泻次数和粪便量较多者，应注意改善中毒症状及时纠正水电解质的平衡失调。世界卫生组织（WHO）推荐以口服补液盐（oral rehydration salt，ORS）治疗重度腹泻伴脱水或即将脱水的患者。采用 2% 葡萄糖电解质溶液（1 000mL 溶液中含氯化钠 3.5g，碳酸氢钠 2.5g，氯化钾 1.5g，葡萄糖 20g），补液量应为丢失量的 1.5 倍，应少量多次给予，每 2~3 小时 1 次，4~6 小时服完规定量。也有人用蔗糖 10g 或稻米粉 40g 或蜂蜜代替葡萄糖。1984 年起 WHO 推荐用枸橼酸三钠 2.9g 替代上述中的碳酸氢钠，制成 "ORS – Citrate" 液，其对纠正酸中毒更有利，且减少排便量效果更佳。

（3）病原治疗：针对引起腹泻的病原体必要时给予相应的病原治疗。

首先留取粪便做常规检查与细菌培养，结合临床情况给予抗菌药物经验治疗，通常选用氟喹诺酮类药，如诺氟沙星口服，成人一般用量为每日 400~800mg，分为 3~4 次服。如疗效满意可继续用药，一般疗程 3~8 天。待明确病原菌后，如临床疗效不满意者可根据药敏试验结果调整用药。轻症病例可口服用药；病情严重者应静脉给药，病情好转后并能口服时改为口服。本类型组病症须针对不同的病原体选用不同的抗生素（表 9 - 2）。

表9-2 细菌性胃肠炎的病原治疗简表

疾病	病原体	宜选药物	可选药物	备注
细菌性痢疾	志贺菌属	氟喹诺酮类	复方磺胺甲噁唑，阿莫西林，呋喃唑酮，磷霉素，第1代或第2代头孢菌素	疗程5~7天
霍乱（包括副霍乱）	霍乱弧菌，ELTor霍乱弧菌	氟喹诺酮类	复方磺胺甲噁唑，多西环素，氨苄西林	纠正失水及电解质紊乱为首要治疗措施
沙门菌属胃肠炎	沙门菌属	氟喹诺酮类	复方磺胺甲噁唑，氨苄西林，磷霉素	轻症对症治疗
大肠埃希菌肠炎	大肠埃希菌（产肠毒素性、肠致病性、肠侵袭性、肠出血性、肠黏附性）	重症用氟喹诺酮类、磷霉素		轻症对症治疗
葡萄球菌食物中毒	金葡菌（产肠毒素）			对症治疗
旅游者腹泻	产肠毒素大肠埃希菌、志贺菌属、沙门菌属、弯曲杆菌等	重症用氟喹诺酮类		轻症对症治疗
副溶血弧菌食物中毒	副溶血性弧菌	多西环素	复方磺胺甲噁唑，氟喹诺酮类	轻症对症治疗
空肠弯曲菌肠炎	空肠弯曲菌	氟喹诺酮类	红霉素等大环内酯类	轻症对症治疗，重症及发病4日内患者用抗菌药物
抗生素相关性肠炎及假膜性肠炎	艰难梭菌（重症）	甲硝唑	甲硝唑无效时用万古霉素或去甲万古霉素	轻症患者停用抗生素即可，万古霉素及去甲万古霉素均需口服给药
耶尔森菌小肠结肠炎	耶尔森菌属	氟喹诺酮类或复方磺胺甲噁唑	氨基糖苷类	对症治疗，并发菌血症时用抗菌药物

（4）营养治疗：此类患者多有营养障碍，一般不必禁食，如病情允许，可进食流质或半流质食物，忌食多渣、油腻或刺激性食物。但所有急性感染性腹泻患者都应暂时停饮牛奶及其他乳制品，腹泻频繁、伴有呕吐和高热等严重中毒症状者，应卧床休息、禁食、多饮水。

（5）对症治疗：包括抗肠蠕动药、黏附剂及抗分泌药物3种：

1）抗肠蠕动药或解痉剂：可用于治疗分泌性腹泻、慢性非感染性腹泻，以减少肠道分泌。

2）黏附剂或收敛剂：前者如白陶土、活性炭等可与细菌内毒素结合，但一般不作常规治疗使用。后者对于分泌性腹泻可增加大便形成度，以减少水分丢失。

3）抗分泌药物：针对肠毒素作用机制，选用适当分泌抑制剂。小檗碱可抑制肠毒素活化，并延长其致病潜伏期；吲哚美辛、阿司匹林可抑制肠毒素与神经节苷脂（GM1）受体结合；烟酸、氯丙嗪、氯苯哌酰胺（洛哌胺）和地西泮可抑制环化酶活性，均可减少肠道分泌；而肾上腺皮质激素则可促进小肠吸收和抑制肠毒素的分泌作用。此外，将纯化的肠毒素B单位，或人工合成的GM1制成口服制剂服用，可以竞争性抑制肠毒素与肠毒素结合，而使腹泻明显减轻，在发病8~15小时内使用更为有效。

（6）特殊治疗：细菌性食物中毒患者可用抗生素治疗，但葡萄球菌毒素中毒一般不需要用抗菌药，以保暖、输液、饮食调节为主。对肉毒中毒早期病例可用清水或1∶4 000高锰酸钾溶液洗胃，并应尽早使用多价抗毒血清，注射前要做过敏试验；并可用盐酸胍以促进神经末梢释放乙酰胆碱。

2. 多发、暴发疫情的处理

（1）立即隔离及治疗患者，必要时须隔离患者的密切接触者，并向立即医院上级领导和上级卫生防疫机关或卫生管理部门报告。

（2）采样做病原学和（或）血清学检查，尽快查明病原。

（3）尽快查明传染来源，并采取相应防疫措施，切断病原传播途径，阻断疫情发展。

四、预防措施

预防原则应以切断传播途径为主，同时加强对传染源的管理，采取综合性预防措施，对重点人群、集体单位及临时性大型工地应特别注意预防爆发和流行。

1. 一级预防　主要针对致病因素（包括环境和个体）的预防策略，也称病因预防。内容主要包括改善环境卫生（完善上下水道设施、处理粪便垃圾等），强制食品部门执行有关卫生法规，对公众开展健康教育（特别是不随地便溺，养成饭前便后洗手习惯等），早期发现和管好传染源，杜绝医院内交叉感染，开展特异性预防措施（疫苗预防、药物预防）等。

2. 二级预防　采取"三早"（早发现、早诊断、早治疗）策略，防止和减缓感染性腹泻的发生和发展。主要通过宣传教育群众和提高医务人员的诊疗水平，做到把知识交给群众，特别是培训儿童的母亲，提高医务人员的诊断技术及对口服补液疗法（oral rehydration salt，ORS）的积极应用，反对滥用抗生素，开展流行病学监测等。实际上，对感染性腹泻这样的传染性疾病还得强调另外"二早"，即早隔离和早报告。

3. 三级预防　主要包括在医疗单位的正确处理和良好护理、合理膳食、家庭随访和指导等，尽可能使患者全面康复，减少并发症、后遗症或其他由于严重或反复腹泻可能造成的伤残。

具体措施可参考如下几项：

（1）加强宣传教育：搞好卫生常识的普及教育，提高人们的自身防护能力，教育人们要自觉养成良好的个人卫生习惯，做到饭前、便后洗手，不吃不洁食物，生吃瓜果、蔬菜要洗净，严禁生食海产品，宣传不要乱用滥用抗生素及发病后及时就诊，及时妥善处理呕吐物和排泄物的必要性和重要性等。

（2）管好传染源：医院、门诊部要设立腹泻病专科门诊，对感染性腹泻患者做到早发现、早诊断、早隔离、早治疗；对从事饮食服务、幼儿保教和饮水管理工作的人员要定期为他们做体检，防止慢性患者或病原携带者从事公众服务性工作。

（3）切断传播途径：要做好"三管一灭"（即管好水、管好饮食、管好粪便，消灭苍蝇），防止"病从口入"，做好丰水期的水源管理，不喝生水；集体食堂实行分餐制，食品加工做到生熟分开；生活垃圾日产日清，粪便、污物实施无害化处理；定期搞好环境消杀灭处理，有效控制蚊蝇鼠虫的密度。

（4）保护易感人群：加强身体锻炼，提高机体免疫力；重点人群在特殊季节可采取预防性服药等措施；有条件的可进行预防接种，如轮状病毒疫苗可有效预防轮状病毒性腹泻。

（5）建立监测点，有计划地进行腹泻病监测。监测点的主要任务有：进行发病和死亡的登记与调查，掌握发病率、死亡率和病死率的动态变化；进行病原学监测；进行传染源、传播途径、人群免疫水平及流行因素的调查；进行外环境、食品污染情况的调查与卫生评价；对各项防治措施进行效果评价；总结经验教训，开展相关问题的科学研究。

（6）开设腹泻病专科门诊（肠道门诊），早期发现和诊断患者，防止交叉感染。

（7）鼓励母乳喂养：母乳喂养婴儿可以有效地预防婴幼儿感染性腹泻的发生。国内调查显示母乳喂养组儿童感染性腹泻的发病率明显低于混合喂养组和人工喂养组。

（张建锐）

第三节 细菌性痢疾

一、概述

细菌性痢疾简称菌痢，是由志贺菌属引起的常见急性肠道传染病，以结肠黏膜化脓性溃疡性炎症为主要病变，临床表现为发热、腹痛、腹泻、里急后重、黏液脓血样便，可伴有全身毒血症症状，严重者可表现为感染性休克和（或）中毒性脑病。

1. 病原体简介　引起细菌性痢疾的病原体为志贺菌，又称为痢疾杆菌，属志贺菌属，为革兰阴性兼性菌，无动力，普通培养基生长良好，最适温度37℃。

志贺菌有菌体抗原（O）、荚膜抗原（K）和菌毛抗原，具群与型的特异性，根据生化反应抗原组成，痢疾杆菌可分为4群47个血清型：A群痢疾志贺菌；B群福氏志贺菌；C群鲍氏志贺菌；D群宋氏志贺菌。所有痢疾杆菌均能产生内毒素和外毒素。其中，外毒素主要是志贺毒素，具有肠毒素、细胞毒素和神经毒素的作用。痢疾志贺菌易导致中毒性菌痢，福氏志贺菌可引起慢性腹泻，宋内志贺菌多引起不典型腹泻。

志贺菌在水果、蔬菜及腌菜中能生存10天左右，牛奶中可生存24天，阴暗潮湿及冰冻条件下生存数周。阳光直射有杀灭作用，加热60℃10分钟可杀死，含1%氯石灰等一般消毒剂能将其杀死。

2. 流行特征　该病呈常年散发，夏秋多见，是我国的多发病之一。病后仅有短暂和不稳定的免疫力，人类对本病普遍易感，自1963年以来几乎每年均有暴发流行发生。仅1959—1983年暴发流行157起，累积发病50 934例。发达国家优势菌型为宋氏志贺菌，我国优势菌为福氏菌群，2A为多，有的地方D群见上升趋势。

（1）传染源：传染源包括患者和带菌者。患者中以急性非典型病例与慢性隐匿型病例为重要传染源。

（2）传播途径：痢疾杆菌随患者或带菌者的粪便排出，通过污染的手、食品、水源经口感染，或通过生活接触及苍蝇、蟑螂等间接方式传播。流行季节分为食物型和水型暴发流行，非流行季节可因接触患者或带菌者污染的物体而散发传播。

（3）易感人群：人群对痢疾杆菌普遍易感，学龄前儿童患病多，与不良卫生习惯有关，成人患者同接触感染机会多、机体抵抗力降低有关，患病后仅产生短暂、不稳定的群和型免疫力，易重复感染或复发。

3. 临床特点　潜伏期：多数为1~3天（数小时至7天）。病前多有不洁饮食史。痢疾志贺菌感染的表现一般较重，可表现为：发热、腹泻、脓血便持续时间较长；宋内志贺菌感染的临床表现较轻，福氏志贺菌临床表现介于两者之间。依据菌痢的病程及病情分为急性与慢性，根据临床表现又可分为不同的临床类型。

（1）急性菌痢：可分为3种临床类型：

1）急性典型（普通型）：起病急，畏寒伴高热，多为38~39℃以上，伴头昏、头痛、恶心等全身中毒症状及腹痛、腹泻，粪便开始呈稀泥糊状或稀水样，继而呈黏液或黏液脓血便，量不多，每日排便十次至数十次不等，伴里急后重。左下腹压痛明显，可触及痉挛的肠索。病程约1周。少数患者可因呕吐严重，补液不及时出现脱水、酸中毒、电解质紊乱，甚至发生继发性休克。尤其原有心血管疾病基础的患者、老年患者和抵抗力薄弱的幼儿，可有生命危险。极少数患者病情加重，可转成中毒型菌痢。

2）急性非典型（轻型）：全身毒血症状和肠道表现均较轻，腹痛不显著，腹泻次数每日不超过10次，大便呈糊状或水样，含少量黏液，里急后重不明显，可伴呕吐，病程为1周，需与肠炎和结肠炎相鉴别。

3）急性中毒型：多见于2~7岁体质较好的儿童，起病急骤，进展迅速，病情危重，病死率高。突然高热起病，精神萎靡、面色青灰、四肢厥冷、呼吸微弱而浅表、反复惊厥、神志不清、可出现呼吸和循环衰竭，多数患者肠道症状不明显。

急性中毒型依其临床表现可再分为 3 种临床类型：

a. 休克型（周围循环衰竭型）：为较常见的一种类型，以感染性休克为主要表现：面色苍白，发绀；上肢湿冷，皮肤呈花纹状，皮肤指压阳性（压迫皮肤后再充盈时间 > 2 秒）；血压下降，通常收缩压 < 10.7kPa（80mmHg），脉压变小，< 2.7P（20mmHg）；脉搏细数，心率快（> 100 次/min），小儿多达 150 ~ 160 次/min，心音弱；尿少（< 30mL/h）或无尿；出现意识障碍。以上亦是判断病情是否好转的指标。重症病例的休克不易逆转，易并发 DIC、肺水肿等，可致外周呼吸衰竭或 MSOF 而危及生命。肺水肿时 X 线胸片提示，肺门附近点片状密度增高阴影，伴支气管纹理增加。个别病例可于 24 ~ 48 小时内转严重为约全身性中毒症状及痢疾症状，腹泻频繁，多为血水便，甚至大便失禁。应予以重视。

b. 脑型（呼吸衰竭型）：以严重脑部症状为主，早期可有剧烈头痛、频繁呕吐，典型呈喷射状；面色苍白、口唇发灰，血压可略升高，呼吸与脉搏可略减慢；伴嗜睡或烦躁等不同程度意识障碍，为颅内压增高、脑水肿早期临床表现；晚期表现为反复惊厥、血压下降、脉细速、呼吸节律不齐、深浅不匀、可呈叹息样呼吸等中枢性呼吸衰竭；瞳孔不等大也不等圆，对光反应迟钝或消失；肌张力增高，腱反射亢进，可出现病理反射；可伴不同程度意识障碍。

c. 混合型：是预后最为凶险的一种，具有循环衰竭与呼吸衰竭的综合表现。

（2）慢性菌痢：病情反复发作或迁延不愈超过 2 个月以上者称作慢性菌痢，多与急性期治疗不及时或不彻底，细菌耐药或机体抵抗力下降有关，也常因饮食不当、受凉、过劳或精神因素等诱发。依据临床表现分为以下 3 型：

1）急性发作型：此型约占 5%，其主要临床表现同急性典型菌痢，但程度轻，恢复不完全，一般是半年内有痢疾病史或复发史，但需除外同群痢菌再感染，或异群痢菌或其他致腹泻的细菌感染。

2）慢性迁延型：发生率约 10%，急性菌痢后病情长期迁延不愈，常有腹部不适或隐痛，腹胀、腹泻、黏脓血便等消化道症状时轻时重，迁延不愈，亦可腹泻与便秘交替出现，病程久之可有失眠、多梦、健忘等神经衰弱症状，以及乏力、消瘦、食欲下降、贫血等表现。大便常间歇排菌，志贺菌培养有时阴性有时阳性。

3）慢性隐匿型：此型发生率 2% ~ 3%，一年内有急性菌痢史，临床症状消失 2 个月以上，但大便培养阳性，乙状结肠镜检查可见肠黏膜病变，此型在流行病学上具有重要意义，为重要传染源。

4. 实验室检查特点

（1）血常规：急性菌痢患者白细胞总数及中性粒细胞呈中等程度升高，慢性患者可有轻度贫血。

（2）粪便检查：典型痢疾粪便中无粪质，量少，呈鲜红黏冻状，无臭味。镜检可见大量脓细胞及红细胞，并有巨噬细胞，培养可检出致病菌；免疫荧光微菌落法及协同凝集试验可从患者粪便标本中检出致病菌进行快速诊断，阳性率 > 90%，可用于早期诊断。应用单克隆抗体检测技术、PCR 技术、DNA 探针技术能够增加早期诊断的敏感率。

（3）肠镜检查：菌痢急性期可见黏膜弥漫性充血、水肿伴大量渗出、浅表溃疡，偶有假膜形成；慢性期肠黏膜呈颗粒状，可见溃疡或息肉形成，取病变部位分泌物培养可提高病原检出率。

（4）X 线钡餐检查：可见慢性期肠道痉挛、动力改变、袋形消失、肠道狭窄、肠黏膜增厚或呈节段状改变。

5. 诊断要点　流行季节出现腹痛、腹泻及脓血样便者即应考虑菌痢可能。急性期患者可有发热表现且多出现于消化道症状之前，慢性期患者既往多有菌痢反复发病史，大便涂片镜检和细菌培养有助于诊断。免疫学与分子生物学检查可增加早期诊断的敏感性与特异性，乙状结肠镜检查及 X 线钡剂检查可用于鉴别慢性菌痢及其他肠道疾患。

菌痢流行季节凡突然发热、惊厥而无其他症状的患儿，必须考虑中毒性菌痢的可能，应尽早应用肛拭子提取标本或以盐水灌肠取材作涂片镜检和细菌培养。

细菌性痢疾需要与阿米巴痢疾以及由沙门菌、侵袭性大肠埃希菌、空肠弯曲菌、耶尔森菌引起的各种侵袭性肠道疾病相鉴别，同时重型或中毒性菌痢需与小儿高热惊厥、重试中暑、流行性乙型脑炎等相鉴别。

二、治疗原则和目标

1. 治疗原则 早期发现、加强支持与对症治疗，加强对幼儿及体弱患者监护，纠正水电解质及酸碱平衡紊乱，选择敏感的抗生素治疗，积极治疗并发症。

2. 治疗目标 积极治疗重症菌痢患者，降低死亡率；积极治疗患者及带菌者，避免传播扩散；治疗要彻底，防止慢性菌痢发生。

三、常规治疗方案

1. 一般治疗 胃肠道隔离至症状消失、大便培养连续 2 次阴性为止。必要的卧床休息，饮食一般以流质或半流质为宜，忌食多渣多油及有刺激性的食物。

2. 支持治疗 对于高热、腹痛、失水者给予退热、口服含盐米汤或给予口服补液盐（ORS），给予退热药或物理降温。呕吐者需静脉补液，每日 1 500 ~ 3 000mL。小儿按 150 ~ 200mL/（kg·d），以 5% 葡萄糖盐水为主，补液量视失水程度而定。中毒症状严重时可用氢可琥珀酸钠 100mg 加入液体中静滴，或口服泼尼松 10 ~ 20mg，以减轻中毒症状。对痉挛性腹痛可给予阿托品及腹部热敷，忌用有明显抑制肠蠕动的药物，以免加重毒血症延长病程和排菌时间。

3. 抗感染治疗 由于抗菌药物的广泛应用，痢疾杆菌耐药菌株正逐渐增多，常用抗菌药物的疗效显著降低，故粪便培养检得致病菌时需及时作药敏试验，以指导合理用药，宜选择易被肠道吸收的口服药物，病重或估计肠道吸收功能障碍时可选择肌内注射或静脉给予抗菌药物，疗程不宜短于 5 ~ 7 天，减少恢复期带菌。目前常用的药物有：

（1）氟喹诺酮类：对痢疾杆菌有较强的杀灭作用，而且与其他抗菌药物无交叉耐药性，为成人菌痢的首选药物，不良反应有轻度胃肠道反应、光敏皮炎等。常用：诺氟沙星（每日 600 ~ 800mg，分2 ~ 3 次口服）；氧氟沙星（每日 600mg，分 2 次口服）；环丙沙星（每日 400mg，分 2 次口服）。该类药物可能会影响婴幼儿骨关节发育，故不宜用于小儿和孕妇。近年来，该类药物耐药菌株已经增多，但仍列为菌痢的首选药物。

（2）复方磺胺甲噁唑（SMZ – TMP）：磺胺药与甲氧苄氨嘧啶联合应用可起协同作用，每片含 SMZ400mg，TMP80mg，用法：2 次/天，成人和 12 岁以上的儿童每次 2 片；5 ~ 12 岁儿童每次服儿童片（每片含 SMZ100mg，TMP20mg）2 ~ 4 片，2 次/天；2 ~ 5 岁则每次服儿童片 1 ~ 2 片；2 岁以下每次服糖浆（每毫升含 SMZ200mg，TMP40mg）0.5mL。疗程 6 ~ 7 天。有严重肝肾疾患、对磺胺过敏以及白细胞计数减少者忌用。近年来，已出现耐药菌株。

（3）其他抗菌药物：志贺菌对某些抗生素如氯霉素、链霉素、氨苄西林大多已耐药，但大部分菌株对阿莫西林，呋喃唑酮，磷霉素，第 1 代或第 2 代头孢菌素仍然较敏感。常取常规计量疗程 5 ~ 7 天。

四、特殊情况治疗方案

1. 中毒性菌痢的治疗 中毒性菌痢治疗应及时针对病情采取综合性措施抢救。

（1）抗感染治疗：选择敏感抗菌药物，联合用药，静脉给药，成人多采用喹诺酮类。中毒症状好转后，按一般急性菌痢治疗，改用口服抗菌药物，总疗程 7 ~ 10 天。

（2）控制高热与惊厥：退热可用物理降温，加 1% 温盐水 1 000mL 流动灌肠，或酌加退热剂；躁动不安或反复惊厥者，采用冬眠疗法，氯丙嗪或异丙嗪（1 ~ 2mg/kg，肌内注射，2 ~ 4 小时可重复一次），必要时加苯巴比妥钠盐（5mg/kg，肌内注射），或水合氯醛［40 ~ 60mg/（kg·次），灌肠］或地西泮［0.3mg/（kg·次），肌内注射或缓慢静脉推注］。

（3）循环衰竭的治疗

1）扩充有效血容量：可快速静滴低分子右旋糖酐或糖盐水，首剂 10 ~ 20mL/kg，每日总液量为

50～100mL/kg，根据患者病情及尿量调节补液量。

2）纠正酸中毒：患者如果有酸中毒，可给予 5% 碳酸氢钠纠正。

3）强心治疗：伴有左心衰竭、肺水肿患者，应予毛花苷 C 等治疗。

4）解除血管痉挛：采用山莨菪碱（0.5～1mg/kg 体重，成人 20～40mg，静脉推注，每 5～15 分钟 1 次，儿童 0.3～0.5mg/kg）或阿托品（成人 1～2mg/次，儿童 0.03～0.05mg/kg），轻症每隔 30～60 分钟肌内注射或静脉注射 1 次，重症患者每隔 10～20 分钟静脉注射 1 次，待患者面色红润、四肢温暖、血压回升即可停药，如用药后效果不佳，可以改用酚妥拉明加去甲肾上腺素静脉滴注，或用异丙肾上腺素 0.1～0.2mg 加入 5% 葡萄糖注射液 200mL 内静滴。

5）纠正水电解质紊乱：补充失液量及钾、钠离子，应量出为入。

6）肾上腺皮质激素的应用：重症患者可应用氢化可的松 5～10mg/（kg·d），减轻中毒症状、降低周围血管阻力、加强心肌收缩、减轻脑水肿、保护细胞和改善代谢。

（4）防治脑水肿与呼吸衰竭

1）东莨菪碱或山莨菪碱的应用，既改善微循环，又有镇静作用。

2）脱水剂：20% 甘露醇或 25% 山梨醇每次 1.5～2g/（kg·次）2～3 次/d 静脉推注同时给予地塞米松静脉滴注限制钠盐摄入对控制脑水肿有一定作用。

3）地塞米松：每次 0.5～1.0mg/kg，静滴，必要时行 4～6 小时重复一次。

4）吸氧，1～2L/min，慎用呼吸中枢兴奋剂，必要时气管内插管与气管切开，启用人工呼吸器。

2. 慢性菌痢的治疗　慢性菌痢患者治疗应尽可能地多次进行大便培养及细菌药敏，选用敏感的抗生素药物，必要时进行乙状结肠镜检查，并取标本培养。

（1）抗感染治疗：大多主张联合应用两种不同类的抗菌药物，剂量充足，疗程通常 7～10 天，且根据培养是否转阴，需重复 1～3 个疗程。

（2）局部灌肠疗法：以较高浓度的药物进行保留灌肠，常用药物为 5% 大蒜浸液、0.5%～1% 新霉素、0.3% 小檗碱 100～200mL，1 次/天，10～15 次为 1 个疗程，灌肠液可适当加入肾上腺皮质激素提高疗效。

（3）肠道紊乱的处理：可采用镇静、解痉或收敛剂，长期抗生素治疗后肠道紊乱，可给予小剂量异丙嗪、复方苯乙哌啶或乳酶生；也可以 0.25% 普鲁卡因液 100～200mL，保留灌肠，每晚 1 次，疗程 10～14 天，或以针刺足三里等。

（4）肠道菌群失调的处理：限制乳类和豆制品摄入，可选择培菲康（3～5 粒/次，2～3 次/天），米雅－BM（40mg，3 次/天）等。

五、并发症治疗方案

1. 痢疾杆菌败血症　主要见于营养不良儿童或免疫功能低下患者的早期，临床症状重，病死率高（可达 46%），及时应用有效抗生素可降低病死率。

2. 溶血尿毒综合征（HUS）　为一种严重的并发症。原因不明，可能与内毒血症、细胞毒素、免疫复合物沉积等因素有关。常因突然出现血红蛋白尿（尿呈酱油色）而被发现，表现为进行性溶血性贫血、高氮质血症或急性肾衰竭、出血倾向及血小板减少等。肾上腺皮质激素治疗有效。

3. 关节炎　菌痢并发关节炎较少见。主要在病程 2 周左右，累及大关节引起红肿和渗出。关节液培养无菌生长，而志贺菌凝集抗体可为阳性，血清抗 "O" 值正常，可视为一种变态反应所致，激素治疗可缓解。

4. 多器官衰竭的治疗　是指严重感染、休克、创伤或中毒等因素导致两个或两个以上器官功能障碍，针对多器官功能衰竭尚缺乏理想的治疗手段，应以预防为主。治疗原则包括：积极治疗原发病、避免和消除诱发因素；加强营养支持及心脑肾等重要脏器的支持治疗；加强监护；针对播散性血管内凝血的治疗；患者并发肾衰竭必要时可采用透析疗法等。

5. 中毒性心肌炎治疗　中毒性心肌炎是指毒素或毒物所致的心肌炎症，往往是全身中毒的一部分重要表现，病情危重或并发严重心功能不全和心律失常者死亡率高，及时、有效的抢救往往能够挽救患者生命。患者可表现为心功能不全同时能够出现各种类型的心律失常。由中毒性菌痢引起的中毒性心肌炎治疗主要包括加强支持治疗、应用敏感的抗感染药物治疗原发病，同时改善心肌代谢和营养、防治心功能不全和心律失常，以及对症治疗。

六、预后和随访

急性菌痢患者经积极的支持对症治疗、抗感染治疗后多可以治愈，少数患者治疗不及时其预后不佳、病死率高，有的可以转为慢性或重型。

七、菌痢的预防

早期发现患者和带菌者及时进行隔离和彻底治疗，是控制菌痢的重要措施。搞好"三管一灭"（即管好水、粪和饮食以及消灭苍蝇），养成饭前便后洗手的习惯，对餐饮、儿童机构的工作人员定期检查带菌状态，一经发现带菌者应立即给予治疗并调离工作。对易感人群给予 F2α 型"依链株"活疫苗和 T32 菌苗，保护率达 80% 以上，我国采用生物工程技术已合成福氏 2α 与宋内双价菌苗，口服安全，儿童 1 次口服，可起到保护效果。

（张建锐）

第四节 疟疾

疟疾（malaria）是疟原虫感染所致的地方性传染病，以出现周期性的畏寒、寒战、高热、出汗、退热发作为临床特征。由于多次反复发作，红细胞被大批破坏，逐渐出现贫血和脾大。有 5 种疟原虫可感染人类，包括既往的 4 种：间日疟原虫（plasmodium vivax，P. vivax）、恶性疟原虫（plasmodium falciparum，P. falciparum）、三日疟原虫（plasmodium malariae，P. malariae）及卵形疟原虫（plasmodium ovale，P. ovale），以及近年报道娄勒疟原虫（plasmodium knowlesi，P. knowlesi），既往引起灵长类动物（长尾猿猴，Macaca fascicularis）疟疾，现在感染人引起发病；主要发生在南亚地区，成为世界的第五种人类疟疾的病原体。这种病原体引起的疟疾从 1965 年有报道，从 2004 年起来自于东南亚地区国家（马来西亚、新加坡、泰国、菲律宾、越南等）报道人感染 P. knowlesi 的数量增加。在 Sarawak. 的某些地区 70% 的疟疾病例由 P. knowlesi 疟原虫引起。不同疟原虫感染后的临床表现存在一定的差别。由一种以上的疟原虫引起的混合感染为 5% ~ 7%。大多数疟疾感染引起的死亡与恶性疟疾有关，且 90% 的疟疾死亡发生在亚撒哈拉非洲。

过去几年，疟疾感染发生率在增加，其因素如下：疟原虫对化疗药的耐药性增加；蚊虫对杀虫剂的耐药性增加；生态环境及气候的改变；到疟疾流行区旅游的人员增加。1949 年，估计全国每年发病 3 000 万人以上，经大力防治，发病率显著下降。1963 年全国仅报告疟疾患者 18 例。1964 年停止了杀虫剂的滞留喷洒后，1968—1970 年日疟暴发流行，3 年内报告疟疾病例 150 万。近年来不仅仍呈上升趋势，而且，我国一些地区发现抗氯喹恶性疟虫株，增加了防治的难度。

一、病原学

（一）分类及特征

引起疟疾的病因为疟原虫，属于真球虫目（Eu‑coccidiida）、疟原虫科（Plasmodidae）、疟原虫属（Plasmodium），引起人类疾病的疟原虫有 5 种，即间日疟原虫（Plasmodium vivax）、恶性疟原虫（Plasmodium falciparum）、三日疟原虫（Plasmodium malariae）、卵形疟原虫（Plasmodium ovale）和娄勒疟原虫（Plasmodium knowlesi）分别引起间日疟、恶性疟、三日疟、卵形疟和人及猴疟疾。在我国主要有间日疟原虫和恶性疟原虫，三日疟原虫少见，卵形疟原虫罕见。形态疟原虫的基本结构包括核、胞质和胞膜，环状体以后各期尚有消化分解血红蛋白后的最终产物——疟色素。血片经姬氏或瑞氏染液染色后，核呈紫红色，胞质为天蓝至深蓝色，疟色素呈棕黄色、棕褐色或黑褐色。经典的四种人体疟原虫的基本结构相同，但发育各期的形态又各有不同，可资鉴别。除了疟原虫本身的形态特征不同之外，被寄生的红细胞在形态上也可发生变化。被寄生红细胞的形态有无变化以及变化的特点，对鉴别疟原虫种类很有帮助。

（二）疟原虫的生活史

寄生于人体的 4 种经典疟原虫生活史基本相同，需要人和按蚊二个宿主。在人体内先后寄生于肝细胞和红细胞内，进行裂体增殖（schizogony）。在红细胞内，除进行裂体增生外，部分裂殖子形成配子体，开始有性生殖的初期发育。在蚊体内，完成配子生殖（gametogony），继而进行孢子增殖（sporogony）。

1. 在人体内的发育为无性繁殖期（asexual multiplication stage） 分肝细胞内的发育和红细胞内的发育二个阶段。

（1）红细胞外期（exo - erythrocytic cycle，简称红外期）：当涎腺中带有成熟子孢子（sporozoite）的雌性按蚊刺吸人血时，子孢子随唾液进入人体，约经 30min 后随血流侵入肝细胞，摄取肝细胞内营养进行发育并裂体增殖，形成红细胞外期裂殖体。成熟的红细胞外期裂殖体内含数以万计的裂殖子。裂殖子胀破肝细胞后释出，一部分裂殖子被巨噬细胞吞噬，其余部分侵入红细胞，开始红细胞内期的发育。间日疟原虫完成红细胞外期的时间约 8d，恶性疟原虫约 6d，三日疟原虫为 11 ~ 12d，卵形疟原虫为 9d。

目前一般认为间日疟原虫和卵形疟原虫的子孢子具有遗传学上不同的两种类型，即速发型子孢子（tachysporozoites，TS）和迟发型子孢子（bradys - porozoites，BS）。当子孢子进入肝细胞后，速发型子孢子继续发育完成红细胞外期的裂体增生，而迟发型子孢子视虫株的不同，需经过一段或长或短（数月至年余）的休眠期后，才完成红细胞外期的裂体增殖。经休眠期的子孢子被称之为休眠子（hypnozoite）。恶性疟原虫和三日疟原虫无休眠子。

子孢子：子孢子形状细长，长约 11μm，直径为 1.0μm，常弯曲呈 C 形或 S 形，前端稍细，顶端较平，后端钝圆，体表光滑。子孢子内的细胞器基本上与裂殖子相似。表膜由一外膜、双层内膜和一层表膜下微管组成。膜下微管自极环向后延伸至核或稍越过核而终止。虫体的微弱运动可能是膜下微管的伸缩引起的。子孢子的前端顶部有一向内凹入的顶杯（anterior cup）即顶突，在顶突的周围有 3 ~ 4 个极环。细胞核一个，长形。有一对电子致密的棒状体，可能开口于顶环。在核的前方或后方，有数量很多的微线体，呈圆形、卵圆形或长形。

娄勒疟原虫（P. knowlesi）在红细胞外期经历与其他疟原虫相同的发育过程包括：子孢子→裂殖体→裂殖子。

（2）红细胞内期（erythrocytic cycle，简称红内期）：红细胞外期的裂殖子从肝细胞释放出来，进入血流后很快侵入红细胞。

疟原虫在红细胞内发育各期的形态，疟原虫在红细胞内生长、发育、繁殖，形态变化很大。

1）三个主要发育期。a. 滋养体（trophozoite）：为疟原虫在红细胞内摄食和生长、发育的阶段。按发育先后，滋养体有早、晚期之分。早期滋养体胞核小，胞质少，中间有空泡，虫体多呈环状，故又称之为环状体（ring form）。以后虫体长大，胞核亦增大，胞质增多，有时伸出伪足，胞质中开始出现疟色素（malarial pigment）。间日疟原虫和卵形疟原虫寄生的红细胞可以变大、变形，颜色变浅，常有明显的红色薛氏点（Schuffner's dots）；被恶性疟原虫寄生的红细胞有粗大的紫褐色茂氏点（Maurer's dots）；被三日疟原虫寄生的红细胞可有齐氏点（Ziemann's dots）。此时称为晚期滋养体，亦称大滋养体。b. 裂殖体（schizont）：晚期滋养体发育成熟，核开始分裂后即称为裂殖体。核经反复分裂，最后胞质随之分裂，每一个核都被部分胞质包裹，成为裂殖子（merozoite），早期的裂殖体称为未成熟裂殖体，晚期含有一定数量的裂殖子且疟色素已经集中成团的裂殖体称为成熟裂殖体。c. 配子体（gametocyte）：疟原虫经过数次裂体增殖后，部分裂殖子侵入红细胞中发育长大，核增大而不再分裂，胞质增多而无伪足，最后发育成为圆形、卵圆形或新月形的个体，称为配子体；配子体有雌、雄（或大小）之分：雌（大）配子体虫体较大，胞质致密，疟色素多而粗大，核致密而偏于虫体一侧或居中；雄

（小）配子体虫体较小，胞质稀薄，疟色素少而细小，核质疏松、较大、位于虫体中央。

2）裂殖子侵入红细胞的过程包括以下步骤：a. 裂殖子（merozoite）通过特异部位识别和附着于红细胞膜表面受体；b. 红细胞广泛性变形，红细胞膜在环绕裂殖子处凹入形成纳虫空泡；c. 裂殖子入侵完成后纳虫空泡密封。在入侵过程中裂殖子的细胞表被（surface coat）脱落于红细胞中。

侵入的裂殖子先形成环状体，摄取营养，生长发育，经大滋养体、未成熟裂殖体，最后形成含有一定数量裂殖子的成熟裂殖体。红细胞破裂后，裂殖子释出，其中一部分被巨噬细胞吞噬，其余再侵入其他正常红细胞，重复其红细胞内期的裂体增殖过程。完成一代红细胞内期裂体增殖，间日疟原虫约需48h，恶性疟原虫需36～48h，三日疟原虫约需在72h，卵形疟原虫约需48h。娄勒疟原虫（P. knowlesi）完成一代红细胞内繁殖仅需要24h，因此在短时间内产生大量的原虫数量，如果不及时治疗将引起严重的疾病过程。恶性疟原虫的早期滋养体在外周血液中经十几小时的发育后，逐渐隐匿于微血管、血窦或其他血流缓慢处，继续发育成晚期滋养体及裂殖体，这2个时期在外周血液中一般不易见到。疟原虫经几代红细胞内期裂体增殖后，部分裂殖子侵入红细胞后不再进行裂体增殖而是发育成雌、雄配子体。恶性疟原虫的配子体主要在肝、脾、骨髓等器官的血窦或微血管里发育，成熟后始出现于外周血液中，在无性体出现后7～10d才见于外周血液中。配子体的进一步发育需在蚊胃中进行，否则在人体内经30～60d即衰老变性而被清除。

娄勒疟原虫（P. knowlesi）在红细胞内期的发育过程为：裂殖子（Merozoite）→滋养体（trophozoite）→裂殖体（schizont）→裂殖子（merozoites）。

4种经典疟原虫寄生于红细胞的不同发育期，间日疟原虫和卵形疟原虫主要寄生于网织红细胞，三日疟原虫多寄生于较衰老的红细胞，而恶性疟原虫可寄生于各发育期的红细胞。

红细胞内疟原虫所需的脂类可由摄入的葡萄糖代谢的产物组成，其中主要为磷脂，磷脂增多与疟原虫膜的合成有关。致病疟原虫的主要致病阶段是红细胞内期的裂体增殖期。致病力强弱与侵入的虫种、数量和人体免疫状态有关。

2. 疟原虫在按蚊体内的发育　当雌性按蚊刺吸疟疾患者或带虫者血液时，在红细胞内发育的各期原虫随血液入蚊胃，仅雌、雄配子体能在蚊胃内继续发育，其余各期原虫均被消化。在蚊胃内，雄配子体核分裂成4～8块，胞质也向外伸出4～8条细丝；不久，每一小块胞核进入一条细丝中，细丝脱离母体，在蚊胃中形成雄配子（male gamete，microgamete）。雄配子体在蚊胃中游动，此后，钻进雌配子（female gamete，macrogamete）体内，受精形成合子（zygote）。合子变长，能动，成为动合子（ookinete）。动合子穿过胃壁上皮细胞或其间隙，在蚊胃基底膜下形成圆球形的卵囊（oocyst）。卵囊长大，囊内的核和胞质反复分裂进行孢子增生，从成孢子细胞（sporoblasy）表面芽生子孢子，形成数以万计的子孢子（sporozoite）。子孢子随卵囊破裂释出或由囊壁钻出，经血淋巴集中于按蚊的涎腺，发育为成熟子孢子。当受染蚊再吸血时，子孢子即可随唾液进入人体，又开始在人体内的发育。在最适条件下，疟原虫在按蚊体内发育成熟所需时间：间日疟原虫为9～10d，恶性疟原虫为10～12d，三日疟原虫为25～28d，卵形疟原虫为16d。

娄勒疟原虫（P. knowlesi）在蚊虫体内的发育与其他疟原虫相同，经历的发育过程为：配子体（gametocyte）→小配子和大配子（microgamete or macrogamete）→合子（zygote）→动合子（ookinete）→囊合子（oocyst）→子孢子（sporozoites）。

疟原虫在蚊体内发育受多种因素影响，诸如配子体的感染性（成熟程度）与活性、密度及雌雄配子体的数量比例，蚊体内生化条件与蚊体对入侵疟原虫的免疫反应性，以及外界温度、湿度变化对疟原虫蚊期发育的影响。营养代谢疟原虫可通过表膜的渗透或经胞口以吞饮方式摄取营养。在肝细胞内寄生的红细胞外期疟原虫，以肝细胞的胞质为营养。

二、流行病学

（一）流行状况

2010年统计每年全球有3亿～5亿人发病，70万～270万人死亡，特别是热带发展中国家的儿童。

恶性疟疾主要流行于热带非洲、南亚、太平洋（oceania）、海地、南美的亚马孙基部（Amazon basin）以及多明修士共和国（Dominican Republic）；间日疟主要流行于中美洲国家、中东和印度。流行国家在农村其疟疾传播的危险在增加，且许多地区随着季节的不同传播也存在差异，传播率最高为雨季的末期，海拔 2 000m 以下传播率下降，人是重要的疟原虫宿主，有三种生活状态的原虫。在全球范围内，疟疾传播率最高的地区是太平洋及撒哈拉以下的非洲，例如在肯尼亚的雨季，某些地区的人每月可能受到 50～100 个感染蚊子的叮咬。印度亚大陆（Indian subcontinent），具有第三高的传播率；其次是南亚、南美及中美洲国家。旅游者感染疟原虫的危险与在流行区居住的时间有关，有研究显示，在高流行区居住 1 个月以上且未进行化学预防者感染率高。每年大约有 3 万旅游者接触疟疾，不同地区危险性也有差异。如太平洋地区感染率为 1∶30 或更高，亚撒哈拉非洲地区为 1∶50，印度亚大陆地区为 1∶250，南亚为 1∶1 000；南美为 1∶2 500，中美洲为 1∶100 0000 在 2005 年期间，美国 CDC 接到 1 528 例疟疾病例报告，死亡 7 例，对于 775 例患者按照 CDC 推荐的预防方案进行了处理。娄勒疟疾（knowlesi-malaria）主要流行于东南亚，不流行于非洲，可能与非洲无长尾猴存在有关，且许多西非人缺乏 Duffy 抗原。

我国云南对边境 26 个县进行调查结果，当地居民感染率 1.83%，内地到边境人员发热血检原虫阳性率 14.75%，pf 占 31.75%，入境外国人和出境回归带虫率为 10.09% 和 6.04%，森林新垦区 API 高达 249.28‰，恶性疟原虫对氯喹抗生率＞95.7%，ID50＞122nmol/L，对咯萘啶、青蒿琥酯敏感性下降。

（二）流行病学的三个环节

1. 传染源　疟疾患者及带疟原虫者。在高发病地区几乎每人均受到过感染，带疟原虫者未进行治疗，作为传染源的威胁更大。近年发现的第 5 种娄勒疟原虫（Plasmodium knowlesi）感染可来自于灵长类动物猕猴（macaques），包括长尾猕猴合猪尾猕猴。同时感染了 P. knowlesi 的人也可通过蚊虫叮咬传播给他人。

2. 传播途径　主要是经过蚊虫叮咬传播，能引起传播的媒介是雌性按蚊。其次是输血传播或母婴传播。我国重要的传播媒介为中华按蚊，是平原地区间日疟的主要传播媒介。已经明确白踝按蚊（Anopheles leucosphyrus）可使娄勒疟原虫（P. knowlesi）从猴传播给人类，这些蚊子典型的存在于东南亚的森林中，随着森林的消失转变为农田，人对这些媒介的暴露增加，进而易引起感染。

3. 易感人群　人群普遍易感，感染后获得一定的免疫力，但免疫力不持久，且各型疟疾之间无交叉免疫。一个人可以多次反复感染同一型疟原虫，也可以感染一种以上的疟原虫，尤其是非流行区的外来人员更容易感染，症状常常较重。

三、致病机制和病理

（一）疟疾周期性发生的机制

疟原虫在红内期生长和繁殖过程中一般无症状，只有当裂殖子经过环状体（ring form）、滋养体（trophozoite）阶段，在红细胞内发育为成熟的裂殖体，到一定数量（数个或数十个）时，红细胞破裂，释放出裂殖子及其代谢产物，引起临床上典型的疟疾发作。释放出的裂殖子再侵犯未被感染的红细胞，重新开始新一轮的繁殖并重新引起细胞破裂及临床症状发作。间日疟及卵形疟于红细胞内的发育周期约为 48h，三日疟约为 72h，恶性疟的发育周期为 36～48h，且先后发育不一。因此，间日疟、卵形疟及三日疟发作具有周期性，而恶性疟发作周期不明显，所有疟原虫均消化红细胞的蛋白质及血红蛋白，疟原虫通过葡萄糖的无氧酵解获得能量并产生乳酸，因此导致低血糖和乳酸中毒。同时疟原虫也改变红细胞膜，使它可变形性减小，引起红细胞溶解，且增加脾脏清除，最终引起贫血。

（二）发热及肝脾大的机制

由红细胞溶解刺激引起前炎症因子释放，包括肿瘤坏死因子（TNF）－α，TNF－α 抑制红细胞溶解，也与贫血有关。整个时期中肝脾大，后期可以变得过度长大。由脾阻隔增加引起血细胞减少，且减少了血小板的存活时间（也称为脾功能亢进）。

（三）脏器损害发生的机制

微血管病和堵塞－恶性疟原虫有另外独有的特征，有助于解释它严重的与致死疾病的独特原因。因为恶性疟原虫在红细胞内成熟，可引起红细胞体积增大，胞膜出现微孔，并产生一种黏附蛋白附着在红细胞表面，使红细胞形成黏性小团块。这些小团块结合到毛细血管及小血管的受体，引起这些小血管中血流受阻，使相应部位的组织细胞发生缺血性缺氧进而引起细胞变性、坏死的病理改变。发生于脑、肺、肾、心脏等重要器官，则引起相应病症及严重临床表现，如脑型疟疾及肾功能不全等。同时也使得疟原虫通过一般循环及脾发生障碍，这种黏附是引起疟疾出血并发症的主要因素。

感染了疟原虫的细胞又与未感染的红细胞黏附，形成玫瑰花结（rosettes）阻塞微循环。玫瑰花结是通过恶性疟原虫红细胞膜蛋白 1 的一种相互作用所介导，这种蛋白被暴露到感染红细胞表面的小团块外面，例如补体受体 1（comlement receptor－1，CR1），最后宿主发生继发性器官功能不全及严重并发症。已有报道红细胞 CR1 启动子多态性导致 CR1 缺陷且减少了红细胞的玫瑰花结形成，且它明显地与恶性疟疾的保护相关。

（四）黑尿热的发生机制

大量被疟原虫寄生的红细胞在血管内裂解，引起高血红蛋白血症，出现腰痛、酱油色小便，严重者可出现中度以上的贫血、黄疸，甚至发生急性肾衰竭，这种现象称为溶血尿毒综合征（hemolytic uremic syndrome），亦称为黑尿热（black water fever）。这种现象可发生于伯氨喹治疗过程中，尤其是 G－6－PD 缺乏的个体。

（五）遗传因素在疟疾发病中的作用

1. 原虫的遗传差异性（genetic diversity of the parasite）　在对不同地理区域恶性疟原虫基因监测发现了明显的遗传差异性，这些差异性明显地影响了致病性、治疗和预防的差异。例如在毒力方面，TNF－α 基因的多态性在恶性疟原虫感染的严重性中起重要作用。在对于 Gambian 儿童研究中证实了 TNF－α 的潜在重要性。在 TNF－α 基因（TNF2 等位基因）启动子具有多态性的那些恶性疟疾在严重神经系统后遗症及死亡方面增加了 7 倍危险性。此外，严重贫血也与不同的等位基因有关，表明不同的遗传因素会影响对这两种疾病表现的敏感性。明确的遗传图谱可能又使鉴别基因介导的药物耐药性和潜在的疫苗靶位成为可能。

2. 宿主的遗传性（host genetics）　正常的血红素基因可介导红细胞受体的蛋白质合成，产生的蛋白质同疟原虫表面的蛋白质结合，两者相互作用，容易引起疟原虫侵入红细胞内。与血红蛋白与红细胞抗原相关的几种遗传特征增加了患者处理疟疾感染的能力。一个典型的例子是 Duffy 血液组群因子，它是间日疟疾原虫侵入所必需的一种红细胞抗原。在对来自于西非及亚撒哈拉非洲的大量人群研究发现，红细胞表面 Duffy 抗原的缺乏保护间日疟疾。然而，在巴西及肯尼亚中 Duffy 抗原阴性的人群研究发现，间日疟原虫正在逐步改变侵入 Duffy 抗原阴性的红细胞的途径。

血红蛋白病可保护患者免受严重疟疾。有明确的证据表明，镰刀状细胞遗传改变的发生对于致死性恶性疟疾产生了部分保护作用。观察到的数据表明，5 岁以下患 HbAS 的儿童比患 HbAA 的儿童发生恶性疟疾的危险度明显下降，血中的疟原虫密度低，住院率低。然而，在疟疾流行区镰刀状血红蛋白对疟疾的保护作用可能增加，而流行区外的保护程度较小。

α 地中海贫血可以间接保护恶性疟原虫感染，而增加了对非致死性间日疟虫的敏感性，特别是儿童。此外，地中海贫血性红细胞可以一直对恶性疟原虫的侵入敏感，但伴有明显的疟原虫繁殖的减少。

β－地中海贫血者红内期疟原虫繁殖减少，可能由于不同程度的血红蛋白 F 持续存在，由于疟疾血红蛋白酶对血红蛋白的消化相对抵抗有关，南亚卵形细胞病中卵形细胞对疟疾感染的抵抗力可能与减少侵入、红内期生长不良或减少感染红细胞的细胞间黏附有关。

丙酮酸激酶缺陷显示对人红细胞内恶性疟原虫的感染及复制有保护作用，表明丙酮酸激酶等位基因的突变可能对流行区疟疾赋予保护作用。

四、免疫性

（一）人体对疟疾原虫的免疫性

随着疟疾感染后会产生免疫反应，生活在流行区的人对重复感染后的疾病产生部分免疫性，这些人被归类为"半免疫（semi－immune）"。然而，这种部分免疫不能预防感染，由于感染蚊虫叮咬他们仍然发生疟原虫血症，但症状的严重性有限。这种部分保护在离开流行区后快速减弱。对疟疾有半免疫性的居民，当生活在本国以外的国家进行学习及工作一段时间后，常常不熟悉他们的免疫力已下降，返家后如果不服用适当的化学预防药仍然有发生疟疾的危险。

1. 疟原虫抗原　疟原虫抗原来源于虫体表面或内部，包括裂殖子形成过程中疟原虫残留的胞质、含色素的膜结合颗粒、死亡或变形的裂殖子、疟原虫空泡内容物及其膜、裂殖子分泌物及疟原虫侵入红细胞时被修饰或脱落的表被物质。种内和种间各期疟原虫可能有共同抗原，而另外一些抗原则具有种、期特异性。这些具有种、期特异性的抗原在产生保护性抗体方面可能有重要作用。

来自宿主细胞的抗原不仅包括被疟原虫破坏的肝细胞和红细胞，也包括局部缺血或辅助免疫机制的激活（如补体系统）所破坏的许多其他组织细胞。

2. 体液免疫　体液免疫在疟疾保护性免疫中有十分重要的作用。当原虫血症出现后，血清中 IgG、IgM 和 IgA 的水平明显增高，尤以前两者更甚。但这些 Ig 中具有对疟原虫特异性的抗体只是一小部分。通过单克隆抗体及免疫血清对体外培养的疟原虫生长的抑制以及在机体内作被动转移免疫力的实验，都可以证明体液免疫对疟原虫的重要作用。

抗体可通过下列几种方式阻止裂殖子侵入红细胞：补体介导损害裂殖子；空间上干扰对红细胞配体的识别以影响侵入过程；阻止表面蛋白成熟；裂殖体破裂时，通过凝集裂殖子阻止其释放。

3. 细胞介导免疫　疟疾感染过程中，细胞介导免疫具有重要的作用。细胞介导免疫主要包括单核吞噬细胞、T 细胞和自然杀伤细胞，以及由这些细胞分泌的细胞因子，如 IFN－γ、TNF 等。

总之，抗疟疾的免疫机制十分复杂，非特异性与特异性免疫互为条件、相互补充，体液与细胞免疫相互调节、相互平衡，疟原虫抗原与宿主的 MHC 之间的相互关系等都可能对机体的免疫过程及其后果产生影响，很多问题还有待深入研究。

4. 带虫免疫及免疫逃避　人类感染疟原虫后产生的免疫力，能抵抗同种疟原虫的再感染，但同时其血液内又有低水平的原虫血症，这种免疫状态称为带虫免疫（premunition）。通过被动输入感染者的血清或已致敏的淋巴细胞给易感宿主，可使之对疟原虫的感染产生抵抗力，这说明机体有特异性抑制疟原虫在红细胞内的发育的免疫效应。宿主虽有产生各种体液免疫和细胞免疫应答的能力，以抑制疟原虫的发育增殖，但疟原虫也有强大的适应能力来对抗宿主的免疫杀伤作用。疟原虫逃避宿主免疫攻击的机制十分复杂，与之有关的主要因素包括下列几个方面。

（1）寄生部位：不论红细胞外期或红细胞内期的疟原虫，主要在宿主细胞内生长发育以逃避宿主的免疫攻击。

（2）抗原变异（antigenic variation）和抗原多态性（polymorphism）：即与前身抗原性稍有改变的变异体。诺氏疟原虫在慢性感染的猴体内每次再燃都有抗原变异。大量证据说明在同一疟原虫虫种内存在着许多抗原性有差异的株。

效的免疫反应常受到高度多态性抗原的制约。几种疟原虫蛋白质序列多态性很常见，特别是有广泛重复区的蛋白，例如环子孢子蛋白（CSP），该抗原能下调抗体成熟和高亲和力抗体产生；恶性疟裂殖子表面蛋白－1（MSP－1）可以诱导 MSP－1 的"阻断抗体"，这种抗体可以阻止任何有抑制能力抗体的连接。

（3）改变宿主的免疫应答性：患急性疟疾时，机体的免疫应答性和淋巴细胞亚群在外周血液、脾和淋巴结中的分布都有明显改变。一般均有 T 细胞的绝对值减少，B 细胞相对值增加，与此同时，表现有免疫抑制、多克隆淋巴细胞活化，细胞毒性淋巴细胞抗体（lymphocytotoxic antibody）及可溶性循环抗原等。

（二）媒介按蚊对疟原虫的免疫

按蚊（anopheles）是疟疾的传播媒介，不但为疟原虫在蚊体内的配子生殖和孢子生殖提供了必要的内环境和相关因子，而且按蚊的免疫系统也对疟原虫的发育和繁殖发挥抑制作用。蚊吸血时，通常有大量的配子体随血餐进入蚊胃，但是蚊胃内的疟原虫受按蚊的免疫攻击，只有 1/20～1/10 的能发育成动合子，当动合子穿过蚊胃上皮细胞后，只有极少数卵囊成熟，孢子生殖产生大量的子孢子释放到蚊血淋巴中，但能在涎液腺内发育成感染性子孢子的也只有很少一部分。由此可见，按蚊的免疫系统能抑制疟原虫的发育。按蚊对疟原虫的杀灭作用主要是通过黑化包被反应进行的，此外，受染按蚊产生的 NO 和抗菌肽也对疟原虫在蚊体内的发育具有一定的抑制作用。

黑化包被反应是一种体液性黑化反应（humoral melanization）。与其他昆虫一样，按蚊的黑化反应是由前酚氧化酶级联反应（prophenoloxidase cascade）介导引起的。通过激活前酚氧化酶活化酶，使前酚氧化酶转变成有活性的酚氧化酶（phenoloxidase，PO），然后，PO 羟化单酚氧化酶并氧化双酚氧化酶，产生大量的醌类中间产物聚合形成黑色素。这些黑色素协同具有细胞毒性的醌类中间产物沉积到入侵的病原体周围，起到隔离杀死病原体的作用，即黑化包被反应。

五、临床表现

典型的疟疾表现为急起的畏寒、寒战、高热、大汗、热退，呈周期性发作，体温正常后稍感疲乏，无明显的毒血症状，精神食欲无明显改变。伴有肝脾大，轻度贫血及黄疸。

（一）疟疾发作的分期

临床上分为二期，潜伏期及发作期：

1. 潜伏期　从人体感染疟原虫到发病（口腔温度超过 37.8℃），称潜伏期。潜伏期包括整个红外期和红内期的第一个繁殖周期。一般间日疟、卵形疟 14d，恶性疟 12d，三日疟 30d。感染原虫量、株的不一，人体免疫力的差异，感染方式的不同均可造成不同的潜伏期。温带地区有所谓长潜伏期虫株，可长达 8～14 个月。输血感染潜伏期 7～10d。胎传疟疾，潜伏期就更短。有一定免疫力的人或服过预防药的人，潜伏期可延长。

间日疟（tertian malaria）多急性起病。初次感染者常有前驱症状，如乏力、头痛、四肢酸痛；食欲下降，腹部不适或腹泻；不规则低热。一般持续 2～3d，长者 1 周。随后转为典型发作。

2. 发作期　典型发作分为寒战、高热及大汗 3 期。

（1）畏寒及寒战期：急起畏寒，先为四肢末端发凉，迅觉背部、全身发冷。皮肤起鸡皮疙瘩，口唇、指甲发绀，颜面苍白，全身肌肉关节酸痛。进而全身发抖，牙齿打战，有的人盖几床被子不能阻止其发冷及寒战，持续约 10min，长者可达 1h，寒战自然停止后体温上升。此期患者常有重病感。

（2）发热期：冷感消失以后，面色转红，发绀消失，体温迅速上升，通常发冷越显著，则体温就越高，可达 40℃以上。高热患者痛苦难忍。有的患者出现谵妄，甚至抽搐或意识丧失；有的患者伴剧烈头痛，顽固呕吐、心慌、气促；结膜充血；皮肤灼热而干燥；脉搏增快；尿少呈深黄色。此期持续 2～6h，个别长达 10h 多。有的患者发作数次后唇鼻常见疱疹。

（3）出汗期：高热后期，颜面手心微汗，随后遍及全身，大汗淋漓，衣服湿透，2～3h 体温降到正常，有时呈低体温状态达 35.5℃。患者感觉舒适，但十分困倦，常安然入睡。一觉醒来，精神轻快，食欲恢复，又可照常工作。此刻进入间歇期。

发作一段时间后这种规律就变得不典型，可能只有发热，而缺乏寒战。

（二）疟疾的发作的规律及特点

疟疾发作的整个过程为 6～12h，不同类型的疟疾发作特点各异，常见疟疾的特点如下：

1. 间日疟　典型间日疟疾发作表现为隔日发作一次的畏寒、寒战、高热、大汗，热退。间歇 48h 又重复上述过程。一般发作 5～10 次，因体内产生免疫力而自然终止。

多数病例早期发热不规律，可能系血内有几批先后发育成熟的疟原虫所致。部分患者在几次发作后，由于某些批疟原虫被自然淘汰而变得同步。

数次发作以后患者常有体弱、贫血、肝脾大。发作次数愈多，脾大、贫血愈著。由于免疫力的差异或治疗的不彻底，有的患者可成慢性。

2. 三日疟（quartan malaria）　发作与间日疟相似，但为 3d 发作 1 次，发作多在早晨，持续 4 ~ 6h。脾大贫血较轻，但复发率高，且常有蛋白尿，尤其儿童感染，可形成疟疾肾病。三日疟易混合感染，此刻病情重很难自愈。

3. 卵形疟（ovale malaria）　与间日疟相似，我国仅云南及海南有个别报道。

4. 恶性疟（subtertian malaria）　起病缓急不一，临床表现多变，其特点为：①起病后多数仅有冷感而无明显的寒战；②体温高，热型不规则，有的为超高热型，体温超过 41℃。初起进常呈间歇发热，或不规则，后期持续高热，长达 20h，甚至一次刚结束，接着另一次又发作，不能完全退热。③退热出汗不明显或不出汗。④脾大、贫血严重。⑤可致凶险发作。⑥前驱期血中即可检出疟原虫；无复发。

5. 娄勒疟疾（knowlesi malaria）　在人感染时的症状有头痛、发热、寒战及冷汗。来自马来西亚的一个报道总结了 94 例 P. knowlesi 疟疾的临床特点，100% 的患者具有发热、畏寒及寒战，32% 的患者有头痛，18% 的患者有咳嗽，16% 的患者有呕吐，6% 的患者有恶心，4% 的患者有腹泻。在人体及猕猴体内的无性增殖均需要 24h 左右，因此这种疟疾也称为每日发作的疟疾，与间日疟疾和三日疟疾一致。除用 PCR 法诊断的实验室诊断外，它也存在自身表现如 C - 反应蛋白增高和血小板减少症。由于缺乏红细胞外期的休眠子，娄勒疟疾没有复发。娄勒疟原虫感染常不严重，只有少数患者会发生威胁生命的并发症导致死亡，最常见的并发症为呼吸窘迫，肝功能异常包括黄疸和肾衰竭，病死率约为 2%。

（三）凶险型疟疾

有 88.3% ~ 100% 的凶险发作由恶性疟疾引起，偶可因间日疟或三日疟发生。主要发生在缺乏免疫力的人群，如在暴发流行时发生在 5 岁以下的幼儿，外来无免疫力的人群发生率可成 20 倍的增长；也可发生于当地发病后治疗不及时的人群。临床上可观察患者原虫数量作为监测项目，若厚片每视野达 300 ~ 500 个原虫，就可能发生；如每视野 600 个以上则极易发生。临床上主要有下列几种类型。

1. 脑型　最常见。

（1）常在寒热发作 2 ~ 5d 后出现，少数突然昏倒起病。

（2）剧烈头痛，恶心呕吐。

（3）意识障碍，开始表现为烦躁不安，进而嗜睡，昏迷。

（4）抽搐，有半数患者可发生，儿童更多见。

（5）治疗不及时，发展成脑水肿，致呼吸、循环或肾衰竭。

（6）查体：①肝脾大，2/3 的患者在出现昏迷时肝脾已大；贫血、黄疸、皮肤出血点均可见；②神经系统检查，脑膜刺激征阳性，可出现病理征阳性。

（7）实验室检查：血涂片可查见疟原虫。腰椎穿刺脑脊液压力增高，细胞数常在 50 个/μm 以下，以淋巴细胞为主；生化检查正常。

2. 胃肠型　除发冷发热外，尚有恶心呕吐、腹痛腹泻，泄水样便或血便，可似细菌性痢疾样病变，即出现里急后重感。有的仅有剧烈腹痛，而无腹泻，常被误为急腹症。吐泻重者可发生休克、肾衰竭而死。

3. 过高热型　疟疾发作时，体温迅速上升达 42℃ 或更高。患者气促、谵妄、抽搐乃至昏迷，常于数小时后死亡。

4. 黑尿热　是一种急性血管内溶血，并引起血红蛋白尿及溶血性黄疸，严重者发生急性肾功能不全。其原因可能是自身免疫反应，还可能与 G - 6 - P 脱氢酶缺乏有关。临床以骤起的寒战、高热、腰痛、酱油色尿、排尿刺痛感，以及严重贫血、黄疸，蛋白尿、管型尿为特点。本病地理分布与恶性疟疾一致，国内主要发生于西南地区的云南边界如西双版纳、瑞丽等，沿海个别地区（广西）外，其他地区少见国外主要发生于南亚地区如泰国、缅甸等。

六、辅助检查

（一）疟疾的病原学检查

1. 血涂片染色检查疟原虫　应该涂厚、薄血片各一张，厚血片增加检出率，薄血片识别滋养体的形态。人体四种疟原虫只有恶性疟一种在周围血内仅见环状体和配子体，且在发作期检出机会较多，发作间歇期多数原虫进入内脏毛细血管，如当时配子体尚未出现，则血检可能暂呈阴性，因此恶性疟在发作期间查血最为适宜；其余 3 种疟疾的血检不受时间限制，无论在发作期及间歇期均可见到原虫。临床上酷似疟疾，血检原虫阴性者，应坚持 1d 查血 2 次，连续几天细致地按规定检查厚血膜，其功率高于薄血膜很多倍。只要是疟疾，最终定能在周围血中查到疟原虫，从患者耳垂或指尖刺取血液涂片、染色、镜检，迄今仍是最可靠的确诊疟疾方法，如发现红内期疟原虫即可确诊。

鉴于镜检法的准确性受到血中原虫密度、制片和染色技术、服药后原虫变形或密度下降以及镜检经验等因素的影响，近年来对传统的血检法有了一些改进。其一为 Becton Dickinson 公司 QBC 法（quantitative buffy coat）。用含有抗凝剂和吖啶橙的毛细管取患者 $60\mu l$ 血加一个浮器，离心后，疟原虫浓集在红细胞上层和白细胞下层，由于管中央有浮器存在，把上述两层细胞和疟原虫推向管壁，可以直接在荧光显微镜下检查发荧光的疟原虫。此法有浓缩作用，可提高敏感度，不需要染色，节省了时间。其二是 $0.5\% \sim 1.0\%$ 皂素溶液代替普通水溶血，然后以吉氏液染色后镜检。优点是以皂素处理过的厚血膜底板清晰，无红细胞残骸和血小板干扰有助于疟原虫检出。

患者症状初发时，释放到外周血中的疟原虫数量较少，往往不易查见。故应随病程发展反复多查几次。恶性疟原虫发育迟缓，血中原虫数量少，早期常不易查获；而进入晚期后，大量含原虫的受染红细胞黏附于内脏微血管时，也减少了外周血中的原虫数量，增加了检出的困难。所以，对临床怀疑疟疾的患者，倘若血片检测结果阴性，必要时可采骨髓涂片。但不作为常规检查方法用于诊断疟疾。

娄勒疟疾的形态与三日疟相似，因此从形态学上无法区别。

2. 免疫学检测

（1）检测疟原虫抗原：可查出原虫血症，故对临床诊断为现症患者以及从人群中查传染源、考核疗效均可使用。主要方法有琼脂糖扩散试验、对流免疫电泳、酶联免疫吸附试验、直接荧光或酶免疫染色法等。

（2）检测疟原虫抗体：可用于流行病学调查，追溯传染源；借助测定流行区人群抗体水平的高低，来推断疟疾的流行趋势；过筛供血者以预防疟疾输血感染，以及考核抗疟措施的效果等。此外对多次发作又未查明原因者，检测疟疾抗体有助于诊断检测抗体的方法较常用的有间接荧光抗体试验间接血凝试验酶联免疫吸附试验等。

3. 核酸探针检测　目前国内外已有几种不同的核酸探针用于疟原虫的检测。由于其独特的高特异性，敏感性可高于镜检，认为核酸探针技术非常有希望替代常规的显微镜检查，且可在短时间内成批处理大量样本，已被认为可以定量及估算疟原虫血症水平，是疟疾流行病学调查及评价抗疟措施效果很有潜力的诊断工具。目前大量生产核酸探针和大规模现场使用尚存在一些技术问题须解决。

4. PCR 检测　在各种疟疾检测方法中，PCR 方法的敏感性和特异性是最高，为进一步提高 PCR 技术的敏感性和特异性，以及便于在实际工作中推广，又发展了巢式 PCR（nested PCR）、PCR - ELISA 等诊断方法。除能够直接检测抗凝血样中的疟原虫外，PCR 检测滤纸干血滴的疟原虫技术也已成熟从而便于以 PCR 技术监测边远地区的疟疾。由于它对实验技术和条件的要求较高从而限制了其在现场的应用。就目前多数疟疾流行区的条件，现场采血后，尚要回到具有较好条件的实验室做进一步的分析处理。此外，PCR 检查应注意假阳性的问题。

5. Dipstick 方法　目前世界卫生组织推荐应用 Dipstick 方法，其原理是利用恶性疟原虫能够合成、分泌一种稳定的水溶性抗原 - 富组蛋白 II（histidine rich protein II，HRP II），以其制备的单克隆抗体滴于免疫层析条上，经过吸附、洗涤与显色检测血中富组蛋白 II 的存在。据国外比较 Dipstick 及其他几种方法的报道，Dipstick 方法诊断疟疾的敏感性和特异性均高（分别为 $84.2\% \sim 93.9\%$ 和 $81.1\% \sim$

99.5%），且具有操作简便、快速稳定、易掌握的特点，适用于镜检或实验室技术质量难以保证及待确定疟疾的流行范围、疟疾呈低度传播需避免药物滥用以减少耐药性发展的地区。应该注意的是，应用Dipstick方法也有一定的局限性，用此法难以检出尚处于潜伏期或血中仅含有成熟配子体的恶性疟原虫。

（二）其他实验室检查

1. 血常规　患者的外周血白细胞计数及中性粒细胞在急性发作时可增加，发作过后则恢复正常。多次发作后，则白细胞计数减少而单核细胞增多，同时出现红细胞总数减少和血红蛋白量降低等贫血的表现。贫血可刺激造血功能活跃，使网织红细胞数表现增加。由于恶性疟原虫侵犯各期的红细胞，故贫血较严重。而三日疟原虫一般侵犯衰老红细胞，故患者贫血相对较轻。血小板多正常。

2. 尿常规　一般正常，如果为恶性疟疾可引起尿蛋白轻度增高；发生黑尿热时可有尿血红蛋白阳性。尿胆原及尿胆红素增高。

3. 血生化　血胆红素增高，以直接胆红素增高为主，谷丙及谷草转氨酶多正常。恶性疟疾及黑尿热时可发肾功能异常，表现为尿素氮（BUN）、肌酐（Crea）增高。

七、诊断及鉴别诊断

（一）诊断疟疾的依据

1. 临床特点　典型疟疾表现为特征性的周期性冷热发作。凡患者出现周期性发冷、发热、出汗，而在间歇期间无明显症状，伴有进行性贫血及脾大者，均应想到疟疾的可能性。然后结合流行病学资料，以病原学诊断结果作为确诊的根据。

2. 流行病学史　曾在有蚊季节去过疫区，近期有疟疾病史或输血史，发生原因未明的发热，或伴有进行性贫血及脾大，对于提示疟疾的可能性非常重要。若临床表现有典型发作过程，则可做出初步的拟诊。

3. 病原学诊断

（1）查疟原虫：检获疟原虫是确诊疟疾的依据，但掌握采集标本的正确方法对提高检出率非常重要。采集时间虽然可以随时进行，但最好安排在发热期或退热后数小时内，尤其是疑为患恶性疟者。

采血涂片厚薄片各一，染色后在镜下仔细检查。厚片可使受检量增大10倍，提高了发现疟原虫的机会，但较难识别疟原虫的形态；经溶血处理后观察，则无法确定红细胞与疟原虫的定位关系。薄片所含有的疟原虫数量少，但较易观察分辨其形态和定位；所以，常在一张玻片上做厚薄涂片各一块，先在厚片中查找有无疟原虫，然后将薄片移动到镜头下进行分类学鉴定。对于血涂片阴性者，可进行骨髓涂片检查以增加检查阳性率。

在进行疟原虫某检测时需要注意的是，某些疟原虫携带者，可因有免疫力而无症状。故血中检出疟原虫时，并不一定意味着此次就诊疾病的临床表现系源自疟疾，必须进一步全面检查，以便做出正确诊断。

（2）免疫血清学检测

1）检测疟原虫抗原：通过采用多种免疫学技术，例如酶联免疫技术（ELISA）、免疫荧光技术等，检测疟原虫的特异性抗原。缺点是无法确定疟原虫的形态；而且，难以检出尚处于潜伏期或血中仅含成熟配子体的恶性疟原虫。

2）检测疟原虫抗体：通过采用ELISA技术，检测患者对疟原虫产生的抗体。由于IgG型抗体产生较晚，对发作期患者的临床诊断帮助不大。主要用作血清流行病学的回顾性检查。

（3）基因诊断：利用PCR技术及DNA探针技术已用于疟疾的诊断，直接检测血标本中的疟原虫DNA，方法简单快捷，灵敏度很高，但应警惕假阳性的问题。用核酸探针检测恶性疟原虫的敏感性可达感染红细胞内0.0001%的原虫密度。国内学者用套式PCR技术扩增间日疟原虫SSU rRNA基因120bp片段，检测血标本的灵敏度可达0.1原虫/μl。

现有的PCR法和分子特征是检查和诊断娄勒疟原虫感染最可靠的方法。但它不是快速方法且不能用作常规鉴定，多用于特别诊断使用。

（4）治疗性诊断：对于反复进行血涂片检查阴性，但临床表现酷似疟疾，并能排除其他疾病者，可考虑采用红细胞内期疟原虫杀灭药进行抗疟治疗（例如氯喹 3d 疗法）。在服药 24～48h 未再发作的患者，视为抗疟治疗有效，可拟诊为疟疾。但在已发现耐氯喹虫株的地区，对于使用氯喹进行抗疟治疗试验无效者，尚不能轻言排除疟疾的诊断。

4. 疟疾的再燃与复发

（1）再燃（recrudescence）：疟疾多次发作后，宿主免疫力逐渐将原虫大部清除，发作自行停止。此后，转入隐匿期的残存原虫可能通过抗原变异，绕过宿主的免疫防御机制，重新大量繁殖，然后导致症状的再度发作，称为再燃。大约在半年内，这些疟原虫被宿主免疫机制完全清除，多数患者最终获得痊愈，病程很少超过 1 年。

再燃的现象易见于恶性疟，常出现于初发后 8 周内，一般不超过 4 次。此外，未经彻底治疗的间日疟、三日疟，或卵形疟亦可再燃。

（2）复发（relapse）：另一方面，初发患者经治愈或自然痊愈后一段时间，血中再度出现疟原虫，并且发作症状，则称为复发，多见于间日疟和卵形疟。复发系因迟发型子孢子经休眠后发育为裂殖子而造成。这种发育滞后的迟发型子孢子仅见于间日疟或卵形疟原虫。临床上所见到的其他类型疟疾病例的症状再现，实质上往往属于"再燃"而已，并非真正意义上的"复发"。

间日疟的复发多数出现在 1 年内，一般不超过 2 年。经多次复发后，随着宿主免疫力的不断增强，复发的发作间隔期逐渐延长，最终将疟原虫完全清除而痊愈。

（3）"复发"或"再燃"的判断："复发"抑或是"再燃"究竟如何判断，临床上有时会有困难。一般而言，三日疟和恶性疟无迟发型子孢子，故此类患者的发作症状即使再度出现，实际上均属于再燃。而间日疟和卵形疟患者发作再现的性质，则可借助距离上次病情中止的时间长短进行研判；若再度发作系出现于上次病情"痊愈"后的 8 周内，应判断为再燃，若超过 8 周，则可视为复发。

进行这种分析的意义主要是回顾性的。若某个经过治疗的疟疾病例的确发生了再燃，则反映其前期的治疗未能彻底，需要对其治疗方案进行总结，以便完善。然而，倘若无法排除患者存在再感染的可能性，则上述的分析和判断难以进行。不过，从临床处理的角度而言，无论是"复发""再燃"，抑或是"再感染"，在处理原则上并无根本的区别。

（二）疟疾的鉴别诊断

疟疾发作的特点之一是发冷发热，临床上可能与其他热证相混淆。尤其非典型疟疾病例的临床表现错综复杂，必须与下述疾病鉴别：

1. 败血症　发冷、不规则发热、出汗、白细胞计数与中性粒细胞计数增高等表现，均可见于不典型疟疾及败血症患者。但败血症可能出现皮疹、原发灶及引流淋巴结肿痛，外周血白细胞及中性粒细胞常明显增多，血培养有致病菌生长；而疟疾患者的白细胞计数与中性粒细胞计数虽然可在发作时增高，但发作过后则恢复正常；多次发作后，则白细胞计数减少而单核细胞增多，并且明显贫血。

2. 阿米巴肝脓肿　阿米巴肝脓肿病程长，可有慢性腹泻、解大量果酱色大便史，常呈弛张热及盗汗，肝脾大，氯喹治疗亦有一定疗效，有时可能误诊为疟疾。但肝脓肿患者肝肿痛较明显，X 线检查常见有膈肌上升，肝区超声探查可发现液平段，白细胞计数与中性粒细胞计数增高的现象持续存在，诊断性肝穿刺可获巧克力脓液。

3. 急性血吸虫病　本病可有弛张热、盗汗、肝脾大等类似疟疾的表现；但根据其 1 个月内有血吸虫疫水接触史、腹痛腹泻较明显、荨麻疹、血常规白细胞与嗜酸粒细胞计数增多等情况，鉴别不难。大便查到血吸虫卵、血清学检查血吸虫病抗体阳性可明确诊断。

4. 钩端螺旋体病　发病季节以秋节为主，钩体病患者常有具有疫水接触史，经常是打谷子后发病，患者表现颜面和球结膜明显充血，腹股沟淋巴结显著肿大，腓肠肌显著压痛，白细胞及中性粒细胞计数增高，青霉素治疗有效等特点。患者早期采血检测 IgM 抗体；或利用 PCR 技术检测血、尿标本中的钩端螺旋体 DNA；晚期时做凝溶试验，均有助于诊断钩体病。

5. 伤寒及其他沙门菌感染　此类疾病有时可能与疟疾混淆。因其流行季节多在夏秋，某些患者起病较急，表现为弛张热且肝脾轻度肿大。不过，伤寒等沙门菌感染患者发热无周期性，并可见玫瑰疹、相对缓脉、重听、腹胀及便秘等，中枢神经系统中毒症状较显著，贫血不明显。不能查出疟原虫；而血培养和骨髓培养分离到伤寒杆菌，血清肥达反应阳性。

6. 丝虫病　在丝虫病流行区，疟疾有时须与急性丝虫热相鉴别。丝虫病患者血片中可查到微丝蚴，白细胞与嗜酸粒细胞计数明显增多等，反复发作的丝虫患者常有象皮肿样皮肤改变，以下肢为多见。均有助于两者的鉴别；但对某些患者尚不排除须两病并存的可能性。

7. 黑热病　寒战、发热、溶血性贫血、脾大是黑热病的常见临床表现。发热为弛张热型，脾常为巨脾，可大到髂窝，常伴有脾功能亢进、血清球蛋白明显增加等表现。该病有严格的地区性，在某些地区流行，国内一般流行于四川的阿坝、陕西的文强、甘肃的文县、新疆的南疆等地。患者若在夏秋季节起病而就诊，有时需要与疟疾鉴别。厚薄血涂片或骨髓穿刺液涂片查见利杜体可确诊黑热病，利杜体常位于骨髓的巨噬细胞内，巨噬细胞胀破后位于胞核周围。

8. 其他疾病　脑型疟疾患者血片暂未能查见疟原虫时，应与乙型脑炎、病毒性脑炎、中毒型菌痢及中暑等疾病鉴别。黑尿热则应与阵发性血红蛋白尿症、蚕豆病（胡豆黄）鉴别。某些霍奇金病、恶性组织细胞病患者以突然发热、肝脾大、贫血而起病，有时也需要与疟疾相鉴别。

（三）疟疾常见的并发症

1. 黑尿热（black water fever）　黑尿热是疟疾患者的严重并发症之一，尤其多见于恶性疟。患者主要为新进入疟区的人员，或重度感染者。黑尿热的实质是急性血管内溶血，引起患者血尿及血红蛋白尿。发病机制尚未完全阐明，但可能与疟原虫感染患者先天缺乏 G－6－PD（即6－磷酸葡萄糖脱氢酶）或其他红细胞酶有关，并涉及免疫复合物反应。使用奎宁和伯氨喹，甚至某些其他药物（例如退热药）则是其诱因。

黑尿热的临床特点为：起病急骤，有寒战、高热、腰痛、呕吐、腹痛，小便呈暗红色或酱油样黑色，尿中出现白蛋白、管型、上皮细胞及血红蛋白，尿量骤减，严重者发生肾小管坏死。患者脾显著肿大，并可有溶血性黄疸及肝功能异常。发生黑尿热后，患者感极度虚弱，恢复很慢；而且易复发，导致进行性贫血。倘若多次复发，则可能死于肾衰竭、心力衰竭等。由于含虫红细胞首先溶解，故在黑尿热发作期间不易在血中找到疟原虫。

2. 疟疾肾病　严重的疟疾长期反复发作后，可在并无明显溶血及血红蛋白尿的情况下，出现肾损害。患者可表现为肾病综合征，即水肿、少尿、血压升高，尿中有蛋白质、红细胞及管型。疟疾抗原抗体复合物沉积于肾小球毛细血管基底膜与血管间质，是其发病机制；主要见于三日疟，也见于恶性疟。

疟疾肾病重者发生急性肾衰竭，出现进行性少尿和尿闭，需要进行血液透析治疗。抗疟治疗在肾病早期可获明显效果，晚期效果差。

八、疟疾的治疗

包括杀灭疟原虫、控制疟疾凶险发作，对症支持等三个环节。

（一）抗疟治疗的基本原则

"早期、有效、彻底"地杀灭疟原虫是抗疟治疗的原则。抗疟治疗愈早愈好，不仅可缩短病程，更重要的是防止恶性疟转化为凶险型发作。为确保治疗迅速显效，对凶险型发作患者的抗疟治疗必须采用注射途径给药。而且，鉴于疟原虫感染的特点，抗疟用药方案应将红细胞前期和红细胞内期的疟原虫全部杀灭，以务求根治，避免复发或转成慢性。所以，抗疟治疗包括控制发作和抗复发两个方面。

抗疟药物目前的种类应属不少，用药方案也颇为复杂多样，有时似有令人难以适从之感。形成这种状况的重要原因是疟原虫的种类和耐药状况在各地可能不同，使治疗效应出现差别。所以，临床上应因地制宜，因人而异，根据疟疾的类型、当地流行株的耐药状况、宿主的免疫状况等综合因素，确定适当的治疗计划。

例如，在已发现耐氯喹虫株的地区，重症及恶性疟患者应尽量避免采用氯喹。对有溶血病史或红细胞缺乏 G-6-PD 的患者，忌用伯氨喹类药物。输血性疟疾无红细胞前期，单独应用氯喹、咯萘啶、奎宁等药物杀灭裂殖体，即可达到治愈的目的，无须再进行抗复发治疗。

（二）控制发作的抗疟治疗

目标是杀灭红细胞内期的疟原虫。可供选用的药物很多，应根据所感染虫株是否耐药而定。

1. 非耐药虫株的治疗

（1）磷酸氯喹（chloroquine phosphate）：每片 0.25g（含氯喹基质 0.15g），口服后 1~2h 达血药浓度高峰，半衰期 5d，通过与虫体 DNA 结合，干扰疟原虫代谢等多种方式杀灭疟原虫。氯喹是经典的抗疟药，对疟原虫有很高的亲和能力，含虫红细胞内的药物浓度为血浆内浓度的 250~500 倍，故抗疟作用强。口服首剂 1g，6~8h 后再服 0.5g，第 2、3 天各服 0.5g。

不良反应少，偶有恶心、呕吐、头痛、烦躁、视力障碍、皮疹等，停药后可消失。但若过量服用，则可能发生房室传导阻滞，导致阿斯综合征。凡是不稀释静脉注射或对儿童进行氯喹肌内注射均十分危险。抢救氯喹严重中毒主要使用大剂量阿托品疗法。也可用酸化尿液的方法促进氯喹排泄。

氯喹抗疟控制发作的疗效好、价格低和不良反应小，但被广泛应用后，部分虫株已不同程度地对氯喹耐药。耐氯喹的恶性疟原虫株的不断出现，导致全球疟疾发病率呈回升趋势。抗疟治疗期间应密切观察患者病情。若发现氯喹治疗无效，应及时改用其他有效药物。有条件时，可定期做疟原虫计数进行疗效监测。

（2）伯氨喹（primaquine）：是人工合成的 8-氨基喹啉类衍生物。临床上可用于根治间日疟、三日疟、卵形疟以及娄勒疟疾。剂量为每日 3 片口服（每片 13.2mg，含伯喹基质 7.5mg），连服 8d。恶性疟疾及娄勒疾病可则只服 2~4d。本药应与控制症状的药物同时服用，如加氯喹是最常用的联合。不良反应较大，包括头晕、恶心、呕吐、腹痛等，有先天性 G-6-PD（6-磷酸葡萄糖脱氢酶）缺乏者，服用此药后可发生急性溶血尿毒综合征。

（3）阿莫地喹（氨酚喹，amodiaquine）：作用与氯喹相似，每片 0.25g（含基质 0.2g）。口服首日 3 片，第 2、3 天各服 2 片。氯喹耐药性虫株对氨酚喹有交叉耐药性，应予注意。

（4）哌喹（piperaquine）：作用类似氯喹，半衰期 9d，故有长效作用。哌喹的味道不苦，但口服后吸收较差。哌喹是哌喹的磷酸盐，吸收较快，但味甚苦。哌喹每片含基质 0.3g，哌喹每片 0.2g（基质 0.15g）口服首剂基质 0.6g，8~12h 后 0.3g（恶性疟服 0.6g）。

（5）甲氟喹（mefloquine）：是一种 4-氨基喹啉类长效抗疟药，具杀灭红细胞内期裂殖体作用。其半衰期约 1 个月，故 1 次顿服 6 片（1.5g）即可；但也有应用甲氟喹疗效欠佳的报道，可能是虫株耐药所致。对有凶险发作的患者，第 1 天宜加用奎宁、蒿甲醚或咯萘啶。甲氟喹尚可用于休止期根治，成人用甲氟喹 1.5g，加伯氨喹 45mg（基质）治疗，能肃清所有配子体。

（6）阿奇霉素：是一种大环内酯类抗生素，临床观察到它有抗疟作用，可望成为一种很有前景的疟疾治疗药物。在泰国，青蒿琥酯联合阿奇霉素治疗儿童及孕妇疟疾，已积累了很多成功的案例。

2. 耐药虫株的治疗　在临床实际应用中，发现一些疟原虫株对上述常用药物产生了不同程度耐药。发生耐药性的原虫种类尤以恶性疟原虫为多。耐受的药物主要是氯喹、乙胺嘧啶等。我国云南、海南、广西、安徽等地区的恶性疟原虫株多已对氯喹耐药，使疟疾的临床防治增加了困难。多药抗性（multi-drug resistance）恶性疟的出现使当前疟疾防治形势更加严峻。

为了以统一的标准测定耐药的程度，科学地调查疟原虫的耐药情况，可采用疟原虫体外培养技术，对耐药情况进行流行病学调查（体外法）。也可采用体内法，即以氯喹 3d 疗法的剂量口服后进行观察，以血中疟原虫检查的客观结果作为主要的判断依据。

敏感（S）：血中疟原虫无性体在服药 7d 内消失，28d 内无再燃者。

一度耐药（RⅠ）：血中疟原虫无性体在服药 7d 内消失，但在 28d 内再燃者。

二度耐药（RⅡ）：血中疟原虫无性体在服药后 7d 内显著减少，但不消失，发作在 28d 内再燃者。

三度耐药（RⅢ）：血中疟原虫无性体在服药后不减少者。

在抗疟治疗期间，应密切观察其实际疗效。对常规药物治疗无效的抗性虫株，可及时改用下列方法进行治疗。

（1）奎宁（guinine）：奎宁是有悠久历史的抗疟药，因不良反应多，故已少用，逐步被其他药物所取代；但其抗疟效果好，能杀灭各种疟原虫的红细胞内期无性体。故对于氯喹耐药虫株感染或凶险发作的患者，仍可考虑选用。奎宁口服吸收排泄迅速，抗疟疗程为7d。第1~2天服0.45~0.6g/次，每日3次；第3~7天服0.3~0.6g/次，每日2次。儿童30mg/（kg·d），分3次服。奎宁味甚苦，儿童可采用无味奎宁（euquinine）每片0.1g。

奎宁不良反应较多，可发生耳鸣、恶心呕吐、视听减退、精神不振、眩晕、心电图异常等，偶致急性溶血，肌内注射可致无菌脓肿。妊娠末期子宫对奎宁较敏感，故孕妇不宜采用。奎宁治疗恶性疟的初期可引起原虫血症升高，但为一过性；应密切观察，不宜轻易改变治疗措施。

（2）蒿甲醚（artemether）：青蒿素类药物。

早在2000多年前，中医学已对疟疾有系统性的认识。古典医籍对使用青蒿及常山治疟有详细的记载。青蒿素（artemisinin）是一种具有抗疟作用的化合物，由我国药学工作者于1971年从菊科植物黄花蒿（artemisia annua L）叶中提取分离到。此后，在青蒿素的基础上，一系列疗效更好的衍生物被研制出来，例如，双氢青蒿素（dihydro-artemisinin）、蒿甲醚（artemether）、蒿乙醚（arteether）和青蒿琥酯（artesunate）等。青蒿素类药物对各种疟疾均有效。能快速杀灭疟原虫早期配子体，并能抑制各期配子体，对未成熟配子体可中断其发育，对恶性疟原虫配子体也有明显抑制作用。对配子体的杀灭有利于控制疟疾流行。青蒿素对配子体的这种抑制作用是其他抗疟药所不具备的。青蒿素类药物目前主要用于耐药性地区及抢救恶性疟凶险发作之用，但近年来已有青蒿素衍生物出现耐药性的报道。

蒿甲醚是我国通过构效关系研制的一种青蒿素衍生物。通过作用于疟原虫滋养体的膜结构，干扰线粒体功能，杀死血中的裂殖体。抗疟作用为青蒿素的10~20倍，可控制各种疟疾的急性发作，尤其是用于耐氯喹脑型恶性疟的抢救；不过根治率较低。此药毒性较小，但仍可有一定的胎毒作用。

蒿甲醚针剂为油性注射液，每支80mg，供肌内注射用。成人首剂320mg，第2天和第3天各160mg。复方蒿甲醚片：每片含蒿甲醚0.02g，本芴醇0.12g。成人首次口服4片，以后第8、24、48小时各服4片，总量16片。儿童剂量按年龄酌减。

（3）本芴醇（benflumetol）：能杀灭疟原虫红细胞内期无性体，杀虫比较彻底，但对红细胞前期和配子体无效。

（4）咯萘啶（malaridine）：系我国研制的苯并萘啶类药物，是一种高效低毒的红内期裂殖体杀灭药，疗程短，一般为2~3d，治疗后复燃率较低，但对配子体无作用，治疗后配子体出现率高达60%以上。磷酸咯萘啶每片100mg，第1天口服2次，每次200mg；第2、3天每天1次，每次300mg。也可肌内注射或静脉注射。剂量为2~3mg/kg，臀部肌内深部注射；或加入5%葡萄糖溶液中滴注，剂量为3~6mg/kg。

（5）卤泛群（halofantrine）：对恶性疟多重耐药株均有效；对间日疟原虫、三日疟原虫也有效。每次500mg，每6h1次，共3次，既可口服，也可注射。退热及疟原虫清除时间平均为70h左右。但若服用过量，可出现溶血，肝损害等不良反应。

（6）联合用药：抗疟药的广泛应用加速了恶性疟耐药株的产生。当前，多种药物抗药性的出现使单一疗法对疟疾失去了治疗作用，也使大多数现有的联合化学疗法（例如奎宁与四环素，或奎宁与多西环素）的有效性降低，传统抗疟药如氯喹等将逐渐在临床失去应用价值。我国科学家研制的青蒿素及其衍生物属短半衰期的速效、高效抗疟药。与长半衰期的药物比较，青蒿素类药物在延缓抗药性方面具有明显的优势，正被广泛用于一线药物治疗。为保证治疗效果和延缓抗药性的产生与发展，2001年世界卫生组织推荐在耐药性恶性疟原虫流行区不能再使用单方，只能采用以青蒿素类抗疟药物为基础的联合治疗方案。人们至今研究了多种联合用药方案，但尚未找到一种最理想的方案。以下介绍一些试行的联合方案。

1）双氢青蒿素+甲氟喹：其原理是采用不同药代动力学特点的药物先后治疗。双氢青蒿素应用于临床治疗包括恶性疟在内的各种类型疟疾，但半衰期短，仅有 40~60min，故单独使用复发率较高，单用时疗程需延长至 5~7d。甲氟喹作用时间长，可以防止复发和延缓药物耐药性的产生。通常采取先给予双氢青蒿素 300mg，顿服，迅速清除外周血中的疟原虫，24h 后给予双氢青蒿素 300mg，和甲氟喹 750mg 以根治疟疾。

2）双氢青蒿素 + 磷酸萘酚喹（naphthoquine phosphate）：磷酸萘酚喹是我国研制的一种抗疟新药，对各种疟原虫红细胞内期无性体均有较强的杀灭作用，但杀虫速度和控制临床症状较慢。双氢青蒿素应用于临床治疗各种类型疟疾，均显示了良好的疗效，不良反应少，将两药联合使用，可减少剂量，缩短疗程，减轻患者负担，易于被患者接受。以磷酸萘酚喹 400mg（成人量）和双氢青蒿素 160mg 顿服治疗恶性疟原虫取得了很好的效果。

3）双氢青蒿素 + 磷酸咯萘啶（pyronaridine）：磷酸咯萘啶治疗后复燃率较低，但对疟原虫配子体无作用；而双氢青蒿素能快速杀灭配子体。两药联合治疗实现了优点的互补，是较为理想的药物组合，可用于治疗各类疟疾，尤其是耐药性恶性疟。

4）青蒿琥酯 + 甲氟喹：对多重耐药恶性疟有较强的疗效，其 3d 疗法是泰国近 10 年来治疗疟疾的首选方案；但不良反应较多，且药物费用高，故患者的依从性较差。

5）青蒿琥酯 + 阿莫地喹：该方案的设计原理也是基于两者药物半衰期的长短互补。青蒿琥酯的药物半衰期短，可以迅速杀灭疟原虫；阿莫地喹的半衰期长，可以较长时间保持高血药浓度状态，从而杀灭残存的疟原虫。在对阿莫地喹药物抗性低的地区，如西方和中非，青蒿琥酯和阿莫地喹联合用药的 3d 疗法可以迅速地清除疟原虫，消除发热症状，目前主要用于治疗儿童疟疾。

6）蒿甲醚 + 苯芴醇（lumefantrine）：蒿甲醚 + 苯芴醇已按最佳的配比制成复合制剂，称复方蒿甲醚（coartem）。2002 年，世界卫生组织批准为指定采购药物。2006 年，WHO 疟疾治疗指导文件推荐其为首选用药之一。

7）耐药性逆转治疗：恶性疟抗性虫株耐药的可能机制之一是原虫将氯喹泵出细胞外，降低氯喹对原虫的亲和力，从而逃逸药物的杀虫作用。

据研究发现，疟原虫的这种外泵能力可以被某些药物所阻断，从而将其对氯喹的耐药性逆转。这些药物包括赛庚啶、地昔帕明、维拉帕米等多种。在患者感染耐药虫株，又无其他有效抗疟药物可供选用时，选择其一与氯喹合用，可望打破耐氯喹株恶性疟虫株的耐药性。其中，抗 5-HT 药物赛庚啶的不良反应小，可以考虑试与氯喹联合使用。

娄勒疟疾对氯喹及伯氨奎治疗反应良好，因此采用这两种药物治疗有效。

（三）疟疾的抗复发治疗

目标是杀灭肝内红细胞前期的疟原虫，以防止复发。

1. 用于抗复发治疗的药物　常首选伯氨喹（primaquine），能杀灭红细胞前期疟原虫及配子体，故可防止复发及传播。每片 13.2mg（含基质 7.5mg）。若服用伯氨喹过量，或红细胞缺乏 G-6-PD 者，可发生溶血反应。为安全计，对有溶血性贫血过去史或家族史的疟疾患者，不应使用伯氨喹，可改用乙胺嘧啶。

乙胺嘧啶能杀灭成熟的配子体，抑制配子体在蚊体内的发育，阻断疟疾传播。主要用于抗复发治疗、某些有耐药性的恶性疟疾，及健康人预防疟疾。每片 25mg（含基质 6.25mg）。

2. 抗复发治疗的方案　此类方案颇多，可根据具体情况及服药者的依从性等因素选用，例如：

（1）氯喹 + 伯氨喹 8d 疗法。每日伯氨喹 3 片，连服 8d；并且，在首日同时顿服氯喹 4 片。

（2）氯喹 + 伯氨喹 4d 疗法。每日伯氨喹 4 片，连服 4d；并且，在首日同时顿服氯喹 4 片。

（3）乙胺嘧啶 + 伯氨喹 8d 疗法。每日口服伯氨喹 3 片，连服 8d；并且，在第 1、2 天，每日服乙胺嘧啶 8 片。

（4）乙胺嘧啶 + 伯氨奎 4d 疗法。每日口服伯氨奎 4 片，连服 4d；并且，在第 1、2 天，每日服乙胺嘧啶 8 片。

上述方案中的儿童剂量酌减，1 岁以下婴儿忌用。

（四）疟疾凶险发作的抢救

已发生脑、肺、肝、肾等严重损害，或超高热等严重症状时，应积极抢救。此外，恶性疟疾患者（尤其患者属于新来疫区人员），疟原虫数超过 100×10^9，或受染红细胞达 10% 左右时，均应按疟疾凶险发作的治疗方案进行处理。抢救凶险发作的关键，是使用高效抗疟药，并尽快使药物进入全身发挥抗疟治疗作用。

1. 蒿甲醚注射液　每次肌内注射 160mg，第 1 天 2 次，以后每天 1 次，疗程 3d。

2. 咯萘啶注射液　3~6mg/kg，加 5% 葡萄糖溶液或生理盐水 250~500mL 静脉滴注；或分 2~3 次肌内注射，疗程 2~3d。

3. 氯喹注射液　静脉滴注 3d，每日剂量各为 1.5、0.5、0.5g，三日总剂量为 2.5g（基质 1.5g）。用前均应稀释为 1mg/mL。儿童应按 2.5mg/kg 计算剂量。

4. 二盐酸奎宁注射液　1.5g/d，静脉滴注 3d，首日剂量要在入院后 12h 内输入。儿童应按 40~50mg/kg 计算。用前须稀释为 1~1.5mg/mL，滴速不宜过快。静脉滴注过程中应注意血压监测和心脏听诊，避免血压骤降、心脏传导阻滞等偶发意外。二盐酸奎宁不宜静脉推注或肌内注射。在昏迷患者清醒后，应尽早改为口服。

（五）对症支持和处理并发症

在抗疟治疗的同时，还应加强发作期的对症处理。发作期间及发热后 24h 内，应卧床休息。发冷期间应注意保暖，而高热时可予物理降温，酌予解热药，多饮水。注意水盐代谢平衡，可适当静脉补液。饮食易于消化并富于营养，以有助于改善患者的贫血状况。

在凶险发作中的病理生理环节中，弥散性血管内凝血占有重要的地位，故病程中应经常做血小板计数等有关检查。若发现血小板计数明显下降，红细胞形态异常，或有纤维蛋白降解产物出现时，均应立即开始抗凝治疗或补充凝血因子。6% 低分子右旋糖酐可以改善微循环，降低血液黏度，改善血液流变学指标，疏离凝聚的红细胞和血小板，有助于阻断恶性疟凶险发作的病理生理过程。按每次 10mL/kg 计算剂量，静脉滴注，每日可用 1~2 次。

另一方面，还应重视对患者的护理，尤其是凶险发作患者，更应加强观察，及时处理各种并发症：

1. 高热惊厥　采取物理降温，氯丙嗪、地西泮等肌内注射或静脉滴入。或在抗疟治疗的同时短暂加用地塞米松，可减轻发热反应等中毒症状。

2. 脑水肿　应限制钠盐摄入，采用甘露醇、山梨醇等脱水药，每次 1~2g/kg，20~30min 注完，视病情 4~6h 重复 1 次；也可使用地塞米松。有抽搐时给予抗痉药。呼吸衰竭应给氧，保持呼吸道通畅；必要时加用洛贝林、尼可刹米等呼吸兴奋药。

3. 黑尿热　鉴于奎宁及伯氨喹等抗疟药往往是诱发黑尿热的原因，必须立即禁止对该患者使用此类药物。倘若患者血中仍有疟原虫，则应改用氯喹、哌喹或青蒿素等治疗。同时采取下列措施抗溶血和保护肾：每日用地塞米松或氢化可的松静脉滴入，以控制溶血；并且给予利尿及尿液碱化药，可静脉输注碱性药液或口服，以防止血红蛋白结晶导致肾小管梗阻损伤。已发生肾衰竭者应给予肾脏透析。患者应卧床休息至急性症状缓解后 10d，以防止发生心力衰竭。

4. 其他　休克者按感染性休克处理，给予以阿托品类药物为主的治疗，以改善微循环。若出现肺水肿、心力衰竭、肾衰竭等，均应及早采取相应措施。

九、疟疾的预防

在疟区以防蚊灭蚊、服药预防为重点，针对疟疾流行的以下 3 个基本环节，采取综合性的防治措施。

（一）控制传染源

1. 及早发现并根治患者　来自高疟区的人员应进行体检，对查出的带虫者，应及时彻底治疗。对于 1~2 年有疟疾史者，应给予休止期根治疗法，可在上述的抗复发治疗方案中选择一种。

2. 治疗带疟原虫者　可让疟疾暴发区或新感染地区的全体居民（1岁以下婴儿除外）按上述方案统一服药，其目的是对带虫者可根治，对一般未感染者可达到预防保护。有的地方采用将氯喹、乙胺嘧啶掺入食盐供疫区居民烹调食用的做法，难以控制药物的摄入量，也未能区别药物摄入的对象，不宜提倡。

（二）切断传播途径

以灭蚊防蚊为重点。消灭幼蚊滋生场所，例如，倒除缸罐积水、填平坑凼等；农村稻田可考虑采用间歇灌溉。在有蚊季节应使用蚊帐，户外活动时使用防蚊制剂涂布暴露部位的皮肤。房内喷撒杀蚊剂如DDT及其他杀蚊剂（菊酯类）。

（三）保护易感人群

1. 药物预防　新进入高疟区的人群，应及时选择下列药物进行预防。服药时间应自进入流行区前2周开始，并持续到离开流行区后6~8周。其间至少每3个月调换药物1次，以防止产生耐药性。

（1）防疟片二号：每片含磺胺多辛250mg及乙胺嘧啶17.5mg。初服每日2片，晚间服，连服2d。以后每10~15d服1次，每次2片。连续服药不宜超过3个月。

少数人有不良反应发生，包括头晕、食欲下降、恶心呕吐、白细胞减少及药物疹等。肝病、肾病、严重贫血、孕妇、及对磺胺过敏者忌用。

（2）防疟片三号：每片含哌喹250mg（基质）及磺胺多辛50mg。每次顿服4片，或4片分2d服，每月使用1次，可连续服用3~4个月。一般以睡前服为宜。

其不良反应为面麻、头晕、思睡、恶心呕吐等，均较轻，持续时间也短。禁忌证同防疟片二号。也可将防疟片三号用于治疗现症患者，成人首次服4片，3~12h再服2片。

（3）其他：哌喹或哌喹基质0.6g，每20~30d服1次；或乙胺嘧啶50mg，每2周1次；或磷酸氯喹基质0.3g，每2周1次。

2. 疟疾疫苗　疟疾疫苗：疟疾疫苗的研究在最近的30年中取得了明显的成果。已研制出了一系列针对疟原虫生活史各期的候选疫苗。疟疾疫苗可分为子孢子疫苗（抗感染疫苗）、肝期疫苗（抗红细胞外期疫苗）、无性血液期疫苗（抗红细胞内期疫苗和抗裂殖子疫苗）和有性期疫苗（传播阻断疫苗）等。

由于疟原虫抗原虫期多且抗原成分复杂，因此单一抗原成分的疫苗免疫效果较差。多虫期多抗原复合疫苗是目前研究的重点，其中有些已取得令人鼓舞的结果，如利用疟原虫CS段重复序列的B细胞表位和非重复区的辅助T细胞表位组成的多抗原系统（MASP）免疫动物后能产生较高的保护性免疫力，但离实际应用还有一段距离。

十、预后

疟疾只要诊断和治疗及时，总体预后良好，但治疗过晚、凶险发作型、恶性疟疾及耐药疟疾治疗效果差，病死率高，尤其是脑型疟疾病死率最高。治疗过程中应及时发现黑尿热等并发症并及时正确处理可减少死亡。在流行区，疟疾总的病死率为10%左右，严重疟疾病死率超过20%。

预后差的因素有：年龄<3岁、有抽搐、视神经盘水肿、缺乏角膜反射、深昏迷、去脑或去皮质状态、器官功能不全的表现、酸中毒、呼吸窘迫、循环衰竭。耐药疟疾及恶性疟疾感染治疗效果差。未治疗的恶性疟疾病死率接近100%，治疗后的严重疟疾病死率为10%~40%。

（孙　焱）

第五节　霍乱

霍乱（cholera）是由霍乱弧菌所引起的烈性肠道传染病，以剧烈的腹泻和呕吐、脱水、肌肉痉挛、周围循环衰竭为主要临床表现，诊治不及时易致死亡。本病主要经水传播，具有发病急、传播迅速、发病率高、常在数小时内可致人死亡等特点，对人类生命健康形成很大威胁。在我国，霍乱属于甲类传染病。本病广泛流行于亚洲、非洲、拉丁美洲地区，属国际检疫传染病。

一、病原学

（一）分类

霍乱弧菌（Vibrio cholera）为霍乱的病原体，WHO 腹泻控制中心根据弧菌的生化性状，O 抗原的特异性，将霍乱弧菌分成 139 个血清群，其中仅 O1 与 O139 可引起霍乱流行。

1. O1 群霍乱弧菌　包括古典生物型霍乱弧菌和埃尔托生物型霍乱弧菌。前者是 1883 年第五次霍乱世界大流行期间德国细菌学家郭霍在埃及首先发现的；后者为 1905 从埃及西奈半岛埃尔托检疫站所发现。本群霍乱弧菌是霍乱的主要致病菌。

2. 非 O1 群霍乱弧菌　生化反应与 O1 群霍乱弧菌相似，鞭毛抗原与 O1 群相同，而菌体 O 抗原则不同，不被 O1 群霍乱弧菌多价血清所凝集，又称为不凝集弧菌（non‑agglutinating vibrio，NAG vibrio）。

3. 不典型 O1 群霍乱弧菌　本群霍乱弧菌可被多价 O1 群血清所凝集，但本群弧菌在体内外均不产生肠毒素，因此没有致病性，多由自然水源或井水中分离到。

4. O139 群霍乱弧菌　既不同于 O1 群霍乱弧菌，也不同于非 O1 群霍乱弧菌的 137 个血清群，而是一个新的血清群，于 1992 年 12 月 22 日首先在孟加拉分离到，所以又称 Bengal 型。

（二）形态学

O1 群霍乱弧菌是革兰染色阴性，呈弧形或逗点状杆菌，大小约（1.5~2.2）μm ×（0.3~0.4）μm，无芽孢、无夹膜，菌体尾端有一鞭毛，运动极为活泼，在暗视野悬滴镜检观察，如同夜空中的流星。患者粪便直接涂片可见弧菌纵列呈"鱼群"样。O139 霍乱弧菌为革兰阴性弧菌，不具备非 O1 群霍乱弧菌 137 个血清型的典型特征，该菌长 2~3μm，宽约 0.5μm，有夹膜，菌体末端有一根鞭毛，呈穿梭样运动。

（三）培养特性

霍乱弧菌在普通培养基中生长良好，属兼性厌氧菌。在碱性环境中生长繁殖快，一般增菌培养常用 pH8.4~8.6 的 1% 碱性蛋白胨水，可以抑制其他细菌生长。O139 霍乱弧菌能在无氯化钠或 30g/L 氯化钠蛋白胨水中生长，而不能在 80g/L 浓度下生长。

（四）生化反应

O1 群霍乱弧菌和非典型 O1 群霍乱弧菌均能发酵蔗糖和甘露糖，不发酵阿拉伯糖。非 O1 群霍乱弧菌对蔗糖和甘露糖发酵情况各不相同。此外埃尔托生物型能分解葡萄糖产生乙酸甲基甲醇（即 VP 试验）。O139 型能发酵葡萄糖、麦芽糖、蔗糖和甘露糖，产酸不产气，不发酵肌醇和阿拉伯糖。

（五）抗原结构

霍乱弧菌有耐热的菌体（O）抗原和不耐热的鞭毛（H）抗原。H 抗原为霍乱弧菌属所共有；O 抗原特异性高，有群特异性和型特异性两种抗原，是霍乱弧菌分群和分型的基础。群的特异性抗原可达 100 余种。O1 群弧菌型的特异性抗原有 A、B、C 三种，其中 A 抗原为 O1 群弧菌所共有，A 抗原与 B 或（和 C）抗原相结合则可分为三型。小川型（异型，Ogawa）含 AB 抗原；稻叶型（原型，Inaba）含 AC 抗原；彦岛型（中间型，Hikojima）含 ABC 三种抗原。霍乱弧菌所含的 BC 抗原，可以因弧菌的变异而互相转化，如小川型和稻叶型之间可以互相转化。O139 霍乱弧菌与 O1 群霍乱弧菌的多价诊断血清不发生交叉凝集，与 O1 群霍乱弧菌特异性的 A、B 及 C 因子单克隆抗体也不发生反应。

霍乱弧菌能产生肠毒素、神经氨酸酶、血凝素，菌体裂解后能释放出内毒素等。其中霍乱肠毒素（cholera toxin，CT）在古典型、埃尔托生物型和 O139 型霍乱弧菌均能产生，且互相之间很难区别。

霍乱肠毒素是一种不耐热的毒素，56℃分钟即被破坏。在弧菌的生长对数期合成并释放于菌体外。O1 群霍乱弧菌和非 O1 群霍乱弧菌肠毒素的抗原特性大致相同。霍乱肠毒素是由一个 A 和五个 B 两个亚单位以非共价结合构成的活性蛋白。A 亚单位为毒性亚单位，分子量为 27.2kD。A 亚单位由 A1 和 A2 两条肽链组成，依靠二硫键相结合。A1 具有酶活性，A2 与 B 亚单位结合。B 亚单位为结合单位，能识别肠黏膜细胞上的特异性受体，其分子量为 11.6kD，由 103 个氨基酸组成。肠毒素具有免疫原性，经甲醛处理后所获得的无毒性霍乱肠毒素称为类霍乱原（choleragenoid），免疫人体后其所产生的抗体，能对抗霍乱肠毒素的攻击。

霍乱弧菌体有菌毛结构，古典型有 A、B、C 三种菌毛，埃尔托生物型仅产生 B 型及 C 型菌毛。A 型菌毛的表达与霍乱肠毒素同时受 TOXR 基因调节，称为毒素协同菌毛（toxin coregulated pilus A，TC-PA）。

（六）抵抗力

霍乱弧菌对干燥、加热和消毒剂均敏感。一般煮沸 1~2 分钟，可杀灭。0.2%~0.5% 的过氧乙酸溶液可立即杀死。正常胃酸中仅能存活 5 分钟。但在自然环境中存活时间较长，如在江、河、井或海水中埃尔托生物型霍乱弧菌能生存 1~3 周，在鱼、虾和介壳类食物中可存活 1~2 周。O139 霍乱弧菌在水中存活时间较 O1 群霍乱弧菌长。

二、流行病学

（一）传染源

患者和带菌者是霍乱的传染源。严重吐泻者可排出大量细菌，极易污染周围环境，是重要的传染源。轻型和隐性感染者由于发病的隐蔽性，在疾病传播上起着更重要作用。

（二）传播途径

霍乱是肠道传染病，患者及带菌者的粪便和排泄物污染水源和食物后可引起传播。其次，日常的生活接触和苍蝇亦起传播作用。近年来发现埃尔托生物型霍乱弧菌和 O139 霍乱弧菌均能通过污染鱼、虾等水产品引起传播。

（三）人群易感性

人群对霍乱弧菌普遍易感，本病隐性感染较多，而有临床症状的显性感染则较少。病后可获一定免疫力。能产生抗菌抗体和抗肠毒素抗体，但亦有再感染的报告。霍乱地方性流行区人群或对 O1 群霍乱弧菌有免疫力者，却不能免受 O139 的感染。

（四）流行特征

1. 地方性与外来性　霍乱主要在东南亚地区经常流行，历次大流行均由以上地区传播。我国发生的霍乱系从国外输入，属外来传染病。流行地区以沿海一带，如广东、广西、浙江、江苏、上海等省市为多。O139 型菌株引起的霍乱无家庭聚集性，发病以成人为主（可达74%），男病例多于女病例。

2. 传播方式　主要经水和食物传播。一般先发生于沿海港口、江河沿岸及水网地区，再经水陆交通传播。通过航空作远距离传播也是迅速蔓延的重要原因。

3. 季节性　霍乱为热带地区传染病，全年均可发病，但在各流行地区仍有一定的季节性，主要视气温和湿度是否适合于霍乱弧菌生长。在我国霍乱流行季节为夏秋季，以 7~10 月为多。

三、发病机制与病理改变

（一）发病机制

霍乱弧菌经口进入消化道，若胃酸正常且不被稀释，则可杀灭一定数量的霍乱弧菌而不发病。但若胃酸分泌减少或被稀释，或者食入大量霍乱弧菌，弧菌经胃到达小肠，通过鞭毛运动，以及弧菌产生的蛋白酶作用，穿过肠黏膜上的黏液层，在毒素协同菌毛（TCPA）和霍乱弧菌血凝素的作用下，黏附于小肠上段肠黏膜上皮细胞刷状缘上，并不侵入肠黏膜下层。在小肠碱性环境中霍乱弧菌大量繁殖，并产生霍乱肠毒素［即霍乱原（choleragen）］。

霍乱肠毒素的作用方式如下：①肠毒素到达黏膜后，B 亚单位能识别肠黏膜上皮细胞上的神经节苷脂（ganglioside）受体并与之结合；②肠毒素 A 亚单位进入肠黏膜细胞内，A1 亚单位含有二磷酸腺苷（ADP）－核糖转移酶活性，能从烟酰胺腺嘌呤二核苷酸（NAD）中转移二磷酸腺苷（ADP）－核糖至具有控制腺苷环化酶活性的三磷酸鸟嘌呤核苷调节酶中（GTP 酶或称 G 蛋白）并与之结合，从而使 GTP 酶活性受抑制，导致腺苷环化酶持续活化；③腺苷环化酶使三磷酸腺苷（ATP）不断转变为环磷酸腺苷（cAMP）。当细胞内 cAMP 浓度升高时，则刺激肠黏膜隐窝细胞过度分泌水、氯化物及碳酸盐，同时抑制绒毛细胞对钠和氯离子的吸收，使水和 NaCl 等在肠腔积累，因而引起严重水样腹泻。

霍乱肠毒素还能促使肠黏膜杯状细胞分泌黏液增多，使腹泻水样便中含大量黏液。此外腹泻导致的失水，使胆汁分泌减少，且肠液中含有大量水、电解质和黏液，所以吐泻物呈"米泔水"样。除肠毒素外，内毒素及霍乱弧菌产生溶血素、酶类及其他代谢产物，亦有一定的致病作用。

（二）病理生理

霍乱的主要病理生理改变为水和电解质紊乱、代谢性酸中毒、循环衰竭和急性肾衰竭。患者由于剧烈的呕吐与腹泻，体内水和电解质大量丧失，导致脱水和电解质紊乱。在严重脱水患者，由于血容量明显减少，可出现循环衰竭，进一步引起急性肾衰竭；由于腹泻丢失大量碳酸氢根可导致代谢性酸中毒；而循环衰竭，组织缺氧进行无氧代谢，乳酸产生过多，同时伴发急性肾衰竭，不能排泄代谢的酸性物质，均可促使酸中毒进一步加重。

（三）病理解剖

霍乱患者的死亡原因为循环衰竭和尿毒症，其主要病理变化为严重脱水，脏器实质性损害不重。皮肤苍白、干瘪、无弹性，皮下组织和肌肉脱水，心、肝、脾等脏器因脱水而缩小色暗无光泽。肠黏膜轻度发炎、松弛，一般无黏膜上皮脱落，亦无溃疡形成，偶见出血。小肠明显水肿，色苍白黯淡，黏膜面粗糙，活检镜下仅见轻微的非特异性炎症。肾脏无炎性改变，肾小球和肾间质毛细血管可见扩张，肾小管可有混浊变性和坏死。

四、临床表现

三种生物型弧菌所致霍乱的临床表现基本相同，古典生物型和 O139 型霍乱弧菌引起的疾病，症状较严重，埃尔托生物型霍乱弧菌引起的症状轻者较多，无症状的病原携带者亦较多。本病潜伏期，短者数小时，长者 7 天，一般为 1～3 天；典型患者多发病急，少数患者发病前 1～2 天可有头昏、乏力或轻度腹泻等前驱症状。

（一）病程

典型病例的病程可分为三期。

1. 吐泻期　绝大多数患者以剧烈的腹泻、呕吐开始。一般不发热，仅少数有低热。

（1）腹泻：腹泻是发病的第一个症状，不伴有里急后重感，多数不伴腹痛，少数患者因腹直肌痉挛而引起腹痛。大便初为泥浆样或水样，尚有粪质，以后迅速变为"米泔水"样大便或无色透明水样，无粪臭，微有淡甜或鱼鲜味，含有大量黏液。少数患者可排出血便，以埃尔托霍乱弧菌引起者多见。腹泻次数由每日数次至数十次不等，重者则大便失禁。腹泻量在严重患者甚至每次可达到 1 000。

（2）呕吐：呕吐一般发生在腹泻之后，但也有先于或与腹泻同时发生。呕吐不伴恶心，多呈喷射性和连续性。呕吐物初为胃内食物，继而为清水样，严重者为"米泔水"呕吐物。呕吐一般持续 1～2 天。

2. 脱水期　由于剧烈的呕吐与腹泻，使体内大量水分和电解质丧失，因而出现脱水，电解质紊乱和代谢性酸中毒。严重者出现循环衰竭。本期病程长短，主要决定于治疗是否及时和正确，一般为数小时至 2~3 天。

（1）脱水：可分轻、中、重三度。轻度脱水，可见皮肤黏膜稍干燥，皮肤弹性略差，一般约失水 1 000mL，儿童 70~80mL/kg。中度脱水，可见皮肤弹性差，眼窝凹陷，声音轻度嘶哑，血压下降和尿量减少，约丧失水分 3 000~3 500mL，儿童约 80~100mL/kg。重度脱水，则出现皮肤干皱，没有弹性，声音嘶哑，并可见眼眶下降，两颊深凹，神志淡漠或不清的"霍乱面容"。重度脱水患者约脱水 4 000mL，儿童 100~120mL/kg。

（2）循环衰竭：是严重失水所致的失水性休克。出现四肢厥冷，脉搏细速，甚至不能触及，血压下降或不能测出。继而由于脑部供血不足，脑缺氧而出现神志意识障碍，开始为烦躁不安，继而呆滞、嗜睡甚至昏迷。出现循环衰竭，若不积极抢救，可危及生命。

（3）酸中毒：临床表现为呼吸增快，严重者除出现库斯莫尔（Kussmaul）深大呼吸外，可有神志意识障碍，如嗜睡、感觉迟钝甚至昏迷。

（4）肌肉痉挛：由于呕吐、腹泻使大量的钠盐丧失，严重的低血钠引起腓肠肌和腹直肌痉挛。临床表现为痉挛部位的疼痛和肌肉呈强直状态。

（5）低血钾：频繁的腹泻使钾盐大量丧失，血钾可显著降低。临床表现为肌张力减弱，膝反射减弱或消失，腹胀，亦可出现心律失常。心电图示 QT 延长，T 波平坦或倒置和出现 U 波。

3. 恢复期或反应期　腹泻停止，脱水纠正后多数患者症状消失，尿量增加，体力逐步恢复。但亦有少数病例由于血液循环的改善，残留于肠腔的内毒素被吸收进入血流，可引起轻重不一的发热。一般体温可达 38~39℃，持续 1~3 天后自行消退。

（二）临床类型

根据失水程度、血压和尿量情况，可分为轻、中、重三型。

1. 轻型　起病缓慢，腹泻每日不超出 10 次，为稀便或稀水样便，一般不伴呕吐，持续腹泻 3~5 天后恢复。无明显脱水表现。

2. 中型（典型）　有典型的腹泻和呕吐症状，腹泻每日达 10~20 次，为水样或"米泔水"样便，量多，因而有明显失水体征。表现为血压下降，收缩压 70~90mmHg，尿量减少，24 小时尿量 500mL 以下。

3. 重型　患者除有典型腹泻和呕吐症状外，存在严重失水，因而出现循环衰竭。表现为脉搏细速或不能触及，血压明显下降，收缩压低于 70mmHg 或不能测出，24 小时尿量 50mL 以下。

除上述三种临床类型外，尚有一种罕见的暴发型或称中毒型，又称干性霍乱（cholera sicca）。本型起病急骤，尚未出现腹泻和呕吐症状，即迅速进入中毒性休克而死亡。

五、实验室检查

（一）一般检查

1. 血常规及生化检查　由于失水可引起血液浓缩，红细胞计数升高，血红蛋白和血细胞比容增高。白细胞可达 10×10^9/L 以上。分类计数中性粒细胞和单核细胞增多。严重脱水患者可有血清钠、钾、氯均可见降低，尿素氮、肌酐升高，而 HCO_3^- 下降。

2. 尿常规　可有少量蛋白，镜检有少许红、白细胞和管型。

3. 大便常规　可见黏液和少许红、白细胞。

（二）血清免疫学检查

霍乱弧菌的感染者，能产生抗菌抗体和抗肠毒素抗体。抗菌抗体中的抗凝集抗体，一般在发病第 5 天出现，病程 8~11 天达高峰。血清免疫学检查主要用于流行病学的追溯诊断和粪便培养阴性可疑患者的诊断。若抗凝集素抗体双份血清滴度 4 倍以上升高，有诊断意义。

（三）病原学检查

1. 粪便涂片染色　取粪便或早期培养物涂片行革兰染色镜检，可见革兰阴性稍弯曲的弧菌，无芽孢无荚膜，而 O139 菌除可产生荚膜外，其他与 O1 菌相同。

2. 悬滴检查　将新鲜粪便做悬滴或暗视野显微镜检，可见运动活泼呈穿梭状的弧菌。

3. 制动试验　取急性期患者的水样粪便或碱性蛋白胨水增菌培养 6 小时左右的表层生长物，先做暗视野显微镜检，观察动力。如有穿梭样运动物时，则加入 O1 群多价血清一滴。若是 O1 群霍乱弧菌，由于抗原抗体作用，则凝集成块，弧菌运动即停止。如加 O1 群血清后，不能制止运动，应再用 O139 血清重做试验。

4. 增菌培养　所有怀疑霍乱患者的粪便，除做显微镜检外，均应做增菌培养。粪便留取应在使用抗菌药物之前。增菌培养基一般用 pH8.4 的碱性蛋白胨水，36～37℃培养 6～8 小时后表面能形成菌膜。此时应进一步做分离培养，并进行动力观察和制动试验，这将有助于提高检出率和早期诊断。

5. 核酸检测　应用霍乱毒素基因的 DNA 探针做菌落杂交，能迅速鉴定出产霍乱毒素的霍乱弧菌，但不能鉴别霍乱弧菌的古典生物型、埃托尔生物型和 O139 生物型。应用 PCR 技术来快速诊断霍乱也得到应用。其中通过识别 PCR 产物中的霍乱弧菌毒素基因亚单位 CTxA 和毒素协同菌毛基因 TcpA 来区别霍乱弧菌和非霍乱弧菌。然后根据 TcpA 基因的不同 DNA 序列来区别古典生物型、埃托尔生物型和 O139 生物型霍乱弧菌。4 小时以内可出结果，能检测出碱性蛋白胨水中 10 条以下的弧菌。具有快速、特异、敏感的优点。

6. ELISA　用针对 O139 霍乱弧菌"O"抗原的单克隆抗体，用 dot - ELISA 直接检测直肠拭子标本中的抗原，呈现出极高的敏感性和特异性。

六、并发症

（一）急性肾衰竭

发病初期由于剧烈呕吐、腹泻导致脱水，出现少尿，此为肾前性少尿，经及时补液尿量能迅速增加而不发生肾衰竭。若补液不及时脱水加重引起休克，由于肾脏供血不足，可引起肾小管缺血性坏死，出现少尿、无尿和氮质血症。

（二）急性肺水肿

由于本病脱水严重往往需要快速补液，若不注意同时纠正酸中毒，则往往容易发生肺水肿。这是代谢性酸中毒导致肺循环高压之故。

七、诊断

霍乱流行地区，在流行季节，任何有腹泻和呕吐的患者，均应考虑霍乱可能，因此均需做排除霍乱的粪便细菌学检查。凡有典型症状者，应先按霍乱处理。

（一）诊断标准

具有下列之一者，可诊断为霍乱：

（1）有腹泻症状，粪便培养霍乱弧菌阳性。

（2）霍乱流行期间，在疫区内有典型的腹泻和呕吐症状，迅速出现严重脱水，循环衰竭和肌肉痉挛者。虽然粪便培养未发现霍乱弧菌，但并无其他原因可查者。如有条件可做双份血清凝集素试验，滴度 4 倍上升者可诊断。

（3）疫源检索中发现粪便培养阳性前 5 天内有腹泻症状者，可诊断为轻型霍乱。

（二）疑似诊断

具有以下之一者：

（1）具有典型霍乱症状的首发病例，病原学检查尚未肯定前。

（2）霍乱流行期间与霍乱患者有明确接触史，并发生泻吐症状，而无其他原因可查者。

疑似患者应进行隔离、消毒，作疑似霍乱的疫情报告，并每日做大便培养，若连续二次大便培养阴性，可作否定诊断，并作疫情订正报告。

八、鉴别诊断

（一）急性细菌性胃肠炎

包括副溶血弧菌、金黄色葡萄球菌、变形杆菌、蜡样芽孢杆菌、致病性和产肠毒素性大肠杆菌等引起。由于细菌和食物中产生肠毒素，人进食后即发病。本病起病急骤，同食者常集体发病。且往往是先吐后泻，排便前有阵发性腹痛。粪便常为黄色水样便或偶带脓血。

（二）病毒性胃肠炎

常由人轮状病毒、诺如病毒等引起。患者一般有发热，除腹泻、呕吐外可伴有腹痛、头痛和肌痛，少数有上呼吸道症状。大便为黄色水样便，粪便中能检出病毒抗原。

（三）急性细菌性痢疾

典型患者有发热、腹痛、里急后重和脓血便，易与霍乱鉴别。

轻型患者仅腹泻黏液稀液，需与轻型霍乱鉴别，主要依靠粪便细菌学检查。

九、治疗

治疗原则：严格隔离，及时补液，辅以抗菌和对症治疗。严格隔离患者应按甲类传染病进行严格隔离。及时上报疫情。确诊患者和疑似病例应分别隔离，患者排泄物应彻底消毒。患者症状消失后，隔日粪便培养一次，连续两次粪便培养阴性方可解除隔离。

（一）补液疗法

1. 静脉输液　及时补充液体和电解质是治疗本病的关键。治疗开始时以生理盐水作快速静脉滴注，当血压回升后可考虑选择以下液体。

（1）541液：即每升溶液中含氯化钠5g，碳酸氢钠4g，氯化钾1g。此液的电解质浓度与大便丧失的电解质浓度相似，为等渗溶液，是目前治疗霍乱的首选液。若在此溶液1 000mL中加50%葡萄糖20mL，则为含糖541液，可防低血糖。可以按照0.9%氯化钠550mL，1.4%碳酸氢钠300mL，10%氯化钾10mL和10%葡萄糖140mL的比例配制。幼儿由于肾脏排钠功能较差，为避免高血钠，其比例改为每升液体含氯化钠2.65g，碳酸氢钠3.75g，氯化钾1g，葡萄糖10g。

（2）2∶1溶液：2份生理盐水，1份1.4%碳酸氢钠溶液，由于不含氯化钾，故应注意补充。

输液的量和速度：应根据失水程度而定。轻度失水患者以口服补液为主，如有呕吐不能口服者给予静脉补液3 000～4 000mL/d；中度失水补液4 000～8 000mL/d；重型脱水补液8 000～12 000mL/d。补液量也可以根据血浆比重计算，血浆比重每升高0.001（正常为1.025），成人补液量为每公斤体重4mL，婴儿、幼年儿童为每公斤体重10mL。输液总量的40%应于，15～30分钟内输完，余量于3～4小时内输完。补液不足和时间拖延可促使肾衰竭出现，补液过多过快易于发生肺水肿。因此，补液期间要密切观察病情变化，如皮肤黏膜的干燥程度、皮肤弹性、血压、脉搏、尿量、颈静脉充盈和肺部听诊情况，以避免肺水肿发生。

儿童患者的补液方法，轻型24小时内补液100～150mL/kg。中、重型患儿静脉补液各自为150～200mL/kg和200～250mL/kg，可用541溶液。若应用2∶1溶液（即2份生理盐水，1份1.4%碳酸氢钠溶液）则应注意补钾。儿童粪便中钠含量较成人为低，因此补液中的钠含量相应减少，以避免高血钠症的发生。儿童对低血钾比成人敏感，所以钾的补充应及时和足量。

2. 口服补液　霍乱肠毒素虽然抑制肠黏膜对氯化钠的吸收，但对葡萄糖的吸收能力并无改变，而且葡萄糖还能增进水和钠的吸收。因此对轻中型患者可以口服补液，重症患者在通过静脉补液病情改善后，也可改用口服补液。一般应用葡萄糖20g，氯化钠3.5g，碳酸氢钠2.5g，氯化钾1.5g加水1 000

mL。口服量可按成人 750mL／小时，小儿 15～20mL/kg。以后每 6 小时的口服量按前一个 6 小时吐泻量的 1.5 倍计算。

（二）抗菌治疗

应用抗菌药物控制病原菌后能缩短病程，减少腹泻次数和迅速从粪便中清除病原菌。但仅作为液体疗法的辅助治疗。近年来已发现四环素的耐药菌株，但对多西环素（doxycycline）仍敏感。目前常用药物：复方磺胺甲基异噁唑，每片含甲氧苄啶（TMP）80mg，磺胺甲基异噁唑（SMZ）400mg，成人每次 2 片，每天 2 次。小儿 30mg/kg，分 2 次口服。多西环素在成人 200mg，每天 2 次，小儿每日 6mg/kg，分 2 次口服。诺氟沙星（norfloxacin）成人每次 200mg，每日 3 次，或环丙沙星（ciprofloxacin）成人每次 250～500mg，每日 2 次口服。以上药物任选一种，连服 3 日。不能口服者可应用氨苄西林肌内或静脉注射。O139 菌对四环素、氨苄西林、氯霉素、红霉素、先锋 V 号、环丙沙星敏感，而对复方磺胺甲基异噁唑、链霉素、呋喃唑酮耐药。

（三）对症治疗

休克患者经补液后血容量基本恢复，但血压仍低者，可应用地塞米松 20～40mg 或氢化可的松 100～300mg，静脉滴注，并可加用血管活性药物静脉滴注。患者在输注 541 溶液的基础上尚需根据二氧化碳结合力（CO_2CP）情况，应用 5% 碳酸氢钠酌情纠酸。若出现心力衰竭、肺水肿，则应暂停或减慢输液速度，可应用强心药物，如毒毛旋花苷 K 0.25mg 或毛花苷 C 0.4mg，加入 25% 的葡萄糖中缓慢静脉注射。

十、预后

本病的预后与所感染霍乱弧菌生物型的不同。以及临床类型轻重、治疗是否及时和正确有关。此外，年老体弱或有并发症者预后差，治疗不及时者预后差。死亡原因主要是循环衰竭和急性肾衰竭。

十一、预防

（一）控制传染源

应用敏感的、特异的方法进行定期的流行病学调查。建立肠道门诊，以便及时发现患者和疑似患者。尤其当发现首例可疑病例时，应该做到"五早一就"，即早发现、早诊断、早隔离、早治疗、早报告和就地处理。对于高危人群如家庭密切接触者进行粪检和预防性服药。一般应用多西环素 200mg 顿服，次日口服 100mg，儿童每日 6mg/kg，连服 2 日。亦可应用诺氟沙星，每次 200mg，每日 3 次，连服 2 日。对疫源区要进行严格、彻底消毒，防止疫情扩散。加强和完善国境卫生检疫，严防霍乱从国外传入或国内传出。

（二）切断传播途径

加强饮水消毒，定期检测饮水余氯，确保用水安全。加强垃圾和污水的无害化处理。良好的卫生设施可以明显减少霍乱传播的危险性。对患者和带菌者的排泄物进行彻底消毒。加强对食品的卫生管理。此外，应消灭苍蝇等传播媒介。

（三）提高人群免疫力

以前使用全菌死疫苗和霍乱肠毒素的类毒素疫苗，由于其保护效率低，作用时间短，不能防止隐性感染和带菌者，目前已被停止使用。现国外应用基因工程技术制成并试用的有多种菌苗，现仍在扩大试用，其中包括：

1. B 亚单位－全菌体菌苗（BS－WC）　这是由灭活的霍乱弧菌全菌体细胞（WC）和纯化的霍乱肠毒素 B 亚单位（BS）组成的菌苗。此菌苗保护率为 65%～85%，对古典生物型霍乱弧菌的预防作用优于埃尔托生物型霍乱弧菌。此外，尚有一种重组 B 亚单位－全菌体菌苗（BS－rWC），也显示出同样的保护效率。

2. 减毒口服活菌苗　CVD103 - HgR 疫苗，为一重组的不含 CTX A 基因减毒活疫苗，此菌苗能明显对抗 O1 群古典生物型和埃尔托生物型霍乱弧菌的感染。Tacket 等报告，口服（3~5）×10^8 单一剂量 CVD103 - HgR 菌苗后，志愿者中获得 100% 的保护作用。一般认为保护作用至少持续 6 个月，但动物实验表明，此菌苗对 O139 型霍乱弧菌无保护作用。

（孙　焱）

第六节　肠阿米巴病

阿米巴病（amebiasis）是指对人体有致病力的溶组织阿米巴（entamoeba histolytica）侵入人体所引起的疾病。根据其临床表现及病变部位的不同可分为阿米巴肠病和肠外阿米巴病。阿米巴肠病（intestinal amebiasis），又称阿米巴痢疾（amebic dysentery），是由致病性溶组织阿米巴原虫侵入结肠壁后所致的以痢疾症状为主的消化道传染病。病变多在近端结肠和盲肠，易复发变为慢性。

一、病原学

溶组织阿米巴为人体唯一致病性阿米巴，生活史包括滋养体期和包囊期。生活史的基本过程是：包囊→滋养体→包囊。滋养体在体外抵抗力弱，易死亡。包囊对外界抵抗力强。

（一）滋养体

滋养体直径 20~40μm，运动较为缓慢，形态多变。其胞质分内外两层，内外质分明，由外质伸出的伪足呈宽指状，定向移动。大滋养体寄生在肠壁及其他器官组织中，可吞噬组织和红细胞，故又称组织型滋养体；小滋养体寄生于肠腔中，以宿主肠液、细菌、真菌为食，不吞噬红细胞，亦称肠腔型滋养体；当宿主健康状况下降，则分泌溶组织酶，加之自身运动而侵入肠黏膜下层，变成大滋养体；当肠腔条件改变，不利于其活动时，变为包囊前期，再变成包囊。滋养体在传播上无重要意义。

（二）包囊

多见于隐性感染者及慢性患者粪便中，呈圆形，5~20μm 大小，成熟包囊具有 4 个核，是溶组织阿米巴的感染型，具有传染性。包囊对外界抵抗力较强，于粪便中存活至少 2 周，水中 5 周，冰箱中 2 个月，对化学消毒剂抵抗力较强，能耐受 0.2% 高锰酸钾数日，普通饮水消毒的氯浓度对其无杀灭作用，但对热（50℃）和干燥很敏感。

溶组织阿米巴的培养需有细菌存在，呈共生现象。目前无共生培养已获成功，为纯抗原制备及深入研究溶组织阿米巴提供了条件。

二、流行病学

慢性患者、恢复期患者及无症状包囊携带者是本病主要传染源。通过污染的水源、蔬菜、瓜果、食物等消化道传播，亦可通过污染的手、用品、苍蝇、蟑螂等间接经口传播。人群普通易感，感染后不产生免疫力，故易再感染。本病遍及全球，多见于热带与亚热带。我国多见于北方。发病率农村高于城市，男性高于女性，成人多于儿童，大多为散发，偶因水源污染等因素而暴发流行。

（一）传染源

慢性患者、恢复期患者及无症状包囊携带者为本病的传染源。急性患者，当其粪便中仅排出滋养体时，不是传染源。

（二）传播途径

一般认为阿米巴包囊污染食物和水，经口传染是主要传播途径，水源污染可引起暴发性流行，生食包囊污染的瓜果蔬菜亦可致病，苍蝇、蟑螂也可起传播作用，男性同性恋中偶可由口-阴部接触受传染。

（三）流行特点

溶组织内阿米巴病分布广泛，在热带、亚热带及温带地区发病较多，少数不发达国家居民感染率可达50%。在世界范围内平均感染率约10%。新中国成立以来，各地阿米巴的感染率明显降低，其发病情况因时而异，以秋季为多，夏季次之，发病率男多于女，成年多于儿童，这可能与吞食含包囊的食物机会的多少或年龄免疫有关。

（四）人群易感性

人群普遍易感，性别无差异，婴儿与儿童发病机会相对较少。营养不良、免疫低下及接受免疫抑制剂治疗者，发病机会多。人群感染后抗体滴度虽高，但不具保护作用，故重复感染较多见。

三、发病机制与病理改变

肠阿米巴病是溶组织内阿米巴经口感染入侵结肠壁引起的疾病。4核包囊随大便污染的水或食物进入消化道，它能耐受胃酸的消化作用，顺利通过胃和小肠上段，至小肠下段经碱性消化液的作用脱囊，发育成4个小滋养体。在适合条件下小滋养体以二分裂方式增殖，并随粪便下行到结肠。当机体抵抗力下降，肠功能紊乱时，小滋养体进入肠壁黏膜，吞噬红细胞和组织细胞，转变为大滋养体，并大量分裂增殖，侵入肠黏膜，破坏组织形成小脓肿及潜形（烧杯状）溃疡，造成广泛组织破坏可深达肌层，大滋养体随坏死物质及血液由肠道排出，呈现痢疾样症状。在慢性病变中，黏膜上皮增生，溃疡底部形成肉芽组织，溃疡周围见纤维组织增生肥大。滋养体同时可以栓子形式流入肺、脑等，形成迁徙性脓肿。肠道滋养体亦可直接蔓延及周围组织，形成直肠阴道瘘或皮肤与黏膜溃疡等各种病变。个别病例可造成肠出血、肠穿孔或者并发腹膜炎、阑尾炎。

显微镜下可见组织坏死为其主要病变，淋巴细胞及少量中性粒细胞浸润。若细菌感染严重，可呈急性弥漫性炎症改变，更多炎细胞浸润及水肿、坏死改变。病损部位可见多个阿米巴滋养体，大多聚集在溃疡的边缘部位。

四、临床表现

潜伏期平均1~2周（4日至数月），临床表现有不同类型。

（一）无症状型（包囊携带者）

此型临床常不出现症状，多于粪检时发现阿米巴包囊。

（二）普通型

起病多缓慢，全身中毒症状轻，常无发热，腹痛轻微，腹泻，每日便次多在10次左右，量中等，带血和黏液，血与坏死组织混合均匀呈果酱样，具有腐败腥臭味，含滋养体与大量成堆红细胞，为其特征之一。病变部位低可有里急后重感。腹部压痛以右侧为主。以上症状可自行缓解。亦可因治疗不彻底而复发。

（三）轻型

见于体质较强者，症状轻微，每日排稀糊或稀水便3~5次，或腹泻与便秘交替出现，或无腹泻，仅感下腹不适或隐痛，粪便偶见黏液或少量血液，可查及包囊和滋养体。无并发症，预后佳。

（四）暴发型

极少见，可因感染严重，或并发肠道细菌感染以及体质虚弱，可呈暴发型。起病急骤，有明显中毒症状、恶寒、高热、谵妄、中毒性肠麻痹等。剧烈腹痛与里急后重，腹泻频繁，每日数十次，甚至失禁，粪呈血水、洗肉水或稀水样，颇似急性菌痢，但粪便奇臭，含大量活动阿米巴滋养体为其独有特征，腹部压痛明显。常因脱水致外周循环障碍，或伴意识障碍，甚至出现肠出血、肠穿孔、腹膜炎等并发症，预后差。

（五）慢性型

常因急性期治疗不当所致，腹泻与便秘交替出现，使临床症状反复发作，迁延2月以上或数年不愈。常因受凉、劳累、饮食不慎等而发作。患者常觉下腹部胀痛，久之乏力、贫血及营养不良。右下腹可及增厚结肠，轻度压痛；肝脏可肿大伴有压痛等。粪便内可混有脓血、滋养体，有时有包囊。

五、实验室检查

（一）病原学检查

1. 粪便检查

（1）活滋养体检查法：常用生理盐水直接涂片法检查活动的滋养体，急性痢疾患者的脓血便或阿米巴痢疾患者的稀便，要求容器干净，粪样新鲜，送检越快越好，寒冷季节还要注意运送和检查时的保温。检查时取一洁净的载玻片，滴加生理盐水1滴，再以竹签蘸取少量粪便，涂在生理盐水中，加盖玻片，然后置于显微镜下检查，典型的阿米巴痢疾粪便为酱红色黏液样，有特殊的腥臭味，镜检可见黏液中含较多粘集成团的红细胞和较少的白细胞，有时可见夏科－雷登氏结晶（Charcot－Leyden crystals）和活动的滋养体，这些特点可与细菌性痢疾的粪便相区别。

（2）包囊检查法：临床上常用碘液涂片法，该法简便易行，取一洁净的载玻片，滴加碘液1滴，再以竹签蘸取少量粪样，在碘液中涂成薄片加盖玻片，然后置于显微镜下检查，鉴别细胞核的特征和数目。

2. 阿米巴培养　已有多种改良的人工培养基，常用的如洛克氏液、鸡蛋、血清培养基、营养琼脂血清盐水培养基、琼脂蛋白胨双相培养基等，但技术操作复杂，需一定设备，且阿米巴人工培养在多数亚急性或慢性病例阳性率不高，故不宜作为阿米巴诊断的常规检查。

3. 组织检查　通过乙状结肠镜或纤维结肠镜直接观察黏膜溃疡，并做组织活检或刮拭物涂片，检出率最高。据报道乙状结肠、直肠有病变的病例约占有症状患者的2/3，因此，凡情况允许的可疑患者都应争取做结肠镜检，刮拭物涂片或取活组织检查。滋养体的取材必须在溃疡的边缘，钳取后以局部稍见出血为宜。脓腔穿刺液检查应取材于脓腔壁部，较易发现滋养体。

（二）免疫学检查

近年来国内外陆续报告了多种血清学诊断方法，其中以间接血凝（IHA）、间接荧光抗体（IFA）和酶联免疫吸附试验（ELISA）研究较多，但敏感性对各型病例不同。IHA的敏感度较高，对肠阿米巴病的阳性率达98%，肠外阿米巴病的阳性率达95%，而无症状的带虫者仅10%～40%；IFA敏感度稍逊于IHA；ELISA敏感性强，特异性高，有发展前途。补体结合试验对诊断肠外阿米巴亦有重要意义，其阳性率可达80%以上。其他如明胶弥散沉淀素试验、皮内试验等均有辅助诊断价值。近年来，已有报道应用敏感的免疫学技术在粪便及脓液中检测阿米巴特异性抗原获得成功，特别是抗阿米巴杂交瘤单克隆抗体的应用为免疫学技术探测宿主排泄物中病原物质提供了新的可靠的示踪剂。

（三）诊断性治疗

如临床上高度怀疑而经上述检查仍不能确诊时，可给予足量吐根碱注射或口服泛喹酮、甲硝唑等治疗，如效果明显，亦可初步作出诊断。

六、并发症

并发症分肠内、肠外两大类：

（一）肠内并发症

1. 肠穿孔　急性肠穿孔多发生于严重的阿米巴肠病患者，此系肠阿米巴病威胁生命最严重的并发症，穿孔可因肠壁病变使肠腔内容物进入腹腔形成局限性或弥散性腹膜炎，穿孔部位多见于盲肠、阑尾和升结肠，慢性穿孔先形成肠粘连，尔后常形成局部脓肿或穿入附近器官形成内瘘。

2. 肠出血　发生率少于 1%，一般可发生于阿米巴痢疾或肉芽肿患者，因溃疡侵及肠壁血管所致，大量出血常因溃疡深达黏膜下层侵袭大血管，或肉芽肿破坏所致。大量出血虽少见，但一旦发生，病情危急，常因出血而致休克，小量出血多由于浅表溃疡渗血所致。

3. 阑尾炎　因阿米巴肠病好发于盲肠部位，故累及阑尾的机会较多。结肠阿米巴病尸检中发现 6.2% ~40.9% 有阑尾炎，国内报告，累及阑尾者仅 0.9%，其症状与细菌性阑尾炎相似，亦有急、慢性等表现，但若有阿米巴痢疾病史并有明显右下腹压痛者，应考虑本病。

4. 阿米巴瘤　肠壁产生大量肉芽组织，形成可触及的肿块，多发生在盲肠，亦见于横结肠、直肠及肛门，常伴疼痛，极似肿瘤，不易与肠癌鉴别，瘤体增大时可引起肠梗阻。

5. 肠腔狭窄　慢性患者，肠道溃疡的纤维组织修复，可形成疤痕性狭窄，并出现腹部绞痛、呕吐、腹胀及梗阻症状。

6. 肛门周围阿米巴病　该病较少见，在临床上常误诊，当有皮肤损伤或肛裂、肛管炎及隐窝炎等病变时，阿米巴滋养体即可直接侵入皮肤内而引起肛门周围阿米巴病，有时病变可继发于挂线法治疗痔瘘之后，阿米巴滋养体偶可通过血行感染肛门周围组织，出现粟粒样大小棕色皮疹，其疹扁平隆起，边缘不清，最后形成溃疡或脓肿，破裂后排出脓液及分泌物，易被误诊为直肠肛管癌，基底细胞癌或皮肤结核等。

（二）肠外并发症

以肝脓肿最为多见，脓肿穿破可延及附近组织器官。经血路可直接累及脑、肺、睾丸、前列腺、卵巢等。

阿米巴肝脓肿可发生于本病全过程中，或者病后数周至数年。多以长期不规则发热起病，体温可达 39℃ 以上，以弛张热型多见，常伴右上腹或右下胸部疼痛，肝脏进行性肿大，压痛显著为主要临床表现。脓肿多数为单发，且多在肝右叶，其原因多与右叶大，占整个肝脏体积的 4/5，且肠道病变多在回盲部，该处大部血液循环经肠系膜上静脉流入肝右叶有关。肝脓肿若位于左叶，可在较短时间出现明显的局部症状与体征，但诊断较难。脓肿表浅可有局部压痛或其波动感，此时行肝穿刺见猪肝色、腥臭气味的脓汁，内含溶解坏死的肝细胞、红细胞、脂肪、夏科 - 雷登结晶等，滋养体不多见，可在脓腔壁中找到，但未发现过包囊。若并发细菌感染，则脓腔内为黄绿色或黄白色脓液。

慢性病例发热多不明显，可有消瘦、贫血、营养不良性水肿等。外周血常规表现为白细胞总数早期多增高，后期可降至正常。粪便检查原虫阳性率不高。此时十二指肠引流 C 管胆汁中可见滋养体。

肝功能检查，转氨酶大多正常，血清胆碱酯酶降低，碱性磷酸酶轻度升高。X 线检查可见右侧膈肌抬高、活动受限，局部隆起更是诊断意义。左叶脓肿时，钡餐检查可见胃小弯受压和胃体左移现象。B 型超声波、同位素肝脏扫描、CT 扫描、磁共振等检查均有助于诊断。

阿米巴肺脓肿多继发于肺脓肿，其主要症状与细菌性肺脓肿、支气管扩张相似。若并发支气管肺瘘时，可咳出大量咖啡色脓液。若并发胸膜炎时可有胸腔积液，如呈咖啡色有助于诊断。

阿米巴心包炎较少见，可由左叶阿米巴肝脓肿穿入心包而致。症状与细菌性心包炎相似，是本病最危险的并发症。

七、诊断

慢性腹泻或肠功能紊乱者，应疑及肠阿米巴病；典型的痢疾样黏液血便，中毒症状轻，有反复发作倾向，粪便镜检找到吞噬红细胞的溶组织内阿米巴滋养体，可确诊为肠阿米巴病；有典型症状但粪便未发现病原体时，可借助血清学检查或在谨慎观察下应用特效、窄谱杀阿米巴药，如有效可作出临床诊断。

（一）临床表现

起病缓慢，症状较轻，腹泻次数少，暗红色果酱样粪便等应考虑本病。

（二）粪便检查

显微镜下检出溶组织阿米巴为确诊重要依据。血性黏液稀便易找到滋养体，粪质部分易找到包囊。

（三）乙状结肠镜或纤维肠镜检查

直接观察乙状结肠或降结肠等处，可见大小不等的散在溃疡、溃疡间黏膜大多正常，并可自溃疡处刮取标本镜检，有助于发现组织型滋养体，对粪检阴性、临床不能确诊的患者很有诊断价值。

（四）X 线钡剂灌肠检查

可发现阿米巴瘤患者肠道有充盈缺损，其边缘不规则僵直，局部黏膜紊乱。

（五）血清学检查

可用阿米巴纯抗原检测特异性抗体，当体内有侵袭性病变时方形成抗体，包囊携带者抗体检测为阴性。常用间接血凝、ELISA、间接荧光抗体、对流免疫电泳、琼脂扩散沉淀试验等。

八、鉴别诊断

本病以慢性腹泻为主要症状时应与细菌性痢疾等侵袭性肠道细菌感染、血吸虫病、小袋虫病、旋毛虫病、慢性非特异性溃疡性结肠炎等鉴别；以非痢疾症状为主要表现时需注意与肠结核、结肠癌、克罗恩病等鉴别。

（一）血吸虫病

有疫水接触史，起病较缓，间歇性腹泻，肝脾大，血嗜酸性粒细胞增高，粪便或肠黏膜活检找到虫卵、大便孵化阳性、血中查获虫卵可溶性抗原可确诊。

（二）肠结核

大多有原发结核病灶存在，患者有消耗性发热、盗汗、营养障碍，粪便多呈黄色稀糊状，带黏液而少脓血，腹泻与便秘交替出现。胃肠道 X 线检查有助于诊断。

（三）结肠癌

患者常年龄较大。左侧结肠癌者常伴有排便习惯改变，粪便变细含血液，有渐进性腹胀。右侧结肠癌常表现为进行性贫血、消瘦、不规则发热等，有排便不畅感，粪便多呈糊状，除隐血试验阳性，间或含有少量黏液外，绝少有鲜血。晚期大多可触及腹部肿块。钡剂灌肠和纤维肠镜检查有助于鉴别。

（四）慢性非特异性溃疡性结肠炎

临床上与慢性阿米巴肠病难以区别，多次病原体检查阴性，血清阿米巴抗体阴性，病原特效治疗无效时支持本病诊断。

九、预后

一般预后良好，暴发型病例、心包、肺、脑迁徙性脓肿以及并发肠出血、肠穿孔等预后不良。

十、治疗

（一）一般治疗

急性期应卧床休息，患者应肠道隔离至症状消失、大便连续 3 次查不到滋养体和包囊。加强营养，必要时输液或输血。

（二）病原治疗

1. 甲硝唑（灭滴灵）　0.4～0.8g，每日 3 次，连服 5～7 日，儿童 50mg/（kg·d），分 3 次服，连用 3～5 日。不能口服者可静脉滴注。注意本药不良反应：偶有恶心、头昏、心悸、白细胞降低等。

2. 甲硝磺酰咪唑　成人每日 2.0g，儿童每日 50mg/kg，清晨顿服，连用 3～5 日。

3. 氯散糖酸酯（氯胺苯酯）　对轻型和包囊携带疗效为 80%～90%，是安全有效的抗肠腔内阿米巴药物，0.5g，每日 3 次，连服 10 日。

4. 吐根碱（盐酸依米丁）　对大滋养体有直接杀灭作用，能迅速控制急性痢疾症状和肠外并发症，但对肠腔内小滋养体和包囊无效。成人每日 60mg 或 1mg/kg，深部肌内注射，连用 6 日。因其对心脏、肾脏有不良反应，现已少用。

5. 抗菌药物　巴龙霉素、土霉素均为 0.5g，每日 4 次，7～10 日为一疗程，红霉素 0.3g，每日 4 次，5～10 日一疗程。

6. 中药　鸦胆子（苦参子）仁、白头翁、大蒜等均可使用。

（三）并发症的治疗

在积极有效的甲硝唑或吐根碱治疗下，肠道并发症可得到缓解。暴发型患者有细菌混合感染，应加用抗生素。大量肠出血可输血。肠穿孔、腹膜炎等必须手术治疗者，应在甲硝唑和抗生素治疗下进行。

肠阿米巴病若及时治疗预后良好。如并发肠出血、肠穿孔和弥漫性腹膜炎以及有肝、肺、脑部转移性脓肿者，则预后较差。治疗后粪检原虫应持续 6 个月左右，以便及早发现可能的复发。

十一、预防

应讲究饮食卫生，不喝生水，不吃不洁瓜果、生蔬菜，养成餐前便后或制作食品前洗手等卫生习惯。加强粪便管理，因地制宜做好粪便无害化处理，改善环境卫生。保护公共水源，严防粪便污染。大力扑灭苍蝇、蟑螂，采用防蝇罩或其他措施，避免食物被污染。对患者应迅速治疗，按传染病管理办法实行疫情报告、消毒、隔离等处理。在一个地区出现一批病例时，要迅速做实验室检查以确诊，并进行流行病学调查及采取相应措施。

（何　峰）

第七节　细菌性食物中毒

细菌性食物中毒（bacterial food poisoning）是指进食被细菌或细菌毒素污染的食物而引起的急性感染中毒性疾病。根据临床表现的不同，分为胃肠型食物中毒和神经型食物中毒。

一、胃肠型食物中毒

胃肠型食物中毒较多见，以恶心、呕吐、腹痛、腹泻为主要特征。

（一）病原学

引起胃肠型食物中毒的细菌很多，常见的有下列 6 种：

1. 沙门氏菌　为需氧革兰阴性肠杆菌，无芽孢及荚膜。根据其抗原结构和生化试验，目前已有 2 000 余种血清型，其中以鼠伤寒沙门氏菌、肠炎沙门氏菌和猪霍乱沙门氏菌较为多见。沙门氏菌在水中不易繁殖，但可生存 2～3 周，冰箱中可生存 3～4 个月，在自然环境的粪便中可存活 1～2 个月，最适繁殖温度为 37℃，在 20℃以上即能大量繁殖。多种家畜（猪、牛、马、羊）、家禽（鸡、鸭、鹅）、鱼类、飞鸟、鼠类及野生动物的肠腔及内脏中能查到此类细菌。细菌由粪便排出，污染饮水、食物、餐具，人进食后造成感染。致病食物以肉、血、内脏及蛋类为主，值得注意的是该类细菌在食品中繁殖后，并不影响食物的色、香、味。

2. 副溶血性弧菌（嗜盐菌）　为革兰阴性椭圆形、有荚膜的球杆菌。菌体两端浓染，一端有鞭毛，运动活泼。本菌广泛存在于海水中，偶亦见淡水。在海水中能存活 47 日以上，淡水中生存 1～2 日。在 37℃、pH7.7、含氯化钠 3%～4%的环境中生长最好。对酸敏感，食醋中 3 分钟即死亡。不耐热，56℃、5 分钟即可杀死，90℃、1 分钟灭活。对低温及高浓度氯化钠抵抗力甚强。本菌具有 O 抗原（菌体抗原），H 抗原（鞭毛抗原）和 K 抗原（荚膜抗原）。所有副溶血性弧菌的 H 抗原均相同，但是 O 抗原和 K 抗原存在差异，以 13 种 O 抗原及 65 种 K 抗原将其分为 13 个群和 845 个型。根据其生化性状又可将副溶血性弧菌分成 I、II、III、IV、V 型，从患者粪便分离出菌株属于 I、II、III 型，自致病食物分离的菌株 90%以上属于 IV、V 型。致病性菌株能溶解人及家兔红细胞，称为"神奈川"试验（kana-

gawa test）阳性，其致病力与其溶血能力平行，这是由一种不耐热的分子量 42kD 的溶血素所致。本菌能否产生肠毒素尚待证明。带鱼、黄鱼、乌贼、梭子蟹等海产品带菌率极高，被海水污染的食物、某些地区的淡水产品如鲫鱼、鲤鱼等及被污染的其他含盐量较高的食物如咸菜、咸肉、咸蛋亦可带菌。

3. 大肠杆菌　是一种两端圆钝、能运动、无芽孢的革兰阴性短杆菌。体外抵抗力较强，在水和土壤中能存活数月，在阴凉处室内尘埃可存活 1 个月，含余氯 0.2ppm 的水中不能生存。大肠埃希菌具有 O 抗原（菌体抗原）、H 抗原（鞭毛抗原）和 K 抗原（荚膜抗原），后者有抗机体吞噬和抗补体的能力。根据 O 抗原的不同，可将大肠杆菌分为 150 多个血清型，其中 16 个血清型能引起食物中毒，亦称为致病性大肠杆菌（enteropathogenic E. coli）。

4. 变形杆菌　为革兰阴性、无芽孢、多形性小杆菌，有鞭毛，运动活泼。其抗原结构有菌体（O）及鞭毛（H）抗原 2 种。根据生化反应的不同，可分为普通、奇异、莫根、雷极及不定变形杆菌 5 种，可引起食物中毒的主要是前三种。本菌主要存在于土壤、水源等以及人和家禽的肠道中。此菌在食物中能产生肠毒素。莫根变形杆菌并可使蛋白质中的组氨酸脱羧成组织胺，从而引起过敏反应。致病食物以鱼蟹类为多，尤其以赤身青皮鱼最多见。近年来，变形杆菌食物中毒有相对增多趋势。

5. 葡萄球菌　主要是由能产生血浆凝固酶的金黄色葡萄球菌引起，少数可由表皮（白色）葡萄球菌引起。该菌为球形或椭圆形，无鞭毛，不能运动，无芽孢，除少数菌株外一般不形成荚膜，革兰染色阳性。其在肉类食物、乳产品中繁殖力极强，在 30℃ 的环境下 1 小时后会产生一种可溶性低分子量的肠毒素（enterotoxin），它包括 A、B、C、D、E 共 5 个血清型，其中 A 型更易导致食物中毒。生活中常因带菌炊事人员的鼻咽部黏膜或手指污染食物致病。

6. 产气荚膜杆菌　又名魏氏杆菌，为厌氧革兰阳性粗大芽孢杆菌，常单独、成双或短链状排列，在体内形成荚膜，无鞭毛，不活动。芽孢体外抵抗力极强，能在 110℃ 存活 1~4 小时，能分泌强烈的外毒素，依毒素性质可分六型（a、b、c、d、e、f），引起食物中毒者主要是 a 型和 f 型，其中以 a 型（能产生肠毒素）为多，c 及 f 型偶可引起出血坏死性肠炎。本菌在自然界分布较广，污水、垃圾、土壤、人和动物的粪便、昆虫以及食品等均可检出。致病食物由于存放较久或加热不足，细菌大量繁殖，产生毒素引起中毒。

（二）流行病学

1. 传染源　带菌的动物如家畜、家禽及其蛋类制品、鱼类及野生动物为本病主要传染源，患者带菌时间较短，作为传染源意义不大。

2. 传播途径　被细菌及其毒素污染的食物经口进入消化道而得病。食品本身带菌，或在加工、贮存过程中污染。苍蝇、蟑螂亦可作为沙门菌、大肠杆菌污染食物的媒介。

3. 人群易感性　普遍易感，病后无明显免疫力。

4. 流行因素　本病在 5~10 月较多，7~9 月尤易发生，此与夏季气温高、细菌易于大量繁殖密切相关。常因食物采购疏忽（食物不新鲜，或病死牲畜肉）、保存不好（各类食品混合存放，或贮存条件差）、烹调不当（肉块过大、加热不够，或凉拌菜）、生熟刀板不分或剩余物处理不当而引起。节日会餐时，饮食卫生监督不严，尤易发生食物中毒。

（三）发病机制与病理变化

按发病机制可分为三型：①感染型食物中毒：细菌在食品中大量繁殖，摄取了这种带有大量活菌的食品而发病，沙门氏菌、副溶血性弧菌、变形杆菌、致病性大肠杆菌等皆可引起此型；②毒素型食物中毒：由细菌在食品中繁殖时产生的毒素引起的中毒，摄入的食品中可以没有原来产毒素的活菌，如肉毒中毒、葡萄球菌肠毒素中毒；③过敏型食物中毒：由于含组胺酸脱羧酶细菌的作用，食品中产生大量的有毒胺（如组胺）而使人产生过敏样症状的食物中毒，引起此型中毒的食品为不新鲜或腐败的鱼。细菌多为莫根变形杆菌、组胺无色杆菌和溶血性大肠杆菌。病原菌在污染的食物中大量繁殖，并产生肠毒素类物质或菌体裂解释放内毒素。发病与否及病情轻重与摄入食物被细菌和毒素污染的程度、进食量的多少及人体抵抗力强弱有关。致病因素有：

1. 肠毒素　上述细菌中大多数能产生肠毒素或类似的毒素，致病作用基本相似。肠毒素通过刺激肠壁上皮细胞，激活腺苷酸活化酶，从而催化胞质中的三磷酸腺苷成为环磷酸腺苷（cAMP），它的浓度增高可促进胞质内蛋白质磷酸化，促进液体及氯离子的分泌，引起腹泻。而耐热肠毒素则使肠黏膜细胞的鸟苷酸环化酶激活，使环磷酸鸟苷浓度增高，肠隐窝细胞会增强分泌，绒毛顶部细胞降低吸收能力，从而导致腹泻。

2. 侵袭性损害　上述菌群可通过对肠黏膜上皮细胞的侵袭性损害，导致黏膜充血、水肿、溃疡。侵袭性细菌性食物中毒潜伏期较长，多见黏液脓血便。

3. 内毒素　沙门氏菌菌体裂解后可释放内毒素，具有较强的致病性，症状主要表现为发热、胃炎、呕吐、腹泻等。

4. 过敏反应　莫根变形杆菌会使蛋白质中的组氨酸成为组织胺，导致过敏反应。但是因为细菌不侵入组织，所以其病理改变较轻，一般无炎症改变。

（四）临床表现

潜伏期短，超过72小时的病例可基本排除食物中毒。金黄色葡萄球菌食物中毒由积蓄在食物中的肠毒素引起，潜伏期1~6小时。产气荚膜杆菌进入人体后产生不耐热肠毒素，潜伏期8~16小时。侵袭性细菌如沙门氏菌、副溶血弧菌、变形杆菌等引起的食物中毒，潜伏期一般为16~48小时。

临床表现以急性胃肠炎为主，如恶心、呕吐、腹痛、腹泻等。葡萄球菌食物中毒呕吐较明显，呕吐物含胆汁，有时带血和黏液，腹痛以上腹部及脐周多见，腹泻频繁，多为黄色稀便和水样便。侵袭性细菌引起的食物中毒，可有发热、腹部阵发性绞痛和黏液脓血便。副溶血弧菌食物中毒的部分病例大便呈血水样。产气荚膜杆菌A型菌病情较轻，少数C型和F型可引起出血性坏死性肠炎。莫根变形杆菌会导致颜面潮红，并且出现头痛、荨麻疹等过敏表现。严重腹泻时会发生脱水、酸中毒、休克。

（五）诊断

根据集体伙食单位短期内暴发大批急性胃肠炎患者，结合季节及饮食情况（厨房卫生情况、食物质量、保管及烹调方法的缺陷）即可作出临床诊断。

有条件时，应取患者吐泻物及可疑的残存食物进行细菌培养，重症患者行血培养，首先留取发病初期及发病后2周的血清，将其培养分离的细菌进行血清凝集实验，双份试验效价递增者其诊断价值。近年来采用琼脂扩散沉淀试验检测污染食物中毒的肠毒素，效果良好。

动物试验：葡萄球菌与条件致病菌培养阳性者，可取纯培养滤液加热后喂食猕猴或猫，或行腹腔注射。副溶血型弧菌可用鼠或猫做试验，观察是否发病。

（六）鉴别诊断

1. 非细菌性食物中毒　食用了有毒的植物、动物、化学物品或重金属类物质，例如有机磷农药、桐油、野毒蕈、亚硝酸盐等等。多表现为频繁呕吐，较少出现腹痛、腹泻等，且有明显的神经症状，病死率较高。

2. 霍乱及副霍乱　是一种急性腹泻疾病，发病高峰期在夏季，可在数小时内造成腹泻脱水甚至死亡。多有典型的"米泔水样"大便，大便涂片镜检及培养找到霍乱弧菌可确定诊断。

3. 急性菌痢　多表现为发热、腹泻、里急后重、可见黏液脓血便，查体左下腹部压痛阳性，粪便镜检可见红白细胞及巨噬细胞，约50%会培养出志贺菌生长。

4. 病毒性胃肠炎　是一组由多种病毒引起的急性肠道传染病，潜伏期24~72小时，临床特点为起病急、恶心、呕吐、腹痛、腹泻，排水样便或稀便，严重者可脱水、电解质及酸碱平衡紊乱。

（七）治疗

（1）暴发流行时应先将患者按轻重分类，轻者在原就诊处集中治理，重症患者送往医院治疗，并进行流行病学调查及检验检疫工作，从而助于明确病因。

（2）对症治疗：卧床休息，流食或半流食，宜清淡，多饮盐糖水。吐泻腹痛剧者暂禁食，给复方颠茄片口服或注射山莨菪碱。及时纠正水与电解质紊乱及酸中毒。血压下降者予升压药。高热者用物理降温或退热药。变形杆菌食物中毒过敏型以抗组织胺药物治疗为主，如苯海拉明等，必要时加用肾上腺皮质激素。精神紧张不安时应给镇静剂。

（3）抗菌治疗：一般不用抗菌药物，可以经对症疗法治愈。症状较重考虑为感染性食物中毒或侵袭性腹泻者，可按不同病原选用抗菌药物，如葡萄球菌食物中毒可用苯唑西林，沙门菌可选用喹诺酮类药物治疗。但抗菌药物不能缩短排菌期。

（八）预防

做好饮食卫生监督，认真贯彻《食品卫生法》。

1. 管理传染源　一旦发生可疑食物中毒，立即报告当地卫生防疫部门，进行调查，制定防疫措施，控制疫情。

2. 切断传播途径　加强食品卫生管理，进行卫生宣传教育，不吃不洁、腐败、变质、未熟透食物。

二、神经型食物中毒

肉毒杆菌食物中毒（clostridium botulinum food poisoning），亦称肉毒中毒（botulism），是因进食含有肉毒杆菌外毒素的食物而引起的中毒性疾病。临床上以恶心、呕吐及中枢神经系统症状如眼肌及咽肌瘫痪为主要表现。如抢救不及时，病死率较高。

（一）病原学

肉毒杆菌亦称腊肠杆菌，革兰阳性厌氧梭状芽孢杆菌，次极端有大形芽孢，有周鞭毛，能运动。本菌芽孢体外抵抗力极强，干热180℃、15分钟，湿热100℃、5小时，高压灭菌120℃、20分钟才可消灭。5%苯酚、20%甲醛，24小时可将其杀灭。

本菌按抗原性不同，可分A、B、C、D、E、F、G7种血清型，对人致病者以A、B、E 3型为主，F型较少见，C、D型主要见于禽畜感染。各型均能产生外毒素，是一种嗜神经毒素，剧毒，对人的致死量为0.01mg左右，毒素对胃酸有抵抗力，但不耐热。A型毒素80℃，5分钟即可被破坏；B型毒素88℃，15分钟可被破坏。毒素在干燥、密封和阴暗的条件下，可保存多年。由于此毒素的毒性强，且无色、无臭、无味、不易察觉，必须注意防范。

（二）流行病学

1. 传染源　家畜、家禽及鱼类为传染源。本菌芽孢广布于自然界，病菌由动物（主要是食草动物）肠道排出，污染土壤。由受污染的食品制作罐头，如加热不足，则其所产芽孢不被消灭，加之缺氧环境，造成肉毒杆菌大量繁殖，产生大量外毒素。

2. 传播途径　主要通过食物传播，多见于腌肉、腊肉、猪肉及制作不良的罐头食品，也可通过食用不新鲜的鱼、猪肉等发病。即使没有严格的厌氧环境及温度，肉毒杆菌仍可繁殖，A型、B型菌可产生蛋白水解酶，使食物变质，但E型菌不产生该酶，其在6℃低温繁殖并产生毒素。

战争环境中，敌方可利用肉毒毒素经气溶胶方式传播，广泛污染饮水、粮食及器物，如不及时处理，可造成集体中毒。

3. 易感性　普遍易感，不引起人与人之间的传染。

（三）发病机制与病理变化

肉毒毒素是一种嗜神经毒素，主要由上消化道吸收，毒素进入小肠和结肠后，则吸收缓慢，胃酸及消化酶均不能将其破坏，故多数患者起病缓慢，病程较长。肉毒毒素吸收后主要作用于颅神经核、外周神经、肌肉接头处及自主神经末梢，阻断胆碱能神经纤维的传导，神经冲动在神经末梢突触前被阻断，从而抑制神经传导介质——乙酰胆碱的释放，使肌肉收缩运动障碍，发生软瘫，但肌肉仍能保持对乙酰胆碱的反应性，静脉注射乙酰胆碱能使瘫痪的肌肉恢复功能。

病理变化主要是颅神经核及脊髓前角产生退行性变，使其所支配的相应肌群发生瘫痪，脑干神经核也可受损。脑及脑膜显著充血、水肿，并有广泛的点状出血和血栓形成。显微镜下可见神经节细胞变性。

（四）临床表现

潜伏期 12～36 小时，最短为 2～6 小时，长者可达 8～10 天。中毒剂量越大，则潜伏期越短，病情亦越重。

起病突然，病初可有头痛、头晕、乏力、恶心、呕吐（E 型菌恶心呕吐重、A 型菌及 B 型菌较轻）；随后出现眼内外肌瘫痪，表现为视力模糊、复视、眼睑下垂、瞳孔散大、对光反射消失。口腔及咽部潮红，伴有咽痛，如咽肌瘫痪，则致呼吸困难。肌力低下主要见于颈部及肢体近端。由于颈肌无力，头向前倾或倾向一侧。腱反射可呈对称性减弱。

自主神经末梢先兴奋后抑制，故泪腺、汗腺及涎腺等先分泌增多而后减少。血压先正常而后升高。脉搏先慢后快。常有顽固性便秘、腹胀、尿潴留。病程中神志清楚，感觉正常，不发热。血、尿与脑脊液常规检查无异常改变。轻者 5～9 日内逐渐恢复，但全身乏力及眼肌瘫痪持续较久。重症患者抢救不及时多数死亡，病死率为 30%～60%，死亡原因多为延髓麻痹所致呼吸衰竭、心功能不全及误吸所致肺炎等继发性感染。

婴儿偶尔吞入少量肉毒杆菌芽孢，在肠内繁殖，产生神经毒素，吸收后可因骤发呼吸麻痹而猝死称为婴儿猝死综合征（the sudden infant death syndrome，SIDS）。

（五）诊断

（1）有进食可疑食物，特别是火腿、腊肠、罐头或瓶装食品史，同餐者集体发病。

（2）有复视、斜视、眼睑下垂、吞咽及呼吸困难等特殊的神经系统症状及体征。

（3）确诊可用动物试验检查患者血清及可疑食物中的肉毒毒素，亦可用可疑食物进行厌氧菌培养，分离病原菌。在战争环境中，须警惕敌人施放含肉毒素的气溶胶；如有可疑，可将气溶胶从附着处洗下，进行动物试验。

（六）鉴别诊断

与脊髓灰质炎、白喉后神经麻痹、流行性乙型脑炎、急性多发性神经根炎、毒蕈及葡萄球菌肠毒素中毒等相鉴别。

（七）治疗

1. 抗毒素治疗　多价抗毒素（A、B、E 型）对本病有特效，必须及早应用，有效用药时间为起病后 24 小时内或出现瘫痪前，使用抗毒素 10 万单位静脉或肌内注射，必要时于 6 小时后重复一次。在病菌型别已确定者，应注射同型抗毒素，每次 1 万～2 万单位。病程已过 2 日者，抗毒素效果较差，但应继续注射，以中和血中残存毒素。

2. 对症治疗　患者应严格卧床休息，并予适当镇静剂，以避免瘫痪加重。患者于食后 4 小时内可用 5% 碳酸氢钠或 1∶4 000 高锰酸钾溶液洗胃及灌肠，以破坏胃肠内尚未吸收的毒素。咽肌麻痹宜用鼻饲及输液。呼吸困难者吸氧，尽早气管切开，呼吸麻痹者用人工呼吸器。为消灭肠道内的肉毒杆菌，以防其继续产生毒素，可给予大剂量青霉素。还应根据病情给予强心剂及防治继发性细菌感染等措施。出院后 10～15 日内应避免体力劳动。

（八）预防

1. 管理传染源　一旦发生可疑中毒，立即报告当地卫生防疫部门。

2. 切断传播途径　严格管理与检查食品，尤应注意罐头食品、火腿、腌腊食品的制作和保存。食品罐头的两端若有膨隆现象，或内容物色香味改变者，应禁止出售和禁止食用，即使煮沸也不宜食用。谷类及豆类亦有被肉毒杆菌污染的可能，因此禁止食用发酵或腐败的食物。

3. 保护易感人群　遇有同食者发生肉毒素中毒时，其余人员应立即给予多价精制肉毒抗毒血清预防，1 000～2 000U 皮下注射，每周 1 次，共 3 次。经常食用罐头者，可考虑注射肉毒杆菌类毒素。

（何　峰）

参考文献

[1] 汪能平. 医院感染病诊断. 北京: 人民卫生出版社, 2016.

[2] 赵美清. 病毒性肝炎防治. 北京: 科学出版社, 2017.

[3] 王家珑, 李绍白. 肝脏病学. 第3版. 北京: 人民卫生出版社, 2013.

[4] 殷国荣, 王中全. 医学寄生虫学. 第四版. 北京: 科学出版社, 2017.

[5] 陈兴保, 吴观陵, 孙新, 等. 现代寄生虫病学. 北京: 人民军医出版社, 2010.

[6] 刘又宁. 实用社区呼吸道感染. 北京: 人民卫生出版社, 2014.

[7] 卢洪洲, 张永信, 张志勇. 临床感染疾病治疗学. 上海: 上海交通大学出版社, 2011.

[8] 李兰娟, 王宇明. 感染病学. 第3版. 北京: 人民卫生出版社, 2015.

[9] 许树长, 陈胜良, 莫剑忠. 消化系统感染性疾病. 上海: 上海科学技术出版社, 2008.

[10] 张玉. 传染病学. 沈阳: 辽宁大学出版社, 2013.

[11] 瞿介明. 肺部感染疾病鉴别与案例剖析. 北京: 人民卫生出版社, 2016.

[12] 斯崇文, 王勤环, 徐小元, 等. 传染病学. 第2版. 北京: 北京大学医学出版社, 2011.

[13] 吴晓莉, 刘娜, 苏慧. 小儿肺炎临床诊疗. 北京: 人民军医出版社, 2014.

[14] 马亦林, 李兰娟. 传染病学. 第五版. 上海: 上海科学技术出版社, 2011.

[15] 殷凯生. 实用抗感染药物治疗学. 第2版. 北京: 人民卫生出版社, 2011.

[16] 李天兴, 胡旭东. 传染病并发症鉴别诊断与治疗. 北京: 科学技术文献出版社, 2011.

[17] 张海陵. 急症传染病学. 北京: 人民军医出版社, 2009.

[18] 韩志海, 李泳群. 呼吸道腺病毒感染防控手册. 北京: 科学出版社, 2017.

[19] 侯金林, 樊蓉, 孙剑. 慢性乙型肝炎疗效预测和优化治疗研究进展. 肝脏, 2012, 17 (2): 73 - 78.

[20] 刘朝晖. 临床肺部感染病学. 广州: 广东科技出版社, 2010.

[21] 王勤英, 黄利华. 传染病学. 北京: 中国医药科技出版社, 2016.

[22] 蒋业贵, 毛青, 王深明. 感染病临床诊断与治疗方案. 北京: 科学技术文献出版社, 2010.

[23] 汪复, 张婴元. 实用抗感染治疗学. 第2版. 北京: 人民卫生出版社, 2013.

[24] 蔡柏蔷, 李龙芸. 协和呼吸病学. 第2版. 北京: 中国协和医科大学出版社, 2011.

[25] 齐俊英, 田德英. 感染性疾病诊疗指南. 第3版. 北京: 科学出版社, 2013.

[26] 李兰娟, 任红. 传染病学. 第8版. 北京: 人民卫生出版社, 2013.

[27] 赵钢. 中枢神经系统感染临床诊断的现状和研究思路. 中国神经免疫学和神经病学杂志, 2011, 18 (6): 381 - 382.

[28] 缪晓辉, 冉陆, 张文宏, 等. 成人急性感染性腹泻诊疗专家共识. 中华消化杂志, 2013, 33 (12): 793 - 800.